国家古籍整理出版专项经费资助项目

第三辑

中医脉学经典医籍集成

主审 张磊

主编 孙玉信 高翔 胡斌 王晓田

张磊题

山东科学技术出版社

整理说明

中医学是中国优秀文化的重要组成部分，传承发展中医药事业是适应时代发展要求的历史使命。脉学是中医诊断学的重要内容，源远流长，特色鲜明，是中医学之瑰宝，也是世界医学领域中特有的诊断方法，具有极高的应用价值。脉诊是四诊中唯一直接触及患者人体的重要诊法，古人认为诊脉可以测知病源、断死生，备受历代医家重视。历来医家对脉学多有著述，为中医学的传承做出了不可磨灭的贡献。

中医古籍是中医学发展的根基，中医临床则是其长久发展的核心力量。传承中医，要从读医籍入手，文以载道，中医传统思维尽在于医籍，因此医籍要常读、熟读。临床医学关键在"用"，吸纳先贤行医经验，切于临床，方可学以致用。因此，"书"与"用"，二者并重。

山东科学技术出版社从贴近临床应用的角度出发，以"书""用"并重为原则，策划出版了《中医脉学经典医籍集成》。其中共收录了48种脉学医籍，所选书目均系历代医家推崇并尊为必读的经典著作。

具体书目如下。

第一辑

《脉说》《脉语》《脉经》《脉经直指》《脉经考证》《脉诀考证》《脉象统类》《诸脉主病诗》《图注脉诀辨真》《丹溪脉诀指掌》

第二辑

《三指禅》《濒湖脉学》《崔氏脉诀》《平脉考》《删注脉诀规正》《订证太素脉秘诀》《人元脉影归指图说》

第三辑

《脉诀阐微》《脉诀乳海》《脉诀汇辨》《脉诀刊误》《脉诀指掌病式图说》

第四辑

《脉义简摩》《诊家枢要》《诊家正眼》《诊宗三昧》《四诊心法要诀》《四诊脉鉴大全》

第五辑

《脉确》《脉理求真》《医脉摘要》《素仙简要》《四诊抉微》《玉函经》《重订诊家直诀》《新刊诊脉三十二辨》

第六辑

《脉微》《脉理存真》《脉理正义》《脉理宗经》《脉理会参》《脉镜须知》

第七辑

《赖氏脉案》《医学脉灯》《脉学辑要》《脉学辑要评》《脉因证治》《脉症治方》

本次整理，力求原文准确，每种医籍均遴选精善底本，若底本与校本有文字存疑之处，择善而从，整理原则如下。

1. 原书为竖排刻本的整理后改为横排。

2. 本书一律采用现代标点方法，对原书进行标点。

3. 原书中繁体字、通假字、俗写字统一改为通行的简体字，如"藏府"改作"脏腑"，"脉沈"改为"脉沉"，"觕"改为"粗"，"奭"改为"软"，"鞕"与"硬"等，不出校注。"胎、苔""盲、肓""已、以""巳、己、已"等据文意及现代行文习惯做相应改动，不出校注。

4. 原书中音近形似（如"日""曰"不分）及偏旁误用文字（如"浓"与"脓"），或明显的笔画差错残缺等处，径改。

5. 原书中倒错，有本校或他校资料可据者，据本校或他校资料改正，无本校或他校资料可据者，据文义改正。

凡底本文字引用他书，而与原书有文字差异及增减，则视情形分别处理。若虽有异文，而含义无变化，且底本文句完整，则不作校记；若含义虽有差异而底本无错误，则保留底本原字，出校记；若引文错误影响语义者，则对底本加以改正，并出校记。

6. 底本中的"经曰""经言"多为泛指，故均不加书名号。

7. 为了保持古籍原貌，原本中"元、圆、丸""证、症"未作改动。

8. 涉及医药名词术语者，保留原貌，在首见处出注。药名与现通行写法不一者，在首见处出注。其中常用中药名称径直改作通行规范药名。如"王不流行"改作"王不留行"，"黄耆"改作"黄芪"，"白微"改作"白薇"，"栝楼"改作"瓜蒌"等。

9. 原书引文较多，且大多不是原文，故凡文理通顺，意义无实质性改变者，不改不注以省繁文。唯引文及出处明显有误者，或据情酌改，或仍存其旧，均加校记。

10. 按惯例，凡原书表示文图位置的"右""左"，一律改为"上""下"；部分不规范词语按简体版习惯予以律齐，如"已上"改为"以上"等，均不出注。

11. 部分书中"凡例"正文段落前原有提示符"一"，今一并删去。

12. 原目录前无"目录"二字的，今据体例加。原目录较烦琐，今据正文重新整理。原书目录与正文存在文字差异的，今一律以正文为准，修正目录，不另出注。

13. 附图中原有文字，一律以简体字重新标注，原图字序横排者一律按从左向右排列，上下纵排及旋转排列者保持原序不变。

14. 原书中明引前代文献，简注说明。其中引用与原文无差者，用"语出"；引用与原文有出入者，用"语本"；称引自某书而某书不见反见于他书者，用"语见"。

15. 原文小字，根据内容应为大字的调整为大字。

16. 部分疑难字酌加注释和注音。注释以疏通文意为主旨，一般不引书证。有些词语颇为费解，未能尽释，已解者也或有不当，有待达者教正。文字注音采用汉语拼音。

17. 对原书稿中漫漶不清、脱漏之文字，用虚阙号"□"表示，按所脱字数据不同版本或文义补入。

18. 原书每卷卷首著作者及校刊者信息，如"京江刘吉人校正选录""绍兴裘吉生校刊"等字样，今一律删除。

总 目 录

（第三辑）

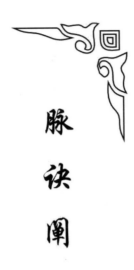

脉诀阐微

清·陈士铎 撰

高　翔
司徒沛 校注
郭文静

内容提要

清·陈士铎撰。一卷。又名《鬼真君脉诀》。陈士铎，字敬之，号远公，别号朱华子，又号大雅堂主人。山阴（今浙江绍兴）人。著有《石室秘录》六卷，《辨证录》十四卷，《洞天奥旨》十六卷，《本草会编》五卷，及《外经微方》《辨证玉函》等。

《脉诀阐微》为陈氏脉学专著，附刊于陈氏《辨证录》后。全书五篇，第一篇论三十八脉，每脉简述其脉象、主病。篇中并概述诊脉调息、观症等。第二篇以浮、沉、迟、数、滑、涩六脉为纲，详述兼脉之脉理、主病。第三篇论述左右臂寸、关、尺六部所见诸脉主病。第四篇论述据脉判断预后生死，认为关键"全在看脉之有神无神"。第五篇为妇人小儿脉诀。陈氏著书，喜托神授，久为后人诟病。本书又名《鬼真君脉诀》，据自序云："鬼真君，名臾区，云中逸老弟子也。"又云："真君子为（岐）天师之徒。"皆属托名神授，故神其说，以广其传者。要在看其内容，读者辨之。

本次整理，以清道光二十七年（1847 年）刻本为底本。

目 录

鬼真君脉诀序

《脉诀》自王叔和传后，世鲜其人，谁知叔和止注《脉经》，误传有《脉诀》也。叔和既无《脉诀》，何传诀而不传经？以《脉经》之多不及《脉诀》之约也。然《脉诀》始于高阳生，非叔和原文也。铎遇云中逸老于燕市，传法之备，而不传《脉经》者，以《素问》《灵枢》二书言脉之多也。虽然，于多之中而求其约，安在必求脉于《灵》《素》哉？

鬼真君①名臾区，云中逸老弟子也。貌甚奇，面长尺有一寸，发短而鬈，深目鼻高，耳垂下且大，非凡近士也。且岐天师备传方法，何不传脉于铎。因授是书，皆切脉法也。夫真君为天师之徒，天师传道之备，胡真君传脉之约乎？盖病分脏腑，若脉则传脏而不及腑，宁脉与病异哉？不知病必兼脏，而脉不可兼脏也。《灵》《素》二书，有时合而言之，何今传《脉诀》独与病殊乎？以脏病而腑亦病，腑病而脏亦病，故治脏而腑在其中，切脏而腑亦在其内，又何必合言之。所以单言脏而不及腑也。真君之传，虽出于天师，亦真君之独见也。传止五篇，其言约②矣。然皆言脏之文，治脏不可通之治腑哉？

山阴陈士铎敬之甫别号远公题于文笔峰之小琅琊

---

① 鬼真君：黄帝的弟子鬼臾区。上古医家。
② 约：简约。

第一篇

鬼真君曰：脉理甚微，原非一言可尽；人病多变，又岂一脉能包？论其阴阳，别其生死，察其脏腑，观其证候，即上中下之宜分，必寸关尺之自定。左寸心，左关肝，火木宁无至性；右寸肺，右关脾，土金本有深情。惟两尺为肾，水火实难分配，中间是命，左右还可同观。三焦别上中下以相诊，余经合寸关尺而共视。盖部位乌容倒置，辨贵分明，而表里何必细分，不宜拘执。虽按指以三部为法，数息便悟。断经顾看，脉以五脏为主，知脏即通治腑。察四令之节气，春夏异于秋冬；审一日之暑时，寅卯殊于申酉。大约逢克则凶，逢生可救，我生则缓，我克难医，因五行而推断，举一隅而可知。弦似乎紧，涩似乎微；浮与芤相反，沉与伏宁殊；洪同实状，弱带濡形；辨之即清，病将安遁？故急则为痛，弦则为风，紧则为邪，缓则为虚，微则为冷，数则为热，滑则痰多，涩则郁塞，洪为火旺，大为血干，沉为阴寒，迟为困乏，小者气衰，细者血涸，浮者气升，伏者脉结，芤多失血，实多壅气，弱是阴亏，濡是湿犯，长是正气之和，短是邪气之克，代为正气之衰，革为正气之脱，结为邪气之搏，促为正气之耗，动有变动之机，静有安宁之喜，毛主火之将旺，石乃水之极，沉是力薄，坚是邪深，钩为气血之和，躁为气血之燥，搏击指而有太过之虞，散去指而无可留之状，脉嫌其绝，脉贵其平。既知各脉之异同，可断诸证之常变。然而诊脉必须得时，要在日之平旦；按指原无异法，贵取气之甚清。自然虚实易明，盛衰易辨矣。

陈士铎曰：脉理之不明也久矣！以致看病不真，用药寡效，是脉之精微不可不讲也。然而精微出于浅近，过求乎窈杳①，反致失之。此鬼真君脉诀之妙，妙在浅近，使人人易知而深入也。

又曰：脉有阴阳之不同。王叔和分七表八里，似于切脉之分明；不知无一脉无阴阳，非浮为阳而沉为阴，迟为附而数为阳也。阴中有阳，阳中有阴，于中消息，全在临证时察之，心可意会，非笔墨能绘画耳。

又曰：十二经各有脉，分十二经看之，自然玄妙入神。然而过求其精，反失其约。盖五脏之脉能统摄七腑，腑病治脏，脏安而腑自安，故脉诀止消言脏，而不必言腑也。

又曰：切脉以呼吸为准，一呼脉二动，一吸脉二动，为是平人无病之脉，有余不及皆病也。世人切脉，多以三指齐按于寸关尺，以候各脉，焉得备观其阴阳虚实邪正之分哉？必须先以一指，观其左寸，后及左关，又及左尺；然后又及右寸，又及右关，又及右尺，逐部分别，再以三指准之，则何异何同，始了然于胸中。见浮言其风，见沉言其积，见迟言其痛，见数言其热，自能阴阳莫逃，邪正有别，虚实不淆矣。

又曰：春、夏、秋、冬、长夏，各有定脉，《内经》已详言之矣。春主弦也；夏主钩也，钩即微洪之意；秋主毛也；冬主石也；长夏主软弱也。太过不及，均是病征。尤不可见者，克我之脉也，如春宜弦而见毛，夏宜钩而见石，及至秋冬，未有不病者，余可类推矣。

又曰：脉随血而行，而血随时而运。病脉行至克我之脉，则病必重；行至生我之脉，财病必轻。盖金脉逢金时必旺，木脉逢金时必衰，故木病值寅卯，则木当其令，逢申酉则木失其时，观寅卯申酉之旺衰，即知金木之病情症候矣。即一木可通

---

① 窈杳：幽远貌。

之火、土、水、金，即寅卯申酉而可通之子午己亥辰戌丑未也矣。

又曰：脏腑之病虽各不同，要不外五行之生克，逢生则病易愈也，逢克则病难瘥也，我生则泄我之气，我克则劳我之神。脏腑为战争之地，胸腹为角斗之场，敌则扫除而斩伐甚多，伤损必过矣。调停于生克之间，和解于败亡之内，仍于金木水火土而善用之也。

又曰：脉有相似而实不相同者，尤宜分辨。盖脉似相同，而病实各异，一经错认，死生反掌，可不慎欤？

又曰：脉之秘诀，大约三十八字尽之，而每字实有秘要，非一言可尽也。即非一言可尽，而鬼真君何以每一字皆用一言以诏示天下，岂脉诀贵少而不贵多乎？不知秘诀不必太多，而论诀正不必太少也。

又曰：急则为痛，言见急脉即为痛病也；急似乎数，而未至于数也；急似乎紧，而未至于紧也。有不可缓之状，乃气与火相斗，邪与正相战也。

又曰：弦则为风。弦乃春天之正脉，春天见弦脉，正风水之得令，非病也。苟见于夏秋冬季，则弦为风矣。

又曰：紧则为邪，邪者亦风之类。但风邪感之甚骤，则脉必现紧。

又曰：缓则为虚，虚者重按之不能鼓指也。鼓指亦非大劲之谓，言其不能微微鼓指耳，最宜活看。

又曰：微则为冷，冷者寒也。不论何部见微脉者，多是寒症。

又曰：数则为热。热乃火病，火性炎上，其性最速，故数脉作热论也。但数有不同，有阴数阳数之异，有初数久数之分，然而热则一也。

又曰：滑则痰多。天下至滑者无过于水，痰亦水也；水多则痰生，痰多则滑，见其宜也。然则水病不一，滑脉不常，何故单以痰多属之滑也？不知水未结痰其体静，水既结痰其体动也！动极则滑极，脉见滑矣，非痰多而何？

又曰：涩则郁塞，涩脉乃往来之不甚舒畅也。此阴阳不和，气血不达，外感于风寒，内阻于忧郁，抑塞而不通，郁而未发之状。六部见此象，俱能成病，而尤于肝经不宜。一见涩脉，即以解郁通塞之药急治之，则随手见功也。

又曰：洪为火旺，洪者来大而去数也。洪与大有分，按指若大，久之而不见其大，止见其数，重按之不见其数，而仍见其大者为洪也。夏见此脉为宜，否则皆火旺之极也。

又曰：大为血干，大者重按而仍洪也。获之有余，乃血之不足，血不能制火，乃见大脉。在夏天则犹非大忌。然见大脉，即宜补血滋阴，以水伏火之为得耳。

又曰：沉为阴寒。沉者至深之象，深则未有不阴，阴则未有不寒者也。入石洞而阴寒逼人者，正以其深沉耳。

又曰：迟为困乏。迟者，言俟之而不能进也。行百里者半九十，非迟之之谓乎？是其力乏神困，欲进而不能，非可进而不肯进也。

又曰：小者气衰。小脉言脉之小而不能大也，气不充之故耳。

又曰：细脉，言脉之细而不能粗也。江河细流，正水缩也。人身之血少，自然脉细矣。

又曰：浮脉，指按即得，气举而升之也。

又曰：伏脉，指按始终不可得，或隐隐约约，或有或无者，是邪气搏结正气而不能出也。用药出之者生，然出之骤亦非佳兆。

又曰：芤脉，中空如无也。血失，则内无血养，安得不中空乎？

又曰：实脉，不独按指有力，且有不可止抑之状，非正气之有余，乃邪气之有余也。邪气有余，自然壅阻正气矣。

又曰：弱脉，不能强旺之状，阴虚而不敢与阳气相争也。

又曰：濡脉，言其濡滞也。湿则沾濡，非软？

又曰：长脉之现，正气之和也。有胃气则脉自修长，有从容和缓之象。

又曰：短脉者，欲长而不能，欲速而不达，因邪气克犯正气，正负则邪胜也。

又曰：代脉之现，正气之衰，不得不止以息其气也。有痰气之结，壅格不散，亦现代脉者，然正气不衰，痰安能作祟，使脉中止而不还乎？

又曰：革脉，来浑浑而浊，乱至击指者是，盖正气之欲脱也。

又曰：结脉，其来则缓，而时又现止，是力不能不止也。明是正气甚衰，不敢与邪气相斗，邪气搏结于一身耳。

又曰：促脉，急遽①之状，气耗而势难宽舒也。

又曰：动脉，有不能安静之势，动极生变也。

又曰：静脉，与动相反，不动则不变，自享宁静之福矣。

又曰：毛脉，言如羽毛之拂体，乃有余之象，火将浮而又息之状，夏秋之间正脉也。在夏则生气之旺也，在秋则旺气之衰也，在他时则热气之盛也，宜于活看。

又曰：石脉乃沉脉之至，藏之极也。冬时正脉，余时见之为寒冷矣。

---

① 急遽：急促勿忙。

又曰：软脉，不能刚健之状，明是力之不胜耳。

又曰：坚脉，至硬之状，邪气深入，牢不可破也。

又曰：钩脉，洪而不大之象，如钩之有留也。乃胃脉和平火不盛，而司其令夏日见之，尤为平脉也。

又曰：躁脉，似动而非动，似数而非数，似促而非促，似急而非急也，若有干枯烦扰之状。

又曰：搏脉者，击指之谓也。各脉皆能击指，俱属大过。

又曰：散脉者，即解索之兆，乃欲留而不能留，欲存而不能存也。

又曰：绝脉者，言脉之将断而未断，可续而不续也。死亡之时，必现此脉。

又曰：平脉者，言各脉之得其平也，如浮不甚浮，沉不甚沉，迟不甚迟，数不甚数耳。人现平脉，多是胃气之全也。胃气无伤，又宁有疾病哉？此脉之所以贵得平耳。

又曰：鬼真君《脉诀》，止得三十八字，然而人之疾病，已尽括于其内，要在辨其异中之同，与同中之异，则因常可以通变，遇变可以用常，随时随地随症随人，无不可起死以回生矣。又何必拘拘于日之平旦，乘人之清气诊脉治病照？

又曰：五脏七腑各有脉，俱在寸关尺观之。《内经》分三部之内外前后上下，以细察其部位，何其详也。而鬼真君独重五脏，将七腑略而不言，止将三焦命门以示世，又皆不专属之于肾，何其略也。不知脏可以包腑，而腑不可以包脏，论腑太详，必至反遗夫①脏矣。不若专言五脏，治脏而治腑在其中矣。三焦乃腑之一，何独举而言之？因世错认三焦在于肾中，故特指明也。命门为十二经之主，世人不知，而以右尺观之，恐失命主②

---

① 夫：当作"失"。

② 主：当作"门"。

之义，故鬼真君辨明之也。

又曰：或疑王叔和《脉诀》，因遗落心包，遂至传疑千载。今鬼真君之《诀》，将七腑全然不讲，不更滋甚乎？然而切脉止可切五脏也。七腑部位，《内经》虽分，似乎有一定之理，而究难别脏脏之异，不若单切五脏，论其五行之生克，病情反无可遁也。此鬼真君不言七腑，真是至捷之法，亦是至玄之机，幸勿作王叔和遗落心包一例，而并讥之也。

又曰：脉贵知微，然而得其微又甚难也。暗中摸索，而欲使脏腑之疾病，了然手指之间，易乎？不易乎？虽然切脉必须问症，症是腑病，即以脏之脉和之，脏之脉不病，便是腑病也，治腑而病可愈矣；症是脏病，亦以脏之脉合之，脏之脉病，是非腑病也，治脏而病亦愈矣。苟①知此法，又何微之不可得哉！

又曰：凡人之脉，多不相同，不可以此人之脉，概论诸彼人也。看一人之脉，当取其左右两手之各脉，一一而消息②之，辨其何部独异乃断何经之病，庶几得之。

又曰：看脉须看有神无神，实是秘诀，而有神无神，何以别之？无论浮沉迟数涩滑大小之各脉，按指之下，若有条理，先后秩然不乱者，此有神之至也。若按指而充然有力者，有神之次也。其余按指而微微鼓动者，亦谓有神。倘按之而散乱者，或有或无者，或来有力而去无力者，或轻按有而重按绝无者，或时而续时而断者，或欲续而不能，或欲接而不得，或沉细之中倏有依稀之状，或洪大之内忽有飘渺之形，皆是无神之脉。脉至无神，即为可畏，当用大补之剂急救之。倘因遁等待，必变为死脉，而后救之，晚矣！

又曰：人有天生细微之脉，不可动曰虚弱，当统六部同观

---

① 苟：假使。
② 消息：斟酌。

第
三
辑

之。倘一脉独旺，一脉独急，余脉皆现细微，此非虚弱之脉也。旺乃火盛而急，乃邪侵也。以此消息，断然不差。

又曰：切脉贵先调息①，吾息调，而后可以察病人之息。盖病人之息，呼吸不到，未有能调者也。倘医者之息不平，又何以知病人之息哉？故学医者平日学导引之法，则呼吸之间无太过不及，自然下指之时，息数分明，可以察病人之脉也。

又曰：看脉必须看症，盖症所以印证夫脉也。夫人之脉不同，有天生阴脉而不现之于皮毛之内，又将何处看脉？故必观其症候之若何。而症候正难辨也，或看其起居之静躁，静为阴而躁为阳也；看其饮食之寒热，喜寒为热，而喜热为寒也；问其大小便之燥湿短长，燥短为实，而湿长为虚也；辨其口舌之黄白峭滑，黄峭为邪盛，而白滑为正衰也。是观症所以济切脉之穷，而切脉所以辅观症之妙耳。

第二篇

鬼真君曰：人身之病，变迁原非一致；人身之脉，纷纭必有殊形。故六部之中，每显各异之状；一经之内，常呈兼见之端。浮而弦，浮而数，多无定象；沉而细、沉而迟，不少同观。必须统论其精微，始可独断其真伪。故浮而兼滑也，必是风痰之盛；浮而兼大也，决为气血之邪；浮而兼迟也，虚风之害；浮而兼濡也，湿气之侵；浮而兼细也，血随气而上升；浮而兼洪也，火得气而更旺；浮而兼芤，定为血泛之虞；浮而兼紧，决至邪重之苦；若浮而兼急，必疼痛于上焦；浮而兼弱，必委靡于下部；浮而兼长，气虽升而不伤其正；浮而兼短，气欲结

---

① 调息：医者调整自己的呼吸以利于诊脉。

而难散其邪；浮而兼结，邪搏于经络之间；浮而兼革，正脱于脏腑之内；浮而兼代，邪居于胸膈之处；浮而兼促，正伤于营卫之中；浮而兼动，气有变迁；浮而兼静，气将宁息；浮而兼毛，气得火而上腾于头目；浮而兼躁，火因气而上炎于咽喉；浮而兼钩，气升不和；浮而兼搏，气浮之极；浮而兼实，气虚之甚；浮而兼散，气不可收；浮而兼平，气乃无病。

沉而兼迟也，寒虚之至；沉而兼湿，郁滞之深；沉而兼滑也，寒痰之不舒；沉而兼小也，冷气之难发；沉而兼实也，气得寒而不扬；沉而兼微也，精因冷而欲脱；沉而兼细也，血逢阴凝之象；沉而兼紧也，邪乘寒冷之征；沉而兼急，小腹有寒邪之痛；沉而兼濡，两足多水胀之侵；沉而兼长，气陷而正尚未伤；沉而兼短，精冷而邪将不浣；沉而兼结，邪搏于至阴；沉而兼革，正脱于髓海；沉而兼代，命门将绝而可危；沉而兼促，元阳欲脱而可畏；沉而兼静，阳寒能守；沉而兼石，阴固不迁；沉而兼软，腹冷有痛楚之苦；沉而兼散，精寒有涸绝之危。

更有迟濡兼见，无非湿犯乎虚；濡滑同来，尤是痰成乎水；濡中兼大，湿因血耗以相侵；濡中兼小，水趁气衰以相犯；濡而兼弦，风水之患深；濡而兼芤，痰血之症急；濡而兼长，水湿易散；濡而兼革，水湿难消；濡而兼动，水有泛滥之盛；濡而兼静，湿多浸润之微，濡而兼实，水邪乘虚而相生；濡而兼散，正气随湿而欲脱。

迟而兼涩，郁中以成弱；迟而兼滑，湿内以招虚；迟而兼大，气血皆居干燥；迟而兼小，精神必至伶仃①；迟而兼微，虚寒之气；迟而兼细，匮乏之身；迟而兼弦，内伤之风；迟而兼

---

① 伶仃：指孤独貌。

芤，内伤之血；迟而兼长，病不足畏；迟而兼短，症实可愁；迟而兼代，必至损伤脾胃；迟而兼革，定然涣散精华；迟而兼石，气寒将侵于骨；迟而兼软，血衰少养乎心；迟而兼散，寒极而气飞；迟而兼静，阴微而精固。

数而兼滑，亢炎之痰；数而兼大，沸腾之火；数而兼实，气壅于热；数而兼弦，火助乎风；数而兼洪，热有燎原之盛；数而兼紧，邪有风火之传；数而兼芤，吐血何狂；数而兼代，丧躯必速；数而兼革，走阳可许；数而兼促，消正堪忧；数而兼动，恐有发狂之变；数而兼毛，定多消渴之成；数而兼搏，火刑金而喉舌无津；数而兼芤，火烧心而脾胃生焰。

涩中兼小，气血亏而郁促莫伸；涩中兼实，气血壅而思想难遂；涩中兼微，气寒而滞；涩中兼细，血少而愁。涩中兼洪，郁怒不解；涩中兼急，郁痛安禁？涩中兼结，邪搏于两胁之间；涩中兼促，正亏于半表之际。涩中兼革，气欲脱于肾肝；涩中兼代，气将绝于脾胃；涩中兼石，寒郁不宣；涩中兼坚，风邪难出；涩中兼搏，郁甚莫解；涩中兼静，郁极安移？

滑而兼大，痰借血以为灾；滑而兼小，痰借气而作祟；滑而兼实，气塞于痰中；滑而兼微，痰冷于胸次；滑而兼细，痰旺而血枯；滑而兼弦，水盛而风急；滑而兼洪，湿热成党；滑而兼芤，痰血为疴；滑而兼紧，邪得湿以助威；滑而兼急，邪乘湿而增痛；滑而兼濡，湿盛恐邪气之添胀；滑而兼革，水多防正气之难收；滑而兼动，水蓄致肠腹之鸣；滑而兼毛，火沸召痰涎之吐；滑而兼实，湿痰积而不消；滑而兼坚，湿邪留而不散；滑而兼搏，痰有倾盆之呕；滑而兼散，水如走石之崩。

余脉俱可类推，各经正当细晰。总以脾胃之气为要，更以平缓之脉为先。倘下指之时，均有宁静之致，庶几药饵之用，可许康健之祥矣。

陈士铎曰：凡人之病，变迁不常；而脉亦因病殊形，必非一状。大约一经之中，必兼二脉以相见也。合二脉以论证，而症始出焉；合二脉以用药，而药始当焉。但二脉兼见甚多，不止浮沉迟数涩滑濡也。苟知兼见之大旨，则以七脉为纲，以余脉为纪，又何病之不可推测哉？

又曰：脉有同中之异，亦有异中之同。同是浮脉，而何以有各脉之异？同是沉脉，而何以有各脉之殊？盖脉无一定之形，必兼两脉而并见也。两脉既然并见，合两脉以治一病，自易见功。然而两脉之现，必察其同异。知其同中之异，竟治其异，而不必顾其同；知其异中之同，竟治其同而不必顾其异。从此消息，医道乌得不神哉！

又曰：千态万状者病也，千变万化者脉也。鬼真君以三十八字尽脉之理，毋乃①大简乎？故又取兼见之脉以示世，似乎克尽②其变矣。然而兼见之脉，止取浮沉迟数滑涩濡之七脉，而其余三十一脉不言兼见，或疑其决之不全，而立法之未善也。不知脉之大纲，而浮沉迟数涩滑之六字耳。举其大纲，而余可类推，又何必琐细之尽告哉？吾意于浮沉迟数涩滑之外，引濡脉之兼见者，亦可无事重宣耳。鬼真君惟恐人之拘执而不通也，故略举一濡脉以训世耳。

又曰：兼见之脉，须先看七脉为主。既得七脉，而后辨其兼见之形，则同中之异，与异中之同，无难细得也。以七脉为纲，以兼见为纬，实切脉之权舆也。

又曰：切脉实难，而辨其异同不尤难乎？然而无难也。知浮沉迟数涩滑濡之七脉，而其余三十一脉兼而察之，则其病可意会也，况鬼真君又明告之乎？细读此《诀》，亦何患脉之难知

---

① 毋乃：莫非，岂非。
② 克尽：竭尽。

第三辑

而病之难识哉？

又曰：人疑兼见之脉，不止鬼真君所示寥寥数语，恐不足以包万病也。殊不知《脉诀》言愈多，而脉愈晦；鬼真君之诀，妙在于少也。以少胜多，非便世人之习诵也，实其《脉诀》神奇，足以包举万病耳。

又曰：脉理细微，须辨其同中之异，异中之同，如同是浮脉，何以有大小虚实之异也？如同是沉脉，何以有迟数涩滑之异也？异中之同者，如寸关尺各现大小虚实之异，而浮脉则同也；上中下各现迟数涩滑之异，而沉脉则同也。知其同中之异，则竟治其异；知其异中之同，则不必治其同。于此消息，何患脉理之不精哉？

第三篇

鬼真君曰：五脏之病，必以寸关尺为凭；七腑之症，亦以寸关尺为据。然不分晰其精微，又何能尽知其玄妙哉？

试观其寸口也。左寸见浮，风热上越而头痛；右寸见浮，咽喉中燥而鼻塞。左寸见芤，胸难藏血而呕吐；右寸见芤，胃多瘀血而痛疼。左寸见滑，热痰入心而舌强；右寸见滑，热痰侵肺而皮折。左寸见实，火焚心而面赤；右寸见实，火生胃而唾干。左寸见弦，风入体必多头痛；右寸见弦，风入肠定有筋挛。左寸见紧，邪盛而心痛；右寸见紧，气嗽而肺伤。左寸见洪，心胸起热闷之烧；右寸见洪，头脑生炎蒸之楚。左寸见微，心寒而虚热何辞；右寸见微，气冷而崩陷难免。左寸见沉，心君失相火之助；右寸见沉，肺金召寒气之侵。左寸见涩，心脉火邪而未舒；右寸见涩，肺金全郁而莫达。左寸见迟，膻中虚乏而难以卫心；右寸见迟，上焦损伤而难以生气。左寸见伏，气匮于胁间，右寸见伏，气积于脘内。左寸见濡，膀胱水蓄而不消；右寸见濡，皮毛汗泄而未止。左寸见弱，无血以养心；右寸见弱，乏气以生胃。左寸见大，心经血燥而怔忡①；右寸见大，肺经血干而闭结。左寸见小，惊悸时生；右寸见小，怯弱日甚。左寸见虚，心中恍惚；右寸见虚，胃内衰微。左寸见细，运行乏力；右寸见细，言语无神。左寸见微，包络有寒邪之入；右寸见微，胸脘有阴气之招。左寸见急，心痛不免；右寸见急，喉痛安辞。左寸见短，三焦之气自怯；右寸见短，再宿之食难消。左寸见代，心痛勿讶；右寸见代，痰塞何妨。左寸见结，邪搏于心包；右寸见结，邪蟠于胃脘。左寸见促，积聚有烦闷之苦；右寸见促，留滞兴痞满之忧。左寸见革，心气散漫而不收；右寸见革，肺气飞越而不返。左寸见动，欢娱妊子之祥；右寸见动，绝食伤气之兆。左寸见毛，心火动而将刑肺金；右寸见毛，肺火起而将克木。左寸见钩，心气安而梦魂适；右寸见钩，肺气肃而膀胱通。左寸见坚，邪犯心而呼号；右寸见坚，心侵肺而咳嗽。左寸见躁，无血养神；右寸见躁，无精定魄。左寸见搏，火太过而焚心；右寸见搏，火太过而烁肺。左寸见石，阴寒直捣于膻中；右寸见石，冷气逼居于脘内。左寸见散，心有无可奈何之象；右寸见散，肺有但出无入之悲。

试观其关中也，左关见浮，肝犯风而眼赤；右关见浮，胃入风而渴生。左关见芤，必肝伤而失血；右关见芤，必肠毒而便脓。左关见滑，头目肿痛堪嗟；右关见滑，脾胃热焚甚苦。左关见实，痃癖②可征；右关见实，心腹多痛。左关见弦，肝旺

---

① 怔忡：病名。是指以心跳剧烈，不能自安，而又持续不断为主要表现的心悸。怔忡为心悸之重症。

② 痃癖：病名。脐腹偏侧或胁肋部时有筋脉攻撑急痛的病证。见《外台秘要》卷十二，因气血不和，经络阻滞，食积寒凝所致。

生风；右关见弦，脾崩不实。左关见紧，筋脉急拘；右关见紧，嘈杂呕吐。左关见洪，眼目生花；右关见洪，心腹结痛。左关见沉，必阴寒之癖积；右关见沉，定冷气之难安。右关见涩，风邪寒闭，因气邪而有余；右关见涩，饮食伤残，实血虚之不足。左关见迟，两胁多寒；右关见迟，中焦微冷。左关见伏，关格①收藏；右关见伏，霍乱吐泻。左关见濡，疸症将成；右关见濡，水臌可畏。左关见弱，筋痿宜防；右关见弱，气短须补。左关见数，肝火盛而目红；右关见数，胃火旺而口渴。左关见大，怒气伤肝；右关见大，狂阳伤胃。左关见小，肝胆气衰；右关见小，脾胃血少。左关见虚，必益其血；右关见虚，必益其津。左关见微，温其下元之惫；右关见微，暖其气海之寒。左关见细，虑脚膝之酸；右关见细，恐肚腹之泻。左关见急，肝痛而不能眠；右关见急，脾伤而自难卧。左关见代，肝绝而痛则无妨；右关见代，肝绝而安则无救。左关见结，胸满而痰结于中；右关见结，脾伤而滞气于下。左关见促，肝无肾水之滋；右关见促，脾无肾火之养。左关见革，气脱于木旺之时；右关见革，气脱于土崩之候。左关见动，两胁有气痛之愁；右关见动，中焦有火焚之惧。左关见毛，肝木旺而生风；右关见毛，胃土盛而动火。左关见软，无病之人；右关见软，加餐之客。左关见钩，肝血之足；右关见钩，脾气之安。左关见静，优游享无事之福；右关见静，舒畅享强食之愉，左关见石，筋得寒而拘挛；右关见石，胃因冷而泄泻。左关见坚，邪必留恋于经络；右关见坚，邪必会聚于脏腑。左关见燥，必苦血干而多怒；右关见燥，必苦液涸而善呕。左关见搏，防太盛之中风；右关见搏，虑过旺之狂病。左关见散，筋弛而不能收；右关见

---

① 关格：大小便不通。

散，肢解而不可举。

　　试观其尺下也，浮见尺左，水亏而双耳齐聋；浮见尺右，火旺而大肠自秘。芤见尺左，小遗多脓血之灾；芤见尺右，大便下赤红之叹。滑见尺左，水入腰而作楚；滑见尺右，痰流足以成痹。实见尺左，膀胱水闭而不通；实见尺右，溺沥水涩而难出。弦见尺左，腰腹重滞生疼；弦见尺右，肾脏风邪作耗。紧见尺左，耳似蝉鸣；紧见尺右，脐同虫咬。洪见尺左，水熬干而消渴；洪见尺右，火炎上而梦遗。微见尺左，盗汗淋漓；微见尺右，肠鸣泄泻。沉见尺左，精冷如冰；沉见尺右，腰寒若水。涩见尺左，阴寒疝结；涩见尺右，逆冷肠崩。迟见尺左，下焦寒冷；迟见尺右，小腹阴凝。伏见尺左，阳气不升；伏见尺右，阴气更闭。濡见尺左，寒湿浸骨；濡见尺右，冷痿中腰。弱见尺左，双足骨酸；弱见尺右，两腿气乏。大见尺左，肾涸于遗精；大见尺右，命残于作用①。小见尺左，水耗无多；小见尺右，火衰不旺。虚见尺左，心肾不交；虚见尺右，水火皆乏。微见尺左，冷入关元；微见尺右，寒通腹里。细见尺左，髓冷胫枯；细见尺右，命寒精泄。数见尺左，水少而火沸为痰；数见尺右，火炎而水随作喘。急见尺左，痛入阴丸；急见尺右，痛添小腹。短见尺左，自无延龄之福；短见尺右，定含怯战之羞。代见尺左，精败欲绝；代见尺右，火熄将亡。结见尺左，邪袭水而不散；结见尺右，邪乘火而不离。促见尺左，髓耗而足难行步；促见尺右，火衰而气小通心。革见尺左，玉关不闭；革见尺右，河车俱焚。动见尺左，定然魂梦多遗；动见尺右，定然阳强不倒。毛见尺左，精耗而龙火②将兴；毛见尺右，焰腾而命门自热。实见尺左，肾弱相宜；实见尺右，火衰当助。钩

---

　　① 作用：过度劳累。
　　② 龙火：雷龙之火，又称命门之火。

见尺左，阴平之士；钩见尺右，阳秘之徒。静见尺左，闭关可信；静见尺右，守真无遗。石见尺左，精无倾失之慨；石见尺右，阳有退脏之庆。坚见尺左，邪入于骨髓；坚见尺右，邪居于腰膝。躁见尺左，肾难上交于心；躁见尺右，阳且高越于鬲。搏见尺左，膀胱有热闭之淋；搏见尺右，咽喉长疮蛾之肿。散见尺左，肾水欲绝于须臾；散见尺右，元阳将逃于顷刻。

此皆六部之专主，亦即各脉之旁道。然而各脉之中，缓急为要；六脉之内，长脉为宗。脉长而命根深，脉缓而胃气在。故上中下必取其缓，而寸关尺必尚其长也。

陈士铎曰：脉有兼见，以观其变；必有独现，以显其常。常变之道，不可不分观之也。鬼真君先言其变，示变之宜知也；再言其常，示常之宜谙也。知常而后达变，又宁至有治常之失哉？

又曰：脉不分观病位，则病情不可得而知，此寸关尺必须分观其脉也。

又曰：脉有寸关尺无脉，而脉见于列缺之间者，世人以为反关脉也。此乃经脉虚而络脉盛也。经脉虚，故不现于寸关尺之三部；络脉盛，故现于列缺之间。盖直行为经，而旁出为络，列缺正络脉之穴也，在两手交叉食指尽处，两筋骨罅中，属肺经之络，别走阳明之络也，此中原有动脉，宜细动而不宜大动。今寸关尺三部无脉，而此处之脉大动，亦现三部之象，是阳胜于阴也。《千金翼》谓阳脉逆反大于寸口三络，正为反关脉也。亦当分观其动，以别疾病耳。

又曰：寸关尺分上中下也，心肺居上，而以寸观之，象天也；肝脾居中，而以关观之，象人也；肾居下，而以尺观之，象地也。医道必合天地人以论医，则医无剩义；脉诀亦必合天地人以示法，则法无遁情。非好作广大之语也，实有不知此，则其法为不备耳。

又曰：寸关尺分上中下切之是矣。然其中有上而兼中者，有中而兼下者，有中而兼上下者，又不可不知之也。如寸脉浮而连于关，关脉数而连于尺，如关脉大而连于寸尺者是也。此又当合寸关尺而同观，又不可专主于寸而不及关，专主于关而不及寸尺，又在临症切脉而变通之也。

又曰：脉宜分观，以别虚实，然又有合寸关尺以分虚实者。大约左之寸关尺齐旺者乃外感居多，右之寸关尺齐旺者乃内伤居多；非单左寸旺为外感，右寸旺为内伤也。

又曰：寸关尺分观之后，又宜合观，不分观不知其细，不合观不得其和。故分观之时，当以一指切其脉；合观之时，又当以三指切其脉也。

又曰：看寸关尺三部之脉，先切关脉，而后看寸脉，由寸脉而后看尺脉，左右相同。

又曰：今人看脉，男先看左，女先看右。男女之脉，何尝有异，正不必如此拘拘①也。

又曰：凡人脉贵有胃气。胃气者，平气也。毋论寸关尺，下指之时，觉有平和之象，即是有胃气也。非独右关平和，始有胃气耳。

又曰：脾与胃为表里，胃病则脾必病，脾病则胃亦病，病安有胃气哉？故脾脉与胃脉同观，所以脾胃之脉，皆在右关切之耳。

又曰：胃旺而脉愈微，胃衰而脉愈盛，故右关大旺，反是胃气之虚也。然而右关之旺，又由于左关之旺也，左关旺而右关不能衰，此木来克土之象，又不可不知之也。

---

① 拘拘：拘泥。

又曰：三部之脉，前人以尺脉为根，似乎切脉重在尺也。不知本实先拨，固然枝叶难荣；然而过于摧残，如狂风大雨拔木折枝，根亦随竭。此脉所以必统三部而分观之也。

又曰：寸关尺各有内外之分，尺外尺里，关外关里，寸外寸里，皆从左右以分内外，而非上下以分内外也。余注《内经》，已详言之矣。而鬼真君不言及此者，盖举其要而示人耳。

又曰：脉分三部，上寸也，中关也，下尺也。寸之内，又分左右，左寸候心，而包络、膻中统其内；右寸候肺，而胸脘、咽喉统其内。关之内又分左右，左关候肝，而胆、胁、膈则统其内；右关候脾，而胃则统其内。尺之内又分左右。左尺候肾之水，而小肠、膀胱、小腹、股、膝统其内；右尺候肾之火，而大肠、腰、胫、胕①统其内。三焦有上焦中焦下焦之异，上焦属于寸，中焦属于关，下焦属于尺，不可于右肾候之也。命门为十二经之主，不属于右肾，而不得不候之于右肾也。部位既明，切脉自无疑。

又曰：鬼真君所分之部位，一皆准于《内经》，与王叔和所定，大相悬殊，世人见之，未有不惊异者也。然而鬼真君正恐人惊异单言五脏，而不言七腑，铎虑部位不明，又将何以诊脉，故于前条细列以问世。第鬼真君之意，但知五脏之脉，正不必又及七腑之脉也。铎重言之，似乎饶舌矣。

又曰：五脏各有表里，心则与小肠为表里也，肝则与胆为表里也，肺则与大肠为表里也，脾则与胃为表里也，肾则与膀胱为表里也，表病则里病，原相关切，故治里正所以治表也，何必分表是表而不属之于脏，里是里而不属之于腑哉？

---

① 胕：原缺，据文义补。

第四篇

鬼真君曰：诊脉宜分生死，决日当定时辰。伤寒热病，洪大生而沉细死。产后热病，缓滑吉而弦急凶。头痛之疴，生于浮滑而死于短涩。腹胀之症，死于虚小而生于大浮。下痢活于微小，浮洪反有难疗之叹。颠狂全于实大，沉细转兴莫救之忧。消渴数大有生机，虚小愁其阴尽；霍乱浮洪无死法，微迟虑彼阳亡。中风最喜迟浮，急实者何能起死。中恶偏宜紧细，浮大者不易回生。心痛沉细，非比浮大之难医。水气大浮，不似沉细之莫疗。吐血鼻衄，沉弱沉细者生，实大浮大俱为亡兆；中毒肠澼①，洪大滑大者吉，微细滑细各是危征。喘急宜浮华，短涩云亡；咳嗽尚浮濡，沉伏决毙。久泻反宜微细，浮洪者多至归阴。新产切忌大弦，缓滑者宁忧辞世。呕吐虚细者吉，实大则限于奏功；痨瘵浮华者佳，细数则难以取效。盗汗惟嫌紧数，虚小无愁；失血止虑浮洪，细弱可喜。内实者吉，在浮洪沉细有变迁之祸；内虚者吉，在沉细浮大无存活之祥。痹症尤嫌浮大，细涩长延；厥病更忌紧弦，洪数即解。癥瘕②见细微而可喜，弦滑者危；眩冒见浮华而相宜，沉涩者重。黄疸不宜急数，迟滑易于分消；白淋偏贵濡迟，涩弱艰于止遏。便闭生于微细，洪大有阴尽之伤；发汗生于虚小，弦洪有亡阳之失。腹痛沉伏，多入泉台；胁痛芤大，定趋死路。脱症结代，难留人世；喘症促革，易走冥途。关格涩伏，常登鬼篆；痈疽滑大，转庆生缘。结胸现沉紧，半寄于死亡；脏结现浮滑，速痊于淹滞。直中阴

---

① 肠澼：病名。出《素问·通评虚实论》。在此指痢疾。

② 癥瘕：病证名。指腹腔内痞块，一般以隐见腹内，按之形证可验。坚定不移，痛有定处者为癥；聚散无常，推之游移不定，痛无定处者为瘕。

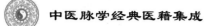

第三辑

经，丧沦带结；忽成热病，全活浮洪。发斑洪大，未是死征；噎膈数细，实非生气。偏枯之症，弦滑何愁；歪邪之痾，数大可治。噤口之痢，结涩不易疗；中暑之症，沉伏不须惊。循衣摸床，细小犹堪救援；遗尿撒手，促革必至丧捐。筋青囊缩，微短殒殁；舌黑发直，数大焦枯。脐突唇裂，结代应殁；口张足肿，短促何延？呃逆不止，短丧就木；懊憹①无休，微弱加餐。血晕散促，顷刻归阴；肠结搏坚，旦夕歌露。

更有带钩之象，心死可定于九日；弹石之状，肾死必结于七朝。弓弦之张，肝死定亡于十八；釜沸之乱，脾死可决于四三。浮水之景，肺死应丧于十二也。尚有秘法，可以罄传于万年。如见前形，不必问现于何脏，见虾游而断八日之必死，见雀啄而决七日之必亡，见吹毛而言四日之必危，见解索而许一日之必逝，见屋漏而定五日之必陨。其余死亡，可据推断。

陈士铎曰：死亡之脉，不尽于此，然而得此，正易决存亡也。

又曰：《素问》《灵枢》，载死亡之脉甚备，二书参观，更无差错。

又曰：死亡之脉，全在看脉之有神无神。有神者，有胃气也。无神者，无胃气也。故有胃气，虽现死脉而可生；无胃气，即现生脉而必死。又在临症而消息之也。

又曰：脉现死亡，不可轻断死期，往往有用药得宜，虽不能起死为生，然延留数日，亦其常也。《诀》中篇末，有决日之法，愚以为终非定论。但断其必死。而不必先定其日期，当与高明共商之。

又曰：死亡之脉，现之于骤者易救。以脏腑初绝，尚有根

---

① 懊憹：指心胸不适，莫可名状。

可接也。倘时日已久，虽有人参，又何以生之于无何有之乡哉？有无可如何者矣。

又曰：脉有细微欲绝者，多是死亡之脉。然脉有伏而不出，状似细微欲绝，其实绝而未绝也，一出脉而细微之象如失。此等之脉，最难辨别，又当合症而参观之，未可全恃夫切脉也。

又曰：脉有生死之各别，如鱼游、雀啄之类，弹石、解索、屋漏、水流、吹毛之状，自是死脉无疑。见此等之脉，即可决其必亡。苟无此等之现，似乎不宜遽言其死。不知脉贵有神，倘浮沉迟数之间，涩滑大小之际，初按若有，再按若无，或散或乱，或来或去，全无神气，虽非旦夕之云亡，必要岁月之难久，何常非死脉哉！倘代结之脉，按之有神，不过痰涎之壅塞，寒痛之遏抑，暂时之病，未尝非生也。故决人生死，全要看脉之有神无神为贵耳。

第五篇　妇人小儿脉诀

鬼真君曰：阳阳原无二道，男女何有殊形？五脏相同，不必两分彼此；三部亦一，宁须各论参差？惟受娠成胎，独殊男子，故辨妊论孕更别。妇人尺中脉滑，女经不调，且有带淋之病。关中脉涩，天癸已断，宁非郁塞之疴！左寸滑而左尺大，怀子之兆；左尺数则左关微，有儿之征。左寸带纵，两男之祥；右寸带纵，双女之喜。左关左尺脉皆大，心脉流利必三男；右关右尺脉皆大，心脉流利必三女。然三部有一部之滞，未宜遽许为胎；各脉无一脉之顺，何敢轻言是孕。子死母存，尺浮而寸沉；母亡子活，尺涩而寸伏。盖子系于肾，尺浮则子无生气；母系于肺，寸沉则母有生机。子系于尺，尺涩而子之气不散；母系于寸，寸伏而母之根已离。沉细之脉，胎欲离经；浮滑之脉，胞将即产。腹痛腰疼，定然即降；浆来胞破，未可言生。身重体寒面又青，脉无可畏；心烦血燥舌兼黑，脉断堪忧。子母难留，唇口沫出；娘儿全活，面鼻颜黄。新产脉缓，自存胃气；新产脉滑，未损脾阴。实大既形，定非佳信；弦急兼现，岂是麻祥？沉小实为顺候；涩促半作逆观。脉微何足害，尚可回阳；脉洪反宜愁，最嫌逆冷。妇人之脉若此，小儿之诊若何？三部不妨俱数，只虑沉迟；六经各喜均长，翻嫌细小。惟弦紧不可骤扬，恐来风邪之祟；更虚濡不宜长见，虞多水气之殃。急脉形于指下，呕吐而腹痛难痊；大脉浮于关前，泻痢而心惊莫救。见此已可通彼，知偏何难悟全哉！

陈士铎曰：男女之病，彼此相同，原无反背，故有病可据脉而同断也。惟胎产前后，少异于男子，故鬼真君又传此篇，而于论孕娠独详也。至于小儿，原不必切脉，以气血未全，各脉不十分全准。鬼真君之论小儿，亦约略之辞。然而小儿纯阳，所生之病，多是饮食之伤，惊疳吐泻之症，得此数言，以括其全，所谓要言不烦也。

又曰：妇人之脉，少异于男子者，左尺多旺耳。男子左尺旺，实非佳兆；女子左尺旺，此阴血有余，转是佳祥，盖易于受胎也。

又曰：妇人之病最难治者，以其性情多郁耳。郁则气血即不流通，经辄闭塞，而左关随现涩脉矣。故看妇人之脉，贵切关脉，辨其涩与不涩，是第一秘法。虽各经皆有涩脉，而左关不涩，其郁未甚也。

又曰：小儿之脉，弦紧、弦急俱是外邪，除此之外，皆内伤也。治内伤之法，以补脾健胃为先，即治外邪，亦当顾正，虽脉纯现弦紧、弦急，未可单祛外邪也。

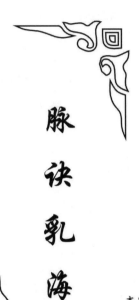

脉诀乳海

清·王邦傅 撰

韩艳丽 李志鹏 陈利 李晖 校注

内容提要

清·王邦傅撰，叶霖（字子雨，号石林旧隐）参订。六卷。成书并刊于清光绪十七年（1891 年）。全书据《脉赋》《脉诀》逐节疏释，间附己见。取"开言必先之谓乳，含蕴无尽之谓海"之旨，命其书名为《乳海》。《脉诀乳海》还参考历代诸家注释，择善选之，作者论理精详，阐述清晰。1891 年刊行后，为金元以后仅见之脉学专著。现存清光绪十七年抄本，见《珍本医书集成》。

本次整理，以上海市医学会图书馆馆藏清光绪抄本（简称"清抄本"）为底本。

目　录

第三辑

第三辑

序

　　《素问》九卷，为医经之祖。西晋乱后，失其第七一卷，故梁《七录》所载全元起诠注，皆只八卷。唐王冰谓于郭子斋堂，得受先师张公秘本，林亿等讥其以阴阳大论之文纂入。犹周官亡冬官以考工记补之之类，何以言之？夫六淫之邪。以风寒热为三大纲领。考《素问》风论、热论，病情委曲详尽，何以独阙寒论？而热论首言：今夫热病者，皆伤寒之类也。既云类伤寒，则有正伤寒专论可知，惜乎亡于兵火。仲景《伤寒论》序云：撰用《素问》九卷。当时尚未亡失，是伤寒专论，散见于六经篇中。幸高平王叔和编其残帙①，使医统正脉，一线不绝，厥功传矣。又集先贤诊法，著成《脉经》，更以师承心验者，别撰《脉诀》，经高阳生编为歌括，以便记诵，辞俚旨深，朱子跋郭长阳《伤寒补亡论》，深许其高骨取关之义。何戴起宗、李濒湖辈，不求其旨，但鄙其文，多见其不自量也。余夙好方术，服膺②此书，思欲诠释以畅其义。庚寅之春，于广陵肆中，得《脉诀乳海》六册。虫啮尘湮，几难卒读，携归案头，如理乱丝，始能成诵。其作者为王君邦傅。王君不知何时人，亦医林中之矫矫者，以河洛之精义，发叔和之奥旨，而于营卫循行之道，尤深致意焉。论理精详，引证博雅，金元后仅见才也。惟画图立说，似近胶刻，脏腑拘例，未免沿习，言其所当然，未言其所以然也。请试明之。易本乎天地。人与天地参，其阴阳

---

① 残帙（zhì）：犹残卷。
② 服膺（yīng）：（道理、格言等）牢牢记在心里；衷心信服。

之理一也。乾坤六爻以配十四经脉，婺源江氏河洛精蕴，论之綦①详。脏腑定位，西士解剖诸书，言之甚悉，而气化之理阙焉，夫归藏商易，取用乎坤，而以十二辟卦，候一年十二月消息。《礼记》孔子曰：吾欲观殷道，是故之宋而不足征也。吾得坤乾焉，所谓坤乾者，商易归藏也。故《系辞》曰：变通配四时。又曰：刚柔相推变，在其中矣。又曰：往来不穷，谓之通。又曰：寒往则暑来，暑往则寒来，皆此义也，汉儒每常言之。十二辟卦者，即十二月令之卦也。又即乾坤二卦六爻之旁解也。盖乾之六阳，自十一月建子，冬至一阳始生，为地雷复卦，即乾初九爻。十二月建丑，二阳生，为地泽临，即乾九二。正月寅，三阳生，为地天泰，即乾九三。二月卯，四阳生，为雷天大壮，即乾九四。三月辰，五阳生，为泽天夬，即九五。至四月建巳，六阳充足，而为乾为天，即乾上九，此一年之乾卦也。至五月建午，夏至一阴生，为天风姤卦，即坤初六爻。六月建未，二阴生，为天山遁，即坤六二。七月建申，三阴生，为天地否，即坤六三。八月酉，四阴生，为风地观，即坤六四。九月戌，五阴生，为山地剥，即坤六五。至十月建亥，六阴纯静，而为坤为地，即坤上六，此一年之坤卦也。夫坤为万物之母，而能生物，然坤本纯阴，必待乾与之交，而得其阳，然后始能生万物也。十二支次序，世人皆以子为首，因坤临十月亥，坤为纯阴之卦，阴极则阳生，故十一月冬至一阳升于地上，为地雷复也。不知造化端倪，实不在子而在午，盖天地交而后万物生，是乾坤交姤之初。即为万物造端之始。然交必阳体充足。而后能交乾之六阳，乃充足于四月之巳，次为午。故乾至五月建午，始与坤交是则乾足于巳而动于午。巳午皆火，故伏羲乾

---

① 綦（qí）：文言副词，极。

居正南。乾之外体属火。乾中含蓄阴精属金，故五行家言：庚金长生在巳。所谓长生者，乃指其生之之源而言也。乾之初动于午，每年五月夏至之时，乾上九一，阳已升至天顶极高，不得不转而向下，向下即感动坤阴之气，上升而交。故天地三交，五月建午为第一交，六月未为二交，七月申为三交，所谓坤三索于乾也。乾坤交而谓之索者，以坤本纯阴，必索于乾而后有阳，始能生化也。乾阳入坤而化为气，气升为云为雨，盖十二辟卦，乾位巳火也，坤位亥水也。乾与坤交，则火入水中，而化为气。以水为质，火为性，试以一碗，人张口气呵之则生水，故知气之形属水，而其所以能升腾行动者，则火也。爻辞曰：见群龙无首吉。言气升能为云雨，故喻为龙。而乾与坤三交，则乾上四五之三爻，尽入于坤。而乾上爻巳火之首，早入亥水之中，为育生胚胎之兆，故龙之无首吉也。此天地阴阳化育之义，推之与人亦然。饮入于胃，由胃小肠相接处幽门，幽门之上有一窍，水饮从此窍散布下焦脂膜之中，由脂膜而渗入膀胱，膀胱无上口，故曰渗入也。气血之升降，必由呼吸以循环，吸入天之阳，呼出地之阴。吸入之气，由鼻入肺，历心引心火，从总脉管，循督脉入肾，又从肾系以达下焦胞室，挟膀胱至下口，其吸入天之阳气，令人身心火，蒸动膀胱之水，化而为气，循冲任而上，化津化汗。过膈入肺，还至于口，由呼而出。斯即乾坤相交，三索之义也。明乎此，不独察水火之征兆，阴阳之盛衰，即四时伏气之病机，莫不由此悟入，若夫营卫之理，请再明之。卫者气也，卫护于外者也。营者血也，营运于中者也。但血中有气，气中有血，不可须臾相离。而其本则一，其道有三。如动一也，静一也，所以能使其动静者，又一也。太极无形，而寓三才之理，凡物皆然，不独指动静而言。谷入于胃，其糟粕由广肠而出魄门，其精液有微丝管，吸至颈会管，过肺入心，化而为赤，此即清者为营也。其血赤由总脉管，循督脉下达胞室，内而脏腑，外而经脉，一日夜五十周，尽八百十丈之脉道，以应呼吸漏下者，此其一也。人之饮食五味杂投，奚能无毒，胃中悍毒之气，合下焦水火蒸腾之气，由上焦气街散入微丝血管。微丝血管者，即经所谓孙络，此浊者为卫也，《灵枢·营卫生会》篇谓卫气出于下焦者，言其生气之原，"五味"篇谓卫者，阳明水谷之悍气，从上焦而出卫于表。阳者，言其出入之道也。奉心化赤，之血气，由经脉管之尾，递入孙络，与阳明悍毒之气并，布散通体皮腠之间，充肤热肉，澹渗毫毛者，此其二也。清浊混淆，赤血渐变渐紫，西士见其色紫，知其有毒，名之曰炭气，然不知其毒所从来也，孙络散布遍体，渐并渐粗，而接入回血管之尾，回血管者，即经所谓络脉也。血入回血管，内而脏腑，外而经脉，并脉管交相逆顺而行，外行于经脉者，有阴阳之别，一支沉于分肉之间，一支浮于肌腠之上，即阳络行于皮表，阴络行于皮里，而皆与脉管偕行，亦即营行脉中，卫行脉外之义，此其三也。回血管内外行遍，入总回管至心，递入于肺，呼出悍气，吸入生气，紫者复化为赤。经云：阴阳相贯，如环无端者。此之谓也。诊脉察病，当考诸运血脉管之营卫。外邪袭入，当考诸微丝血管，缠布周身之营卫，夫太阳主表，太阴亦主表者，盖肺为天。天包地之外，而处于上。膀胱为水，水环地之极，而处于下。膀胱主水，水阴也。肺主气，气阳也。故寒伤营，当责诸太阳。热伤卫，当责诸太阴。识此寒热之治，知所适从矣。若口鼻吸受之伏气，当考诸回血管。阳络浮于脉外者，可刺之以泄其气。阴络沉于脉内者，宜急攻之以杀其毒。观近世沙毒必刺委中诸穴，其血色微紫病轻，深紫或黑病重，故当急刺以出其血，否则毒由总回管入心，不可施救，此其证也。虽然，其道有三，而气血则一，斯乃阴阳至理。三才指归，乾坤三索，化生万类，不外乎此。然"卫气"篇曰：亭亭淳淳乎孰能穷之？足征阴阳之变，虽圣贤亦莫测其机。即其不变者观之，又岂可缘木以求鱼，故谓画图拘例者泥矣，如浮为表脉，而里虚者无不兼浮。沉为里脉。而表寒重者，阳气不能外达，每多沉紧，迟为阴寒，若热邪壅结，隧道不利，脉反呈迟。数为阳热，若脉来浮数，大而无力，按之豁然而空，此阴盛于下，逼阳于上，虚阳浮露之戴阳证也。脉数盛大，按之涩，而外有热证者，此名中寒，乃寒凝血脉，外证热而脉即数也。是表可主里，里可主表，寒可察热，热可察寒，阴阳变化之机。活法存乎一心，似可不拘拘于成见矣。然不以规矩，不能使人巧，若舍绳墨，又从何处化裁运用乎，则《脉诀》一书，尤当深思而索玩者也，故乐为之序。

光绪辛卯初秋

石林旧隐叶霖子雨氏书于研医读易之斋

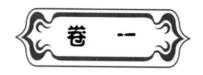

脉诀辨惑论

《脉诀》之来旧矣，今复有议其非者，何也？以其言浅而意深也。惟其言浅，故厌常喜新之徒，乃以诀为不足法，反出言以诋毁之；惟其意深，故冒昧鲜识之徒，随众附和，望洋而退避之。是以王氏之说终不明，而为《脉诀》之一大厄也。余幼自孩提，即闻先大人尝诵此诀，长而二十有四，惟儒业是亲。先大人见余羸弱而多疾也，因命余改儒而就医，意盖欲其自利而利人也。及执经之日，戒之曰：医诚不易，惟脉尤难。他如崔紫虚、滑伯仁、李濒湖及诸家之撰，虽各有可观，终为及肩之墙耳。岂若叔和《脉诀》，中边皆甜，诚医门之乳海也。但以诸家注释，各有短长，有失作者之旨，致使后学永堕疑山。汝当学时，只宜参究本文，勿拘旧释，倘从自己胸中体帖出来，方与古人相晤对也。余因谨遵严命，即自手录《脉诀》本文一卷，删其注释，熟读而详玩之。即于虚字剩句，亦必细心理会，不敢轻放。于意所已明者，则中心藏之。于意所未明者，然后检阅诸家注释，其诠之善者则选之，其不善者则姑置之。而复参究本文，其中有以数日而得其旨者，有以数月而得其旨者，有以数年而后得其旨者。噫！夫《脉诀》之理，渊微如此，毋怪乎冒昧浅识之徒，不得其门而入也。而说者有曰：王氏但有

《脉经》，而无《脉诀》，《诀》乃高阳生谬言也。而余曰非也，
经固王氏之经，《诀》亦王氏之《诀》耳。夫经者，叔和集诸
家之说，以成一书，有缵①祖述之功。《诀》则出叔和素所征
验者，而成一书，有得心应手之妙，要之皆王氏之书也。及乎
《脉诀》出，而天下古今，脍炙人口，言言皆妙，字字入微。虽
白叟黄童②，咸知有此，几与日月争光矣。如果出于高阳生者，
何不自署其书曰高阳氏之书，而甘逊其美于王氏也？夫所谓高
阳生之谬言，实无考据，好事者为之耳。即借有所谓高阳生者，
亦不过取叔和之心法，而复歌咏之，以便世之流通云尔。只如
《素问》《灵枢》，固轩岐之书也，然不尽轩岐之文，何以知之？
试观《尚书》诸篇，语多简炼，况轩岐又在唐虞之上，则其文
之朴略可知。其所以得如是之纯粹华美者，乃汉儒取其文而润
泽之，始可通乎流俗，岂亦将曰《内经》为汉儒之伪造，而非
轩岐之书可乎？或又难曰：子既取法轩岐，则必以《内经》为
准矣。其《内经·脉要精微论》有曰：尺内两傍，则季胁也。
尺外以候肾，尺里以候腹中附上左外以候肝，内以候膈，右外
以候胃，内以候脾，上附上右外以候肺，内以候胸中，左外以
候心，内以候膻中，前以候前，后以候后。上竟上者，胸喉中
事也。下竟下者，少腹腰股膝胫足中事也。经言如此，夫经之
所谓尺者，即今之所为尺部也。经之所谓中附上者，即经之所
为关部也。经之所谓上附上者，即今之所为寸部也。惟其寸居
上，故以之候心与肺，惟其尺居下，故以之候肾与腹。今子而
遵《脉诀》之法，是心与小肠同候左寸，肺与大肠同候右寸。
夫心肺在上，其于寸部候之宜矣。至于小肠大肠，居于至下，
而欲候于至高之上，其与经旨不大相背谬乎？余曰：然。据子

---

① 缵（zuǎn）绪：继承世业。
② 白叟黄童：指老人和孩子。

所言，脉必本诸《内经》，其诊法当以"脉要精微论"为准。是凡在上者，必候于寸，凡在下者，必候于尺矣。独不观"脉要精微论"中又曰：诊得心脉而急，此为何病？病形何如？岐伯曰：病名心疝，少腹当有形也。帝曰：何以言之？岐伯曰：心为牝脏，小肠为之使。由此观之即一篇之中，尚不拘于上下之区字，况"平人气象论"有曰：寸口脉中手长者，足胫痛。又曰：寸口脉沉而弱者，疝瘕小腹痛。其《灵枢·始终》篇，以人迎一盛二盛三盛，候手足六阳，以脉口一盛二盛三盛，候手足六阴，然亦未尝拘于上下左右也。若必执一而论，则轩岐之书，岂自相背谬乎哉？然子之为是言者，乃惑于戴起宗之邪说，而吠影吠声之徒，相率而倡和之。以为《脉诀》不足法，实叔和之罪人也。如果不足以为法，则从上诸大名医，每著书立说，多引其诀以为证。故王海藏著《此事难知》，其首即曰：医之可法者有十，而《脉诀》居其一焉。夫海藏岂无所见而云然哉？大抵学医而不熟玩王氏《脉诀》，纵博采诸书，终非正统。故先大人谆谆告戒，命之曰"乳海"。夫乳者，言其开食必先；海者，言其含蕴无尽也。余故不惜管窥。逐节疏释，俾古圣先贤之学，昭著详明，而后之君子，勿蔽邪说，仍命其书曰《乳海》云。

脉赋

欲测疾兮死生，须详脉兮有灵。

今之为医者，每断人之死，而亦未尝死。断人之生，而亦未尝生者何也。特未于其脉细心详究之耳。如果细心详究，则死生之期，尚可断之以年月日时，脉又何尝无灵哉！

左辨心肝之理，右察脾肺之情，此为寸关所主。

谓候心脉，当于左寸。候肝脉，当于左关。候肺脉，当于右寸。候脾脉，当于右关也。

肾即两尺分并。

五脏俱一，而肾独有二，为牝脏也，居于下焦，故分候两尺，虽有水火之别，然总之皆肾，虽分而实并也。

三部五脏易识，七诊九候难明。

此承上文左右手寸关尺三部之中，而候心肝脾肺肾之五脏，此人所易晓也。至于七诊九候，欲求其明之者，则亦难矣。试以三部五脏，七诊九候言之。古之所谓三部五脏，七诊九候，非今之所谓三部五脏，七诊九候也。按《内经·三部九候》篇云：天地之至数，始于一，终于九焉。一者天，二者地，三者人。三而三之，三三者九，以应九野。故人有三部，部有三候，以决死生，以处百病，以调虚实，而除邪疾。帝曰：何为三部？岐伯曰：有下部，有中部，有上部，各有三候。三候者，有天有地有人也。必指而导之，乃以为真。上部天，两额之动脉。上部地，两颊之动脉。上部人，耳前之动脉。中部天，手太阴也。中部地，手阳明也。中部人，手少阴也。下部天，足厥阴也。下部地，足少阴也。下部人，足太阴也。故下部之天以候肝，地以候肾，人以候脾胃之气。帝曰：中部之候奈何？岐伯曰：亦有天，亦有地，亦有人。天以候肺，地以候胸中之气，人以候心。帝曰：上部以何候之？岐伯曰：亦有天，亦有地，亦有人。天以候头角之气，地以候口齿之气，人以候耳目之气。三部者，各有天，各有地，各有人。三而成天，三而成地，三而成人。三而三之，合则为九，九分为九野，九野为九藏。故神藏五，形藏四，合为九藏。五脏已败，其色必夭，夭必死矣。帝又曰：何以知病之所在？岐伯曰：察九候独小者病，独大者病，独疾者病，独迟者病，独热者病，独寒者病，独陷下者病。

岐伯又曰：形肉已脱，九候虽调犹死，七诊虽见，九候皆从者不死，所言不死者，风气之病，及经月之病，似七诊之病而非也，故言不死。若有七诊之病，其脉候亦败者死矣。必发哕噫。经言如此，是于九候之中，而复有七诊之法也。今之所谓三部，非古之头手足之三部，乃寸关尺之三部也。今之所谓七诊，非古之所谓独大独小，独疾独迟，独热独寒，独陷下之七诊也。乃一定其心，存其神，二忌外意，无思虑，三均呼吸，定其气，四轻指于皮肤之间，探其腑脉，五微重于肌肉之间，取其胃气，六沉指于骨上，取其脏脉，七察病人脉之息，数往来，是为七诊之法也。今之所谓九候，非古之所谓头候天地人，手候天地人，足候天地人之九候也。乃寸取浮中沉，关取浮中沉，尺取浮中沉之九候也。要之古人诊脉，不专于手之寸关尺部，凡头面手足之动脉，悉皆诊之。然不得尊今而废古，亦不得非古而是今。合古今之法而用之，斯过半矣。

昼夜循环，营卫须有定数。

今之为医者，动言营卫。及问其营卫之所以行，则又茫然。如是而欲识病之表里阴阳，盖亦难矣。夫营者，血也，阴也；卫者，气也，阳也。此人所共晓者也。惟营行脉中，卫行脉外，一日一夜，各五十周于身。世人每昧于卫行脉外之旨，谓卫气随营气而行于外，不知营自行营之道，卫自行卫之道，卫实不随营气而行也。试先以营气之行言之，《内经·营气》篇，黄帝曰：营气之道，内谷为宝，谷入于胃乃传之肺，流溢于中，布散于外，精专者行于经隧，常营无已，终而复始，是谓天地之纪。故气从太阴出，注手阳明，上行注足阳明，下行至跗上，出大指间，与太阴合，上行抵髀，从髀注心中，循手少阴，出腋下臂，注小指，合手太阳，上行乘腋，出頄内，注目内眦，上巅下项，合足太阳，循脊下尻，下行注小指之端。循足心，注足少阴，上行注肾，从肾注心，外散于胸中，循心主脉，出腋下臂，出两筋之间，入掌中，出中指之端，还注小指次指之端，合手少阳上行至膻中，散于三焦，从三焦注胆出胁，注足少阳，下行至跗上，复从跗注大指间。合足厥阴上行至肝，从肝上注肺，上循喉咙，入颃颡之窍，究于畜门。其支别者，上额循巅，下项中循脊入是骶督脉也。络阴器，上过毛中，入脐中，上循腹里，入缺盆，下注肺中，复出太阴，此营气之所行也，逆顺之常也。至于卫气之行则不然，卫出下焦，亦昼夜五十周于身，但于昼则行阳二十五，于夜则行阴二十五，自日出而阳隆之时，曰加房宿①。盖卯时也漏水下一刻；从足手太阳行起，水下二刻；行足手少阳，水下三刻；行足手阳明，水下四刻；行于阴分，水下五刻；复行足手太阳，水下六刻；复行足手少阳，水下七刻；复行足手阳明，水下八刻；则又复入阴分，如此周而复始，至漏水下五十刻。人气行于阳二十五周，日入而阴隆之时，曰加毕宿。盖酉时也，方行入阴分，初从足少阴行起，次手少阴，次手太阴，次足厥阴，次足太阴，又复行足少阴，又复行手少阴，又复行手太阴，又复行足厥阴，又复行足太阴。如此周而复始，至漏水下百刻，行阴亦二十五周，并昼行阳二十五周，亦共五十周于身，此卫气之所以行也。至于卫气之合岁月日时，星宿度分，漏水刻数，细观"卫气行"篇，伯高之语，自可见矣。奈后世之人，注图立说，每以卫气随营气而行者，是昧于营在脉中，卫在脉外之旨耳。不知经文所云卫在脉外者，非随营气而行于外也，乃昼行阳二十五周，夜行阴二十五周之谓也。或难曰：经文中有"营气"篇，是营中亦

---

① 房宿、毕宿：中国神话中的二十八宿之一。源于中国人民对远古的星辰自然崇拜，是古代中国神话和天文学结合的产物。房宿又名房日兔。毕宿又称为金牛座。

有气矣。而子独谓卫不入经隧之中，岂营中独无气欤？余曰非也。经云：清者为营，浊者为卫。夫卫犹风也，营犹水也。营血行于经隧之中。固赖气以行之，亦水由地中行也。夫江淮河汉之水，固赖风以行，而风岂专随江淮河汉而行哉？且卫气之不随营气而行，马元台已详言之矣。但于"卫气行"篇，漏水下四刻八刻，以及二十四刻，入于阴分之句，误释以为入足少阴，俱引"邪客"篇云：常以足少阴之分间，行于五脏六腑。不知经文所谓足少阴分者，特于其地分一过之耳，非实行足少阴经也。若谓实行足少阴经，则昼已随六腑而行于阳，夜又随五脏而行于阴，是一昼夜间，他脏俱一行，而肾得再行矣。要之昼之所入，时于其阴分过之。夜之所入，实于其阴经行之。而"邪客"篇谓常从足少阴之分间，行于五脏六腑者，正以卫出下焦，下焦乃肾之地分耳。然"卫气行"篇所云：水下四刻，水下八刻，水下十二刻，水下十六刻，水下二十刻，水下二十四刻，皆曰人气在阴分，不必专指肾经言也。惟夜行于阴二十五周，始可直指肾经言耳。然是说也，《内经》诸篇已详言之，而后之学人，终不能了了于心目者，其故有三焉。一则秦越人著《难经》，谓营气之行，常与卫相随，大违经旨而立图说。二则"卫气行"篇中，漏水下百刻，加于人气之五十周，又人气之五十周，加于日行之四十八舍，又日行之四十八舍，加于二十八宿，又二十八宿加于十二辰，以多加少，度数龃龉①，非司天台难以悉其奇分。三则又以卫气之行不等，夜行于阴也，固在乎阴。而昼行于阳也，则又过乎阴。有此数端，是以营卫之说，千百年来，终然隐晦。余因三思，惟欲畅明其旨，乃立三说：其一曰营气行图，专以营气之行，从中焦起自寅时，注于

---

① 龃龉（jǔ yǔ）：上下牙齿不相对应，比喻意见不合、相抵触。

手太阴肺，次第行于脏腑，循环无已，一日一夜，五十周于身；其次曰冲气行图，如环相似，自水下一刻，至五十刻，行阳二十五周，自五十一刻至百刻，行阴二十五周，既不妨于夜行，又不妨于昼过；其三则曰卫气配周天图，以子午为经，卯酉为纬，以人气之五十周，配日行之舍，与十二辰二十八宿度数。如是者三，庶乎千载以下，览其图，思其义，传后之学人，不致有望洋之叹耳。但营卫之行，复有说焉。先贤皆以自寅时起于手太阴肺，遂以卯时注于手阳明大肠。以十二辰次第配十二脏腑，如是周而复始。若然，是一昼夜间止得一周于身，又安所谓五十周于身也？况各脏腑经络有长短不同，只如手太阴肺经，自中府穴起，至少商穴，相去不远。足太阳膀胱经，自目内眦起以至至阴穴，相去甚遥。若刻定一时行一经，则脉之行也，岂因某经之长短，而故缓急之欤？愚曰：皆不然也。所谓营卫者，乃无形之阴阳，非有形之血气也。若云有形之血气，只如有人刖①一手，或刖一足。血气行至所刖之处，不能过乎他经，必断绝而死。然亦未尝见其死者，则知非有形之血气明矣。不观《内经》有"卫气行"篇，复有"营气"篇。二者皆用"气"字，故知其为无形之阴阳也。夫既为无形之阴阳，则不必复拘脉行之尺寸与经络之短长，而又何妨以一时配一脏腑也。但以一时主一脏腑则可，以一时行一经络则不可。

　　按：营出中焦，自寅时起于手太阴肺，次第注于十二经隧之中，周而复始，一日一夜，如是五十周于身，漏水下百刻。后图以圈内为里为脏，圈外为表为腑，于一周之中，三回入里，三回达表，所谓一日一夜，五十营是也。至于卫气亦一日一夜五十周于身，但不随营气而行，别有行法，亦具其图于后。

---

　　① 刖（yuè）：古代的一种酷刑。

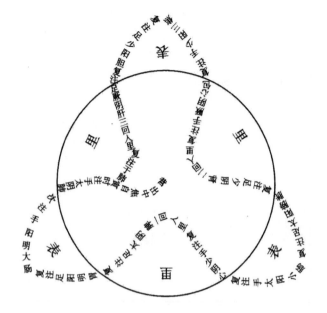

营行表里图

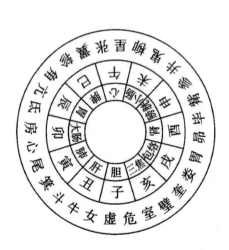

营卫周天度数图

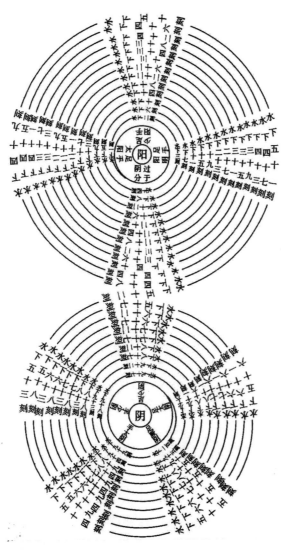

卫气行合漏水刻数图

男女长幼，大小各有殊形。

男女长幼，不必言，大小者，言人之肥瘦也。"十九难"云：脉有顺逆，男女有恒而反者，何谓也？然，男子生于寅，寅为木，阳也。女子生于申，申为金，阴也。故男脉在关上，女脉在关下。是以男子尺脉恒弱，女子尺脉恒盛，是其常也。反者男得女脉，女得男脉也，其为病何如？然，男得女脉为不足，病在内，左得之病在左，右得之病在右，随脉言之也。女得男脉为太过，病在四肢，左得之病在左，右得之病在右，随脉言之，此之谓也。《脉经》曰：凡诊脉，当视其人长短大小，及性气缓急，脉之迟速大小长短，皆如其人形性者吉，反之者则为逆也。脉三部，大都欲等。至如小人妇人细脉小软，小儿四五岁脉，呼吸八至细数者吉。《千金翼》云：人大而脉细，人细而脉大，人乐而脉实，人苦而脉虚，性急而脉缓，性缓而脉急，人壮而脉细，人羸而脉大，此皆为逆，逆则难治，反此为顺，顺则易治。凡妇人脉常欲濡弱于丈夫。小儿四五岁者，脉自快疾，呼吸八至也。男左大为顺，女右大为顺。肥人脉沉，瘦人脉浮，《千金翼》之言如此。然亦不可执一而论也。予尝读《难经》："至男得女脉为不及，女得男脉为太过"之句，窃有疑焉，何也？夫所谓男得女脉为不及者，谓男子尺脉反盛，此为水不胜火，其为不及也宜矣。至于女得男脉为太过，谓女子尺脉反弱也。尺脉弱而言太过，于理有未合，不知先贤所谓男得女脉为不及者，乃真阴不足也。女得男脉为太过者，乃阳邪有余也。若以尺弱之故，但用补阴之剂，则失之矣。余尝治一妇人，关前数大，关后微弱，内热心烦，头齿肩膊尝疼。诸医皆用补阴之剂，如四物、沙参、鳖甲、青蒿、银柴之类，百剂罔效。后余因思"女得男脉为太过"之句，为撰一方，用薄荷、防风、山栀，以抑其阳；生地、丹皮、当归、芍药甘草，以扶其阴。数剂辄效，始信古人之言不诬也。若男子尺寸俱盛，女子尺寸俱弱，又不可一例论也。愚按《千金翼》之言，未可尽信。如云人细而脉大，人苦而脉虚，性缓而脉急，人羸而脉大，以之为逆，则似之矣。至于人大而脉细，人乐而脉实，性急而脉缓，人壮而脉细，皆以为逆，则亦未必然矣。余尝诊一贵人，形貌魁伟，其脉如绝，有小恙，其脉反大，岂可以形大脉细，而即为逆欤！至于快乐之人，颐养得宜，脉实有力，不必尽皆为虚也。又如性急之人，其脉和缓，当是寿征。人壮脉细，因所禀既清，肌肉丰厚，自脉道微小，《千金翼》拘于对待之法，以文害义，是以未可尽信也。

复有节气不同，须知春夏秋冬。

详见下文。

建寅卯月兮木旺，肝脉弦长以相从。

谓正月建寅，二月建卯也。值此木旺之时，其脉当弦。"十五难"曰：春脉弦者，肝，东方木也。万物始生，未有枝叶，故其脉之来，濡弱而长，故曰：弦。又曰：如有变奈何？然，春脉弦，反者为病。何谓反？然，其气来实强，是谓太过，病在外。气来虚微，是谓不及病在内，气厌厌聂聂，如循榆叶曰平。益实而滑，如循长竿，曰病急而劲。益强如张弓弦曰死。故又曰：春脉微弦曰平，弦多胃气少曰病。但弦无胃曰死，春以胃气为本。

当其巳午，心火而洪。

谓四月建巳，五月建午也。值此火旺之时，其脉当洪，即经所云：钩者是也。"十五难"曰：夏脉钩者，心南方火也。万物之所茂，垂枝布叶，皆下曲如钩，故其脉之来疾去迟，故曰钩。又曰：夏脉钩，反者为病。何谓反？然，气来实强，是谓太过，病在外，气来虚微，是谓不及，病在内。脉来累累如环，

第
三
辑

如循琅玕①曰平。来而益数，如鸡举足者，曰病。前曲后倨②，如操带钩曰死。故又曰：夏脉微钩曰平，钩多胃气少曰病，但钩无胃气曰死，夏以胃气为本。

脾属四季，迟缓为宗。

谓三月建辰，六月建未，九月建戌，十二月建丑。如是辰戌丑未之月，谓之季月。土旺四季，寄旺于春夏秋冬之初。土旺用事，各旺十八日，共成七十二日，其脉当缓，以土之性迟缓故也。"十五难"曰：脾者中州也，其平和不可得见，衰乃见耳。来如雀之啄，如水之下漏，是脾衰之见也。

申酉是金为肺，微浮短涩宜迟。

谓七月建申，八月建酉也。值此之时，太阴用事，其脉当微浮短涩，即经所云毛者是也。"十五难"曰：秋脉毛者，肺，西方金也。万物之所终，草木华叶，皆秋而落，其枝独在，若毫毛也。故其脉之来，轻虚以浮，故曰"毛"。又曰：秋脉毛，反者为病，何谓反？然，其气来实强，是谓太过，病在外。气来虚微，是谓不及，病在内。其脉来蔼蔼如车盖，按之益大曰平。不上不下，如循鸡羽曰病。按之萧索，如风吹毛曰死。故又曰：秋脉微毛曰平，毛多骨气少曰病，但毛无骨气曰死。秋以胃气为本。

按刘守真曰：涩物湿则滑泽，干则涩滞，燥湿相反故也。如遍身中外涩滞皆属燥金之化，故秋脉涩，涩涩也。

月临亥子，是乃肾家之旺。得其沉细，各为平脉之容。

谓十月建亥，十一月建子也。值此水旺之时，其脉宜沉而细，即经所谓石者是也。"十五难"曰：冬脉实者，肾，北方水也，万物之所藏也。极冬之时，水凝如石，故其脉之来，沉濡

---

① 琅玕（láng gān）：像玉珠的美石，比喻柔滑的脉象。
② 倨：直而折曲。

而滑曰石。又曰：冬脉石，反者为病。何谓反？然，气来实强，是谓太过，病在外。气来虚微，是谓不及，病在内。脉来上大下锐濡滑，如雀之啄曰平。啄啄连属，其中微曲曰病。来如解索，去如弹石曰死。故又曰：冬脉微石曰平，石多胃气少曰病，但石无胃气曰死。冬以胃气为本。

既平脉之不衰，反见鬼兮命危。

此言春弦夏洪，秋毛冬石，不失其常，是为平脉，是元气之不衰也。忽见鬼克之邪脉来侵，其命当危而败矣。何谓鬼克之邪也？克我者是也。如春日浮短涩脉，夏见沉细脉，四季见弦长脉，秋见洪大脉，冬见迟缓脉，皆鬼克之邪也，假令四季之中，虽见贼邪之脉来侵，然春犹带弦，夏犹带洪秋犹带毛，冬犹带石，尚有可生之理。倘本季之脉，全然不见，但见鬼克之脉，则其命也危矣。

子扶母兮瘥①速。

我所生者为子。子扶母者，如春得洪大脉，夏得迟缓脉，季夏得浮涩脉，秋得沉细脉，冬得弦长脉，又如心脉见缓大，肝脉见洪散，脾脉见浮涩，肺脉见沉滑，肾脉见弦长，亦是子来扶母。乃从前来者谓之实邪。其病易已，故曰瘥速。

母抑子兮退迟。

生我者为母。所谓母抑子者，如春得沉细脉，夏得弦长脉，季夏得洪大脉，秋得迟缓脉，冬得浮涩脉。又如心脉见弦，肝脉见沉，脾脉见洪，肺脉见缓，肾脉见浮涩。又如肾病传肝，肝病传心，心病传脾，脾病传肺，肺病传肾之类，是皆母来抑子。乃从后来者，谓之虚邪，病虽不死，必稽延而难愈也。

《此事难知》云：脉，地也。色，天也。地生天则顺，天生

---

① 瘥（chài）：病愈。

第三辑

地则逆。假令得弦脉而面赤色，地生天也，地生天则顺也，子扶母兮瘥速也。假令得弦脉，而面黑色，天生地也，天生地则逆也，母抑子兮退迟也。

得妻不同一治，生死仍须各推。

我克者为妻，如春见缓脉，夏见浮涩，长夏得沉细，秋见弦长。又如肝脉见迟缓，心脉见浮涩，脾脉见沉滑，肺脉见弦长，肾脉见洪大，是皆谓之微邪，不足畏。然又有反以微邪为可畏者，则生死仍须各推可也。详见下文。

假令春得肺脉为鬼邪，得心脉乃是肝儿，肾为其母，脾则为妻。

此作赋者，恐人不知鬼邪，实邪，虚邪，微邪，故举春以为例。然已详见上文，不必复赘。

《脉经》云：脉从前来者为实邪，从后来者为虚邪，从所不胜来者为贼邪，从所胜来者为微邪。

春得脾而莫疗，冬见心而不治，夏得肺以难瘥，秋得肝亦何疑。

此复发明得妻不同一治，生死仍须各推之理，凡我克者为妻，乃微邪也。假令春脉弦而缓，冬脉沉而洪，夏脉洪而涩，秋脉涩而弦，虽见妻脉来乘，是为微邪，不足畏。如春脉但见迟缓，而不见其带弦，是为土旺生金，反来克木。冬脉但见其洪大，而不见其带沉，是为火旺生土，而反来克水。夏脉但见其涩，而不见其带洪是为金旺生水，而反来克火。秋脉但见其弦长，而不见其带涩，是为木旺生火，而反来克金。如此之脉，不得谓之小逆反以微邪为可畏也。譬如人家，其夫良善，其妻不能，难能相夫以成家。而夫纲犹整，是为美疢①，不足畏也。

---

① 疢（chèn）：热病，亦泛指疾病。

倘若其夫懦弱，其妻强悍，事无大小，操窃其权，虽有夫君，视同奴隶，流渐日久，弑①逆之祸，其不免矣。岂非反以微邪为可畏欤？故曰：得妻不同一治，生死仍须各推。复有一说，谓春夏秋冬四季之时，倘得妻脉，其生死判断有不同者。试观四句赋中，惟夏得肺以难瘥一句，为一定之辞，其余三句，俱属两可。况别有诀云：春中诊得四季脉不治，多应病自除，则知春夏秋冬。四季之中，倘得妻脉，其生死仍须各推，不可一例而论也。假令春得脾脉，春属木，脾属土，木非土不生。况木得湿土之滋，反能长养，故云莫疗而病自愈也。又令冬见心脉，冬为寒冰，心为君火。如严寒之时，得太阳一照，使流水不冰，纵有微邪，亦无大害，故不必治也。惟夏得肺脉，夏为赤帝司辰，万物赖以长化。倘见肺脉，肺为阴金，其气肃杀，故杀菽②陨霜，春秋所警，是以夏得肺以难瘥也。至于秋得肝脉，肝为青阳，主东方之生气，秋得肝脉，是当摇落之时而得生长之气。如阳明司天之岁五之气，厥阴风木客气加临，春令反行，草乃生荣，民气和之谓也，又何疑其为害也哉！

此乃论四时休旺之理，明五行生克之义。

此总结上文之脉，反四时者，由五行有相克之义存焉耳。

举一隅而为例，则三隅而可知。

如前偶举一春以为例，则夏秋冬季可以类推矣。

按平弦而若紧。

此节言脉有相似者，当详明分别之，不可混淆也。平字非弦脉之平，当与下文欲识之识字相对。南方诊脉谓之看脉，北方诊脉谓之平脉。如《脉经》平脉早晏，平脉虚实之类，故曰

---

① 弑（shì）：臣杀死君主或子女杀死父母。

② 菽（shū）：《春秋·考异邮》谓"大豆曰菽。"文中三菽、六菽、九菽、十二菽，以其重量比喻按脉力度的比例。

按平弦而若紧。弦者，不散也，端直而长，状若筝弦。曰弦紧者，不缓也，脉来劲急，按之长，举之若牵绳转索之状。弦属少阳，为疟为饮，为寒热，为气血收敛。紧属太阳，为寒为痛，在人迎为伤寒，在气口为伤食。不可以其同一长而直，而不分其孰为弦，孰为紧也。

欲识涩而似微。

涩不滑也，参伍不调，如雨沾沙，又如轻刀刮竹曰涩。涩为气多血少，为伤精，为痰阻气机，为中雾露，微者不显也。脉来极细而软，若有若无曰微，为气血俱虚，为败血不止，面色无光。然涩者，言脉道之蹇①涩，而不流利也。微者，言脉道之微细，而不充满也。二者皆难定息数，诊之者须辨其孰为涩孰为微。

浮芤其状相反。

浮者，不沉也。按之不足，举之有余曰浮。有力为风，无力为虚。芤则初无定体，芤，草名，其叶似葱，以脉轻手则浮而大，重则中空，故藉以命名也。即先贤论芤脉，亦有不同。如本诀中指法，则曰两头即有，中间全无，或又谓四畔有，中间无，而《脉经》则又曰芤脉，其象两边似有，中间全无。仲景《伤寒论》曰：脉弦而大，弦则为减，大则为芤，减则为寒，芤则为虚，虚寒相搏，此名为革。男子亡血失精，女子半产漏下。古人谓芤脉之不同如此。或云两头有，中间无，或曰四畔有，中间无，或曰两边有，中间无。余尝按此三法，诊人之脉，皆断之为失血，并无差忒。因思芤脉轻手则浮，重则中空，虽有上下左右四畔之不同，要之皆因血去故也。但据仲景之言观之，脉弦则为减，大则为芤，是轻手取之，则觉其弦大，及乎

---

① 蹇：迟钝，不顺利。

重手则减而为芤，与剖竹相似，非两边有，中间无乎。至本诀中指法主病则曰：两头即有，中间全无，主淋沥气入小肠，与仲景之主病不合。大抵从仲景之指法，其病为虚为寒，从《脉诀》之指法，其病为阳为热，不得张凿而李柄①也。不独芤脉为然，凡读古人书，不可胶柱鼓瑟②。况脉之理，至精至微，脉不自立其名，因古人之指法而立名。假令某古人之指法如此，故其主病如此。某古人之指法如彼，故其主病如彼。戴起宗之流，造《脉诀》刊误，每用一古人之指法，如定脉之名，复用一古人之主病，强牵以合之至使后人病脉不相对，误人岂浅鲜哉！不知古人各有得心应手之妙，非若后世之人，泥于字句者比也。

沉伏殊途同归。

沉，不浮也，轻手不见，重手乃得，曰沉为入里，脉之首伏不见也。《脉经》云：伏者，极重手按之，着骨乃得，为三阴之尽。

洪与实而形同仿佛。

洪者，脉来满指而大也。实者，浮中沉，皆有力也。二脉皆满指，然洪有浮沉之别，而实谓浮沉皆有力也。

濡与弱而性带依稀。

濡与弱，其状相似，但有浮沉之别。与阴阳之分耳。诸家皆以极浮细而软曰濡，极沉细而软曰弱。惟本诀指法主病中，则曰指下寻之。似有再再还来，按之依前却去曰濡，指下寻如烂绵相似。轻手乃得，重手稍无，快快不前曰弱。据诀所云，似乎以极沉而无力为濡，极浮而无力为弱矣。两说龃龉，何去何从也？不知濡为阴水当沉，弱为阴金当浮。濡为阳不足不当于浮中见，弱为阴不足不当于沉中见。据理而论，当以诀之指

---

① 柄：珍本作"枘"。
② 胶柱鼓瑟：比喻拘泥，不知变通。

第
三
辑

法为是，而以他说为非矣。况濡弱二脉，但可以极沉而软，极浮而软言之不必更加细字。

先辨此情，后明其理，更复通于药性，然后可以为医。

今人但知脉理之难，而不知药性之难也。但知药之功，而不知药之性耳。能尽其药之性然后可以为医也。夫所谓性者，非山楂消食，贝母清痰，枳壳宽胸，陈皮下气之谓也。乃寒热温凉，升降浮沉，阴阳清浊之谓也。语云：用药如用兵，兵家之道，知彼知己，百战百胜。知彼者，知贼之虚实也。知己者，知我兵之水陆奇正也。如为医者，但知脉理，而不知药性，是犹用兵者，但知贼之虚实，而不知我兵之宜水宜陆，宜奇宜正纵有百万之师，其不为贼所陷者鲜矣。

既已明其三部，须知疾之所有。

此承上起下之词，言既明寸关尺之三部，须知三部之中所现之脉不同，而所生之病亦各异也。

寸脉急而头痛。

寸，阳部也。头，诸阳之会也。今诊得寸脉而急，急则近于紧，诸紧为寒，当是风寒客于其脑而作痛也。

"平人气象论"云：寸口之脉中手短者，曰头痛。

弦为心下之咎。

心之下，胃之上也。弦则为饮，《脉经》曰：寸脉弦，心下愊愊①，谓心下有痰饮也故。寸弦而曰心下咎也。

紧是肚痛之征。

肚痛者，胃脘痛也。经云：紧在寸口，或膈上有寒，或膈下有水，寒在上焦。风满而嗳，或风寒外入，病苦头痛。当是左寸紧。或宿食内停，腹中不化。当是右寸紧。

---

① 愊愊（bì bì）：胀满的样子。此指实脉指下盈实感。

缓即皮顽之候。

寸，阳位也。缓则为湿，风从阳，湿从阴。风从上，湿从下。今缓脉见于阳位。即经云寸缓，主皮不仁，风寒在肌肉也，宜防风汤。

微微冷入胸中。

寸，阳部也。胸中，阳位也。微者，阳气虚也。阳虚则寒，故寸微而知胸中有冷气也。

数数热居胃口。

数为热，经云：寸数即吐，以有热在胃脘熏胸中，宜药吐之。及针胃脘。服除热汤，则知热在胃口矣。

滑主壅多。

经云：寸滑阳实，胸中壅满吐逆，宜前胡汤。

涩而气少。

凡涩为气多血少，而此独云涩而气少者，何也？盖以胸为气海，若关脉涩，则当谓之血少，何也？以其营出中焦也。

至于寸口所以候胸中者，胸为气海，安得不谓之气少也哉。

胸连胁满，只为洪而莫非，脓引背疼，缘是沉而不谬。

洪为阳，沉为阴。洪为火，沉为寒。胸为阴，背为阳。寸部而见洪脉，为肠火之邪，干于心胸，而作满闷。经云：诸逆冲上，皆属于火者是也。寸部而见沉脉，为阴寒之气干于肺，而作引痛。经云：诸气膹①郁，皆属于肺者是也。

更过关中，浮缓不飡②。

关中所以候中焦者，中焦属脾土，土之性宜镇静。今脉见浮缓，缓虽土之本脉，而浮则为风为虚，如大风扬沙，失其镇静之德，而成虚浮之象，其不食也宜矣。

———————————

① 膹（fèn）：证名。指胸满痞闷，气急喘促。

② 飡（cān）：同"餐"。

紧牢气满，喘急难痊。

紧则为寒，牢则为病根深固。今二脉见于关中，是脾胃为冷物所伤。脾病则留满痞塞，故气满喘急，而成不拔之证矣。

弱以数兮胃热，弦以滑兮胃寒。

数则为热，见于关中，则为热壅胃口。热壅胃口，则不食，不食则脉因之而弱矣。弦则为饮，滑主壅滞，今弦滑兼见于关中，是为胃中停积寒饮矣。

微即心下胀满。

诸胀满皆属于土，微为阴土，乃不及之土也。微脉见于关中，是为脾虚不足而作胀满矣，当于微脉条中参看可也。

沉兮膈上吞酸，涩即宜为虚视，沉乃须作实看。

上文云：沉兮膈上吞酸。下文云：沉乃须作实看。岂非一脉而两证欤？不知上文之沉兮膈上吞酸者，乃胃中有宿滞未消，而作吞酸之证，诚恐后人以关脉见沉，误认脾虚而用补剂，则难免实实之祸矣，故反复叮咛之，曰：涩则宜为虚视，盖以营出中焦，关脉涩则为营血不足，谓之虚也宜矣。至于沉则不得视之为虚，而当视之为实。宜用消导之剂，去其积滞，则阳气自升，而脉自不沉矣。

下重缘濡，女萎散疗之在急。

濡主虚乏，为气血不足之候。关主脾胃，今见濡脉，则元气衰而中气下陷，故腰以下坠重，难以行矣。女萎散无传，姑俟后考。

人身如鸡子相似，脾气如黄，元气如清。凡清明前煮鸡子，则黄在中，以其清足故也。清明后煮鸡子，则黄偏而下，以其清不足故也。人身之中气亦然。若中气足则不偏虚，不足则下陷而偏矣。

水攻因伏，牵牛汤泻则令安。

营出中焦，中焦治则脉道行，而往来流动矣。今关脉伏，则土为水掩，而脉道不行，如"五常正大论"所云：藏政以布，长令不扬也。治之者，当以牵牛汤，尽泻其水，则脾土自现，而脉道自通矣。禹贡曰：云土梦作，此之谓也。

尔乃尺中脉滑，定知女经不调，男子遇此之候，必主小腹难消。

滑主壅多，女子经脉不通，男子小便不利，皆壅滞之患也。按经云：尺滑气血实，妇人经脉不利，男子溺血。

伏脉谷兮不化。

尺脉伏而云谷不化者，何也？盖以饮食入胃，不能运化停留于中，壅遏营卫，卫出下焦，不得通达，故厥阴之木气不升，而尺脉为之伏矣。治之者当吐其邪，而升其气，使厥阴之气上升，而尺脉可复出矣。其说当于八里脉尺伏条下参看。

微即肚痛无憀。

微为阳虚阴盛之脉，尺中见微，是为阴分而见阴脉也。诸阴为寒，故经云：尺微厥冷，小腹中拘急有寒气。

弱缘胃热上壅。

尺脉弱而云胃热上壅者，何也？盖以上实则下虚，热气并壅于胃口，故尺脉见弱也。

迟是寒于下焦。

诸迟为寒，尺所以候下焦者，尺脉见迟，是以知下焦之有寒也。

胃冷呕逆涩候。

人身如釜甑①相似，胃犹甑也，脾犹釜也。下焦命门，犹釜底之薪也。命门之火旺，则能熏蒸脾土，而胃中之饮食易消。况肾者胃之关，今尺脉见涩，是为精血不足，真火衰微，不能

---

① 釜甑（fǔ zèng）：釜和甑，皆为古代炊煮器名。

第
三
辑

熏蒸脾土，腐熟水谷，故胃冷而为呕逆之候矣。即王太仆所谓食入久而反出者，胃无火也。

腹胀阴疝弦牢。

经云：尺脉弦小，腹痛及脚中拘急，宜服建中汤，针气海泻之。又云：尺脉牢，腹满阴中急，宜葶苈子茱萸丸，针丹田、关元、中极。按：气海、丹田、关元、中极数穴，皆任脉之穴也。任脉主男子内结七疝，女子瘕聚带下。然疝有多端，何独归于任也？不知任脉是疝病之本源，各经是疝病之支流，今尺部而见弦牢之脉，为弦而有力，动而不移，是足厥阴之气郁而不舒，致成腹胀阴疝之证矣。罗谦甫云：阴证足厥阴之脉，环阴气抵少腹。或痛因肾虚，寒水涸竭，泻邪补肝，蒺藜汤主之。

紧则痛居其腹。

诸紧为寒，今见在尺脉，则知其寒在下焦。即经云尺脉紧，脐下痛者是也。

沉乃疾在其腰。

腰者，肾之府。两尺脉沉，沉为阴水，为火不能相济，故疾在其腰也。详见八里脉沉脉尺部条下。

濡数浮芤，皆主小便赤涩，细详如此之候，何处能逃。

濡而数，乃阴中之火也。阴中有火，故主小便赤涩，当用凉补之药，以滋其阴浮。而芤乃阳中之火也，阳中有火，亦主小便赤涩，当用寒凉之剂。

以泻其火。然濡数浮芤，当知濡数为一脉，浮芤为一脉，不必分为四也。

若问女子何因，尺中不绝，胎脉方真。

女子以尺为主，不绝者，往来流利也。即《内经》云：阴搏阳别，谓之有子。谓尺中之脉，搏于指下，大有别于关前也。

太阴洪而女孕，太阳大而男娠。

谓右手寸关沉而洪，左手寸尺洪而大也。女，阴也，其道尚右，而太阴俱在右寸关是也。太阴为脏，当于沉中候，今诊得右手肺脾之脉沉而洪，故知其为女孕也。男，阳也，其道尚左，然两太阳俱在左，太阳为腑，当于浮中候，今诊得左手小肠膀胱之脉洪而大，故知其为男娠也。

或遇俱洪而当双产，此法推之其验若神，月数断之，各依其部，假令中冲若动，此乃将及九旬。

凡女人有孕，除心与小肠不养胎，心为君主小肠为之使也。其余脏腑各以其月输血养胎，一月肝，二月胆，三月手心主，四月三焦，五月脾，六月胃，七月肺，八月大肠，九月肾，十月膀胱，十月满足，故产而生矣。夫十日为旬，九旬者三月也。中冲者，手心主之井穴，故三月而中冲脉动也。中冲，手中指尖内侧。

患者欲知要死，须详脉之动止。

凡平人之脉，一呼二至，一吸二至，闰以太息，共成五至，循环无已。至五十动而不止，是为大衍之数，全五脏皆受气也。如动而中有一止，则知其一脏无气，当于各脏予之死期。

弹石劈劈而又急，解索散散而无聚。

弹字，当作平声读，不当作去声读。弹石者，如指弹于石上，劈劈而坚硬也。若误读作去声，则为弹丸之弹，失其劈劈之旨矣。解索者，谓如索之朽坏，解散无复次序也。若谓解结之解，则误矣。《内经》云：来如弹石，去如解索者，死。又曰：死肾脉来，发如夺索，劈劈如弹石曰肾死。按弹石者，辟辟急也，解索者，动数而随散乱，无复次序也。

雀啄顿来而又住，屋漏将绝而复起。

凡雀之啄食，必连连啄之，时一回顾，恐人之将捕也。怪脉之来，连连数急，时复一止，如雀啄食之状，又曰：雀啄者，

脉来甚数而疾，绝止复顿来也。屋漏者，其来既绝，而止，时
时复起，不相连属也。经云：死脾脉锐坚，如鸟之啄，如鸟之
距，如屋之漏，如水之流，曰脾死。

虾游苒苒，而进退难寻。

《诀》云：虾游状若虾蟆游，魂去行尸定主忧。虾游者，苒
苒而起，及细寻之，不知脉之所在，久而复起，迟迟辄没，言
来迟去速也。

按经云：脉困病人，脉如虾之游，如鱼之翔者死。注云：虾游者，苒
苒而起，寻复退没，不知所在。久乃复起，起辄迟，而没去速者，是也。
鱼翔者，似鱼不行，而但掉尾动头，身摇而久住者是也。

鱼跃澄澄，而迟疑掉尾。

鱼跃者，鱼翔脉也。迟疑掉尾者，头不动而尾摇，撒然一
厥也。又《诀》云：尾掉摇摇头不动，鱼翔肾绝亦如期。虾游
者，以上下之往来言，时复一隐也。鱼翔者，以内外之往来言，
时复一厥也。

嗟乎！遇此之候，定不能起，纵有丸丹，天命而已。

**复有困重沉沉，声音劣劣，寸关虽无，尺犹不绝，往来息
均，踝中不歇，如此之流，何忧殒灭？经文具载，树无叶而有
根，人困如斯，垂死乃当更治。**

沉沉，神昏也。劣劣，气少也。寸关之脉虽无，尺中之脉
不绝。而且往来息均，及诊踝中足少阴太溪之动脉。在足内踝后
五分，跟骨上陷中动脉。则又流利不歇，譬诸枝叶虽凋，根本尚
在，犹有发生之根，又何患乎殒灭也哉！《难经》第八难云：寸
口脉平而死者，何谓也？然，诸十二经脉者，皆系于生气之原。
所谓生气之原者，谓十二经之根平也，谓肾间动气也。此五脏
六腑之本，十二经脉之根本，呼吸之门，三焦之源，一名守邪
之神。故气者，人之根本也，根绝则茎叶枯矣。寸口脉平而死

者，生气独绝于内也。然《脉赋》所言者，枝叶虽尽，而根本尚存，犹有可生之理。《难经》所云：根本先拨，而茎叶虽存，必无可生之道。合而观之，相得而益彰矣。

按《脉经》云：上部有脉，下部无脉，其人当吐不吐者死。上部无脉，下部有脉，虽困无所苦。所以然者，譬如人之有足，树之有根，虽枝叶枯槁，不致殒蓁，若根本坏则殆矣。

诊脉入式歌

左心小肠肝胆肾。

左者，左手也，此言左手寸关尺之三部也。左寸心与小肠，动脉所出。左关肝与胆，动脉所出。左尺肾与膀胱，动脉所出。歌内不言膀胱者，盖由字多包括不尽也。

右肺大肠脾胃命。

右者，右手也，此言右手寸关尺之三部也。右寸肺与大肠，动脉所出。右关脾与胃，动脉所出。右尺命门三焦，动脉所出。歌内不言三焦者，亦因包括不尽也。"三十六难"曰：脏各有一耳，肾独有两者何也？然肾两者，非皆肾也。其左者为肾，右者为命门。命门者，诸精神之所含，元气之所系也。故男子以藏精，女子以系胞，此扁鹊之言也。戴起宗既知扁鹊之论，何必反改肾字为命字也。当与后右手命门歌内参看。

按《脉经》第七脉法赞云：肝心出左，脾肺出右。肾与命门，俱出尺部。魂魄谷神，皆现寸口。左主司官，右主司府。左大顺男，右大顺女。关前一分，人命之主。左为人迎，右为气口，神门诀断，两在关后。人无二脉，病死不愈。诸经损减，各随其部。察按阴阳，谁与先后。阴病治官，阳病治府。奇邪所舍，如何捕取。审而知之，针入病愈。心部在左手关前寸口是也，即手少阴经也，与手太阳为表里，以小肠合为腑。合于上焦，名曰神庭，在龟尾。鸠尾下五分。肝部在左，手关上是也，足厥阴经也，与足少阳为表里，以胆合为腑，合于中焦，名曰胞门，在太仓左右三寸。肾部在左手，关后尺中是也，足少阴经也，与足太阳为表里，以膀胱合为腑，合于下焦。在关元左，肺部在右手关前寸口是也。手太阴经也，与手阳明为表里，以大肠合为腑，合于上焦，为呼吸之府，在云门，脾部在右手关上是也。足太阴经也，与足阳明为表里。以胃合为腑，合于中焦脾胃之间，名曰帝门，在季胁下前一寸半，肾部在右手关后尺中是也。足少阴经也，与足太阳为表里，以膀胱合为腑，合于下焦，在关元右，左属肾，右为子户，名曰三焦。

女人反此背看之，尺脉第三同断病。

此言男子之脉，两尺常弱，女人反此背看者，谓惟两尺，当常盛也。至于心、肝、脾、肺、肾，亦如男子之分，列部位，初无异也。

按经云：天地者，万物之父母也。阴阳者，气血之男女也。男子负阴而抱阳，女子负阳而抱阴。南方阳也，北方阴也。男子面南而生，则两寸在南而得其阳，故寸脉洪大，而尺脉微弱也。女子面北而生，则两寸在北，而得其阴，故寸脉微弱，尺脉洪大也。男得女脉为不足，女得男脉为太过。《脉诀》云：女人反此背看之，尺脉第三同断病，正谓此也。

心与小肠居左寸，肝胆同归左关定，肾居尺脉亦如之，用意调和审安静。肺与大肠居右寸，脾胃脉从关里认，命门还与肾脉同，用心仔细须寻趁。

其说已见上文。

若诊他脉覆手取。

凡诊他人之脉，医人必自覆其手，以食指候病人之寸，中指候病人之关，无名指候病人之尺，此其常也。故曰：覆手取，戴起宗误以为病人之手，而改为诊脉皆须仰手看，不通甚焉。

按薛立斋云：《脉诀》之言，谓诊他则覆手，自诊则仰手，取手便而已。《刊误》盖误认歌意，以医之覆手诊人，为覆病人之手也。自此以后，有似此者则去之而不辨。

要自看时仰手认。

若诊自己之脉，亦必以食指候寸，中指候关，无名指候尺。若亦覆手以诊，则指法颠倒矣。凡欲诊自己左手之脉，必以右手从左手背后。仰操向上曲指取之。若诊右手之脉，以左手从右手背后仰操向上曲指取之，则指法亦如诊他人之脉矣。

三部须教指下明，九候了然心里印。

其说已见《脉赋》。

大肠共肺为传送。

张世贤云：大肠者，肺之腑，乃传道之官，传送不洁之物，而变化出焉。其传道也，必待气往下行，肺主气，故共为传送也。经曰：阳明之上，燥气治之，中见太阴。

按经云：肺者，相傅之官，治节出焉，大肠者，传道之官，变化出焉。

心与小肠为受盛。

张世贤云：心者。火之属也。火主时令，则万物皆盛。小肠者，心之府，乃受盛之官，承奉胃司而受盛糟粕。心属火，火能化物，糟粕受已，复化传入大肠，故云心与小肠为受盛。经曰：少阴之上，火气治之，中见太阳。

按经云：心者君主之官，神明出焉，小肠者，受盛之官，化物出焉。

脾胃相通五谷消。

经云：脾胃者，仓廪之官，五味出焉。盖胃主纳谷，脾主化谷。洁古曰：脾胃之气常通和，故曰脾胃相通五谷消也。

膀胱肾合为津庆。

经云：肾者，作强之官，伎巧出焉。膀胱者，州都之官，津液藏焉。五脏虽各有其液，而所主者为肾，故曰膀胱肾合为津庆也。戴起宗谓非肾与膀胱所专主，则谬矣。

三焦无状空为名，寄在胸中膈相应。

所谓无状空有名者，此即《内经》所云：上焦如雾，中焦如沤，下焦如渎者是也。又《难经》云：上焦者，在心下，下膈在胃上口，主内而不出，其治在膻中，玉堂下一寸六分，直两乳间陷者是。中焦者，在胃中脘，不上不下，主腐，熟水谷，其治在脐傍。下焦者，在脐下，当膀胱上口，主分别清浊，主出而不内，以传道也，其治在脐下一寸，故名曰三焦。此焦字当读作平声，无有月旁，故曰无状，空有名也。至于下文肾脏歌内所云：两耳通为窍。三膲附在斯之三膲。准《经脉》篇为手厥阴之府，配十二经络，乃有形有名。有经络者，其字读作去声，并有月旁，不可以无状有名之三焦，混作有状有名有经络之三膲也。

肝胆同为津液府，能通眼目为清净。

经云：肝者将军之官，谋虑出焉。胆者中正之官，决断出焉。又胆为清净之府，肝开窍于目，故能通眼目为清浮也。

智者能调五脏和，自然察认诸家病。

医者，五脏安和，则出入息匀。然后能诊他人之脉，不至差忒①也。

掌后高骨号为关，骨下关脉形宛然。

言医者，以中指对病人之掌后高骨，转而向前，则为关脉矣。

以此推排名尺泽，三部还须仔细看。

上文既以中指定其关脉，则关前为寸，关后为尺，不言而喻矣。

关前为阳名寸口，关后为阴直下取。

中部而名之曰关者，正以关前为阳，关后为阴，而为阴阳之关隘。此又非所论于寸关尺之三部而言之也。

---

① 忒（tè）：差错。

按《脉经》云：关前为阳，关后为阴。阳数则吐血，阴微则下利。阳弦则头痛，阴弦则腹痛。阳微则发汗，阴微则自下。阳数口生疮，阴数加征必恶寒，而烦扰不得眠也。阴附阳则狂，阳附阴则癫。得阳属腑，得阴属脏。无阳则厥，无阴则呕。阳微则不能呼，阴微则不能吸。呼吸不足，胸中短气，依此阴阳以察病也。

阳弦头痛定无疑，阴弦腹痛何方走。

弦为少阳，主半表半里，然从阳化则热，从阴化则寒。今弦脉见于阳部，为少阳有火，而作头痛，此从阳化则热也。阴部见弦，则为少腹有寒痛。此从阴化则寒也。弦为气血收敛之脉，而见于关前，则为风寒外来；见于关后，则为阴寒内生。

阳数即吐兼头痛，阴微即泻脐中吼。

要知吐兼头痛，足少阳阳明，皆有此证。倘诊得关前之脉，数而带弦，则为足少阳胆经之火，上攻于头，故吐而头痛也。若诊得关前之脉，数而带洪，则为足阳明胃经之火，上攻于头，故亦吐而头痛也。阴脉见微，则下焦之真火衰，衰则脾失其温养之源，故脾虚而作泻矣。然脐者，脾之关也。吼，有声也。

阳实应知面赤风。

关前，阳部也。面，诸阳之会也。实脉，阳火也，今阳部而见实脉，则热极生风，故面赤而为风热也。或曰：数为热，实亦为热，同一热，何以证脉之不同也？答曰：数脉者，火之从下而冲上也，或有虚实之分。实脉者，火之从内而达外也，但实而无虚。

阴微盗汗劳兼有。

汗者，血所化也。凡人寤则阳用事，寐则阴用事。盗汗者，人当寐时，则阳不用事，阳不用事而营气外泄，盗其不知而出也。上文既云阴微即泻。

而此复云阴微盗汗，何一脉而两病也？盖以其人兼有劳证，复得阴部脉微，则为阴虚盗汗之证矣。

阳实大滑应舌强。

大则为火，实则为火有余。滑则为痰，火有余则热，热则生风，风火相煽，则痰随火上。关前阳部也，心居膈上，亦阳位，舌为心之外应，阳部而见实大且滑之脉，则风火生痰，窒塞心窍，故舌因之而强也。

阴数脾热并口臭。

脾主中州，与胃为表里，虽赖下焦之相火熏蒸，得以腐熟水谷，行其津液，然亦不可过旺。关后为阴，阴数则相火反乘脾土，脾热则传于胃，胃为阳明，阳明开窍于口，故浊气上升，而口为之臭矣。

阳微浮弱定心寒。

关前为阳，微浮弱为阳气衰。心主火，居于膈上，今阳部而见微浮弱脉，则为阳气衰微，心火不足，故曰定心寒也。

阴滑食注脾家咎。

食注者，完谷不化也。滑主壅多阴，脉见滑，是脾胃失其运化之机，不能腐熟水谷，故作食注而下矣。

关前关后辨阴阳，察病根源应不朽。

夫九老，阳之数也。十老，阴之数也。欲辨关前关后阴阳之数，准《难经》所云：阴得尺中一寸，阳得寸内九分。

一息四至号平和，更加一至大无病。

考"平人气象论"中岐伯曰：人一呼脉再动，一吸脉亦再动，呼吸定息，脉五动，闰以大息，命曰平人。平人者，不病也。王冰释云：经脉一周于身，凡长十六丈二尺，呼吸脉各再动，定息脉又一动，则五动也。计二百七十定息，气可环周。然尽五十营，以一万三千五百定息，则气都行八百一十丈，如是则应天，常度脉气，无不及太过，气象平调，故曰平人也。

三迟二败冷危困。

　　凡人身之经脉，周身共计一十六丈二尺，一呼脉行三寸，一吸脉行三寸，呼吸定息，共行六寸若至二百七十息，得一千三百五十动。脉行一十六丈二尺，始一周于身。一日一夜，如是五十周于身，共计一万三千五百息，脉行八百一十丈，而足大衍之数也。今脉见迟息，则犹是其脉之行也。减平人之二，是二百七十息中，脉行止得九丈七尺二寸，较平人一十六丈二尺之数，尚余六丈四尺八寸，不能一周于身。而以一昼夜五十营共计之，则一万三千五百息，而脉仅行四百八十丈，是不能满足五十营之数矣，故曰迟也。二败者，校之迟脉，则又损一至。又损一至，则是二百七十息中，脉止行得六丈四尺八寸，准之平人脉，尚余九丈七尺二寸，不能一周于身，以一昼夜五十营共计之，止得六百零五丈矣，仅平人之一半，故为败也。三迟为冷，损二至则迟而又迟矣，故曰冷，危困也。

六数七极热生多，八脱九死十归墓，十一十二绝魂瘥。

　　六数者，较平人一息五至，而加一至也。平人脉呼吸定息，共六寸，二百七十息，共一千三百五十动，脉行一十六丈二尺为一周于身。今诊得脉数，是于平人脉一息五动之中，加一至也。既加一至，则二百七十息中，加二百七十动，是于一周身外，又过行三丈二尺四寸，若以一昼夜五十营共计之，是于八百一十丈外，又过行一百六十二丈矣，故曰数也。七极者，较平人一息五至，而加二至也。既加二至，则二百七十息中，加五百四十动，是于一周身外。又过行六丈四尺八寸。若以一昼夜五十营共计之，是于八百一十丈外，又过行三百二十四丈矣，故曰极也。数则为数，六至七至，岂非热生多乎。八脱者，较平人一息五至，而加三至也。既加三至，则二百七十息中，加八百一十动，是于一周身外，又过行九丈七尺二寸。若以一昼夜五十营共计之，是于八百一十丈外，又过行四百八十六丈矣，故曰脱也。九死者，较平人一息五至，而加四至也。既加四至，则二百七十息中，加一千零八十动是于一周身外，又过行十二丈九尺六寸。若以一昼夜五十营共计之，是于八百一十丈外。又过行六百四十八丈矣，故曰死也。十归墓者，较平人一息五至而倍加之也。息则犹是，而动数倍加，动数既倍加，则丈尺亦倍加，岂非二百七十息中，已两周于身，而于一昼夜间，已一百周于身矣，故曰归墓也。十一者，较平人一息五至，加一倍又多一动也。既加一倍有余，是于二百七十息中，即行三十五丈六尺四寸。于周身外，又多行三丈二尺四寸。若以一万三千五百息计之，则一昼夜一百营于身，又加一百六十二丈矣。十二者，设平人一息五至加一倍，又多二动也。既加一倍，又多二动，是于二百七十息中，已行三十八丈八尺八寸，是一昼夜得一百营于身，而又过行三百二十四丈矣。此至之极也，此脉至之极，故曰绝魂也。譬诸一骑，日行百里以为常，若加一二十里，或可强而行之。若加之八九十里，乃至一倍之外，则必倒毙而死矣。

三至为迟一二败，两息一至死非怪。

此足上文从迟而益减为损之极也。若曰三迟二败，上文已详言矣。若损之又损，至两息一至，则平人两息，而病人脉始一至也。是一昼夜间，脉止行得六千七百五十动。以五十营计之，止一周身而尚不足，则死也宜矣。譬之一骑，日行百里以为常。今筋力渐衰，日行六七十里。或可望其复壮，及日行一二十里而尚不能，其惫也甚矣。安得望其复生哉。

迟冷数热古今传，《难经》越度分明载。

此总结上文迟数损至之脉，谓迟则为冷，数则为热。其人之呼吸，脉之尺寸，经之度数，具载于秦越人之《难经》中也。

热即生风冷生气，用心指下叮咛记。

肝主风热，则火盛金衰，不能制木，则木自旺而生风。肺主气冷，则水盛火衰，不暇制金，则金自旺而生气也。

春弦夏洪秋似毛，冬石依经分节气。

春弦者，即"玉机真脏论"岐伯曰：春脉者肝也，东方木也，万物之所以始生也。故其气来软弱轻虚而滑，端直以长，故曰弦，反此者病。帝曰：何如而反？岐伯曰：其气来实而强，此谓太过病在外。其气来不实而微，此谓不及病在中。帝曰：春脉太过与不及，其病皆何如？岐伯曰：太过则令人善忘忽忽眩冒而颠疾。其不及则令人胸痛引背，下则两胁胀满。夏洪者，即"玉机真脏论"岐伯曰：夏脉者，心也，南方火也，万物之所以盛长也。故其气来盛去衰，故曰钩，反此者病。帝曰：何如而反？岐伯曰：其气来盛去亦盛，此谓太过病在外。其气来不盛去反盛，此谓不及病在中。帝曰：夏脉太过与不及，其病皆何如？岐伯曰：太过则令人身热而肤痛，为浸淫。其不及，则令人烦心，上见咳唾，下为气泄。秋毛者，即"玉机真脏论"岐伯曰：秋毛者，肺也，西方金也，万物之所以收成也，故其气来轻虚以浮，来急去散，故曰浮。反此者病。帝曰：何如而反？岐伯曰：其气来毛而中央坚，两旁虚，此谓太过病在外。其气来毛而微，此谓不及病在中。帝曰：秋脉太过与不及，其病皆何如？岐伯曰：太过则令人逆气，而背痛愠愠①然。其不及，则令人喘，呼吸少气，而咳上气见血，下闻病音。冬石者，即"玉机真脏论"岐伯曰：冬石者，肾也，北方水也，万物之所以合藏也，故其气来沉以搏，故曰营，反此者病。帝曰：何如而反？岐伯曰：其气来如弹石者，此谓太过，病在外。其来如数者，此谓不及病在中。帝曰：冬脉太过与不及，其病皆何如？岐伯曰：太过则令人解㑊，脊脉痛而少气不欲言。其不及

---

① 愠愠（yùn）：忧郁不舒的样子。

则令人心悬，如病肕中清，脊中痛，少腹满，小便变。

阿阿缓弱春杨柳，此是脾家居四季。

按"玉机真脏论"岐伯曰：脾脉者，土也，孤脏以灌四傍者也。帝曰：然则脾善恶可得见之乎？岐伯曰：善者不可得见，恶者可见。帝曰：恶者如何得见？岐伯曰：其来如水之流者，此谓太过病在外。如鸟之啄者，此谓不及病在中。帝曰：夫子言脾为孤脏，中央土以灌四傍，其太过与不及，其病皆何如？岐伯曰：太过则令人四肢不举，其不及则令人九窍不通名曰重强。

在意专心察细微，灵机应变通元记。

张世贤曰：在意，专心不他杂也。他事不杂于胸中，精察脉理之微细，则灵机自然晓悟，元微之理贯通而不忘也。灵机，脉理也。脉理活动而不执滞，故曰灵机。

浮芤滑实弦紧洪，七表还应是本宗。

浮、芤、滑、实、弦、紧、洪七脉，皆轻手取之而即得者。浮以候表，故曰七表。

微沉缓涩迟并伏，濡弱相兼八里同。

微、沉、缓、涩、迟、伏、濡、弱八脉，轻取之不得，重手方得。沉以候里，故曰八里。

血营气卫定息数，一万三千五百通。

人受气于谷，谷入于胃，乃传之于五脏六腑，皆受于气。其清者为营，浊者为卫。营行脉中，卫行脉外。营卫周流不息，五十周而复大会，阴阳相贯，如环之无端，故血为荣，气为卫。凡人所以得全其性命，气与血也。气为阳，阳为卫，血为阴，阴为荣，二气常流，所以无病也。经曰：人一呼脉行三寸，一吸亦行三寸，呼吸定息，总行六寸。人一日一夜，凡一万三千五百息，脉行五十度，周身漏水下百刻，营卫外行阳二十五度，内行阴亦二十五度，为一周也。故五十度复会于手太阴寸口者，五脏六腑之所终始也。

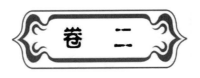

心脏歌

心藏身之精。

《内经·决气》篇云：两神相搏合而成形，常先身生，即此谓也。戴氏亦知乎此，而复误精字为有形之精，改为君，字何哉？

> 按："阴阳应象大论"，南方生热，热生火，火生苦，苦生心，心生血，血生脾，心主舌。其在天为热，在地为火，在体为脉，在脏为心，在色为赤，在音为徵，在声为笑，在变动为忧，在窍为舌，在味为苦，在志为喜。喜伤心，恐胜喜。热伤气，寒胜热。苦伤气，咸胜苦。"金匮真言论"曰：南方色赤，入通于心，开窍于耳，藏精于心，故病在五脏。其味苦，其类火，其畜羊，其谷黍，其应四时，上为荧惑星，是以知病之在脉也。其音徵，其数七，其臭焦。

小肠为弟兄。

小肠属丙而刚，心属丁而柔，刚在先而为兄，柔在后而为弟。二俱属火。同气连枝，故曰弟兄。戴起宗云：大言阴与阳，小言夫与妇，非也。何以言之？夫丁与壬合，心之夫，膀胱是也。丙与辛合，小肠之妇，肺金是也。《刊误》谓不可以言弟兄，非也。

象离随夏旺，属火向南生。

张世贤曰：离之为卦，其中空虚，心脏属火，亦犹是也。

火旺于夏，所以随夏而旺相也。经云：南方生热，热生火，火生苦，苦生心，故曰属火，向南生也。《刊误》改作明字，甚无谓也。

任物无纤巨，多谋最有灵。

张世贤曰：任物者，住亲万物也。纤，小也。巨，大也。人心之应物，随其大小。

无不任亲也。朱子曰：人心之灵，莫不有之，所以多谋而有灵也。

内行于血海，外应舌将荣。

"阴阳应象大论"云：心生血血生脾，心主舌。又云：在窍为舌。"五脏生成"篇云：诸血者，皆属于心。

七孔多聪慧，三毛上智英。

多聪慧者，心有七窍上智英者，心有三毛，其次则不全矣。

反时忧不解，顺候脉洪惊。

张世贤曰：心属火而旺夏，反得冬脉沉濡而滑，此乃肾邪干心，水来克火，谓之贼邪，是可忧也。顺候，诊得夏脉也。惊者大而散也。其脉洪大而散，谓之顺候。张世贤之言固是，但忧字与惊字，义俱未透。愚谓心属火主夏，脉宜洪大而散。"阴阳应象大论"云：在脏为心，在色为赤，在音为徵，在声为笑，在变动为忧。今当夏月，反见沉细之脉，是为反四时。脉既反时，其人当忧愁不能自解之疾，洪大也。惊起，意言夏月诊得其脉洪大而惊起，则谓之顺四时矣。戴起宗误认为惊恐之惊，易作平字，非也。不知惊之一字，王氏《脉经》，已曾有其名矣。如"妊娠论"中云：呼则为数，吸则不惊。又如云：肝脉惊暴有所惊骇，脉不至若瘖①不治，自己之类是也。戴氏可谓

---

① 瘖（yìn）：同"喑"。

少所见，多所怪矣，大抵古人以一字命脉之名，在学人当会意于神情，毋凝滞于字句。只如张长沙曰：寸口卫气胜，名曰高。荣气胜，名曰章。高章相搏，名曰纲。卫气弱，名曰惵①。荣气弱，名曰卑。惵卑相搏，名曰损。若执字义，则高章惵卑，是何义理？亦在学人会意于精神冥寞而已。岂亦将以字义之不切，而遽改之，可乎？堪笑今世之人，不于指下求其神情，专于字上求其似是，其去道不亦远乎！

按"玉机真脏论"云：心脉至坚而搏，如循薏苡子，累累然，色赤黑不泽，毛折乃死。

按《人镜经》曰：心脉浮大而散，心合血脉，循血脉而行，持脉指法，如六菽之重，按至血脉而得者为浮，稍稍加力，脉道粗者为大，又稍加力，脉道阔软者，为散也。

液汗通皮润，声言爽气清。

张世贤曰：肾主液，入心为汗。肺主声，入心为言。水能克火，汗通则肾水平，而皮润火不受水贼矣。火能克金，言爽则肺金平而气清金，不受火侵矣。

伏梁秋得积，如臂在脐萦。

"五十六难"曰：心之积名曰伏梁，起脐上，火如臂，上至心下，久不愈，令人病烦心，以秋庚辛日得之。何以言之？肾传心，心当传肺，肺秋适旺，旺者不受邪，心复欲还肾，肾不肯受，故留结为积，故知伏梁以秋庚辛日得之。

顺视鸡冠色，凶看衃血凝。

"五脏生成"篇云：赤如鸡冠者生，赤如衃血者死。言察病人之色赤如鸡冠，谓赤而明润，故曰生。察病人之色赤如衃血，谓赤而惨暗，故曰死。

诊时须审委，细察在叮咛。

---

① 惵（dié）：恐惧，害怕。

凡医者，必须望闻问切。上文既已察其色，闻其声，切其脉，至此复须审委细察以问之，庶可万全。叔和之所以叮咛戒告者，欲以儆后人也。下四脏仿此。

实梦忧惊怪，虚翻烟火明。

《灵枢》云：心气盛则梦善笑恐畏，厥气客于心，则梦见丘山烟火。所谓心气盛者，实之谓也。所谓厥气客者，虚之谓也。张世贤曰：心脏有余，则梦或忧或惊，或怪异之事。心脏不足，则梦烟火光明，化竭而见本矣。

秤之十二两，大小与常平。

"四十二难"曰：心重十二两，中有七孔三毛，盛精汁三合，主藏神。

心脉见于三部歌

三部俱数心家热，舌上生疮唇破裂，狂言满目见鬼神，饮水百杯终不歇。

数则为热，三部俱数，则心火炽盛，而成燎原之势矣。舌者心之外应，唇者脾之外应。火炎则土燥，故舌上生疮，而唇为之破裂矣。心藏神，心热盛则神昏，而满目见鬼神也。火盛则水衰，乃欲饮水以自救，故饮百杯而终不歇也。

心脉歌

心脉芤阳气作声，或时血痢吐交横。

芤为阳火，火之发也有声，芤主失血。心脉见芤，则火逼血而错经妄行。故吐血之时，哮哮有声也。或传于腑，而作血痢之证。

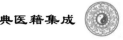

溢关骨痛心烦躁，更兼头面赤骍骍①。

溢上出鱼际也，关下入关中也。烦出于肺，躁出于肾。诊得左寸上出于鱼，而下入于关，则为心火炽盛，而成燎原之势。上出于鱼，则炎上而灼肺，下入于关，则风火交加。炎上灼肺，故面赤而烦，风火交加，则水涸而躁矣。

按《医说》云：王叔和《脉诀》论曰，溢关骨痛心烦躁。通真子解云：心脉盛而溢，关则筋紧而骨束，是以骨痛。师曰：筋紧有筋挛之疾，岂得骨痛？所以心脉盛而骨痛者，心属火，骨属肾水，心脉溢关，则水不胜火，煎熬得骨痛，非筋紧也。

大实由来面赤风，燥痛面色与心同。

心属火，在色为赤。心脉而见实，则为心经实火。心之华在面，肺合皮毛，火盛则伤金，故皮肤燥痛而面色赤也。

微寒虚惕心寒热。

心不足则人惊惕，心脉见微，则为心火不足。然少阴为标寒本热，故虚惕而有寒热交作之证矣。

急则肠中痛不通。

心脉急为心邪干于小肠也。急为风热传于小肠，故不通而作痛矣。经云：心脉急，名曰心疝。少腹当有形，又"举痛论"云：热气留于小肠，肠中痛，瘅热焦渴②，则坚干不得出，故痛而闭不通矣。

按"大奇"篇云：心脉搏滑急为心疝，帝曰：诊得心脉而急，此为何病？病形何如？岐伯曰：病名心疝，少腹当有形。帝曰：何以言之？岐伯曰：心为牝脏，小肠为之使，故曰少腹当有形也。

实大相坚并有滑，舌强心惊语话难。

大，心脉也。滑，相火脉也。君火以宁，则相火以位。今

---

① 骍骍（xīng）：赤色。
② 瘅热焦渴：瘅热，病名，泛指热性病。焦渴，指燥而渴。

心脉实大而滑，则君相二火交煽于上舌乃心之苗，故舌强心惊，而语言謇涩矣。

单滑心热别无病。

滑为水中之火，相火脉也。今见于心部，别无兼见之证。则为君臣道合，不过为之心热而已。

涩无心力不多言。

心主血脉，又主言语，上文云：心脉平则声言爽气清矣。涩为血少，心部而见涩脉，则为心血不足，而懒于言语。

沉紧心中逆冷痛。

沉紧为太阳寒水，心部面见沉紧，则为寒水之气厥逆于上，而心中冷痛矣。所谓心中者，胃之上也。

弦时心急又心悬。

心主血脉，弦为寒，为收引。心脉弦，则经脉收引而急矣。经云：心脉弦，心下有水气愊愊，故曰又心悬。

肝脏歌

肝脏应春阳，连枝胆共房，色青形象木，位列在东方。

"四十一难"曰：独肝有两叶，以何应也？然，肝者，东方木也。木者春也，万物之始生。其尚幼小，意无所亲，去太阴尚近，离太阳不远，犹有两心，故今有两叶，亦应木叶也。"四十二难"曰：胆在肝之短叶间，重三两三铢，盛精汁三合，故曰连枝胆共房也。又"金匮真言"曰：东方色青，入通于肝。

按"阴阳应象大论"云：东方生风，风生木，木生酸，酸生肝，肝生心，肝主目。在天为元，在人为道，在地为化，化生五味。道生智，元生神。神在天为风，在地为木，在体为筋，在脏为肝，在色为苍，在音为角，在声为呼，在变动为握，在窍为目，在味为酸，在志为怒。怒伤肝，悲胜怒，风伤筋，燥胜风，酸伤筋，辛胜酸。

按"金匮真言论"云：帝曰，五脏应四时，各有收受乎？岐伯曰：东方色青，入通于肝，开窍于目，藏精于肝。其病发惊骇。其味酸，其类草木，其畜鸡，其谷麦，其应四时，上为岁星，是以春气在头也。其音角，其数八，是以知病之在筋也。其臭臊。

含血荣于目，牵筋爪运将。

肝藏血，开窍于目。目得血而能视，故曰含血荣于目。"五脏生成"篇云：肝之合筋也，其荣爪也，故曰牵筋爪运将。

逆时生恚①怒，顺候脉弦长。

逆时生恚怒，何为逆时？谓春脉当弦细而长，今反得浮涩而短，是为反四时。肝在志为怒，故其人恚怒不休也。若诊得弦细而长，则为顺候矣。或问曰：医者每云恼怒伤肝，然怒发于心，何以独伤肝也？予读《楞严会解》而见其说焉。夫肝者木也，主血，肺者金也，主气，顽金不能克木，必待心经之噴火一发，则铸气成金，为斧为锯，而木斯克矣。今诀云：逆时生恚怒者，是浮涩短之脉，见于肝部也。浮涩短，肺脉也，肺主气，肝部而见肺脉，是为贼邪来侵，未有不伤者矣。

按"玉机真脏论"云：春脉何如而弦？岐伯曰：春木者，肝也。东方木也，万物之所始生也。故其气来，弱轻虚而滑，端直以长，故曰弦。又云真肝脉至，中外急，如循刀刃，责责然，如按琴瑟弦，色青白不泽，毛折乃死。

按《人镜经》云：肝脉弦而长，肝合筋脉，循筋而行，持脉指法如十二菽之重，按至筋而脉道如筝弦，相以为弦，次稍加力，脉道迢迢者为长。

泣下为之液，声呼是本乡。

"四十九难"曰：肾主液，入肝为泣。肺主声，入肝为呼。泣与呼，皆属于肝，故曰是本乡。

---

①　恚（huì）：恼恨，发怒。

味酸宜所纳，

"宣明五气"篇云：五味所入，酸入肝。

麻谷应随粮。

他本释谓麻字有误，当云麦谷，不知"生气通天论"及"金匮真言论"皆云其谷麦，惟"五常政大论"曰其谷麻，以其色苍故也，非《脉诀》之误。

实梦山林树，虚看细草芒。

"淫邪发梦"篇云：肝气胜则梦怒，逆气客于肝则梦山林树木。洁古曰：甲刚为木，故实梦山林树，乙柔为草，故虚看细草芒也。

按《中藏经》云：虚则梦化草茸茸，实则梦山林茂盛。

积因肥气得，杯覆胁隅傍。

"五十六难"曰：肝之积，名曰肥气①。在左胁下如覆杯，有头足，久不愈，令人发咳逆痎疟②，连岁不已，以季夏戊己日得之。何以言之？肺病传肝，肝当传脾，脾季夏适旺，旺者不受邪，肝复欲还肺，肺不肯受，故留结为积，故知肥气以季夏戊己日得之。

翠羽身将吉，颜同枯草殃。

《五脏生成》篇云：青如草兹者死，青如翠羽者生。言察病人之色青如翠羽，谓青而明润也，故曰生。察病人之色青如草兹，谓青而惨暗也，故曰死。

四斤余四两，七叶两分行。

"四十二难"曰：肝重四斤四两，左三叶，右四叶，凡七叶。

---

① 肥气：病名，即肝积。以其似覆杯突出，如肉肥盛之状，故名肥气。《灵枢·邪气脏腑病形》："肝脉……微急为肥气，在胁下，若复杯。"《难经·五十六难》："肝之积，名曰肥。在左胁下，如覆杯，有头足。久不愈，令人发咳逆，疟，连岁不已。"

② 痎（jiē）疟：疟之总称。

肝脉见于三部歌

三部俱弦肝有余，目中疼痛若疢虚，怒气满胸常欲叫，翳蒙瞳子泪如珠。

张世贤曰：疢，少腹下病也。弦脉见于三部，乃肝家有余。目乃肝之窍，有余主目中疼痛，其经还绕阴器而抵少腹，故苦疢虚也。谓疢当作眩，夫弦，肝之本脉也。今三部俱弦，是木不务其德，肝开窍于目，故目中疼痛。经云：木太过甚，则忽忽善怒，眩冒巅疾者是也。夫既曰肝有余，而又曰虚者，何也？所谓有余者，邪气有余。所谓虚者，乃亢则害，承乃制，反自伤而虚也。怒则气上逆，故气满胸膛，常欲叫也。瞳子属肝，肝气盛则翳障疼痛，而泪出也。凡眼科诸书，动言目有五轮，乃以黑睛属肝，瞳子属肾，非也。愚谓当以黑睛属肾，瞳子属肝。何也？以黑睛色黑，当属肾。瞳子色青，当属肝。况水能生木，正以黑睛之水在外，方能养其瞳子之木在内，而常清浮光明。斯千载以来，窥其窍者，叔和一人耳。

肝脉歌

肝软并弦本没邪。

经云：脉来软弱招招，如揭长竿末梢。曰：肝平，故云没邪也。

紧因筋急有些些。

紧为寒，肝主筋，寒则筋挛，故紧因筋急有些些也。

细看浮大更兼实，赤痛昏昏似物遮。

浮为风实，大为火，风火相煽，上为目疾。

溢关过寸口相应，目眩头重与筋疼。

肝脉本弦长，然但当守其本位，今溢关而过于寸口，则木盛矣。木盛则生风，谚曰：树大招风，故为目眩头重之疾矣。

芤时眼暗或吐血，四肢瘫痪不能行。

肝藏血者也，芤为失血之脉，目得血而能视，手得血而能握，足得血而能步。肝脉而见芤，故或为眼暗，并四肢瘫痪之证作矣。

涩则缘虚血散之，肋胀胁满自应知。

肝为血多气少之脏，涩乃气多血少之脉。肝脉而见涩，则知肝虚而血散矣。肋与胁肝，经之所布也。肝不藏血，故气乘其虚而居之，是以肋胀而胁满矣。

滑因肝热连头目，紧实弦沉疢癖基。

肝开窍于目，肝部而脉见滑。是为肝经有火，火性炎上故热连头目也。

按《医学》云：沉弦紧实四脉，主肾水不能生木以致肝虚结成癖积，或近脐或两肋间作痛。基者言其病有根基，而难拔也。

微弱浮散气作难，目暗生花不耐看。

肝为血多气少之脏，微弱浮散，乃肺脉也，为气多血少之脉。今四脉见于肝部，乃血不足。而气居之，故曰气作难也。肝开窍于目，目得血而能视，今血既不足，故目暗生花，而不耐看矣。

甚浮筋弱身无力，遇此还须四体瘫。

肝主筋，取之当于十二菽之重，与筋平者，肝部也。今甚浮则浮而无力矣，浮而无力为虚，虚则无血以荣其筋，筋不得其养，则难以束骨，故四肢瘫痪矣。

肾脏歌

肾脏对分之，膀胱其合宜。

"四十二难"曰：肾有两枚，重一斤二两，主藏志。"血气形志论"云：足太阳与少阴为表里，谓肾与膀胱为表里也。

按"阴阳应象大论"云：北方生寒，寒生水，水生咸，咸生肾，肾生骨髓，骨髓生肝。肾主耳，其在天为寒，在地为水，在体为骨，在脏为肾，在色为黑，在音为羽，在声为呻，在变动为栗，在窍为耳，在味为咸，在志为恐。恐伤肾，思胜恐，寒伤血，燥胜寒，咸伤血，甘胜咸。"金匮真言论"云：北方黑色，入通于肾，开窍于二阴，藏精于肾。故病在溪，其味咸，其类水，其畜彘①，其谷豆，其应四时，上为辰星，是以知病之在骨也。其音羽，其数六，其臭腐。

旺冬身属水，位北定无欺。

"阴阳应象大论"云：北方生寒，塞生水，水生咸，咸生肾，肾生骨髓。

两耳通为窍。

"阴阳应象大论"云：肾主耳。又云在窍为耳。

三焦附在斯。

古之言三焦者不一，其说或云无状有名，或云有状有名，诸论纷然，千载莫决，所谓无状有名者，其说起于秦越人。所谓有状有名者，其说起于《三因方》，不知三焦，原自有二，皆本之于《内经》。奈后之学人，执一不分，遂成疑案。至以手少阳之三焦，混而为上中下之三焦，何其谬也。特未取《内经》诸篇，反复之耳。其一见于《内经·营卫生会》篇曰：上焦如雾，中焦如沤，下焦如渎。观其如雾、如沤、如渎，而且判之

---

① 彘（zhì）：豕也，即猪。

以上中下，则其为无状有名可知矣。其二见于《内经·本脏》篇曰：密理厚皮者，三焦膀胱厚。粗理薄皮者，三焦膀胱薄。疏腠理者，三焦膀胱缓。皮急而无毫毛者，三焦膀胱急。毫毛美而粗者，三焦膀胱直。稀毫毛者，三焦膀胱结也。观其与膀胱同其厚薄，同其缓急，同其直结，则其为有状有名，又可矣。要知"营卫生会"篇所云乃无状有名之三焦，主营气卫气宗气者也。"本脏"篇所云乃有状有名之三焦，与手厥阴为表里，配十二经络者也。若云手少阳之三焦，即上中下之三焦，则是五脏五腑，皆在手少阳之中矣。假令手少阳有病为热，当治之以寒，俾十二经俱寒之可乎？又令手少阳有病为寒，当治之以热，俾十二经俱热之可乎？若云自有手少阳引经之药，不犯他经，则非上中下之三焦，不辨而自明矣。大抵无状有名之焦字，无有月傍，当以平声读。有状有名之膲①字，从以月傍，当以去声读。或曰三焦既与手厥阴为表里，而又曰附于肾者何也？以《灵枢·本脏》篇有曰：肾合三膀胱。"本输"篇亦曰：少阳属肾。故《诀》曰：三焦附在斯也。戴起宗不玩"本脏""本输"二篇之旨，谓三焦非肾所附，而据改为二阴窍附，何其懵懵也。

　　按"三十一难"曰：三焦何禀何生？何始何终？其治常在何许？可晓以不？然。三焦者，水谷之道路，气之所终始也。上焦者，在心下，下膈在胃上口，主纳而不出。其治在膻中，玉堂下一寸六分，直两乳间陷者是。中焦者，在胃中脘，不上不下，上腐熟水谷，其治在脐傍。下焦者，在脐下，当膀胱上口出，分别清浊，主出而不内，以传导也，其治在脐下一寸，故名曰三焦。其府在气街，一本云冲字。

味咸归藿豆，

　　洁古曰：肾象水而味咸，藿与豆皆咸，故归之也。"脏气法

---

　　① 焦：古作"膲"。

时论"云：脾色黄，宜食咸大豆，豕肉栗藿皆咸，而此谓归肾者，何也？王冰注云：乃谓利关机之义也。肾为胃关，脾与合，故假咸柔软以利其关。关利而胃气乃行，胃行而脾气方化，故应脾宜味与众不同也。

精志自相随。

"三十四难"曰：肾藏精与志也。

沉滑当时本，

肾脉当沉实而滑，"平人气象论"云：平肾脉来喘喘累累，如钩按之而坚，曰肾平。按之坚者，沉而实也。喘喘累累者，滑也。

按《人镜经》云：肾脉沉而软滑，肾合骨。肾脉循骨而行，持脉指法，按至骨上而得者为沉，次重以按之，脉道无力而濡，举指来疾流利者为滑。

浮摊厄在脾。

摊，缓也。云岐子曰：肾旺冬，其脉当沉而滑，今反浮而缓，是土来乘水，故云厄在脾。

色同乌羽吉，形似炭煤危。

"五脏生成"篇云：黑如乌羽者生，谓黑而明润也。又云黑如炲①者死，谓黑而惨暗也。

按"玉机真脏论"云：真肾脉至，如指弹石，辟辟然，色黑黄不泽，毛折乃死。

冷即多成唾，焦烦水易亏。

"四十九难"曰：肾主液，自入为唾。张世贤曰：水盛则火灭，火灭则气冷。气冷则水溢于上而多唾，火盛则水干于内而烦躁，烦躁则津液衰而好饮也。

奔豚脐下积，究竟骨将痿。

---

① 炲（tái）：古同"炱"。烟气凝积而成的黑灰。

"五十六难"曰：肾之积名曰奔豚，发于少腹，上至心下，若豚状，或上或下，无时令人喘逆，骨痿少气，以夏丙丁日得之，何以言之？脾病传肾，肾病传心，心以夏适旺，旺者不受邪，肾复欲还脾，脾不肯受，故留结为积，故知奔豚以夏丙丁日得之。

实梦腰难解，虚行溺水湄。

"淫邪发梦"篇云：肾气盛则梦腰脊两解，不属厥气，客于肾则梦临渊，没居水中。

按《中藏经》云：肾虚梦船溺，人得其时，梦伏水中，盛实则梦临渊投水中。

一斤余二两，胁下对相垂。

说见首节。

肾脉见于三部歌

三部俱迟肾藏寒，皮肤燥涩发毛干，梦见神魂时入水，觉来情思即无欢。肾主水，水之性也，寒迟脉为寒，三部俱迟，则知其为肾藏寒也。肾主五液，肾病则无津液以荣养皮毛，故皮肤燥涩，发毛干也。水阴寒之物也，梦入水，从其类也。经云：肾病者虚，则意不乐，故觉来情思即无欢也。

肾脉歌

肾散腰间气。

肾主藏，其脉当沉而实。今脉见散，是为肾气不藏。腰者肾之府。故腰间生气也，他释皆以此属下文，非也。

尿多涩滑并，其中有聚散，聚散且无凭。实滑小便涩，淋

痛涩苦，脉涩精频漏。恍惚梦魂多，小肠疝气逐，梦里涉江河。

此言尿多之证，当细察其寒热虚实而治之也。倘诊得其人肾病涩而且滑，则当断之曰：必尿多也。虽然，凡脉可以兼见，滑与涩，其状相反，安可以一部之中而兼见也？要知涩脉为阴，当于沉中取。滑脉为阳，当于浮中得。诊得其人轻手取之，其脉皆聚而滑，及乎重手取之，其脉复聚而涩。浮之中聚而滑，则为火有余。沉之中散而涩，则为水不足。水不足而火有余，故为小便频数之证也。然所谓其中有聚散，聚散且无凭者，何也？言当诊脉之时，须于浮沉中细心审察，不可以浮中见脉道之聚，而尽凭之为滑。亦不可以沉中见脉道之散，而尽凭之为涩也。然余何以作如是之释也？试观下文所云，即知之矣。假令其人脉实而滑，则是浮沉俱滑，此为实火，故当病小便涩而淋痛。若诊得其人脉浮沉俱涩，则为伤精败血，多梦纷纭之证作矣。又肾脉而见涩，为金寒水冷，丙火受伤，故为小肠疝气也。肾为水脏，涩为阴脉，水为阴物，故梦涉江河大水。

实大膀胱热，小便难往通。

实大为火，为阳。肾脉见实，则为腑病，为热结膀胱，故小便难往通也。

滑弦腰脚重，沉紧痛还同。

弦为寒，紧则为寒之甚。滑为水之阳，沉为水之阴。经云：北风生于冬，病在肾俞在腰股，寒气在肾，故腰脚重也。至于沉而紧，则寒之甚矣。故腰脚不止于重，而更痛也。

按"经脉"篇云：肾所生病者，脊股内廉痛是矣。

单匀吉无病，浮紧耳应聋。

池氏曰：肾脉浮紧，主肾有风耳。乃肾之窍上攻于耳，是致耳聋也。

肺脏歌

肺脏最居先，大肠通道宣。

肺为华盖，居各藏之上。故曰居先，肺与大肠相为表里。"灵兰秘典论"云：大肠者，传道之官，变化出焉，故云通道宣也。

按"阴阳应象大论"云：西方生燥燥生金，金生辛，辛生肺，肺生皮毛，皮毛生肾。肺主鼻，其在天为燥，在地为金，在体为皮毛，在脏为肺，在色为白，在音为商，在声为哭。其变动为咳，在窍为鼻，在味为辛，在志为忧，忧伤肺，喜胜忧，热伤皮毛，寒胜热，辛伤皮毛，苦胜辛。"金匮真言论"云：西方色白，入通于肺，开窍于鼻，藏精于肺，故病在背，其味辛，其类金，其畜马，其谷稻。其应四时，上为太白星，是以知病之在皮毛也。其音商，其数九，其臭腥。

兑为八卦地。

肺主西方金气，文王八卦，兑居于西。若以八卦言之，则肺居兑地也。戴起宗以地字改为说，不通。

金属五行牵。

牵，合也。以五行言之，则肺合于金。

皮与毛相应。

"五脏生成"篇云：肺之合皮也，其荣毛也。

魂将魄共连。

或《难》曰：肝藏魂，肺藏魄，保以不歌于肝，而并歌于肺也？不知五脏之神，虽各有所属，而其妙在于互融互摄，"四十难"中发明耳闻鼻臭之说，肝木虽属东方，然受气于申，培胎于西。肺金虽属西方，然受气于寅，培胎于卯。故《参同契》云：举东以合西，魂魄自相拘。释云：举东以合西者，驱龙而就虎也。魂魄自相拘者，移情而合性也。

按《参同契·二八弦炁章》云：偃月作鼎炉，白虎为熬枢。汞日为流珠，青龙与之俱。举东以合西，魂魄自相拘。释云：今夫龙居于东，虎居于西，虽则各守方隅，却有感通之理。故举东方之魂，以合西方之魄，则龙虎自然交媾，相铃相制，而大药成矣。举东以合西者，驱龙以就虎也，魂魄自相拘者，推情而合性也。

鼻闻香臭辨，壅塞气相煎。

经云：肺气通于鼻，鼻和则知香臭。邪气迫于肺，则鼻窍壅塞不通，而不闻香臭。

语过多成嗽。

肺主气，语言太过，则气伤矣，肺气伤则发嗽矣。

疮浮酒灌穿。

酒，湿热之物也。疮，湿热所生也。肺主皮毛，过于酒则肺经受伤，而皮上生疮矣。

猪膏凝者吉，枯骨命难全。

"五脏生成"篇云：白如豕膏者生，言白而明润也，故曰生。白如枯骨者死。

言白而惨暗也，故曰死。

按"玉机真脏论"云：真肺脉至大而虚，如以羽毛中人，肤色白赤不泽，毛折乃死。

本积息奔患，乘春右胁边。

"五十六难"曰：肺之积，名曰息奔。在右胁下，覆大如杯，久不已，令人洒淅，寒热喘咳，发肺壅，以春甲乙日得之。何以言之？心病传肺，肺病传肝，肝以春适旺，旺者不受邪，肺复欲还心，心不肯受，故留结为积，故知息贲以春甲乙日得之。

顺时浮涩短。

肺旺于秋，肺主皮毛，故脉浮。肺为气多血少之脏，故脉涩。秋属金，五行之中，为金最少，故脉短。

按《人镜经》云：肺合皮毛，肺脉循皮毛而行。持脉指法，如三菽之重，按至皮毛而得者为浮。稍稍加力，脉道不利为涩，又稍加力，不及本位曰短也。

反即大洪弦。

若秋时见大洪而弦之脉，谓之反四时。何也？洪大属火，火来克金，又且兼弦，弦属木，木能生火，今肺脉洪而且弦，是母挟子势，而反来侮金，风火相炽，而肺金受伤，故曰反也。

实梦兵戈竞，虚行涉水田。

肺气盛，则梦恐惧，哭泣飞扬。"淫邪发梦"篇云：厥气客于肺，则梦飞扬。见金铁之奇物，客于大肠，则梦田野。今诀云实梦兵戈竞，虚行涉水田者，谓肺属秋金，主乎肃杀，肺实故梦兵戈争竞之事。北方属水，乃庚金衰墓之乡，金虚故梦涉于水田也。

三斤三两重，六叶散分悬。

"四十二难"曰：肺重三斤三两，六叶两耳，凡八叶，主藏魄。

肺脉见于三部歌

三部俱浮肺藏风，鼻中多水唾稠浓，壮热恶寒皮肉痛，颡①干双目泪酸疼。浮为风三部俱浮，则肺为风所伤。肺主气，气者卫也。风伤卫，则卫气不得主于外，与风邪之气相角，循肺窍而出，是以鼻中多水。久则渐传于肺之本脏。风火相煽，煎熬津液，而成涕唾浓痰。卫气者，阳气也。阳气郁而不行，故壮热而恶寒。肺主皮毛，肺伤故皮肉痛。颡者，肺之系也。风

---

① 颡（sǎng）：额头。《说文》："颡，额也"。

火相煎，故干。张世贤曰：金衰不能制木，木火俱盛，故双目流泪而酸疼也。

肺脉歌

肺脉浮兼实，咽门燥又伤，大便难且涩，鼻内乏馨香。

肺脉本浮，今云浮兼实，盖浮而有力也。浮而有力为风。咽门，肺之道路也。今肺有风邪，则咽门燥伤矣。脏病传腑，故大便难且结也。又肺开窍于鼻，上文云鼻闻香臭辨，壅塞气相煎，今肺脉浮而兼实，则肺为风邪所壅，故鼻窍为之壅塞矣。

实大相兼滑，毛焦涕唾黏，更和咽有燥，秋盛夏宜砭。

夫脉之实大为火，滑则为痰，今实大见于肺部，则知火煎熬而成痰矣。咽，肺之道路，肺既有火，则咽燥矣。但此证非暴疾，乃陈年之疾也，每遇秋则作。盖以其肺家素有火邪，当金旺之时，则乘时为虐，故秋盛也。治之者，宜于长夏，当金沐浴之时，迎其气而夺之，至秋则不再作矣。

沉紧相兼滑，仍闻咳嗽声。

沉紧为寒，寒气客于肺，则肺有寒痰，故脉相兼而滑也。肺之变动为咳。

肺有寒痰，故见咳嗽声也。

微浮兼有散，肺脉本家形。

微浮而散，秋之毛也，为肺之本脉。

溢出胸中满，气滞大肠鸣。

肺脉当浮涩而短，所谓短者，重手按之缩入关中也。今云溢出，是溢出乎鱼际。肺苦气上逆，肺脉而溢，则是气上逆，而胸为之满矣。肺主气，气盛则传于腑，上盛则下虚，故气下泄，而大肠鸣也。

弦冷肠中结。

肺主气，大肠为传送之官。然大肠之所以传送者，盖赖肺气通畅，有力传送而下也。张世贤曰：肺脉见弦，乃金不足，而妻乘之也。主大肠不温，而为病结，治用温药，其气自通。

芤暴痛无成。

芤，失血脉也。肺为气多血少之脏。肺脉见芤，无血可失，然芤为阳火，火之发也暴，不过临时暴痛，而不能成其大害也。

沉细仍兼滑，因知是骨蒸，皮毛皆总涩，寒热两相承。

肺脉当浮，今脉见沉，是为阳虚。阳虚则生外寒，及乎重手取之。其脉见细，是为阴虚，阴虚则生内热。滑为水中之火，从阳化则热，从阴化则寒，故知其为骨蒸劳热之证。肺主皮毛，肺脉见沉细而滑，则其阴阳两虚，皮毛失养，而寒热交作之证现矣。

脾脏歌

脾脏象中坤，安和对胃门。

"五营运大论"云：中央生湿，湿生土，土生甘，甘生脾。又云：其性静，其政为谧，皆安和之谓也。《脉经》脾部第三云：脾象土与胃合为腑，其经足太阴。

与足阳明为表里，故曰安和对胃门也。

按"阴阳应象大论"云：中央生湿，湿生土，土生甘，甘生脾，脾生肉，肉生肺，脾主口。在天为湿，在地为土，在体为肉，在脏为脾，在色为黄，在音为宫，在声为歌，在变动为哕，在窍为口，在味为甘，在志为思。思伤脾，怒胜思，湿伤肉，风胜湿，甘伤肉，酸胜甘。"金匮真言论"云：中央色黄，入通于脾，开窍于口，藏精于脾，故病在舌本。其味甘，其类土，其畜牛，其谷稷，其应四时，上为镇星，是以知病之在肉也。其音宫，其数五，其臭香。

旺时随四季，自与土为根。

肝旺春，心旺夏，肺旺秋，肾旺冬，每脏各旺七十二日。惟脾则于辰戌丑未之月，土旺用事之时，寄王十八日，亦共成七十二日，以终一岁。故"太阴阳明论"帝曰：脾不主时，何也？岐伯曰：脾者，土也。治中央，常以四时长，四脏各十八日寄治，不得独主于时也。脾脏者，常著胃土之精也。土者生万物而法天地，故上下至头足，不得至时也。

磨谷能消食，荣身本在温。

夫脾胃旺，则谷易消，而津液行，足以荣养一身而温暖肌肉。故东垣《饮食伤脾论》云：夫脾行胃津液，磨胃之谷，主五味也。又云：脾受胃禀，乃能熏蒸腐熟五谷者也，故曰磨谷能消食。经云：饮食入胃，游溢精气，上输于脾，脾气散精，上归于肺，通调水道，下输膀胱，水精四布，五经并行，合于四时五脏，阴阳揆度以为常也。东垣《脾胃论》云：胃者，十二经之源，水谷之海也。平则万化安，病则万化危。五脏之气，上通九窍，五脏禀受气于六腑，六腑受气于胃。六腑者，在天为风寒暑湿燥火，此无形之气也。胃气和平，荣气上行，始生温热。温热者，春夏也，故曰荣身本在温也。

应唇通口气，连肉润肌臀。

"五脏生成"篇云：其华在唇。又曰：其充在肌。"阴阳应象大论"云：土生甘，甘生脾，脾生肉，肉生肺。脾主口，其在天为湿，在地为土，在体为肉，在脏为脾，在色为黄，在音为宫，在声为歌，在变动为哕，在窍为口。故曰：应唇通口气，连肉润肌臀也。

形扁方三五，膏凝散半斤。

"四十二难"曰：脾重二斤三两，扁广三寸，长五寸，有散膏半斤。

顺时脉缓慢。

脾属土，旺于四季辰戌丑未之月，每于立春立夏立秋立冬前十八日。是其候也。尤于六月长夏为之正旺，其脉当如春风中之杨柳，阿阿缓大，乃为顺时也。

按《人镜》云：脾脉大而缓，脾合肌肉，故脾脉循肌肉而行，持脉指法如九菽之重。按至肌肉而得者，如微风轻飐①柳梢之状为缓，又稍加力，脉道敦实为大也。

失则气连吞。

熊宗立云：夏以胃气为本，反得脉弦而急，如相连吞咽而来是，肝木克脾土，故为反脉。张世贤曰：气谓脉气也，脉气如相连吞咽而来，即雀啄漏水之脉，脾衰乃见，故曰失矣。据二氏之说，俱以气字为脉气。然熊氏之说，本于李晞范。晞范曰：连吞者，所以形容紧数之状，恐未必然，何也？若以脾脉之反时言，则弦而急矣。连吞是何脉？而足以尽弦急之状也。以愚观之，气字当作口气。

按《内经·宣明五气》篇云：五气所病，脾为吞。又《针经》云：刺中脾十日死，其动为吞。是以知吞为口气言，非为脉状言也。予尝见一人脾病，其口常如连连吞咽之状，至死方休，此之谓也。

按"玉机真脏论"云：真脾脉至弱，而乍数乍疏，色黄青不泽，毛折乃死。

实梦歌欢乐，虚争饮食分。

"淫邪发梦"篇云：脾气胜则梦歌乐，身体重不举，厥气客于脾，则梦见丘陵大泽，坏屋风雨。又"方盛衰论"云：脾气虚，故梦饮食不足。

按《中藏经》云：脾实则梦筑墙盖屋，盛则梦歌乐，虚则梦饮食。不足，厥邪客于脾，则梦大泽丘陵，风雨坏室。

---

① 飐（zhǎn）：风吹颤动。

湿多成五泄，肠响若雷奔。

夫脾主湿，湿多则成泄矣。"五十七难"曰：泄凡有几，皆有名否？然。泄凡有五，其名不同。有胃泄，有脾泄，有大肠泄，有小肠泄，有大瘕泄，名曰后重。胃泄者，饮食不化色。黄脾泄者，腹胀满泄注，食即呕吐逆。大肠泄者，食已窘迫，大便色白，肠鸣切痛。小肠泄者，溲而便脓血，小腹痛。大瘕泄者，里急后重，数至圊①而不能便，茎中痛。此五泄之法也。《脉经》云：脾病者，虚则腹胀，肠鸣溏泄食不化，取其足太阴阳明少阴血也。

痞气冬为积，皮黄四体昏。

"五十六难"曰：脾之积，名曰痞气。在胃脘，覆大如盘，久不愈，令人四肢不收，发黄瘅，饮食不为肌肤，以冬壬癸日得之。何以言之？肝病传脾，脾病传肾，肾以冬适旺，旺者不受邪，脾复欲还肝，肝不肯受，故留结为积，故知痞气以冬壬癸日得之。

二斤十四两，三斗五升存。

"四十二难"曰：人肠胃长短，受水谷多少，各几何？然。胃大一尺五寸，径长二尺六寸，横屈受水谷三斗五升，其中常留谷二斗，水一斗五升。又曰：胃重二斤十四两，纡曲屈伸，长二尺六寸，大一尺五寸，径五寸，容谷二斗，水一斗五升。张世贤曰：此歌言脾，今并及胃者，脾胃相连故耳。

脾脉见于三部歌

三部俱缓脾家热，口臭胃翻常呕逆，齿肿龈宣注气缠，寒

---

① 圊（qīng）：厕所。

热时时少心力。缓脉属土，三部俱缓，则为土太过矣，故曰脾家热。脾开窍于口，故口臭。"经脉"篇云：脾虚则吐，故胃翻常呕逆也。脾与胃相连，胃之经脉，上入齿中，还出挟口，环唇，下交承浆，故曰齿肿龈宣。脾病有寒热证，如少阴司天，四之气主客，湿土寒热是也。心，脾之母也。子病则耗母气，母亦因之而病，故寒热时时少心力也。有所谓注气者，如尸注、鬼注、劳注，及注夏、注船之类，皆谓之注。其病注于阴阳气血之内，不可名状。其人饮食懒进，面①黄羸瘦寒热时时，四肢无力，以月以年，缠绵不已，是皆注病之情状也。土性缓，故其脉其病亦缓。

按《灵枢·邪气脏腑病形》篇曰：缓者多热。仲景曰：缓者阳气长。又曰：缓则胃气有余。王海藏曰：缓大而长为热。张景岳曰：缓者纵缓之状。非后世迟缓之谓，故凡纵缓之脉多中热，而气化从乎脾胃也。

脾脉歌

脾脉实并浮，消中脾胃亏，口干饶饮水，多食亦肌虚。

阿阿缓弱春扬柳，乃脾之本脉也。经云：善者不可得见，恶者可见。今脾脉实而且浮，是为土中有火，火炎则土燥，故为消中之病矣。诸脉以实为实，以虚为虚，惟脾脉则以实为虚，何也？以脾胃本和缓故也。"经脉别论"云：食入于胃，散精于肝，淫气于筋，食气入胃，浊气归心，淫精于脉，脉气流经，经气归于肺。肺朝百脉，输精于皮毛，毛脉合精，行气于府，府精神明，留于四脏。气归于权衡，权衡以平气口，成寸以决死生。饮入于胃，游溢精气，上输于脾，脾气散精，上归于肺，

---

① 面：清抄本作"而"，据珍本改。

通调水道，下输膀胱，水精四布，五经并行，合于四时，五脏阴阳，揆度以为常也。若土中有火，则饮食易于焦熬，不能化行津液，上输于肺，散精于脾，以荣养肌肉，故口干饶饮水，多食亦肌虚也。

按帝曰：诊得胃脉病形何如？岐伯曰：胃脉实则胀，虚则泻。

按《儒门事亲》云：八卦之中，离能物，五行之中，惟火能焚物，六气之中，惟火能消物。故火之为用，燔木则消而为炭，焚土则消而为伏龙肝，炼金则消而为汁，石则消而为灰，煮水则消而为汤，煎海则消而为盐，干汞则消而为粉，熬锡则消而为丹。故泽中之潦，涸于炎晖，鼎中之水，干于壮火。盖五脏心为君火正化，肾为君火对化。三焦为相火正化，胆为相火对化。得其平，则烹炼饮食，糟粕去焉。不得其平，则燔灼脏腑，而津液竭焉。入水之物，无物不长，入火之物，无物不消。夫一身之心火，甚于上，为膈膜之消。甚于中，为肠胃之消。甚于下，为膏液之消。甚于外，为肌肉之消。上甚不已，则消及于肺。中甚而不已，则消及于脾。下甚而不已，则消及于肝肾。外甚而不已，则消及于筋骨。四脏皆消尽，则心始自焚而死矣。故《素问》有消瘅、消中、消渴、风消、膈消、肺消之说。消之证不同，归之火则一焉。故消瘅者，众消之总名。消中者，善饥之通称。消渴者，善饮之同谓。惟风消、膈消、肺消，此三说不可不分。风消者，二阳之病。二阳者，阳明也。阳明者，胃与大肠也。心受之则血不流，故女子不月。脾受之，则胃不化，故男子少精，皆不能成隐曲之事。火伏于内，久而不已，为风所鼓。消渴肠胃，其状口干，虽饮水而不咽，此风热格拒于贲门也。口者，病之上源，故病如是。又经曰：二阳结谓之消，此消乃肠胃之消也。其善食而瘦者，名曰食亦，此消乃肌肉之消也。

单滑脾家热，口臭气多粗。

脾胃者，应唇而通口气者也。今脾脉见滑，则脾家有热，而口气臭矣。脾有火则上蒸于肺，而清肃之气不行，肺叶举而口气粗矣。

涩即非多食，食不作肌肤。

夫脾主中州而能摄血，故曰营出中焦。脾阴足则磨谷能消食，而连肉润肌臀矣。涩为血少，今脾脉而见涩，则为脾虚血少。脾既虚，则饮食不甘美，故曰即非多食也。纵强食之，亦不能作肌肤矣。熊氏谓脾脉见涩，是心火虚，故令脾土无生气，其说亦太转折，张氏谓其涩为肺脉，见于土部，是子来母位，实邪为患，故能多食，不多食则肌肉消瘦矣。其说更悖。

微浮伤客热，来去作微疏。

熊宗立云：脾部脉微而浮，是外之风邪热毒，客舍于脾也。故乍热乍止，如客之往来，非本经之正病，但安其脾胃，则自愈矣。

有紧脾家痛，仍兼筋急拘，欲吐即不吐，冲冲未得疏。

"经脉别论"云：食入于胃，散精于肝，淫气于筋，紧则为寒。脾胃而见紧脉，是为内伤生冷。木气郁于土中，不得发越，故腹痛而筋急，欲吐不吐，即呕逆也。呕逆则气扰乱于胸中，而冲冲未得疏泄。若能得一吐，则木气条达而复伸，筋自不拘，腹痛自止矣。

若弦肝气盛，妨食被机谋。

此为木来克土，必致妨碍饮食，而为贼邪所谋害矣。

大实心中痛，如邪勿带符。

脾脉大实，则为脾有实邪，而为心中痛者，何也？按"经脉"篇云：脾足太阴之脉，起于大指之端，入腹属脾，络胃，上膈，挟咽，连舌本，散舌下，其支者，复从胃别上膈，注心中。又云：脾病为心下急痛。故曰：大实心中痛也，脏病则传于腑，足阳明胃经是也。足阳明病，则登高而歌，弃衣而走，故曰如邪勿带符也。

溢关涩退场门，风中见羁孤。

脾属土，其性镇静，其畏风木，开肌腠也。其液为涩，脾气不足，则所胜侮之。脾土被克而起，致中州无权，风木之邪肆虐，故风痰壅塞于上，而涎液溢出于口，此为太阴中风之证。太阴，脾土也，脾土主灌溉四傍，今既中风，则如人之羁旅孤危，而一无所依助也。

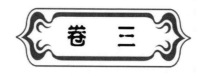

七表八里脉总论

余尝读洁古表里诸论，言言合理，字字入微，深得叔和之旨。但含蕴幽元，难以晓畅，每欲为之诠释，而捉笔无从。偶于广陵市肆中，得一写本，捧读之，乃洁古表里诸论之释义也。亡其姓氏，不知出自谁手，而乃逐节疏抄，亦自可观。但于鲁鱼亥豕之文，未见具眼，如"七表脉交变略例论"中有云："夫标本者，太阴有标本之化"数语，要知太阴之阴字，乃太阳之阳字传刻之误耳。释之者，纵不便为之窜改以校前贤，亦不当为之强释以误后学，且不达《内经》标本之旨，而以太阳属君火，太阴标寒本热等语，悖谬极矣。然而诠注之苦心，不可泯灭，余姑存之，取其长而略其短，至于分条析理，注述详明，殆有望于后之君子云。

七表者，浮芤滑实弦紧洪也。八里者，微沉缓涩迟伏濡弱也。

凡奇数，阳之数也。七道表脉皆属阳，其邪从前而外来者，谓之实邪，主发越而去之。其脉先自外而渐传于内，初起脉见浮紧洪，发散之后，或见弦滑实。若是人素禀弱，又或有内伤者，其人迎脉必芤，此皆阳脉也。

凡偶数，阴之数也。八道里脉，皆属阴，其邪从后而内入者，又云内踝而入者，谓之虚邪，必须温中理中之法治之。故沉脉中见迟伏缓涩濡弱也。若单见微缓之脉，此乃表里俱虚矣。

按七表脉，以浮脉先定其表。其余六道，俱在浮中见。八里脉以沉脉先定其里，其余七道，俱在沉中见。

七表阳也，八里阴也。表脉多见于左，而客随主变。客为不应得之脉也。

邪在外为表证，为阳，为客邪。客病为本所变者，是本经不应得之脉。因正气复，则邪气自退，本经脉复又如至，故曰客随主变。

里脉多见于右，又而主随客变。主脉者，本脏正脉也。

邪在内为里证，为阴，为主病。本病为客所变者，是本经应得之脉，因邪气传里，则正气为邪所制。本经为不应得之脉变焉，故曰主随客变也。

按：本经脉，各脏本脉也，为主。客邪不能侵其本经。是本经正气不受其邪，则客病退矣，是主能变客。

左手三部所主温风寒也，温风寒病得于外。

温风寒，是天地时行之气，时或温气流行，时或风邪播动，时或厉气凝寒，此皆外来之邪，从表而入者，岂不为病得于外耶。

按：温风寒为天地厉气，从外所感，由天之五运之气而时行者，岂不为得之于外。

右手三部所主于燥湿暑也，燥湿暑病生于内。

燥湿暑者，是阳明燥金生火，太阴湿土生湿。暑者，热邪也。天地交泰之后，令亢阳一伏，阴土湿气交蒸而为暑。阳明为湿土相蒸，而亦为暑热也，岂不为病在于内耶。

此脉法之大概，及其互相变见。或表脉见之于右，或里脉见之于左，或阴阳更相乘，或阴阳更相伏，或一脉为十变。一为阳，十为阴。**脉理精微，非一言可尽。然其要不越乎阴阳五行**

而已。

此脉法之大概，承上文而言，见得表里三部。所主温风寒燥湿暑，互相交互。或七表证见八里脉，八里证见七表脉，此其互相变化，自是主随客变，客随主变。或邪气盛，而正气为邪气所乘。正气胜，而邪气为正气所伏。或阴证见而为阳，或阳证变而为阴。两相变化，由阴阳两相摄伏，正谓天一生水，地二生火，天三为少阳，地四为少阴，天五为阳明，地六为厥阴，天七为太阳，地八为太阴，天九阳极而生阴，三阴伏内，地十阴极而生阳，一阳初动，故曰一脉为十变也。天地阴阳，二气之理，生生不已，变化无穷，故阴阳相乘相伏，互相交而又互相化也。变则成天地阴阳乘伏之制，化则为阴阳五行和合之义也。经曰脉理精微，非一言可尽者，正此谓也。

　　按：互相变见，谓表里之脉。互相传变不一，或左手得右脉，或右得左手脉，总之阳与阴气交感，在阴证得阳脉，阳证得阴脉，有阴阳相乘相伏，以生变化，故曰一脉而为十变也。非一宗脉变为十宗脉之说，举其大概之说也。当临证之时，各类而推之。一脉未必一脉，可终其证也。

表脉有七里脉有八，共十五脉也。五行分之，各得三脉，三五一十五也。

五脏属五行，金木水火土也。每脏脉有三部，浮中沉三法也。浮以审其外，沉以审其内，中则内外之关，以审其表里阴阳虚实之理。各脏得三脉，五脏合而言之，一十五脉也，详见下文。

浮涩弱属金，弦紧伏属木，滑沉濡属水，芤实洪属火，微缓迟属土每三部俱有轻重之分，至于五行当更相平，一有不平者，客即见焉。

此言各脏本经脉，每脏脉形有三分，分辨虚实。肺脉本令浮，实则涩，虚则弱，肝脉本令弦，实则紧，虚则伏。肾脉本令沉，实则滑，虚则濡。心脉本令洪，实则实，虚则芤。脾脉本令缓，实则微，虚则迟。当云实则迟，虚则微。所以分别轻重，即分别虚实也。五行各得本令平和之脉，则无病矣。一见轻重之异，即生病焉。

按评云：表里共十五道脉，五行分开一看，即所谓金木水火土解。注中分辨五脏虚实，在轻之中本脏，是本合正脏，但有不应得之脉，即为病也。部部要分辨，临诊详察之。

或谓内伤则善矣，谓外感莫或之当耶，殊不知天地之间，六气依于五运，人身即小天地，外邪所感，莫不从其内而见焉。假令外感风湿，亦当云温。则木火有余，而土金不足，水不能制乎火矣。外感乃外邪所感，致五行不平也。夫内伤不过五内受伤，五脏认其损益，善治者易以治之。然或有内伤而兼外感者，则难以胜其证。岂知内以审其五行所亏，外以察其风温寒所感之邪。详其受证，在何经何脏腑，则莫不见焉。经云：外感风温之邪，则木火有余，肝脏邪既胜，而脾肺二经受其制，土中金气为木所乘，土无短水以生，则木气干上，而君火随盛，肾中源流之水，不能上升矣。盖四脏相乘，五行损其二，何以得其安和而平也。

按评云：或谓内伤之语，言五行分辨，在内伤之病，可以易推。若或外感，犹恐客邪之脉，或见七表，或见八里，难以推测。本合正脉之虚实，以谓莫或之当耶，此之说也。果外感之证，文中假云云，依于五脏本脉，各类而推，则知金水木火土之理，次明虚实贼微正之邪，而又审察弦洪涩缓沉为主脉，而令本脏非弦非洪，非涩非缓非沉，是本部不应得之脉，为客邪之标病也，非本病主脉也，以是推详，何得错乱？

内伤乃五内自伤，五行自不能平也。

五内，心肝脾肺肾是也。内伤乃五脏亏损，或七情所感，六欲所伤，五行金木水火土，相克相贼，自是不能安和而平也。

先明金水木火土之理，次察虚实贼微正之邪，更复辨其部分之浮中沉。

而又当详审乎主脉客脉之相合，何为主？弦肝洪心涩肺缓脾沉肾是也。何为客？本部不应得之脉皆客也。能如是，然后内伤外感，主客标本之病。是者是，非者非，夫何差错之有？

天地五行相生，金生水，水生木，木生火，火生土，土生金。金生水不已，故天地位焉，万物育焉，一有不然，则阴阳不和。五行必致，虚实不平。或又为贼微正三邪所感，如金克木，木克土，土克水，水克火，火克金，皆贼邪也。至于微邪正邪，如夫乘妻，子扶母，母抑子之类，可审辨而推察之。须有浮中沉三看之法，而当知其本部应得之脉，是为主脉。若不应得之脉，则为客脉也。当审而明之，然后内伤何脏？何脏虚？何脏实？与两脏之相干相乘，相抑相扶，皆知轻重之分。外感是贼邪，实邪微邪正邪，或在标，或在本，则是非立见，指下了然，何有差错？

七表脉交变略例论

洁古曰：七表脉者，是客邪来伤主，乃阴乘阳也。其证若身热外阳恶寒，内阴是外阳而内阴见也。七表脉，但热而不恶寒者，表里俱属阳是内外皆阳也。七表证，自汗恶风，却得八里脉者，阳证见阴脉，当用麻黄散其阳邪桂枝实其阴分各半汤。如八里证，自汗恶风，得七表脉阴证见阳脉，亦用桂枝麻黄各半汤。有汗不恶风者腠理虚，黄氏白芍汤。无汗不恶寒者正邪，葱豉汤。脉如浮滑而长为三阳，禁不可发汗。经曰：阳实阴虚，汗出而死。

凡外感之邪，皆为客邪也。其病自外而入，循外踝上背络颠顶，以入腹。人身之背属阳，腹属阴，阳气被外邪所乘，而阳气不能外卫，其证发热恶寒者，是外阳而内阴也。七表证，发热不恶寒者，是内外皆阳也。七表证自汗恶风，却见八里脉者，是阳证得阴脉也。主弱而客强，故用麻黄而兼桂枝各半汤，一以实其表而助阳，一以扶其标而泄阴也。八里证，外不发热，自汗恶风，而脉是七表之脉，此为阴证见阳脉，内阳而外阴也。当扶阳而祛阴，故用桂枝兼麻黄各半汤。有汗不恶风者，是阳中虚邪所致，要实其腠理，故用黄氏白芍汤。无汗不恶寒者，或只发热，此为实邪，故用葱豉汤。脉若浮滑而长，此是三阳俱病，半表半里之证，不可发汗，恐误发汗，亡阳而死。故经曰：阳盛阴虚，汗出则死也。

按评云：此一段只体贴注解，议论会悟，外阴内阳，外阳内阴之理，内外或皆阴，内外或皆阳，脉属阴属阳，证属阴属阳，如此推测，自然不误。

仲景曰：脉浮当汗，三阳当汗者，谓阳中有阴。夫表者，是阳分也。脉浮，亦阳分也，浮脉客阴也，故当发汗。且阳中有阴者，阳乃荣卫之分，客阴自外而入居之，故宜耗出而发去之。经曰：在上者因分而越之，此说非谓阳中有形迹之阴，是阳中客邪之阴证，居其表也。

当发汗之证，是尺寸俱浮，阳中有阴也。客邪也，标病也，表之表也。客邪自外而入，在荣之外、卫之间，故脉浮宜发汗而耗去之。经曰：在上者因而越之。是在太阳也，太阳自颠顶而上，其邪循背而行于上，可以越而去之，此所谓客邪未入于内也。是无形之阴邪，居其表者。故仲景之法，当汗而愈焉。

按：仲景论中，凡脉浮当汗。又三阳俱病，不可汗。但阳分中有客邪，即当汗。何以为客？阴在阳分中也。假如七表之脉，外证发热恶寒，又无汗或作烦渴烦躁，只审其但兼恶寒可汗，不兼恶寒，三阳中皆阳也，不可汗，慎之慎之。

夫三阳之表，是三阳标也。无形经络受客阴，乃表之表也。乃阳中阳分也，宜发其客阴之邪别本其字作去字。故前说阳中有阴当汗。

三阳者，太阳阳明少阳也。三阳之标邪，在太阳之上，尚未入阳明少阳，其证头身背痛，为无形中阴邪也。无形经络受客邪，乃表之表，宜发去客邪，而阳分中之客阴，因汗而愈，洵①不诬矣。

若是三阳之里，是三阳本也。主有形受邪，膀胱与胃是也。既受在有形之处，惟宜利小便，下大便则愈。此乃阳中之阴也。此说言主，前说言客，若不穷主客邪正之理，必伤人命。

三阳之里，谓病入阳明本也。阳中客阴，传入于胃，主有形受邪，谓邪入于胃中糟粕也。胃与膀胱俱在有形之处，胃中饮食变化而成糟粕，其受盛之物，乃成受邪之物也，岂不为有形之邪耶？故宜下大便而利小便也。所谓阳中之阴，非客阴也，是主病也，本病也。明其主客之理，自不误治之矣。

三阴当下者，夫三阴者，藏也。外无所主，内无所受，所主者皮毛血脉肌肉筋骨耳。无所受者，无所受盛也，在三阴经络中，有邪者是为无形，乃阴中之阳，可汗而已。是经络无形受客邪，当发汗去之，为三阴标之病也。

三阴属里，夫三阴受邪，必归于太阴，而复还于阳明。何也？太阴从标本而化，归于受盛之官，变化出焉。为有形迹之阴邪，自当下之而愈。若是无形中所受，乃三阴标之病也。外有所主者，谓脉尚系弦紧洪滑等，至七表之脉也。病虽传里，而经络之中，尚为客邪也，是三阴之标，未入三阴之本者。若入三阴之本，则所受盛矣。经曰：无形之邪，乃阴中之阳，故曰可汗。谓还当解表，不可擅下也。至于三阴之本，当下之证，解见下文。

---

① 洵（xún）：诚实，实在。

三阴本者，藏也，盛则终归于胃，是有形病也。当自各经络中药入胃去之，此乃三阴当下也。是为阴中之阴，可下而愈。此为主之阴，非是客邪之阴也。夫客主共论，阴中有阳，当下去之者，阴中者主也。有阳者客邪也，言阴经中受阳邪，染于有形物中，不得出者可下。

三阴之本，本之本也。里之里也。里证若盛，则燥渴，其脉必实，是客阴归于阳明，为有形迹之阴，乃主中之阴，非客邪之阴也。经曰：经络中受阳邪，更染于有形物中，其阳邪积于脏腑不得出者，故当下之而愈也。

略说八里，乃阳乘阴也。其证身凉四肢厥，恶热，是外阴而内阳也。但寒不热不渴者，是内外皆阴也。仲景云：厥深热亦深，厥微热亦微，口伤烂赤，因发汗得之。

八里之证，病在乎内，阳邪乘于阴经，邪入三阴也，阳邪客阴也。三阴经络，主阴也。客阳传于主中之阴，故曰阳乘阴也。故证身凉不发热，四肢属阳，但阴盛阳盛，故四肢冷厥，而又恶寒者，是阴中有阳，为外阴而内阳也。若是四肢冷厥，不恶寒，不作渴，是内外皆寒，内外纯阴之证也。仲景云：热深厥亦深，热微厥亦微，口伤烂赤者，此又一阳证也。乃阳盛阴虚，因医家误发汗而致之者。《内经》曰：三阴可温，而不可汗者宜也。

夫七表八里，发汗吐下，治伤寒必当仔细论之。七表八里，互相交变，乃坏证。来此节疑有脱简理脉中，一说六脉交变，浮滑长为三阳，乃阳中有阴。沉涩短为三阴，乃阴中有阳，当审察表里，分其内外，以辨虚实，治从标本，万举万当。

治伤寒要分辨阴阳虚实标本轻重之法，七表八里，互相交变，不可不细论之。六脉交变，浮滑长为阳脉，沉涩短为阴脉。三阴三阳，两相交而两相变，有阳变而为阴，有阴变而为阳者。

如七表证，而得八里之脉，此阳证见阴脉，为坏证也。八里证而得七表之脉，此阴证见阳脉，可以生也。阳中有阴，阴中有阳，变化无穷，可不认其阴阳虚实表里标本而治之也哉。

夫标本者，太阴有标本之化，少阴亦然。阴字乃阳字之讹。**太阳标热而本寒，从此生七表。少阴标寒而本热，从此生八里。太阴标本皆阴，少阳标本皆阳。惟阳明与厥阴，不从标本，从乎中也。此举六气之标本也。**

太阳标热而本寒者，太阳属君火，故标热本寒者，谓应膀胱，膀胱属水，所以本寒。少阳胆经，禀肝木，木中有火，所以标本皆阳。阳明属胃，燥土也，谓四脏寒热之气，皆归于土，而能变化，所以无标本之应。土居中央，故曰从乎中也。从此生七表也。太阴标寒而本热者，太阴湿土，为柔和之土也。土中有湿气而生焉，故曰标寒。而又与阳明胃之燥土，同归一经，所以本热也。少阴有标本之化者，少阴属肾。标应膀胱水，本应三焦火，水与火交，所以有标本之化。厥阴属胆，厥阴胆经，居于左胁，故不从标本，而木气只干脾胃，禀于两关，故曰从乎中也，从此生八里也。所谓六气之标本者，温风寒外来之邪，从标而入者，燥湿暑。内生之邪，从本而出者。

按"六微旨大论"云：少阳之上，火气治之，中见厥阴。阳明之上，燥气治之，中见太阴。太阳之上，寒气治之，中见少阳。厥阴之上，风气治之，中见少阳。少阴之上，热气治之，中见太阳。太阴之上，湿气治之，中见阳明。所谓本也，本之下，中之见也。见之下，气之标也。本标不同，气应异象。

叔和所载者，是七表八里。九道脉诀，二十四道脉之标本也。皆有从标从本，从乎中。假令太阳少阴，各有标本之化，太阳脉浮，少阴脉沉，此乃浮沉交。

叔和所载，七表八里，时为伤寒虚实而设，又立九道脉，诸天地九九之数，共成为二十四道脉之标本也。标以明其表阴也，本以明其里阳也。中能变化，从乎中土也。所谓太阳少阴，各有标本之化者。阳浮而动，故阳邪为天行之气。阴沉而静，故阴从中土而出。标入于本，而本能变化。故浮与沉交，要不越乎二十四道脉之标本也。

《内经》曰：若从标本论之，是为长短交。长以发汗，短以下。长曰阳明，短曰太阴。长者阳明，当解表利小便。短者太阴，当下。土郁则夺之，令无壅碍，故长脉发之。短脉下之者，是滑与涩交。滑居寸而热，涩居尺而寒。滑居尺而热，涩居寸而寒。涩脉居尺寸皆损气，滑居尺寸皆助阴阳。《内经》云：脉滑曰生，脉涩曰死。此是三阴三阳，变化表里，略举数端，随脉条下，尽穷其理，有不尽者，于各部脉说内详之。

伤寒脉滑曰生，脉涩曰死。三阴三阳，表里交变。滑脉为阳，涩脉为阴。有阳证而得阳脉者，有阴证而得阴脉者，有阳证而得阴脉者，有阴证而得阳脉者，阴阳变化。则脉有滑与涩交，是为阴阳中交变。至若长与短交，是为表里中变化。浮与沉交，亦是为表里中交变。类而推之，于滑涩交。总之，滑者吉，涩者凶。不过一表里虚实阴阳，互相交变而已。此论略说数端，最尽其理。学人当神而明之，自然了于心矣。

七表脉

浮脉指法主病

一浮者阳也，指下寻之不足，举之有余，再再寻之，如太过曰浮。主咳嗽气促，冷汗自出，背膊劳倦，夜卧不安。

浮，阳金也。何谓阳金，谓金之有余也。凡所谓有余者，乃邪气有余，所谓不足者，乃正气不足。今于指下重手寻之，

第
三
辑

只觉其不足，谓里之正气不足也。复于重手之中，而渐举之，则又觉其有余，谓表之邪气有余也。试于举之之中，再再推寻之，而又觉其如太过，谓浮而有力也。刘氏曰：浮而有力为风，何以言之？夫寒伤营，风伤卫，营为血，卫为气，肺主气，其变动为咳，肺苦气上逆，今肺受风邪，故咳嗽气促。卫者，所以卫护一身者也。卫为风邪，头伤则不能卫护，一身元府开而营气外泄，故冷汗自出也。背膊劳倦者，肺之俞在肩背，肺病故背膊劳倦也。夜卧不安者，因咳嗽气促，不得安寝也。洁古则治以小柴胡汤主之。夫叔和之所谓浮者如此，故其主病亦如此。戴起宗乃胶柱鼓瑟，滞于脉之名字，以板定后人眼目，于二十四道脉之中，或改其指法，而存其主病，或改其主病，而存其指法，至使病脉不相当，误人非浅。予今悉遵旧章，不移一字，顺其文以释之，庶免割裂之患也。以下二十四脉悉仿此。

按《脉经》云：浮脉举之有余，按之不足。一曰浮于指下。又云浮为风，为虚。

【歌曰】

按之不足举有余，再再寻之指下浮，
脏中积冷营中热，欲得生精用补虚。

凡脉浮以候表，沉以候里。今按之不足，是为里虚，故曰脏中积冷。举之有余，是为表有邪，故曰营中热。池氏曰：乍病见浮脉，乃伤风邪。久病合见沉弱之脉，今见浮脉，乃里寒表热。里寒而阴阳不和，阳盛则表有风热，里虚则脏中积冷。治之者，须调其营卫，补其津液，勿谓脉浮而有表邪，专事发表可也。张世贤曰：诊脉之法，在内者沉取之，按而得之。在外者浮取之，举而得之，有余为热，不足为寒。今按之不足，脏中积冷也。举之有余，营中有热也。阴不足而阳有余，治之宜地骨皮散，其说亦是。

按经云：浮而大者风。又云：浮而大者中风，头重鼻塞。又云：浮而缓，皮肤不仁，风寒入肌肉。又云：浮洪大长者，风眩癫疾。又云：浮洪大者，伤寒秋吉，春成病。又云：浮而滑者，宿食。又云：浮滑而疾者，食不消，脾不磨。又云：浮而细滑伤饮。又云：浮而急病伤寒，暴发虚热。《千金方》作伤暑，经：浮而绝者气。又云：浮短者，其人伤肺，诸气微少，不过一年死，法当嗽也。又云：浮而数中水，冬不治自愈。又云：浮滑疾紧者，以合百病又易愈。又云：阳邪见浮洪，阴邪来见沉细。又云：微浮秋吉冬成病。又云：微浮虽甚不成病，不可劳。

又按《丹溪心法》拔萃方，人参地骨皮散，治脏中积冷，荣中热，按之不足。

举之有余，此乃阴不足，阳有余也。茯苓五钱，知母石膏各一两，地骨皮、人参、柴胡、生地黄、黄氏各两半。上锉，每服一两，姜三片，水二钟，煎至一钟，去渣，通口不拘时服。

【又歌曰】

寸浮中风头热痛。

寸，阳部也。浮，阳脉也。风，阳气也。头，诸阳之会也。今两寸而见浮脉，故主风热上攻头目也。

按《脉经》云：寸口浮，中风发热头痛，宜服桂枝汤、葛根汤，针风池、风府，向火灸身，摩治风膏，覆令取汗。又云：寸口脉浮而盛者，病在外。

关浮腹胀胃虚空。

熊氏曰：左关属肝，右关属脾。左关脉浮，主肝木生风。右关脉浮，主风不胜土。故胃气虚空而胀满也。

按《脉经》云：关上浮腹痛心下满。又云：腹满不欲食，浮为虚满，宜服平胃丸、茯苓汤、生姜前胡汤，针胃管，先泻后补之。又云：关上脉浮而大，风在胃中，张口肩息，心下澹澹①，食欲呕。

尺部见之风入肺，大肠干涩故难通。

---

① 澹澹（dàn dàn）：心神忐忑不安。

尺脉见浮，主大肠干涩，而云风入肺者何也？经云：阳明之上，燥气主之，中见太阴。夫手太阴肺也，手阳明大肠也。正以大肠之络络肺，肺之络络大肠，大肠居少腹之中，尺所以候腹中者，浮为风，风既入肺，不传于脏，而传于腑，故大肠干涩而难通也。张世贤释谓：风不在于命门，而在于肺大肠，所以干涩而难通。风在下焦，治之以七圣丸，方见后结脉条内。

按《脉经》云：尺中浮，小便难。又云：尺脉浮下热风，小便难，宜服瞿麦汤、滑石散，针横骨关元泻之，人云是脉浮，客热在下焦。

芤脉指法主病

二芤者，阳也。指下寻之，两头即有，中间全无，曰芤。主淋沥气入小肠。

二芤者，阳火也。何为阳火？小肠火也。离为火，其象中虚，故指法曰：指下寻之，两头即有，中间全无，离之象也。盖以丁火，阴火也，主手少阴。丙火，阳火也，主手太阳。手太阳，小肠也，故主病为淋沥气入小肠，其说详见前脉赋。浮芤其状相反条内参看。洁古曰：弦浮无力，按之中央空，两边有，曰芤。芤主失血，手足太阳，皆血多气少，故主病淋沥。气入小肠脱血病者，皆从太阳之说。

按《脉经》云：芤脉浮大而软，按之中央空，两边实。一曰手中无，两傍有。

【歌曰】

指下寻之中且虚，邪风透入小肠居，

病时淋沥兼疼痛，大作汤丸必自除。

指下寻之中且虚，火之象也。火性本热，热则生风，故曰邪风透入小肠，而为淋沥疼痛之病也。治之者，当大作汤丸，以泻其小肠之火，则淋沥自止，而疼痛可除矣。云岐子云：芤主血凝而不流。凡人之十二经络，以应沟渠，是荣卫气血不散，不能盈满经络，故见芤脉。主淋沥小便脓及血，当大作汤丸也，四物汤地黄丸补之，桃仁承气汤泻之。一云大柴胡汤，吴文炳云：中且虚，两头有，中间无也。芤主失血，心主血，心有热而血妄行，则芤脉见。热则生风邪，心不受邪，遂传于小肠，以致小便淋沥疼痛，须用八正散、导赤散、以清邪热。

【又歌曰】

寸芤积血在胸中。

脉者，由营气行于十二经隧之中，流动充满，故脉道滑利和缓，何芤之有？寸所以候胸中者，胸为气海，气血壅滞于胸中，故寸口而见芤也。张世贤释：治之以犀角地黄汤，血在上焦故也。

按《脉经》云：寸口芤吐血，微芤者衄血，空虚，血去故也。宜服竹皮汤、黄芪汤，灸膻中。

关内逢芤肠里痛。

关内所以候中焦者，荣出中焦。今关内而逢芤，则为营血不行，留于肠胃之间，久之化为脓血，而成痈毒。张世贤释：治以桃仁承气汤，血在中焦故也。

按《脉经》云：关脉芤，大便去血数斗者，以膈俞伤故也。宜服生地黄，并生竹皮汤，灸膈俞。若重下去血者，针关元；甚者，宜服龙骨丸，必愈。

又按《医说》云：杨介吉老者，泗洲人，以医术闻四方。有儒生李氏子，学业愿娶其女，以授其学，执子婿礼甚恭，吉老尽以精微告之。一日有灵璧县富家妇有疾，遣人邀李生以往。李初视脉云：肠胃间有所苦邪，妇曰：肠中痛不可忍，而大便从小便中出，医者皆以谓无此证，不可治，故欲屈子。李曰：试为筹之，若姑服我之药，三日当有瘳，不然非其所知也。下小丸子四十粒，煎黄芪汤下之。富家依其言，下脓血数升而愈。富家大喜，赠钱五十万，置酒而问之。曰：始切脉时，觉芤脉现于肠部，王叔和《脉诀》云：寸芤积血在胸中，关内逢芤肠里痛。此痛生肠内，所以致然。所服者，乃云母膏为丸耳。切脉至此，可以言医矣。李后以医科及第至博士。

李植元季，即其从子也。《脉经》云：关上芤，胃中虚。

尺部见之虚在肾，小便遗沥血凝脓。

尺部所以候肾者，今见芤脉，是为水不胜火，肾虚则门户失守，故小便遗沥，水不胜火，故脓血淋漓也。张世贤释：治以抵当丸、抵当汤，或加减桃仁汤。愚谓既云虚在肾矣，理宜用凉补之剂，何为复用抵当等药也。亦须斟酌。

按《脉经》云：尺中芤下血，微芤小便血。又云：尺脉芤，下焦虚，小便去血，宜服竹皮生地黄汤，灸丹田关元，亦针补之。

滑脉指法主病

三滑者，阳也。指下寻之，三关如珠动，按之即伏，不进不退，曰滑。主四肢困弊，脚手酸疼，小便赤涩。

滑者，阳水也。何为阳水，谓水中有火也。夫滑与涩相反，荣气不足，则脉往来蹇涩，荣气有余，则脉往来流利。故其论曰：滑之体，非独阳也，非独阴也，乃纯阳正阴，和合交结然。所以然者，何也？盖人身左肾属水，右肾属火，膀胱为水，三焦为火，阴阳相维，水火相济，故脉道往来滑利，而无蹇涩之患，此平人之常脉耳。今诀所谓滑者，乃水中之火太甚，煎熬腾沸，故指下寻之，三关如珠动。如珠动者，即刘氏所谓如荷叶上水珠，言其往来流利也。按之即伏，不进不退者，即《脉经》所谓浮中如有力，言其不任寻按也。故所主病，为四肢困弊。四肢属脾土，困弊者，谓相火盛而乘其脾土也。脚手酸疼者，谓相火盛而煎熬其肾水也。小便赤涩者，三焦属相火，为决渎之官，今既不守本位，与前之太阳合，从阳化则热，故小便赤涩也。

按《脉经》云：滑脉往来，前却流利，展转替替。然与数相似，一曰浮中如有力，一曰漉漉如欲脱。《丹溪心法》云：滑为血实有痰。仲景书问曰：奄翕沉名曰滑，何谓也？师曰：沉为纯阴，翕为正阳，阴阳和合，故脉滑也。

又按《脉经》云：脉滑者，多血少气。脉涩者，少血多气。

【歌曰】

滑脉如珠号曰阳，腰间生气透前肠，

胫酸只为生寒热，大泻三焦必得康。

其意盖曰：滑脉之体，如珠之动，往来滑利，为水中有火，乃阳水也。故曰滑脉如珠。号曰阳火，既为水中之火，宜藏而不宜动。今乃不守本位，从两肾中间生出火气，透于前肠，与太阳相合，故曰腰间生气透前肠也。夫所谓胫酸者，何也？只为三焦之火薄所不胜。夫所不胜者水也，水为火所薄，则寒热生，寒热生则水受伤，而足胫酸矣。夫病而至足胫酸，寒热作，未有不思大补，而反思其大泻者矣。不知治病必求其本，假令其人寒热交作，足胫酸痛，其脉弦细而数，则其补益真阴也宜矣。今滑脉则不然，足胫之酸，只为寒热之煎熬，寒热之煎熬，只为水火之腾沸，治之者，必须大泻其三焦之火，以抑其阳，阳退而阴自长矣。若止以补阴为事，如石投水，又安能必得其康健也哉？当与《难经》女得男脉为太过之说，互相参酌。洁古曰：腰间生气者，命门也。透前肠者，膀胱经也。命门三焦，陷于前肠，故小便不通，大便秘涩，热多寒少，故宜泻以辛寒，大承气主之。

按经云：滑为实为下，又为阳气衰。又云：滑而浮散者摊缓风。又云：滑者鬼疰。又云：滑数心中结，热盛。又云：滑疾，胃中有寒。

【又歌曰】

滑脉居寸多呕逆。

第
三
辑

滑主壅，多阳部而见滑脉。主上焦之气，壅滞而不行，或痰饮停于胸膈，故多呕逆之证也。

按《脉经》云：寸口滑，胸满逆。又云：寸脉滑阳实，胸中壅满吐逆，宜服前胡汤，针太阳巨阙泻之。

关滑胃寒不下食。

关中所以候脾胃者也。脾胃温暖，则能清化水谷。今见滑脉，是为脾胃虚寒，不能腐熟水谷，而至食不下也。刘氏曰：池氏注关部脉滑，乃肝本克脾土者，非也。愚谓滑者水脉，脾土虚寒，不能制水，乃微邪干脾，故有胃寒不食，尺部脉滑，主脐冷之患也。

按《脉经》云：关上滑，中实逆。又云：关脉滑，胃中有热，滑为实热，以气满，故不欲食，食即吐，遂宜服紫菀汤下之，大平胃丸，针胃管泻之。愚按经文则曰：关滑胃中有热。至于诀，则又曰：关滑胃寒，似与经文大不相合，然延医者，亦当随证消息。如滑而数，则宜从热，滑而迟，则宜从寒，不可执一论也。又经云：关上脉滑而小大不匀，是为病方欲进不出，一二日复欲发动，其人欲多饮，饮即注利，如利止者生，不止者死。

尺部见之脐是冰，饮水下焦声沥沥。

云岐子曰：左尺主脉沉水，客脉滑水，二水相合，寒结膀胱，故脐下似冰，聚于下而不上济于火，故欲饮水，水停下焦，不能引于各脏，故沥沥作声。右尺主脉，相火客脉滑水，火水相合，水胜火，故脐下似冰。相火原系水中之火，不能全胜，故欲饮水。

按《脉经》云：尺中滑，下利少气。又云：尺脉滑，血气实，妇人经脉不利，男子溺血，宜服朴硝煎、大黄汤，下去经血，针关元泻之。又云：尺脉沉而滑者，寸白虫。又曰：尺脉偏滑疾，面赤如醉，外气则病。又云：尺脉滑而疾为血虚。

实脉指法主病

四实者，阳也。指下寻之不绝举之有余，曰实。主伏阳在内，脾虚不食，四体劳倦。

实者，阳土也。何为阳土？谓土中有火也。指下寻之不绝，沉而有力也，举之有余，浮而有力也。浮而有力为阳胜，沉而有力为伏阳在内。脉浮沉俱有力，而谓脾虚者何也？阴阳和则脾胃安，而脉道和缓，今伏阳在内，是阳火炼土，坚燥而乏生化之源，脾胃因之而虚矣。四体属脾，脾虚不食，四体因之而劳倦矣。

按《脉经》云：实脉大而长微强，按之隐指愊愊①然。一曰沉浮皆得。

【歌曰】

实脉寻之举有余，伏阳蒸内致脾虚，
食少只因生胃壅，调和汤药始痊除。

实脉者，寻之举之，皆有力也。今脾胃之所以虚者，因伏阳蒸内之所致耳。脾胃和则能磨谷而易饥，脾胃虚则食不消，食不消则胃口壅滞，胃口壅滞，则脉道因之而实矣。若以辛温之药治之，则反助其阳邪。若以寒凉之药治之，则伤其脾胃。若以峻补之药治之，则脾胃愈滞而食愈少。若以克削之剂治之，则脾胃重虚而食不化。然则我将如之何哉？亦惟调和其汤药，如经所云：损其脾者，调其饮食，适其寒温。药则如补中汤、大健脾丸之类治之。其疾始能痊除而愈也。

按经云：实紧胃中有寒，若不能食，时时下利者难治。

【又歌曰】

实脉关前胸热盛。

---

① 愊愊（bì bì）：胀满的样子。此指实脉指下盈实感。

实脉，阳脉也。寸口，阳位也，所以候胸中者。今阳部而见阳脉，宜乎其胸中热盛也。

按《脉经》云：寸口脉，实即生热，在脾肺呕逆气塞。虚即生寒，在脾胃食不消化。有热即宜服竹叶汤、葛根汤，有寒即宜服茱萸丸、生姜汤。

当关切痛中焦恁①。

当关而见实脉，则饮食停滞中焦，而腹痛之证作矣。

按《脉经》云：关上实即痛，虚即胀满。又云：关脉实，胃中痛，宜服栀子汤、茱萸乌头丸，针胃脘补之。

尺脉如绳应指来，腹胀小便都不禁。

池氏曰：尺脉实，主心经实热传于小肠，致小腹胀满疼痛，而小便淋沥也。云岐子曰：左尺主脉沉水，客脉实火，火水相合，水能胜火，治之以干姜附子汤。右尺主脉相火，客脉实火，二火相合，致令腹胀而小便不禁。

治之以大承气汤。据云岐子之说如此，谓是两尺脉实耶，谓是各尺脉实耶。若云两尺俱实，则姜附汤与承气汤，寒热各异。若云各尺脉实，则腹胀小便不禁，其说未必皆同。云岐子之说非也，《刊误》又谓其小便不禁，为传写之误。而改为腹胀小便淋，不思其说更非，特未临其证消息之耳。《诀》所谓小便不禁者，非虚寒而膀胱不固也，乃火极而兼水化也。肾主门户之司，相火有余，则薄所不胜，而司户失守。故小便不禁，非小便不禁也，乃欲便则痛，而不能不便，则反淋沥自出，所谓热淋者是也。戴氏不自体认，而反以《脉诀》为非，可耻甚矣。

按《脉经》云：尺脉实，小腹痛，小便不禁，宜服当归汤，加大黄一两，以利大便，针关元补之，止小便。又云：尺中实即小便难，少腹牢痛，虚即闭涩。

---

① 恁（nèn）：怎么，如此。

弦脉指法主病

五弦者，阳也。指下寻之不足，举之有余，状若筝弦，时时带数曰弦。主劳风乏力，盗汗多出，手足酸疼，皮毛枯槁。

五弦者，阳也。阳木也。何为阳木？少阳之木也。少阳主春升之令，故其春脉弦。而伤寒少阳证，其脉亦弦，是以知其弦为阳也。说者有曰：仲景以弦脉为阴，而叔和独以弦脉为阳者何也？不知仲景所论者伤寒，是自表渐入于里，自外而至内言之也，故以弦为阴。叔和所论者，劳证自内而渐达于表，是自内而至于外言之也，故以弦为阳。然弦则为劳，故指法则曰：指下寻之不足，阴不足也，举之有余，阳偏胜也。状若筝弦，气血收敛也。时时带数，阴虚而生内热也，故主病曰劳风乏力。夫既曰劳，而又曰风者何也？或因用力入房，则肾汗出，肾汗出则元府开，虚之所在，邪必凑之，故成劳风乏力之证矣。阴不足则盗汗出，凡人之精血足，内则渗入骨髓，外以淖泽肌肤。今既为劳风所煎熬，内无以充实骨髓，而手足酸疼，外无以淖泽肌肤，而皮毛枯槁也。

按《脉经》云：弦脉举之无有，按之如弓弦状。一曰如张弓弦，按之不移。又曰：沉紧为弦。经云：弦数为疟。又云：疟脉自弦，弦数多热，弦迟多寒，弦为痛痹，为风痉，偏弦为饮，双弦则胁下拘急而痛，其人啬啬恶寒。又曰：弦而钩，胁下如刀刺，状如蜚[①]尸，至困死。经又云：弦急疝瘕小腹痛，又为癖病。又云：弦小者寒澼。又云：沉而弦者悬饮内痛。又云：弦数有寒饮，冬夏难治。又云：弦而紧胁痛，脏伤有瘀血。又云：弦小紧者，可下之。又云：弦迟者，宜温药。

又按《此事难知》曰：仲景论弦涩为阴。叔和言弦涩为阳何意？大抵弦涩东西也，以南北分之，故有阴阳之别。涩本燥火，弦本水少，虽有南

---

① 蜚（fěi）：草螽。《左传·庄公二十九年》："秋，有蜚，为灾也。"

第
三
辑

北之分，总而言之，则不离诸数为热，诸迟为寒。仲景叔和，言本两途，非相违背，合而论之，皆是也。仲景所言，言伤寒自外而入者，叔和所言，言五脏自内而出者。伤寒从气而入，故仲景以弦脉为阴，自艮而之内，从外入，先太阳也，位在东北。杂病从血而出，故叔和以弦脉为阳，自巽而之外从内出，先少阳也，位在东南。

【歌曰】

弦脉为阳状若弦，四肢更被气相煎，

三度解劳方始退，常须固济下丹田。

弦脉为阳，指下如筝弦之状，则为气血收敛之候。然气血之所以收敛者，因劳风之气，煎熬气血，而四肢为之烦热矣。凡人之治劳，终不获其全愈者，是皆不知三度解劳之法耳。以其人先受风邪，病未全愈，而复加以房劳，则风邪留于元府而不退。或先有房劳，肾汗大泄，元府已开，而邪气客之。二者皆能煎熬气血而成劳风之疾。治之者，当察其初中后而消息之。或因内虚而外邪凑之者，当先于平补药中少加调理，使外邪已去，即当易以温补之剂，而收其后效。或病已久虚，则当从劳者温之之法，俟精血相壮，即易以平补之剂，以济其前①功，是在医者消息之耳，如此亦不过两度解劳之法也。其三则又不专恃夫药饼之功，在医者戒以恼怒房劳，宁心静虑，存养省察，握问调神，使心肾交而水火济，自然神可驭气，气可驭精，丹田固而劳疾瘳矣。不然，则执一不通，延绵日久，及其莫救，而委之于天，不亦深可慨哉。

按《巢氏病源·养生方导引法》云：唯欲嘿气养神，闭气使极，吐气使微，又不得多言语，大呼唤，令神劳损。亦云：不可泣泪及多唾溅，此皆为损液漏津，使喉涩大渴。又云：鸡鸣时叩齿三十六通讫，舐唇漱口舌上齿表。咽之三过，杀虫补虚劳，令人强壮。又云：蛇行，气曲卧以兵身

---

① 前：清抄本作"煎"，据珍本改。

复行踞，闭目随气所在不息，少食裁通肠，服气为食，以舐为浆，春出冬藏，不财不养，以治五劳七伤。又云：虾蟆行，气正动摇，两臂不息十二通，以治五劳七伤，水肿之病也。又云：朝朝玉泉，使人丁壮有颜色，去虫而牢齿也。玉泉，口中唾也，朝未起早，嗽口吞之，辄琢齿二七过。如此者乃上，名曰练精。又云：咽之三过乃止，补养虚劳，令人强壮。

【又歌曰】

寸部脉紧一条弦，胸中急痛状绳牵。

寸部脉弦，则宗气不行，为寒引经络，故胸中急痛，状若绳牵也。

按《脉经》云：寸口脉弦，心下愊愊微头痛，心下有水气，宜服甘遂丸，针期门泻之。又云：脉弦上寸口者，宿食。又云：寸口脉弦者，则胁下拘急而痛，其人啬啬恶寒也。又曰：寸口弦，胃中拘急。

关中有弦寒在胃。

若关中有弦，主寒痰，令饮停于胃口。

按《脉经》云：关脉弦，胃中寒，心下厥逆，此以胃气虚故耳。宜服茱萸汤，温调饮食，针胃管①补之。又云：关上弦，胃中有寒，心下拘急。

下焦停水满丹田。

若弦脉见于尺部，则丹田无暖气，而失运化之机，故水停下焦而满于丹田也。

按《脉经》云：尺中弦，少腹脐下拘急。又云：尺脉弦，小腹疼，小腹及脚中拘急，宜服建中汤、当归汤，针气海泻之。

紧脉指法主病

六紧者，阳也，指下寻之，三关通度，按之有余，举之甚数，状若洪弦曰紧。主风气，伏阳上冲，化为狂病。

紧者，阳木也，何为阳木？以其脉带弦长也。指下寻之，

---

① 胃管：经穴别名，即胃脘。见《备急千金要方》《脉经》。

三关通度，脉道长矣。按之有余，邪气有余也，举指甚数，热邪在阳分也。状若洪弦者，洪为阳明，弦为少阳，洪弦相合，此名为紧。紧为太阳，诸紧为寒。夫既曰寒，而曰风气伏阳者，何也？如"水穴论"，帝曰：人伤于寒，而传为热者何也？岐伯曰：夫寒甚则热生也。又如冬伤于寒，春必温病是也。盖以初感其寒，伏久则化而为热也，故主病曰风气伏阳。夫既曰弦为少阳，洪为阳明，紧为太阳，则为三阳合病。重阳者狂，故曰风气伏阳上冲，化为狂病。洁古曰：此太阳少阳相合，主伏阳上冲而为狂病。治之之法，宜以黄连泻心汤。此言深为得理。学人宜玩味之，诸家言紧脉，或云如切绳，或云如转索，皆不过形容其左右无常耳。戴起宗乃摭①拾诸说，以为或转在左，或转在右，且以两股三股，纠合徽纆②以为紧，安有是理也哉？不通甚焉。

按《脉经》云：紧脉数如切绳状，一曰如转索之无常。刘氏云：数而带弦为紧。《脉影》云：紧者，其来之且急，去之且速，按举急大如转索无常。又曰：动静无常，如细单线。《诊翼》曰：紧者有力而不缓也，其来劲急，按之长，举之若牵绳转索之状，为邪风击搏，伏于荣卫之间。

【歌曰】

紧脉三关数又弦，上来风是正根源，

忽然狂语人惊怕，不遇良医不得痊。

紧脉者，三关通度，数而且弦，是为三阳合病矣。然其根源非暴受风寒，盖由上年所受风邪，根源伏于其内，感天行时热，化为春温夏热之证矣。然重阳者狂，故曰忽然狂语人惊怕也。所谓不遇良医不得痊者，非是剩语，其意盖曰：伤寒一证，别有专门，非比寻常杂证，可以臆度，必待圆机之士，参究

---

① 摭（zhí）：拾取、摘取。

② 纆（mò）：绳索。

《内经》，潜心仲景，暨河间东垣节庵陶氏诸名家治法，分别经络表里，阴阳虚实寒热，参考五运六气，并得名医传授，方为良医，不致有误。岂若今世之人，勿遵古训，不经师承，几句油腔，一味杜撰，便谓吾能疗治伤寒。及乎临证，手足无措。当汗不汗，当下不下，不当汗而汗，不当下而下，至不得已，乃以杂证治法朦胧治之，其误人也，岂浅鲜哉！洁古曰：此是三阳合病，紧数，太阳也。弦多，少阳也。狂言，阳明也。故实则谵语。云岐子曰：其脉洪紧而实，阳气有余之象也。主热即生风，发作狂语，可用小承气汤主之。

按经云：紧则为寒，又云：紧而急者遁尸。又云：紧数者，可发其汗。又云：凡亡汗，肺中寒，饮冷水，咳嗽下利，胃中虚冷等证，其脉并紧。又云：紧而数，寒热俱发，必下乃愈。又云：紧而滑者，吐逆。又云：䏿①而紧，积聚有击痛。又云：盛而紧曰胀。

【又歌曰】

紧脉关前头里痛。

《脉经》云：寸紧苦头痛，骨内疼是伤寒，宜麻黄发汗出。又云：头痛逆气。

按《脉经》云：寸口脉紧，苦头痛，骨肉疼，是伤寒，宜服麻黄汤发汗，出眉冲颠，摩治伤寒膏。又云：寸口脉紧，如转索，左右无常者，有缩食。又云：寸口脉紧，即头痛风寒，或腹中有宿食不化。又云：寸口紧，头痛逆气。又云：寸口脉紧，或浮，膈上有寒，肺下有水气。又云：脉紧而长过寸口者，狂病。又云：脉紧上寸口者中风，风头痛亦如之。

当关切痛无能动。

《脉经》云：关紧，心下苦满急痛，脉紧者为实，宜茱萸当归汤。又大黄汤治之良，针巨阙下管泻之。《脉影》云：肝紧主惊风，筋脉拘挛腹痛，则紧而盛。癖则紧而实，右关紧，脾寒

---

① 䏿（kuài）：通"快"，迅疾。

腹痛吐逆，紧盛腹胀伤食。

按《脉经》云：关上紧，心下痛。又云：关脉紧，心下苦满急痛，脉紧者为实，宜服茱萸当归汤。又大黄汤两治之良，针巨阙下管泻之。又云：关上脉紧而滑者，蛔动。

隐指寥寥入尺来，缴结绕脐常手捧。

张世贤曰：缴结，疼痛之状也。在尺主脉沉水，客脉紧木，水木相合，水中有木，土莫能制，风寒在于下焦，治之以桂枝芍药汤。不已，风寒湿在于脾肾，术附汤主之。右尺主脉相火，客脉紧木，火木相合。风热在于下焦而作痛，治法不可同左。

按《脉经》云：尺紧脐下痛，宜当归汤。灸关元，针天枢补之。《脉影》云：尺紧主为淋漓，病疝气，耳聋，齿痛，脚膝疼，命门紧，主小肠虚鸣，肠中痛。《诊翼》云：左尺紧，腰脚酸，脐下痛，小便难，右尺紧，下焦筑痛。时珍曰：尺中有紧为阴冷，定是奔豚与疝疼。《脉经》又云：尺中紧，脐下少腹痛。

洪脉指法主病

七洪者，阳也，指下寻之极大，举之有余，曰洪。主头疼四肢浮热，大肠不通。

燥热粪结口干遍身疼痛。

洪者，阳火也。何为阳火？纯阳而无阴也。指下寻之极大，阳邪传入里也。举之有余，客邪犹在表也。此为伤寒表邪未已，传入阳明里证，惟其邪在表，故有头疼身痛，四肢浮热之证。惟其邪入于里，故有大肠不通，燥热粪结口干之证也。治以大柴胡汤主之。洁古曰：洪脉者按之实，举之盛，洪者阳太过。阴不及，主头痛四肢热，大便难，小便赤涩，夜卧不安，治法阳证下之则愈。如下之随证虚实，有大承气汤，有小承气汤，有大柴胡汤、桃仁汤，随证用之。此证有两议，或按之无，举之盛，当解表，不可下。经言脉浮不可下，下之则死。脉沉当下，下之则愈。脉浮为在表，脉沉为在里。

按《脉经》云：洪脉极大在指下。一曰浮而大。

【歌曰】

洪脉根源本是阳，遇其季夏自然昌，

若逢秋季及冬季，发汗通肠始得凉。

洪，阳火也。宜旺于夏季，夏乃火退土旺之时。其脉宜缓，今脉犹有洪，是为当退不退。然土生长于火，故六月谓之长夏，其离母气也不远。当此之时，全赖火土合德，万物得以化生，功成而退，自然之理，故曰遇其季夏自然昌也。若逢秋季，乃建戌之月，是火归墓之时，其脉当毛，于此而见洪脉，则为当藏而不藏。冬季乃建丑之月，是火方养之时，其脉当石，于此而见洪脉，则为不当旺而即旺。二者虽土寄旺之时，然三阴用事，而脉犹见洪，是为阳邪乘阴。在表则有头疼身痛，四肢浮热等症。在里则有大便不通，燥粪结涩口干等症。在表者发其汗，在里者通其肠，阳邪退而身自凉矣。云岐子曰：其脉举按皆盛，本为相火之象，发汗从表。

通肠从里，从表宜麻黄汤，从里宜大承气汤。仲景云：谓身体疼痛，主夏得洪大脉，知其病瘥也。通肠七宣丸、七圣丸、大柴胡汤、大承气汤选用之。

按经云：洪则为气，一作热。又云：洪大者伤寒热病。又云：脉来洪大蝡蝡①者社祟。又云：脉洪大者，若烦满，沉细者腹中痛。

【又歌曰】

洪脉关前热在胸。

洪为阳火，关前所以候胸中者也。关前而见洪脉，则知其热在胸矣。故前赋中云：胸连胁满只为洪。当参看可也。

按《脉经》云：寸脉洪大，胸胁满，宜生姜汤，白薇丸亦可，紫菀汤

---

① 蝡（niǎo）：同"袅"。柔弱，缭绕。

下之，针上管①、期门、章门。

当关翻胃几千重。

关所以候脾胃者也。关中而见洪脉，是为火邪于胃，攻冲而为呕吐之证矣。

按《脉经》云：关洪胃中热，必烦满，宜平胃丸，针胃管，先泻后补之。

更向尺中还若是，小便赤涩脚酸疼。

尺部而见洪脉，则为下焦有火，火旺则小便赤涩，火旺则水衰，水衰则脚酸疼矣。

按"至真要大论"云：少阴在泉，客胜则腰痛，尻股膝髀腨胻，足病瞀热以酸，胕肿不能久立，溲便变，此之谓也。

按《脉影》云：尺脉洪大，小便秘涩，便血脚酸。

八里脉交变略例论

洁古曰：八里脉者，乃右手三部，寸关尺受邪者也。阳乘阴也，是微沉缓涩迟伏濡弱八里脉也。有里之表，乃三阴经络，各称标之名也。有里之里者，乃三阴之本，脾肾肝总称之名也。且三阴标者，为阴中之阳。本者，为阴中之阴也。盛则归于胃土，乃邪染有形，故里之表，是阴中之阳。当溃形以为汗，宜发之，主宜缓。

《内经》曰：脉长者，为外病，脉短者，为内病。入里之脉，俱短脉也，俱在右手三部受邪者也。病入于内，为阳邪乘乎阴也。顾有里之里，有里之表。里之表者，邪在三阴经络中，为三阴之标也。三阴标者，仍是阳邪，尚未入于胃土，故不可轻下，而当缓散之。若是里之里，阴中之阴也。邪归于胃土，

---

① 上管：经穴别名，即胃脘。见《针灸甲乙经》《脉经》。

而染于有形迹之中，下之则愈。盖里之表，溃形以为汗者，身肤渍渍潮润，乃阳邪在里中之表，本来正汗，非若取汗之证，发越而出者，主宜缓也。

里之里，是阴中之阴分也，当急下之。客宜急，是知诸中客邪当急。诸主自病，当缓。前说七表，乃春夏具三阳。后说八里，乃秋冬具三阴。经中论反交错生疾，得本位以常法治中，互相为病，当推移所在主客，相合脉证，依缓急治之。假令恶寒也，里之表也，当与麻黄附子细辛汤缓发之，是溃形以为汗也。如不恶风寒而反欲去衣，身凉面目赤，四肢逆，数日不大便，小便赤涩引饮，身静重如山，谵语昏冒，脉沉细而疾数者，是足少阴经反受火邪，是里之里病。乃阴中之阴，阳邪也，此客邪当速，急下去之，以大承气汤除之。

里之里者，本中之里也。客邪尽净，里证急矣，故宜急下。凡客邪至于中者，中在经络之中，虽为表而渐入里矣，尚可缓乎？故宜急表也。诸主自病者，非外来之病也。五行中相乘相克，互相交变，多见八里脉也。宜分别脉证，相合与相异治之。有轻重之分，如证宜急而脉不宜急者，脉宜急而证不宜急者，止从缓而不宜急也。缓则能守其和平，急则乃交错生疾。必当以本位常法治中，当推移所在主客，与相合脉证，依缓急治之，是多从脉而不从证。若是交变互相为病，当分主客脉证。或证当汗而脉不可汗，证当下而脉不可下，或脉可汗而证不可汗。或证可下而脉不可下，互相交变，而又互相推移。主客轻重与缓急之法，如经中谓溃形以为汗者，用麻黄又兼附子，一以治标，一以治本，是从其缓也。如不恶风寒，而反欲去衣等证，此是阴中之阳，邪在内矣。宜急治其里，治其里，是多从证，而不从其脉也。

今将七表脉有下者，八里脉有汗者，七表脉有汗者，八里

第
三
辑

脉有下者，此四论为古今之则。于七表脉论外，八里脉论内，交五说之，更有脉与证相杂之法。当取仲景内桂枝脉_里得麻黄证，_表麻黄脉得桂枝证，递用麻黄桂枝各半汤。如桂枝证二停，麻黄脉一停，当用桂枝二麻黄一汤法。或麻黄证二停，桂枝脉一停，当用麻黄二桂枝一汤法。更有麻黄脉桂枝证，取脉为主，脉便为二停，证为一停，用麻黄二桂枝一汤法治之。或桂枝脉麻黄证，亦脉为二停，证作一停，用桂枝二麻黄一汤法治之。大抵圣人谓脉者，司人之命，故以脉为主，多从脉而少从证也。举世脉证交互二法，是不合全从于脉，亦不合不从于证，如合证当两取之。如证在交变法中，即合从脉不从证也。然亦不拘，亦当临时消息，传受递从，元证来理，所投去处，没天之时令。且七表有下者，为内外皆阳缓下。八里有汗者，为内外皆阴缓汗。七表有汗者，为外阳而内阴急汗。八里有下者，为外阳而内阴急下。故《素问》说标本之化，立四因之法，为此一说也。表里标本之化，七表论内说之。

脉证互参，谓桂枝证得麻黄脉，不宜过用麻黄，必兼以桂枝，勿使麻黄大泄之意。此为证属阴不足，而脉属阳有余，故用麻黄二，多从脉之意。桂枝一，少从证之意，不致偏僻之咎。今其阴阳扶抑之法，而太过不及，自位乎中和之道也。致中和，天地位，万物育，何病之有。

八里脉

微脉指法主病

一微者，阴也。指可寻之。往来甚微，再再寻之，若有若无曰微，主败血不止，面色无光。

微者，阴土也。何为阴土？雨土濛雾之象也。血实则脉实，血虚则脉虚。今云指下寻之，往来甚微，则阳已衰矣。再再寻之，若有若无，则血已脱矣。夫营出中焦，中焦治则能摄血，血足则能华色。今脉见微，则为阴盛阳虚，不能摄血，以致败血不止，血去则不能华色，是以面色无光也。

按《脉经》云：微脉极细而软，或欲绝，若有若无，一曰小也，一曰手下快，一曰浮而薄，一曰按之如欲尽。

【歌曰】

指下寻之有若无，溹之败血小肠居，

崩中日久为白带，漏下时多骨木枯。

指下寻之，其中往来甚微，再再寻之，若有若无。然何以至如是之虚也？夫心主血者也，脾摄血者也。今脾不能摄血，以至心包络之血漩流而下，入于小肠。然小肠主出而不主纳，不能久居，必下漏而为崩中之证矣。然崩中日久，则阴已衰而阳无所倚，传变而为虚寒，白带因之而下矣。夫骨，肾所主也，肾主闭藏，受五脏六腑之精而藏之，斯骨有所濡润而不至于枯槁，今崩中而继之以漏下，则精血已竭，骨无所濡，而如木之枯槁矣。

按经云：微则为虚。又云：微而紧者有寒。又云：微弱者，有寒少气。

【又歌曰】

微脉关前气上侵。

关前，阳部也。微脉而见关前，则上焦之阳气衰，阳气衰则阴气上逆，故曰气上侵也。

按《脉经》云：寸口脉微，若寒为衄，宜服五味子汤，摩茱萸膏令汗出。又云：寸口微无阳外寒。

当关郁结气排心。

关主中州，脾胃所居之地。然脾为阴土，生于相火，胃为

第
三
辑

阳土，生于心火。微脉而见关中，是为纯阴而无阳矣。阴霾之气闭塞，阳明之气不行，阳明者胃也。胃之上管，当于心下，故曰郁结气排心也。《四气调神论》云：阳气者闭塞，地气者冒明，此之谓也。

按《脉经》云：关脉微，胃中冷，心下拘急，宜服附子汤、生姜汤、附子丸，针巨阙补之。

尺部见之脐下积，身寒饮水即呻吟。

尺部者，纯阴之地，寒水之乡也。所赖者，下焦命门之真火相济，得以温分肉，消水气，不至有凝结积聚之患。今尺部见微，则下焦之元阳衰而身寒，膀胱之寒气结，而脐下积矣。然两尺属肾，微为阴土，土来克水，故饮水以自救。及至饮水，则又无相火以温暖分消，复助寒气，故作痛而呻吟也。

按《脉经》云：尺中微，无阳厥冷，腹中拘急。又云：尺脉微厥逆，小腹中拘急有寒气，宜服小建中汤。

沉脉指法主病

二沉者，阴也。指下寻之似有，举之全无，缓度三关，状若烂绵曰沉。主气胀两胁，手足时冷。

沉者，阴水也。水性沉下，寻之似有，举之全无，水之性也。水性漂流，缓度三关，水之状也。水性濡软，状若烂绵，水之形也。然水性阴冷，冷则生气，故气胀两胁，而手足时冷也。

按《脉经》云：沉脉举之不足，按之有余。一曰重按之乃得。经云：沉为水为实，又为鬼疰。

【歌曰】

按之似有举还无，气满三焦脏腑虚，

冷热不调三部壅，通肠健胃始能除。

夫沉脉主气，为诸阴之首。今云按之似有举还无，是沉而无力也。刘氏曰：沉而无力为气。假令其人冷热调和，则脏腑充实，而上中下三焦之气，自然和畅，而无壅滞之患矣。今因冷热不调，则卫气不得行于阳分，卫气不行于阳分，则三焦之气满，而脏腑虚矣。治之者，当用辛温之药利之，以通其肠。复用温补之药和之，以健其胃。肠胃之气宣通，则三部之气条达，使卫气复行于阳分，而脉道自无沉匿矣。

按经云：沉而迟，腹藏有冷病。又云：脉来沉沉泽泽，四肢不仁，而重土祟。又云：沉而滑为下血，亦为背膂①痛，《千金方》作下重。

【又歌曰】

寸脉沉兮胸有痰。

寸部所以候胸中者。今寸部见沉，是为水气泛而为痰矣。

按《千金方》云：寸口脉沉而滑者，胸中有水气。面目肿，有微热，为风水。又云：寸口脉沉，大而滑，沉即为血实，滑即为气实。血气相搏。入脏即死，入腑即愈。《脉经》云：寸口沉，胸中痛引背。又云：寸口脉沉，胸中引胁痛，胸中有水气，宜服泽漆汤，针巨阙泻之。又云：寸口脉沉，胸中短气。又云：寸口脉沉而坚者，病在中。又云：寸口脉沉而弱者，曰寒。又云寸口脉沉而弱者，发必堕落。又云：寸口脉沉而紧，若心下有寒，时痛，有积聚。又云：寸口脉沉而喘者，寒热。

当关气短痛难堪。

关所以候腹中者，中气温和，则舒畅而无痞满疼痛之患矣。今关中而见沉，则为腹中有冷气，腹中有冷气，则闭塞而不通，闭塞而不通，则腹中疼痛，呼吸不利，而气短难堪矣。

按《脉经》云：关上沉，心痛，上吞酸。又云：关脉沉，心下有冷气，苦满吞酸，宜服白薇茯苓丸，针胃脘补之。

若在尺中腰脚重，小便稠数色如泔。

---

① 膂（lǔ）：脊柱。

第
三
辑

尺部者，阴部也，所以候肾与三焦膀胱者。左肾主水，右肾主火，膀胱为水，三焦为火，故水火既济，阴阳相维，而后腰脚得以便利，水道得以澄清。今尺中而见沉脉，是有阴而无阳，有水而无火，致使阳气不行，则腰脚重滞，决渎失职，而小便如泔①矣。

按《脉经》云：尺中沉，引背痛。又云：尺脉沉，腰背痛，宜服肾气丸，针京门补之。

缓脉指法主病

三缓者，阴也。指下寻之，往来迟缓，小于迟脉曰缓。主四肢烦闷，气促不安。按他本于小字下有一驶字。

缓者，阴土也。何为阴土？"皇极内"篇以脾为二阴之土故也。夫脾为二阴之土，而脉缓者何也？《脉经》新撰有曰：脾者土也，德则为缓，恩则为迟，是以太阴之脉缓而迟。故《指法》曰：指下寻之，往来迟缓，小于迟脉也。《脉经》又曰：缓脉小驶于迟，何也？夫驶者，疾也，大抵平人脉，四至闰以太息，共成五至。迟脉者，一息三至。其意盖曰缓脉者，比平人之脉，则又稍迟，较之迟脉，则又小驶耳。故其主病，则皆脾病。经曰：土不及，其病内舍心腹，外在肌肉四肢，以其四肢属脾，故四肢烦闷也。经又曰：去不及甚，病留满痞塞，病而留满痞塞，则中气不和，所以气促不安也。洁古曰：证在太阳，风伤卫，当服桂枝汤。易云：四肢烦满，气促不安，枳术汤主之。

按《脉经》云：缓脉去来亦迟，小驶于迟，一曰浮大而散，阴浮于阳同等。

【歌曰】

来往寻之状若迟，肾间生气耳鸣时，

---

① 泔（gān）：《说文》曰"从水，甘声，渐米汁也"。

邪风积气冲背脑，脑后三针痛即移。

缓脉，指下寻之，一来一往，如丝在机，不卷其轴，其状有似乎迟，此太阴湿土之气也。土气盛，则下加于肾，肾主藏者也，肾气被克而起，故曰肾者生气。肾开窍于耳，肾气不藏，则上冲于耳，故又耳鸣。况缓脉又主风痹之疾，痹者风寒湿三者合而成也。夫肾与膀胱，相为表里，今脉而见缓，知有积久之风邪。湿气循足太阳之经，夹脊上冲于背，而为疼痛，治之者当于脑后针足太阳膀胱之穴，以夺其风邪之气，则其痛自瘳①矣。他释皆云当取之浮白穴，夺肾之邪，其痛即止。脑后是浮白穴，主耳聋背项痛也。愚按浮白，乃足少阳之穴，非肾穴也。其穴在耳后入发一寸，非脑后也。或者曰：浮白乃足太阳少阳之会，针之以取其邪焉可也。张世贤曰：太阳中风，脉缓，颈项强急，难以转侧，可针风池、风府、隐白三穴，再服桂枝汤，则痛可移也。若缓大者，属脾脉。

按经云：缓而滑曰热中。

【又歌曰】

缓脉关前搐项筋。

缓脉主湿。经曰：诸痉项强，皆属于湿。关前寸部也，寸主头项之事，寸部而见缓脉，乃湿气客于足太阳之经，而项筋为之搐强矣。

按《脉经》云：寸口脉缓，皮肤不仁，风寒在肌肉，宜服防风汤，以药薄熨之。摩以风膏，灸诸治风穴。

当关气结腹难伸。

脾主中州，中州治则阴阳升降，上下宣通，而气无结滞之患。今缓脉见于关中，乃阴邪湿气，结塞中州，清者不得上升，

---

① 瘳（chōu）：病愈。

浊者不得下降，而腹难以舒伸也。

按《脉经》云：关脉缓，其人不欲食，此胃气不调，脾气不足，宜服平胃丸、补肺汤，针章门补之。

尺上若逢藏结冷，夜间常梦鬼随人。

尺上若逢缓脉，则为冷气结于下焦，而为癥瘕之疾。何也？夫尺，阴位也。缓，阴脉也。冷，阴气也。夜间，阴盛之时也。常梦鬼随人者，群阴合而从其类也。

按《脉经》云：尺脉缓，脚弱下肿，小便难，有余沥，宜服滑石汤、瞿麦散，针横骨泻之。

涩脉指法主病

四涩者，阴也，指下寻之似有，举之全无，前虚后实，无复攻序曰涩。主腹痛，女子有孕，胎痛，无孕，败血为病。

涩者，阴金也。何为阴金？夫沉，阴也。涩为阴为里，当于沉中候。故《指法》曰：寻之似有，重手取之而似有，亦不若他脉之往来分明也。举之全无，谓浮取则不得也。举之全无，则前虚矣，寻之似有，则后实矣。《脉经》谓其往来难短且散，即前虚后实之谓也。无复次序者，即参伍不调，如雨沾沙之谓也。夫脉者，血之府也。犹沟渠之水，水多则滑，水少则涩，血盛则脉滑，血虚则脉涩。腹痛者，血虚而作腹痛也。血所以养胎者也，若有孕而见涩脉，则为血虚，胎失其养而痛矣。若无孕而见涩脉，则为伤精败血之证。夫涩属金，为气多血少，即下文所云血衰气旺定无妊，血旺气衰应有体也。

按《脉经》云：涩脉细而迟，往来难且散，或一止复来，一曰浮而短，一曰短而止，或曰散也。《丹溪心法》曰：涩为血虚，为有郁。

【歌曰】

涩脉如刀刮竹行，丈夫有此号伤精，

妇人有孕胎中病，无孕还须败血成。

何谓如刀刮竹行？谓其往来蹇涩，中有一止也。诸家论涩脉，谓如轻刀刮竹，但言其往来蹇涩，未尽其如刀刮竹之旨。所谓如刀刮竹者，谓以轻刀刮竹，遇节而即止。故诀云：涩脉如刀刮竹行也。然丈夫以气为主，女子以血为主，丈夫而见涩脉，则为伤精之证，以其精生于气也。至若女子而见涩脉，则有胎病败血之证，以其胎养于血也。

按《脉经》云：涩而紧痹病。又云：小弱而涩骨。及经云：滑者伤热，涩者中雾露。

按《儒门事亲》云：修弓杜匠，其子妇年三十，有孕已半岁矣。每发痛，则召侍媪①待之，以为将产也。一二日复故，凡数次。乃问戴人，戴人诊其脉涩而小，断之曰块病也，非孕也。《脉诀》所谓涩脉如刀刮竹形，主丈夫伤精，女人败血。治之之法，有病当泻之，先以舟车丸百余粒，后以调胃承气汤，加当归桃仁，用河水煎，乘热投之。三两日，又以舟车丸桃仁承气汤，泻青黄脓血杂然而下，每更衣，以手向下推之揉之则出。后三二日，又用舟车丸，以猪肾散佐之。一二日，又以舟车丸通经如前，数服病十去九。俟晴明，当未食时，以针泻三阴交穴，不再旬，块已没矣。此与隔腹视五脏者，复何异哉！

【又歌曰】

涩脉关前胃气并。

关前，寸脉也。所以候中者，胸为气海，足阳明之胃经，为多气多血之府。今见涩脉，则为血少，血少则气乘其虚，而并居之故，曰胃气并也。

按《脉经》云：寸口涩，无阳少气。又云：寸口脉涩，是胃气不足，宜服干地黄汤，自养调和饮食，针三里补之。

当关血散不能停。

---

① 媪（ǎo）：年老的妇女。

关所以候中焦者也。营出中焦，涩为气多血少，当关而见涩脉，则为中焦之血散而不守。然有气以行之，故不能停止而复下也。

按《脉经》云：关上涩，无血厥冷。又云：关脉涩，血气逆冷，脉涩为血虚，以中焦有微热，宜服干地黄汤，内补散，针足太冲上补之。经云：关上脉涩而坚，大而实，按之不减有力，为中焦实。有伏结在脾，肺气塞，实热在胃中。注云：涩脉与有力反，今并言者，浮之涩大，按之坚涩，故言有力也。

尺部如斯逢逆冷，体寒脐下作雷鸣。

尺部乃寒水之乡，得相火以相济。故一身得以温暖，涩为阴金，尺部而见涩脉，母藏子宫，则金不畏火，是为金寒水冷，而阳翳无光，故体寒逆冷，冷则生气，故脐下作雷鸣也。

按《脉经》云：尺中见涩，无阴厥冷。又云：尺脉涩，足胫逆冷，小便赤，宜服附子四逆汤，针足太冲补之。又曰：尺脉涩，下血下利多汗。

迟脉指法主病

五迟者，阴也。指下寻之，重手乃得隐隐曰迟。主肾虚不安。

迟者，阴土也。何为阴土？土之性也，缓迟则较缓更甚，故亦曰土也。观其指法，则曰重手乃得隐隐，是病在里而为阴可知矣。自古迟则寒，此节独不言寒，而专言肾虚不安者，何也？以迟为阴土，是土不务其德，而乘其所胜，夫土所胜者，水也。肾为水脏，乘其虚而克之，肾其能安乎哉？

按《脉经》云：迟脉呼吸三至，去来极迟。一曰举之不足，按之尽牢，一曰按之尽牢，举之无有。经云：迟则为寒。

【歌曰】

迟脉人逢状且难，遇其季夏不得痊，
神工诊得知时候，道是脾来水必干。

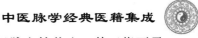

今人皆言三至为迟矣，究未得迟脉之情状也。其于指下寻之，重手乃得隐隐耳。故曰：迟脉人逢状且难也，今人皆言迟则为寒矣，究未尽迟脉之体性也。其理又主脾来克水，肾虚不安，如此则迟脉不专主于寒可知矣。然脉迟而曰遇其季夏不能瘥者何也？以迟脉属土，季夏又值土旺之时，水得土而绝，故曰遇其季夏，不能瘥也。然季春季秋季冬，皆土旺之日，何独见畏于季夏也？不知季春虽土寄旺之月，而木气尚余，子能扶母，即迟脉来见，土其畏木而不暇克水。季秋亦土季旺之月，而金气尚余，金能生水，纵迟脉来见，子受母荫，而水不畏土。季冬亦土寄旺之月，水适当旺，旺者不受邪，纵迟脉来见，亦无所畏。惟季夏乃土正旺之时，谓之长夏，言其生长于火也。况火为土之母，所畏者水耳。今借居土后，则火挟子势，而反来侮水，夫火乃耗水坚土之物也。今得土以合之，而水未有不涸者矣。故曰：遇其季夏不能瘥也。

按经云：迟而涩，中塞有癥结。又云：迟而滑者胀。又云：迟而缓者有寒，仲景曰：如阳明脉迟，不恶寒，身体濈濈然汗出，则用大承气汤。又洁古曰：迟，阴也。季夏，阳也。此证为失时反候，阴盛阳虚。治之宜泻心肺，补肝肾。泻心者，导赤散。补肾者，地黄丸。

【又歌曰】

寸口脉迟心上寒。

寸口，阳位也，所以候胸中者也。心居膈上，迟脉为寒，今见寸口，故曰心上寒也。

按《脉经》云：寸迟上焦有寒，心痛咽酸，吐酸水，宜服附子汤、生姜汤、茱萸丸，调和饮食以暖之。《脉影》云：手足厥冷，气胀攻痛，主上焦寒。

当关腹痛饮浆难。

关，所以候腹中者。关脉见迟，为寒湿之气大作，燥热之气不行。寒湿之气作，故腹痛，燥热之气不行，故饮浆难也。

按《脉经》云：关迟胃中寒，宜桂枝丸、茱萸汤，针胃管补之。《脉影》云：关迟中焦寒，吞酸吐水。

流入尺中腰脚重，浓衣重覆也嫌单。

尺部法地，所以候腰以下之疾者。迟为寒湿之脉，腰脚者，肾之所主。尺部而见迟脉，则为寒湿之气客于下焦，故腰脚重也。人身之所以常温暖者，以下焦命门之真火，得以温分肉也。今尺部而见阴寒之脉，则寒气作，而真火无光，是以浓衣重覆也嫌单耳。

按《脉经》云：尺中迟，下焦有寒，背痛。又云：尺脉迟，下焦有寒，宜服桂枝丸，针气海、关元补之。

伏脉指法主病

六伏者，阴也。指下寻之，似有呼吸，定息全无。再再寻之，不离三关曰伏。主毒气闭塞，三关四肢沉重，手足时冷。

伏阴，木也。何谓阴木？厥阴之木也。厥阴者，阴之尽也。阴已极，则阳将绝矣。脉之所往来指下者，正以阴阳相维，和合交结，而脉道乃行。今阴已极，而阳将绝，则脉道不行，故指下寻之似有，呼吸定息全无。即《脉经》所云伏脉极重，手按之着骨乃得也。然脉之所以往来于寸关尺部者，正以三焦之气，呼吸相通耳。今阴毒之气，壅遏三焦。使荣卫之气，不得行于十二经隧之中，故上焦绝则寸不行，中焦绝则关不行，下焦绝则尺不行。虽依稀隐现于寸关尺部之中，而实不能往来于上下，故曰不离乎三关也。四肢者，诸阳之本也。阳气将绝，故四肢沉重，而手足时冷矣。

按《脉经》云：伏脉极重指按之着骨乃得，一曰手下裁动；一曰按之不足，举之无有；一曰关上沉不出，名曰伏。经云：伏者霍乱。

【歌曰】

阴毒伏脉切三焦，不动荣家气不调，

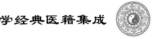

不问春秋与冬夏，徐徐发汗始能消。

阴毒伏脉切三焦，上文已详言之矣。所谓不动营家气不调者，何也？盖以寒伤营，阴寒之气，壅遏三焦，则营气不行。营不行，则脉不出，须得温经发表之剂，如阴毒甘草汤之类，以调其荣气，而后脉始出也。或曰：温经发表，秋冬可施。如遇春夏，岂宜概用？不知阴毒之证，非他病可比，温经散表，阳气方回，虽值春夏，亦宜舍时从证。故池氏曰：积阴冷毒之气，而伏滞于三焦，致卫气不调，荣血不行，三焦之气闭塞。若有此证，不必问四季，须是发散，通其三焦，其病可除也。夫所谓徐徐发汗者何也？洁古曰：渍形以为汗，麻黄附子细辛汤，或秋冬以升麻汤，春夏以麻黄汤，当缓与之。经曰：阴盛阳虚，汗之则愈。予尝读《史记·左编》，一病人以冬月误服白虎，其脉伏而四肢厥冷，诸医拟进四逆理中等剂，东垣曰不可，只宜用轻清之剂，引寒气出于经络之中，如升麻防风羌活等药。其病果愈，是皆徐徐发汗之义也。戴起宗不知此理，谓不当汗，乃引仲景脉浮者，病在表，方可汗等语，独不知仲景亦常曰：少阴病始得之反发热，脉沉者，麻黄附子细辛汤主之。则知发汗又不可以脉之浮沉论也。况阴毒一证，乃一时暴疾，祸如反掌，戴氏误以为荣积卫积脏积，而改作徐徐调理。噫！阴毒伤寒，而可徐徐调理乎哉？诀之所谓徐徐发汗者，非治之徐徐，乃处方之徐徐，如洁古所谓渍形以为汗，又曰当缓与之之谓也。

【又歌曰】

积气胸中寸脉伏。

寸所以候胸中者也。胸为气，每宗气之所行也。今宗气不得随营气而行，故积于胸中，而上部之脉伏矣。

按《脉经》云：寸口脉伏，胸中逆气，噎塞不通，是胃中冷气，上冲心胸，宜服前胡汤、大三建丸，针巨阙、上管，灸膻中。

当关肠澼常瞑目。

肝藏血，脾摄血，肝脾俱候于关。关脉伏，则为肝脾二经不能藏摄其血，斯肠澼之疾生矣。目得血而能视，血脱则目不欲见人，故目常瞑也。

按《脉经》云：关上伏，中焦有水气泄溏，宜服水银丸，针关元，利小便，溏泄便止。

尺部见之食不消，坐卧非安还破腹。

经云：饮食入胃，先入于肝。夫肝，厥阴之木也。今因内伤饮食，宿滞不消，肚腹胀满，欲破而坐卧不安，以至厥阴风木之气壅遏于下，不得上升，故尺部之脉见伏也。治之者，当用吐药，以探吐其宿食，则厥阴风木之气得疏通以上升，而尺部之脉，可以复出矣。经云：上部有脉，下部无脉，其人当吐不吐者死，此之谓也。上吐字，乃吐药之吐，言用吐药而仍不吐，则死矣。

按《脉经》云：尺中伏，水谷不消。又云：尺脉伏，小腹痛，症疝，水谷不化，宜服大平胃丸、桔梗丸，针关元补之。桔梗丸云结肠丸。

又按东垣曰：食塞胸中，食为坤土，胸为金位。金主杀伐，与坤土俱在于上而旺于天，金能克木，故肝木生发之气，伏于地下，非木郁而何？吐去上焦阴土之物，木得舒畅，则郁结去矣。此木郁达之也。

濡脉指法主病

七濡者阴也，指下寻之似有，再再还来，按之依前却去曰濡。主少力，五心烦热，脑转耳鸣，下元极冷。

濡，阴水也。他本俱释为阴金，非也。洁古曰：浮涩弱属金，沉滑濡属水，是以知濡为阴水也。然濡而为不及之水者，何也？谓阳已竭，而阴无所附也。指下寻之似有者，非若他脉之真有，而似乎有也，则为阳已竭矣。再再还来，是阴欲附也，按之根据前却去，是阴欲附而无所附也。经云：阳为阴使，今阳已竭，故主少气力。阴无附，故五心烦热，水不足，故脑转耳鸣。阳已衰，故下元极冷。

按《脉经》第一篇，有软脉而无濡脉，要知濡即软也。又云：软脉极软而浮细，一曰按之无有，举之有余。一曰小而软，软一作濡，曰濡者如帛衣在水中，轻手相得。

【歌曰】

按之似有举之无，髓海丹田定已枯，

四体骨蒸劳热甚，脏腑终传命必殂①。

按之似有，阴无所附也。举还无，阳已竭也。髓海丹田定已枯，肾水已涸也。四体骨蒸劳热甚，谓水已涸，而虚火煎熬也。脏腑终传命必殂，谓肾病传心，心病传肺，肺病传肝，肝病传脾，脾复传肾。经曰：传终者死，是传其所胜也。

按经云：三部脉濡弱，久病得之不治自愈，治之死，卒病得之生。

【又歌曰】

濡脉关前人足汗。

关前，阳位也。濡，阳衰之脉也。足汗，多汗也。汗阴血所化也。阳部而见阳衰之脉，是阳气已虚，不能卫护其阴，则阴气外泄，故其人多汗耳。

按《脉经》云：寸口脉濡，阳气弱，自汗出，是虚损病，宜服干地黄汤、薯蓣丸、内补散、牡蛎散并粉，针太冲补之。

当关少气精神散。

夫精气神，乃身之三宝也。经曰：精生气，气生神，是以精极则无以生气，气少则无以生神。中焦者，荣气之所出也。今关部而见濡脉，则中气大虚，而精与神亦为之耗散矣。

按《脉经》云：关上濡下重。又云：关脉濡，苦虚冷，脾气弱，重下病。宜服赤石脂汤、女萎丸，针关元补之。

---

① 殂（cú）：《说文》谓"殂，往死也"。

尺部绵绵即恶寒，骨与肉疏都不管。

　　尺所以候下焦者也。尺部而见濡脉，是为阳衰于下，故恶寒。经云：足少阴气绝，则骨枯。少阴者，冬脉也，伏行而温于骨髓，故骨髓不温，即内不着骨；骨肉不相亲，即肉濡而却；肉濡而却，故齿长而枯，发无润泽。发无润泽者，骨先死。戊日笃，己日死，土胜水也。

　　按《脉经》云：尺中濡少血，发热恶寒。又云：尺脉濡，若小便难，宜服瞿麦汤、白鱼散，针关元泻之。《千金翼》云：脚不收风痹。

弱脉指法主病

　　八弱者，阴也。指下寻之，如烂绵相似，轻手乃得，重手稍无，怏怏①不前曰弱。主气居于表，生产后客风面肿。

　　弱，阴金也。何为阴金？不及之金也。何谓不及之金？指下寻之，如烂绵相似云。然沉脉指法，则曰状若烂绵，而此亦曰如烂绵相似者何也？不知沉为阴水，故寻之似有，举之全无，弱为阴金，故曰轻手乃得，重手稍无。所谓怏怏者，轻手乃得也。不前者，重手稍无也。大抵浮以候气，沉以候血，浮以候阳，沉以候阴。浮以候表，沉以候里。今云重手稍无，是阴已竭也。轻手乃得，是阳欲依也。怏怏不前，是阴已竭，而阳无所依也。经云：阴右，内阳之守也。今阴竭于内，则阳无所依倚，是血已竭，而气独居于表也。大抵于脉多见于生产后，去血过多，客风乘虚而入，乃使面目浮肿也。

　　按《脉经》云：弱脉极软而沉细，按之欲绝指下。一曰按之乃得，举之无有。

【歌曰】

　　　　三关怏怏不能前，只为风邪与气连。

---

　　① 怏怏（yàng yàng）：不满意，不高兴。

言阴血已竭，而阳无所依，虚邪贼风，与气相连，乘虚而独居于表也。

按经云：弱为虚为悸。

　　　　少①年得此须忧虑，老弱逢之病却痊。

弱脉阴金也。金象属秋，少年者，春夏之令也，老弱者，秋冬之令也。少年得之，谓之逆，老弱得之，谓之顺也。

【又歌曰】

　　　　关前弱脉阳道虚，关中有此气多疏，
　　　　若在尺中阴气绝，酸疼引变上皮肤。

寸，阳位也。寸部见弱，谓之阳道虚。尺，阴位也。尺部见弱，谓之阴气绝。关，阴阳交会之所也。关部见弱，谓之阴阳不相维，故曰气多疏也。然尺部见弱，何以酸疼引变上皮肤也？尺以候肾，肾虚则病酸疼。尺所以候下焦者，卫出下焦。卫气者，阳气也，所以温分肉而实皮肤者也。尺部而见弱，则阴气绝而阳无所依，则不能温分肉而实皮毛，故酸疼引变于皮肤之上也。

按《脉经》云：寸弱阳气虚，关弱无胃气，尺弱少血。又云：寸口脉弱，阳虚自汗出而短气，宜服茯苓汤、内补散，适饮食消息，勿极劳，针胃管补之。又云：关脉弱，胃气虚，胃中有客热，脉弱为虚热作病，其虽曰有热，不可大攻之。热去则寒起，止宜服竹叶汤，针胃管补之。又云：尺脉弱，阳气少，发热骨烦，宜服前胡汤、干地黄汤，针关元补之。

又按仲景曰：假令尺脉弱，名曰阴不足。阳气下陷，入阴中而发热也。

――――――――

① 少：珍本无此字。

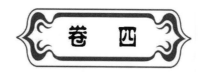

九道脉法论

云岐子曰：九道脉者，从天地九数之理说也。经曰：善言天者，必有应于人。是以天有九星，地有九州。人有九脏，亦有九野。故立九道脉，以应天地阴阳之法也。以长为乾，清阳发腠理。以短为坤，浊阴归六腑。以虚为离，心中惊则血衰。以促为坎，脉进则死，退则生。以结为兑，发在脐傍。以代为中上，主上中下三元正气。以牢为震，前后有水火相乘之气。以动为艮，主血山衰。以细为巽，主秋金有余。此九道脉，以应九脏九宫之法也。

九道脉

长脉指法主病

一长者，阳也。指下寻之，三关如持竿之状。举之有余曰长，过于本位亦曰长。主浑身壮热，夜卧不安。

长者，阳也，乾之象也。易曰：乾之九五，亢龙有悔，此之谓也。经曰：长则气治，何病之有？今则三关如持竿之状，举之有余，过于本位，是长之太过者矣。故主阳邪热毒之气，乘其三焦，阳盛则热，故其见证为浑身壮热也。阳盛则乘其阴，故夜卧不安也。

按洁古曰：长法乾，此阳明脉，故尺寸俱长，身热目疼鼻干，不得卧。当汗，阳化气也。

长脉迢迢度三关，指下来时却又还。阳毒在脏三焦热，徐徐发汗始能安。

长脉迢迢度三关者，言脉三关通度，迢迢而长也。指下寻之却又还者，言脉往来甚盛也。长脉为阳，三关通度，则知阳邪热毒，客于三阴之标，三焦之内皆热也。夫既曰阳毒在脏，而曰汗者何也。洁古曰：在三阴经络中有邪者，是也。无汗乃阴中之阳，可汗而已。是经络无形受邪，法当去之，为三阴标之病也。今阳邪为患，若得微汗，则阴气复舒，阳毒随汗而解矣。正如夏月炎蒸，亢旱得雨，即清凉也。云岐子曰：徐徐发汗者，为在标之深远，急则邪不能出，发之以升麻汤，发在阳明标。一法加羌活麻黄中，治法以地骨皮散，治浑身壮热。

按《脉经》云：寸口脉中手长者，曰足胫痛。

短脉指法主病

二短者，阴也，指下寻之不及本位曰短。主四肢恶寒腹中生气，宿食不消。

短者，阴也，坤之象也。坤属土，脾土旺则能消化饮食。使清阳之气，实于四肢。浊阴之气，归于六腑。自然上下宣通，脉经舒畅，何至有气壅之患也？倘一为生冷宿食所伤，则阳气郁遏于阴中，不得畅达于外，清浊相干，而腹中之冷气生矣。今云指下寻之，不及本位，言其中手而短也。经曰：短则气病。四肢属阳，阳气伏则不能实于四肢，故四肢恶寒也。阳气郁，则胃气不行。故腹中生气，要知皆由宿食不消之所致耳。

按《丹溪心法》曰：长为热流通，短为寒凝结。又《脉经》第一篇载：脉二十四道，有数脉、散脉、革脉，而无长脉、短脉、牢脉，至第九篇，始见长为阳，短为阴之说。又以动为阳，以弦为阴。第十三篇云：夫脉者，血之府也。长则气治，短则气病，数则烦心，大则病进。上盛则气高，下盛则气胀。代则气衰，细则气少。

【歌曰】

　　短脉阴中有伏阳，气壅三焦不得昌，

　　脏中宿食生寒气，大泻通肠必得康。

洁古曰：宿食生寒气。何由通肠？谓阴中伏阳故也，使三焦之气，不得通行于上下。故令大泻通肠，使三焦之气宣行于上下，故用巴豆动药也。外药随证应见使之，此在长短脉交论内细说之。病久温白丸，新病备急丹，愚谓短脉阴中有伏阳者，何也？脉不及本位，中手而短也。不及本位，则为阴，中手而短，乃伏阳也。阳气伏于阴中，使三焦之气，郁而不行，故曰气壅三焦不得昌也。然三焦之气，所以壅遏而不行者，由于其人内为生冷宿物所伤，故三焦之阳气不行，而脏腑之寒气生矣。若以大黄、芒硝之药利之，则硝黄性寒，究不能除其生冷之气，而病终不得除。当以辛热之药，如备急丸之类，大泻其腹中宿物，则三焦之气，可以复行，而病始得康健也。

　　按经云：短疾而滑酒病。又云：短而数心痛，心烦。《脉经》云：寸口脉中手短者，曰头痛。

虚脉指法主病

三虚者，阴也。指下寻之不足，举之亦然。曰虚，主少力多惊，心中恍惚，小儿惊风。

虚者，阴也。离之象也，离中虚。在天为火，在人为心。心主血脉，血实则脉实，血虚则脉虚。今指下寻之不足，举之亦然，则心血虚矣。心血虚则神无所倚，故少力多惊，心中恍惚。《易》曰：日昃①之离，何可久也？若小儿见此虚脉，则易于成惊，何也？小儿乃方长之气，脉当有力，今反见虚脉，则为先天不足，或脾胃虚弱，风火易乘，故主惊风之证也。治之者，宜益其元气，培其脾土，气血充足，而风木不得以乘之，惊风之患，庶可免矣。张世贤释谓治以湿青丸，加减小柴胡汤，则虚虚之祸，其能免乎。

　　按《脉经》云：虚脉迟大而软，按之不足，隐指豁豁然空。

【歌曰】

　　　　恍惚心中多悸惊，三关定息脉难成，

　　　　血虚脏腑生烦热，补益三焦便得宁。

　　心主血脉，心中恍惚而多惊悸，血虚可知矣。及候其脉，则寸关尺部三关之内，寻按俱虚，而不成息数，自非一脏一腑之虚，乃三焦之虚也。夫三焦，五脏六腑之本也。三焦之血虚，则脏腑之烦热生矣。治之者，当补益其三焦。夫心血虚，而曰补益其三焦者，何也？正以心火也，三焦亦火也。补益三焦。即《大易》所云：明而作离，大人以继明之义也。不然，则为日昃之离，安可久也。

　　按《脉经》云：尺脉虚小者，足胫寒痿痹脚疼。

促脉指法主病

　　四促者，阳也。指下寻之极数，并居寸口曰促。渐加则死，渐退则生。

　　促者，阳也，坎之象也。夫促而取象于坎，何也？坎，陷也。一阳而陷于二阴之中也。促者数，而并于寸口中，有一止也，故取象于坎也。人身之阴阳和，则脉道往来和缓。今曰指

----

　　① 昃（zè）：太阳偏向西方时。

下寻之极数，是阳已盛矣。并居寸口，是阳已盛而驱策其阴血，如人疾趋，时复一蹶也。所谓渐加则死者，阳愈亢而阴愈竭，乃乘危而着鞭，则其死也必矣。若能渐退，则阴阳和合，有既济之功，故曰渐退则生。

按《脉经》云：促脉来去数，时一止复来。

又按黎氏曰：阳邪上忤，故有偏盛。其脉按之有余，举之洪数，不游三关，并居寸口，虽盛疾。必时一止而复来，谓之促。令人三焦不和，气逆而厥，上盛下虚，上溢下绝。其候渐进者死，渐退者生。又刘守真曰：促脉者，阳也，数而时一止也。主聚积气痞忧思所成。亦或热剧失下，则令脉促，下之则平也。

【歌曰】

促脉前来已出关，常居寸口血成斑，

忽然渐退人生也，或若加时命在天。

关，阴阳之交也。已出关则尽溢于寸口矣。并居寸口，则阳并于上阳盛则烈其阴血，而斑疹生焉。洁古曰：升多而不降，前曲后倨，如操带钩曰死。渐退者，以阳得阴则解。加进之者，独阳脱阴，故知命在天也。池氏曰：促脉急而数，其脉溢，关至寸口，乃水火相乘，而风壅血气衰，故发血斑。其脉渐加溢进即死，退居本位即生。

按《脉经》云：寸口脉促上击者，曰肩背痛。

结脉指法主病

五结者，阴也。指下寻之，或来或往，聚而却还曰结。主四肢气闷，连痛时来。

结者，阴也，兑之象也。兑为泽，阴阳和而后雨泽降。今指下寻之，脉道或往或来，聚而却还，是阴独盛而阳不能入也。即《脉经》所谓缓时一止复来者曰结。为血留而不行，气滞而不散，是龙蟠而不雨也。四肢属阳，血留而不行，气滞而不散，则阴阳不相维，故四肢气闷矣。连痛时来者，即下文之大肠疼痛也。

按《脉经》云：结脉往来缓，时一止复来，按之来缓时一止者，名结阳。初来动止，更来小数，不能自还，举之则动，名结阴。

又按刘守真曰：结脉者，迟缓而时一止为阴也。主阴盛发躁烦满，乃阳厥极深，以至身冷脉微欲绝而缓弱。时一止者，亦胸烦躁，此止为热极而非寒也，皆须以标本明之。

【歌曰】

积气生于脾脏傍，大肠疼痛阵难当，
渐知稍泻三焦火，莫谩①多方立纪纲。

脉结而云积气者，何也？凡人之身，左属肝主血，右属肺主气。结脉象兑，兑居西方，为人生之右，当知有积气生于脾脏之傍，肚腹之右也。然积气而生于脾脏之傍者，何也？"营卫生会"篇曰：谷气入胃，以传于肺，五脏六腑，皆受其气。又"营气"篇曰：谷入于胃，乃传于肺，流溢于中，布散于外。专精者，行于经隧②，常营无已，终而复始，是谓天地之纪。故气从手太阴出，注手阳明。云：今脉而见结，如人步履维艰。而复见一蹶，是脾胃之气，不能转输于肺，而肺又不能传送于大肠，是以留滞于脾脏之傍，而为积气故也。然脉结而云大肠疼痛者，何也？辛不病而庚病也。辛不病而庚病者，何也？辛于丙合为水，寒气主之。庚于乙合为金，燥气主之。辛金者，阴金也，肺金是也。庚金者，阳金也，大肠是也。以阳金之燥气，留滞于大肠，故阵阵而作疼痛也。然大肠痛而泻三焦火者何也？以燥气近于火，金其畏火者也。阴金受制于脏，阳金受制于腑，从其类也。夫大肠者，腑也。故受制于三焦。治之者宜泻三焦

---

① 谩（mán）：期骗，欺诳，蒙蔽。
② 隧：清抄本为"随"，据珍本改。

之火，不使助其燥金之气，则痛自减，而疾自瘳矣。但结脉终属于阴脉之极，不得峻用苦寒，亦不得急于攻伐，只宜稍泻三焦之火可也。诚恐后人以腹痛之故，误投辛热，则津液枯而燥愈甚，求其愈也难矣。故叮咛告戒之曰：莫谩多方立纪纲也。

按：李东垣《兰室秘藏》七圣丸，治大肠疼痛，不可忍，全引用此诀。附七圣丸方：羌活一两，郁李仁汤浸去皮、另研，一两五钱，大黄八钱，煨槟榔、桂去皮、木香、川芎，以上各五钱。上除郁李仁另研入内，共为细末，炼蜜为丸，如梧桐子大。每服三五十丸，白汤下。食前取大便微利，一服而愈。切禁不得多利大便，其痛滋甚。又按刘守真《痔疾论》曰：手阳明大肠，名曰害蜚。"六元正纪"论阳明又曰：司杀府大肠，谓害蜚谓金，能害五虫。又曰：司杀府谓金主杀，既有此二名，何以自生虫？盖谓三焦相火盛而能制阳明金，故木来相侮。《内经》曰：侮谓胜己也。木主生五虫，叔和云：风主生于脾脏傍，大肠疼痛阵难当，渐觉稍泻三焦热，莫谩多方立纪纲。此言饮酒多食热物，脾生火热，而助三焦气盛，火能生土也。当泻三焦火，热退，使金得气而反制木，木受制则五虫不生，病自愈矣。

代脉指法主病

六代者，阴也。指下寻之，动而复起，再再不能自还，曰代。主形容羸瘦，口不能言。

六代者，阴也，中土之象也。代而谓有中土之象者，何也？谓其动而中止也。然促结之脉，亦动而中止，不谓之土也，以促结虽动而中止，无有常数。代则不然，动而中止有常数也。何谓止有常数？假令五动一止，仍是五动也。七动一止，仍是七动也。代有常数，而谓之土者何也？以土主信，不失其期也。凡病之不失其期者，皆土之为病也。动而中止，不失其期。而谓之代者何也？谓一脏无气，而以他脏代之也。平人之脉，一动肺，二动心，三动脾，四动肺，五动肾。周而复始，至五十动不止，以成大衍之数，故曰平人。假令七动一止，谓心脏无气，再而后起，不能自还，是心脏无气而脾脏代之也。故所主之病，形容羸瘦，形已脱矣。口不能言，气已脱矣，形气俱脱，不死何为。

按《脉经》云：代脉来数中止，不能自还，因而复动，脉结者生，代者死。又刘守真曰：代脉者主缓弱而无力，不能动，因而复动，病必危而死。

【歌曰】

代脉时时动若浮，再而复起似还无，

三元正气随风去，魂魄冥冥何所拘。

代脉时时，其状若浮。但浮脉按之有神无间断，代脉按之无根而有间断。虽有时再起，而止有常数，是一脏气绝，而以他脏代之也。夫神所以御气，气所以御精，三者互摄，则魂魄自相拘守。今脉而见代，则三元之精气神已散。而魂魄亦相离而失守，不死何为？此节正与肺脏歌内魂将魄共连之句，互相遥映。

按《脉经》云：代散则死。

牢脉指法主病

七牢者，阴也。指下寻之即无，按之即有，曰牢。主骨间疼痛，气居于表。

七牢者，阴也，震之象也。震为雷，云岐子谓其有水火相乘之气，今指下寻之即无，按之即有曰牢。牢者坚牢也，其脉沉弦有力，动而不移，乃病根深痼，而成不拔之势也。指下寻之即无，表虚也。按之即有，里实也。所谓里实者，邪气实。所谓表虚者，正气虚也。在内之邪气固，则水火相煎。

故骨间疼痛。在外之正气虚，则血不外荣，而气独居于表。

按《脉经》第一篇：有革脉而无牢脉。《千金翼》以革为牢，其《脉经》则曰革脉有似沉伏，实大而长，微弦。

【歌曰】

> 脉入皮肤辨息难，时时气促在胸前，
> 只缘水火相刑克，欲待痊除更问天。

脉入皮肤，则轻手于皮肤之上，不见其脉，即前指下寻之即无也。凡脉有往来，则辨息易矣。今云辨息难言，按之即有，而且坚牢不移其处，及举之皮肤之间，不见其有脉。夫肺为华盖，乃五脏六腑之首，居于胸中，主气而司呼吸者也。今肺气衰，则火来乘之，木来薄之。水者，金之子，所以制火者也。今金气衰，则不能生水，火反乘金之势而煎熬其水，犹釜底之薪燔，而釜中之水涸也。时时气促者，只缘水火交战于胸中，互相刑克，呼虽出于心肺，吸不得归于肾肝，故时时气促也。即经云：不及则所胜妄行，所生受病，所不胜薄之也。由此观之，四大分张，五行乖乱，欲望其痊除也难矣。

按《脉经》云：平三关病候，并治宜。第三篇内寸口无牢脉，于关部则曰关脉牢。脾胃气塞盛热，则腹中响，响宜服紫菀丸、渴脾丸，针灸胃管泻之。于尺部，则曰尺脉牢，腹满，阴中急，宜服葶苈子茱萸丸，针关元、丹田、中极。

动脉指法主病

八动者，阴也，指下寻之似有，举之还无。再再寻之，不离其处，不往不来曰动。主四体虚劳，崩中血痢。

八动者，阴也。艮之象也。艮为山止之象也。经云：阴者藏精而起亟也。所谓藏精而起亟者，何也？言人身之阴血，每从阳气以行，数数而起应，故能随阳行于十二隧之中，流注冲任之内，故女子月事以时下而无疾病矣。倘阴血不能随阳气以行，则蓄于内，积止如山，积久而忽下，如山之崩也。今云指下寻之似有，举之还无，谓阴血不能随阳气而行也。不离其处者，谓血蓄于内，止而不动也。不往不来者，谓血不随阳气以行，而脉道不往来也。夫气，血之帅也。血之不行，由于阳气之不能帅血，以行四肢，诸阳之本也。气既不能帅血以行，故四体虚劳。阴血积久，有时而忽溢，在女子则为崩中，在男子则为血痢耳。

按《脉经》云：动脉见于关上，无头尾，大如豆，厥厥然动摇。《伤寒论》云：阴阳相搏，名曰动。阳动则汗出，阴动则发热，形冷恶寒。数脉见于关上，上下无头尾，如豆大，厥厥动摇者，名曰动。又经云：动为痛为惊。

【歌曰】

动脉根源气主阴。

夫人身有阴阳二气，非止于气为阳，血为阴也。要知气血者，有形之阴阳，阴阳者，无形之气血。阴阳和，则气血相守而不相离，常营行于经隧之中，循环无已。今脉而见动，则为阴阳不相维。阳动而阴静，静则易以止，故血伤不行，止久而忽下也。究其根源，乃因阴气不能随阳气以行耳。

三关指下碍沉沉，血山一倒经年月。

池氏曰：动在指下，隐隐按之，沉沉如水中一石。轻举之脉不动，重按之微有力而碍指，乃阴虚内损，女人经血来如山崩不止，治之宜八珍汤。

智士名医只可寻。

此非利语也，庸医但见崩中之疾，以为血热妄行，徒用凉血之剂，或用药以劫之，殊失治崩之旨矣。不知崩中之疾，由阳气不能帅血而行，阴血不能起亟而应之，以至冲脉停留，月事不能以时下，久之而溢出，故如山之崩漏而下耳。法当大补其气，使阳生而阴长，阳气壮，得以帅血而行，不至有停积之患，则崩漏自止矣。若非智士名医，安能达其元奥也哉？

细脉指法主病

九细者，阴也。指下寻之，细细似线，来往极微曰细，主胫酸髓冷乏力泄精。

九细者，阴也。云岐子取象于巽，主秋金有余。夫巽者风也，言人之精血衰冷，如秋风之微弱萧瑟也。气主煦之，血主濡之。气血盛则能变化精微，内渗骨空，以实其骨髓，外荣肌肉，以淖泽毛发。今指下寻之，脉道细细似线，且来往极微，是从弦上减至极细而微矣。仲景曰：弦则为减，以曰减则为寒，今减之又减，以至极细而微，则为肾水虚冷可知矣。所以精道不固，则内无以实骨空，而胫寒髓冷，乏力泄精之证作矣。

按《脉经》云：细脉小大于微，常有但细耳。

【歌曰】

乏力无精胫里酸，形容憔悴发毛干，

如逢冬季经霜月，不疗其疴必自瘥。

血盛则脉盛，血衰则脉衰。上文言脉道细细似线，来往极微则脉道衰矣。足胫属肾，胫酸属虚，皆由无精以实骨空，以至胫酸而乏力也。血不足则不能华色，而形容憔悴，精不足则不能淖泽肌肤，发毛干枯。然春夏为阳，秋冬为阴。春夏脉当浮大，秋冬脉当沉细。若秋冬而见此细脉，则为顺四时，其病当不治自愈。若春夏见此沉细之脉，是于长养之时，而见凋残之气，则为反四时矣，安能保其无大咎也。

按《脉经》云：寸口脉细，发热吸吐，宜服黄芩龙胆汤。吐不止，宜服橘皮桔梗汤，灸中府。又云：关脉细，脾胃虚腹满，宜服平胃茱萸蜀椒汤、白薇丸，针灸三管。

又按"三部九候论"云：尺脉细而急者，筋挛痹不能行。又云：尺脉细微溏泄，下冷利。

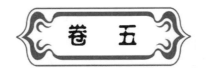

论《脉诀》合《河图》《洛书》

凡为医者，必察乎色脉之吉凶。欲察色脉之吉凶，必察乎五行生克。欲察五行之生克，必观乎《河图》《洛书》之理数。夫海藏王氏者，乃医之翘楚①也。述其师东垣老人之元奥，而著为一书，曰《此事难知》。首载医之可法者十人，其中有箕子之《洪范》，与叔和之《脉诀》。则知叔和之《脉诀》，当与《洪范·九畴》并传而不朽矣。所以叔和以七表为阳，其数奇。八里为阴，其数偶。复有九道之脉，以配八卦九宫，共成二十四脉，以配二十四气，其意盖亦深且远矣。

而说者有谓二十四脉不足尽脉之神情，以诋毁叔和之《脉诀》。不知二十四脉，乃诸脉之纲领，亦犹易之有八卦也。岂亦将曰八卦不足以尽易之理，而诋毁羲皇乎哉？朱子曰：天以阴阳五行，化生万物。人在天地之间，是亦物也。但物得其偏，人得其全耳。然物亦有得阴阳五行之全者，《河图》《洛书》是也。如不明阴阳五行之理则已矣，苟欲明阴阳五行之理，舍《河图》《洛书》奚自焉？然亦未可易言也。必知夫《河图》《洛书》之所以然，而后可以由堂而入室焉。吾先试以《河图》

---

① 翘楚：原指高出杂树丛的荆树，后用来比喻杰出的人才。

之原委，浅显言之。夫《河图》者，当伏羲之时，有龙马负图而出于河，岂别有其图龙马负之而出欤？是即龙马背上，毛旋罗纹，自然有如是。一六在下，二七在上，三八在左，四九在右，五十居中，合上下左右中间之罗纹共计之，则五十有五焉。其理盖自左转而东，而南而中而西，复始而北，顺而行之，以相生为用者也。要知伏羲胸中，原自有阴阳五行之理，一见斯物，适合于中，因之而画八卦。乾南坤北，离东坎西，震东北，兑东南，巽西南，艮西北。天地定位，山泽通气，雷风相搏，水火不相射，乾坤纵而六子横，相为对待以立本也。复于八卦之上，各加八卦，上下交错，八而八之，再变而为六十四矣。彼时但有图画，而无文字，然而千变万化之理，不外乎此，所谓伏羲先天八卦者是也。嗣后文王被囚，因衍易始变先天八卦，而为后天，置乾于西北，退坤于西南，长子用事，而长女代母，坎离得位，兑艮为耦，震兑横而六卦纵，迭为流行，以致用也。复广八八六十四卦，而为三百八十四爻，文王系卦，周公系爻，易于是乎有辞。孔子生于周末，晚作十翼，先天后天，互相发明，而易之道始大备，是则《河图》之大概也。试再以《洛书》之原委言之。夫《洛书》者，乃大禹治水之时，有神龟负书而出于洛，岂别有其书，神龟负之出欤？是即其神龟背上自然之文，重迭纵横，状如折甲。其文则载九履一左三右七，二四为肩，六八为履，共计其上下左右中间之点数，则四十有五焉。要知禹王胸中，原自有乘除消长之理，一见斯物，适合于心，因之而成九畴。其理盖自此右转而西而南而东而中，逆而行之，以克为用者也。降至箕子，复衍其意，而作《洪范》，以陈武王彝伦攸叙。迨乎后世，去圣日遥，又遭秦厄，其理虽在，其数莫传。赖有宋儒九峰先生，广西山之家学，畅考亭之师传，复衍其图，左右交错，九而九之，而成八十一畴。畴各有名，名各有辞，亦如易之八八六十四卦，以明阴阳五行之理，谓之皇极内篇，补前人之阙绝，发后学所未闻，而九畴之理复著焉。是则各书之大概也。然《河图》之与《洛书》，虽时有先后，数有多寡，至以一六为水，二七为火，三八为木，四九为金，五十为土，其理则一而已。但河图则合上下以成卦，其数偶，《洛书》则合左右以成畴，其数奇。一三五七九，奇也，阳也，天也。二四六八十，偶也，阴也，地也。河图则左转以相生，洛书则右旋以相克，使生而不克，则生者无从而裁制，克而不生，则克者亦有时而间断。天九者，洛书之数也。而伏羲氏之八卦，纵横斜正，数皆用九，是《河图》而已具《洛书》之理矣。十者，《河图》之数也。而大禹王之九畴，纵横斜正，数皆十五，是《洛书》而复具《河图》之理矣。故先儒有言，《河图》《洛书》，相为经纬者此也。人生于五行之中，亦惟是生克之理而已。试观叔和左右手诊脉歌，则以四十五动为一息，言五行之相制，制胜极，则不能生去，《洛书》五九之数也。于杂病生死歌，则又以五十不止为无病者，取其生生不息，不息则能久，是法《河图》大衍之数五十也。然千载以下，能窥其奥者，唯洁古一人而已。观洁古《脉数通论》，有曰：夫脉乃五行之数，各有生成之用，相克之数，木得金而伐，火得水而灭，金得火而缺，土得木而亏，水得土而绝，五脏应五行，各有相生相胜之理，得相生者愈，相胜者死。此论若不通五脏交变相传，及虚实顺逆，无由入此理趣也。噫！夫洁古东垣之师也，东垣又海藏之师也，其家学渊源，相与潜心乎《脉诀》如此，其他如刘守真、张子和、李晞范、云岐通真诸子，莫不引用《脉诀》，载在典籍者，不可胜数。何物戴起宗，坐井小天，不识《河图》《洛书》之旨，乃以左右手六部歌诀，尽改四十五动为五十动，何其有面无目，有目无心也。奈何复有吠声之徒，厌常喜新，随众喧喝，亦以《脉诀》为不足法，且妄立其说，以误后人。抑思尔之成见，果有过于洁古东垣诸名贤否欤？不则，是犹仰天而唾也，于《脉诀》何与哉？予于是书，究心十有余载，始得略见一斑，以故不惜蛇添，于各部之下，详明注释，庶不负作者之苦心，俾后学诸君，勿为邪说所蔽云尔。

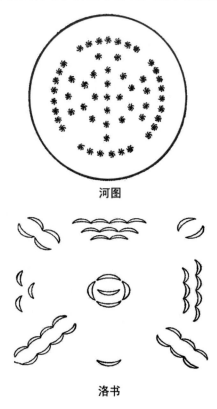

河图

洛书

一六居下，二七居上，三八居左，四九居右，五十居中。

东北内阳外阴，西南内阴外阳，此四时之象也。

阳生于子天一生水也。阴生于午地二生火也。

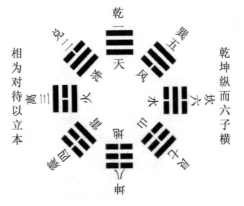

《河图》左转五行相生为用之图

"说卦传"曰：天地定位，山泽通气雷风相搏，水火不相射，八卦相错，数往者顺，知来者逆，是故易逆数也。

伏羲先天八卦之图

《易·说卦传》曰：帝出乎震，齐乎巽，相传乎离，致役乎坤，说言乎兑，战乎乾，劳乎坎，成言乎艮。邵子曰：文王八

第三辑

卦，置乾于西北，退坤于西南，长子用事，而长女代母，坎离得位，兑艮为耦，乃入用之位，后天之学也。

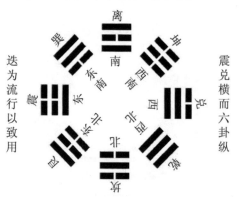

巽为东南　离南　坤西南

震东　兑西

迭为流行以致用　艮东北　坎北　乾西北　震兑横而六卦纵

文王后天八卦之图

坤	剥	比	观	豫	晋	萃	否
坤坤	艮坤	坎坤	巽坤	震坤	离坤	兑坤	乾坤
谦	艮	蹇	渐	小过	旅	咸	遁
坤艮	艮艮	坎艮	巽艮	震艮	离艮	兑艮	乾艮
师	蒙	坎	涣	解	未济	困	讼
坤坎	艮坎	坎坎	巽坎	震坎	离坎	兑坎	乾坎
升	蛊	井	巽	恒	鼎	大过	姤
坤巽	艮巽	坎巽	巽巽	震巽	离巽	兑巽	乾巽
复	颐	屯	益	震	噬嗑	随	无妄
坤震	艮震	坎震	巽震	震震	离震	兑震	乾震
明夷	贲	既济	家人	丰	离	革	同人
坤离	艮离	坎离	巽离	震离	离离	兑离	乾离
临	损	节	中孚	归妹	睽	兑	履
坤兑	艮兑	坎兑	巽兑	震兑	离兑	兑兑	乾兑
泰	大畜	需	小畜	大壮	大有	夬	乾
坤乾	艮乾	坎乾	巽乾	震乾	离乾	兑乾	乾乾

六十四卦之图

一合九而为十，二合八而为十，三合七而为十，四合六而为十，此《洛书》以虚数相合，而为四十者也。若九畴则以实数相合，而为五十矣。天一居坎，坎为水。先物，故一五行地。二居坤，坤效法成象，故二五事天。三居震，震兴作厚民，故三八政地。四居巽，巽为鸡知时，故四五纪天。五居中，立极统外，故五皇极地。六居乾，乾为君父，故六三得天。七居兑，为幽通灵，故七稽疑地。八居艮，艮成物可验，故八数微天。九居离，离明体有辨，故有福极之用。

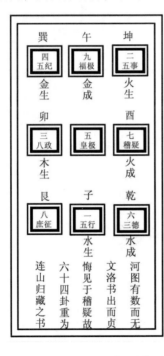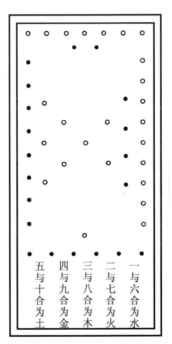

《洛书》本文生成数图

戴九履一，左三右七，二四为肩，六八为足。

水克火，火克金，金克木，木克土，土克水。

第
三
辑

　　《河图》以相生为序，故左行。自北而东而南而中而西，复始而北。《洛书》以相克为序，故右转自北而西而南而东而中之始于此。

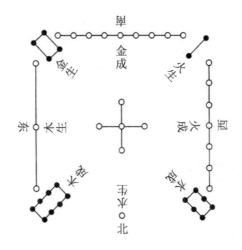

《洛书》右转五行相克为用之图

　　《春秋纬》曰：河以通天，出天苞，雒①以流地，出地符。河通于天，龙马负图以出于天，其位一六居下，二七居上，三八居左，四九居右，五十居中，雒流于地。神龟负书以出于雒，其位戴九履一，左三右七，二四为肩，六八为足。邵子曰：圆者星也。历纪之数，其肇于

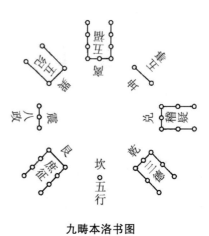

九畴本洛书图

——————

① 雒（luò）：古书上指白鬣的黑马。古同"洛"，烙印。

此乎。方者土也，书地分门州之法，其仿于此乎？图出马背旋毛文，故圆曰图。书出龟背拆甲，故长曰书。

𝍨𝍨	𝍧𝍧	𝍦𝍦	𝍥𝍥	𝍤𝍤	𝍣𝍣	𝍢𝍢	𝍡𝍡	𝍠𝍠
终	戎	分	用	中	公	从	冲	原
	𝍧𝍨	𝍦𝍧	𝍥𝍦	𝍤𝍥	𝍣𝍤	𝍢𝍣	𝍡𝍢	𝍠𝍡
	结	讼	卻	伏	益	交	振	潜
	𝍨𝍠	𝍦𝍨	𝍥𝍧	𝍤𝍦	𝍣𝍥	𝍢𝍤	𝍡𝍣	𝍠𝍢
	养	收	翕	过	章	育	祈	守
	𝍨𝍡	𝍧𝍠	𝍥𝍨	𝍤𝍧	𝍣𝍦	𝍢𝍥	𝍡𝍤	𝍠𝍣
	遇	实	远	疑	盈	壮	常	信
	𝍨𝍢	𝍧𝍡	𝍦𝍠	𝍤𝍨	𝍣𝍧	𝍢𝍦	𝍡𝍥	𝍠𝍤
	胜	宾	迅	寡	锡	兴	柔	直
	𝍨𝍣	𝍧𝍢	𝍦𝍡	𝍥𝍠	𝍣𝍨	𝍢𝍧	𝍡𝍦	𝍠𝍥
	因	危	惧	饰	靡	欣	易	蒙
	𝍨𝍤	𝍧𝍣	𝍦𝍢	𝍥𝍡	𝍤𝍠	𝍢𝍨	𝍡𝍧	𝍠𝍦
	壬	坚	除	戾	庶	舒	亲	间
	𝍨𝍥	𝍧𝍤	𝍦𝍣	𝍥𝍢	𝍤𝍡	𝍣𝍠	𝍡𝍨	𝍠𝍧
	固	茔	弱	虚	决	比	华	须
	𝍨𝍦	𝍧𝍥	𝍦𝍤	𝍥𝍣	𝍤𝍢	𝍣𝍡	𝍢𝍠	𝍠𝍨
	移	报	疾	昧	豫	开	见	厉
	𝍨𝍧	𝍧𝍦	𝍦𝍥	𝍥𝍤	𝍤𝍣	𝍣𝍢	𝍢𝍡	𝍡𝍠
	随	止	克	损	升	晋	获	成

皇极内篇左右交错九九八十一畴之图

“皇极内篇”左右交错九九八十一畴之图

左右手诊脉歌

左右须候四时脉。

经曰：左右者，阴阳之道路也。故人之左尺水生左关木，左关木生左寸火，左寸火生右尺火，右尺火生右关土，右关土生右寸金，右寸金生左尺水。又左寸火克右寸金，右寸金克左关木，左关木克右关土，右关土克左尺水，左尺水克左寸火。一往一来，左右互相生克，即《洪范·九畴》以左右合，而明吉凶之义也。然亦须随其四时以诊之，假令左关肝脉固宜弦长，而春三月左右手六部中，亦须带弦，又令右寸肺脉固宜浮涩，若秋三月左右手六部中，亦须带涩，故曰左右须候四时脉也。

四十五动为一息。

张世贤曰：动，脉至也。息，脉止也，非呼吸之息也。愚谓平人之脉，循环无已，虽四十五动之外，无有已时。而此云四十五动为一息者，言其脉之一小周也。犹之以三百六十日为一岁，非三百六十日之外，有一上而后为第二岁。所谓以四十五动为一息者，体九畴之数，五九四十五也。五则五行之气，全九则九畴之数备矣。

指下弦急洪紧时，便是有风兼热极。

弦急，不缓也。洪紧，大而不和也。弦急洪紧四脉皆阳，诸阳为热，热则生风，故曰便是有风兼热也。

忽然匿匿慢沉细，冷极缠身兼患气。

匿匿，隐而不现也。慢，迟也。匿慢沉细四脉皆阴，诸阴为冷，冷即生气，故曰冷疾缠身兼患气也。

贼脉频来问五行。

贼脉，鬼克之脉也。如心脉沉细，肝脉涩小，脾脉弦急，肺脉洪大，肾脉迟缓。又令春脉涩短，夏脉沉迟，季夏脉弦长，秋脉洪散，冬脉缓慢，是皆贼脉，项问五行之克我者是也。

屋漏雀啄终不治。

屋漏，迟缓而一止也；雀啄，急数而一止也。二者皆为脾气绝，屋漏为脾之阳气绝，阳行速也。雀啄为脾之阴气绝，阴行迟也。脾主中州，灌溉五脏六腑，脾家之元阴元阳既绝，则十二经俱危矣，故曰终不治。

按经云：脉病人不病，脉来如屋漏雀啄者死。注云：屋漏者，其来既绝而止，时时复起而不相连属也。雀啄者，脉来甚数而疾绝止，复顿来也。又经言：得病七八日，脉如屋漏雀啄者死。注云：脉弹人手如黍米也。

左手寸口心脉歌

左手头指火之子。

诸家诠注，以子字为传写之误，非也。言医者，以第一食指探病人之左手寸脉，乃心脉也。《阴阳应象大论》云：南方生热，热生火，火生苦，苦生心。夫心既为火之所生，独非火之子欤。

四十五动无他事。

四十五动无他事者，亦当准前九畴之数，须得四十五动不易，则无他故矣。张世贤释谓其数之动法，不依五行相克，非也。

三十一动忽然沉，顿饭却来还复此。

凡心脉当取之六菽之重，言其浮中即当见也。今诊得其脉于三十一动止，忽然而沉，夫沉水也。必重手乃见，且顿饭之时，方得复浮而起。夫心火也，三十一动，以五五除之，则余其六，六为水之成数。以六五除之则余其一，一为水之生数，合生成之数俱水。洁古曰：火得水而灭也。张世贤谓三十一动，轮在肺上，肺上见沉，乃金生水，水渐盛，则火灭，觉太牵强。

按经云：左手寸口脉偏动，乍大乍小不齐，从寸口至关，关至尺，三部之位，处处动摇，各异不同。其人病仲夏传之此脉，桃花落而死。

春中诊得夏须忧，夏若得之秋绝体，
秋脉如斯又准前，冬若候之春必死。

若春中诊得此脉，则奉长者少矣。夏若诊得此脉，则奉收

者少矣。秋若诊得此脉，则奉藏者少矣。冬若诊得此脉，则奉生者少矣。张世贤谓三月者，天道小变之节，亦未必然，今则准《四气调神论》释之，方合经旨。

左手中指肝脉歌

左手中指木相连，脉候须还来一息。

此言医者，以中指探病人之左手关脉，乃肝木也。其脉亦须还准前五九之数为一大息，则无病。

二十六动沉却来，肝脏有风兼热极。

若诊得二十六动上而见一沉，则为肝脏有风兼热极矣。何也？二十六动，以五五除之，则余其一，一为水之生数。以四五除之，则余其六，六为水之成数，合生成之数，皆水，是母来抑子。肝为风木，子挟母势，而风热愈炽，故曰肝脏有风兼热极矣。

二十九动涩匿匿，本脏及筋终绝塞。

匿匿，涩貌，涩为金脉，肝脉见涩，为金来克木。况二十九动上见之，以五五除之，则余其四，四为金之生数，以四五除之，则余其九，九为金之成数，合生成之数俱金。洁古曰：木得金而伐矣。夫肝主筋，故曰本脏及筋终绝塞也。

一十九动便沉沉，肝绝未闻人救得。

夫肝为木，今见一十九动，而沉以二五除之，则余其九，九为金之成数。以三五除之，则余其四，四为金之生数，合生成之数俱金。洁古曰木得金而伐矣。

左手尺部肾脉歌

左手肾脉指第三，四十五动无疾咎。

言病人左手尺部，医者以第三无名指探之，亦须准前五九四十五动而不歇，是无疾咎之脉也。

按经云：左手尺部脉，四十动而一止，止而复来，来逆如循直木。如循张弓弦，<u>纽纽</u>然如两人共引一索，至立冬死。《千金方》作至立春死。

指下急急动弦时，便是热风之脉候。

弦为风木，急急动弦为风而兼热，是母挟子势，而为风热之候也。然此病易治，为子扶母兮瘥速，有余之证也。

忽然来往慢慢极，肾脏败时须且救，

此病多从冷变来，疗之开破千金口。

倘诊得肾脉，忽然来往，慢慢而极，言迟而又迟也。迟则为寒，肾为寒水，当有既济之功。今肾部而见极迟之脉，是纯阴无阳，其肾脏之败可知矣。然犹有可救之理，应知此病多从虚极变而为寒，谓之不足，其病难已。必须大剂温补，未可轻言治疗也。

二十五动沉却来，肾绝医人无好手，

努力黄泉在眼前，纵活也应终不久。

夫肾者，水也。今见二十五动，而况以四五除之，尚余其五，五乃土之生数，以三五除之，尚余其十，十乃土之成数，合生成之数皆土。洁古曰：水得土而绝矣，其能久乎哉？

右手寸口肺脉歌

右手指头肺相连，四十五动无忧虑，急极明知是中风。

言医人以食指探病人之右寸，乃肺脉也。亦须准前五九四十五动而不歇，则无忧虑矣。若诊得其脉患极而弦，是为金衰不能制木，而风热愈盛，知为中风之候矣。

按经云：右手寸口脉遍沉伏，乍小乍大，朝来浮大，暮来沉伏，浮大即太过，上出鱼际，沉伏即下，不至关中，往来无常，时时复来者，榆叶枯落而死，叶一作荚。

更看二十余七度，忽然指下来往慢，

肺冷莫言无大故，一朝肺绝脉沉沉，

染病卧床思此语。

诊得肺脉，于二十七动上，忽然来往慢慢而迟迟，则为寒，其肺冷可知矣。然不得谓之无大故也，倘不以为意，于二十七动上一变慢而为沉。

则肺将绝矣。何也？二十七动以四五除之，尚余其七，七为火之成数，以五五除之，尚余其二，二为火之生数，合生成之数俱火，则肺金受伤，染病卧床，悔将何及也。

十二动而又不来，咳嗽吐脓兼难补，

发直如麻只片时，扁鹊也应难救获。

倘诊肺脉，于十二动上而又不见其来，夫肺金也。十二动以二五除之，尚余其二，二为火之生数，以一五除之，尚余其七，七为火之成数，合生成之数俱火。洁古曰：金得火而缺也。金被火伤，则咳嗽吐脓，欲泻其肺，则肺已受伤，欲补则反助贼邪。及其终也，则发直如麻，纵有卢扁，有何益焉。

右手中指脾脉歌

右手第二指连脾，四十五动无诸疑。

此言医者以第二中指探病人右关，乃脾脉也。亦须准前五九四十五动之数而不歇，则不必疑其有疾厄也。

急动名为脾热极，食不能消定若斯。

脾脉宜和而缓，今则动而急，乃脾土为风热所乘，失其运化之机，故不能磨谷而消食矣。

· 168 ·

欲知疾患多为冷，指下寻之慢极迟。

脾喜温而恶寒，今诊得其脉慢而且迟。迟则为寒，是知所生之病为冷也。

吐逆不定经旬日，胃气中心得几时。

脾属土，在变动为哕。今吐逆不定，而经旬日之久，旬日十日也。土之生数五，成数十。吐逆自五日以至十日，则生成之数俱过，而吐犹不定，脾败可知矣。脾败则恶气冲胃，胃之上心也，心为君主之官，而为恶气所犯，纵生能得几时也。

右手尺部命门脉歌

右手命门三指下，四十五动不须怕，

一十九动默沉沉，百死无生命绝也。

凡人有五脏六腑，或又曰六脏五腑。《难经》固已言之，而犹未见其畅达也。天有五行，水、火、木、金、土，人有五脏，心、肝、脾、肺、肾。然五行之中，各有阴阳，合为十干。甲丙戊庚壬，阳也，乙丁己辛癸，阴也。在人亦有阳阴，阴者为脏，心肝脾肺肾是也。阳者为腑，胆胃大肠小肠膀胱是也，若然，则为五脏六腑矣，何以有十二经脉为哉？不知天有十干，地有十二支，人亦有十二脏腑，以配天之三阴三阳，风热暑湿燥寒是也。故经曰：厥阴之上，风气主之，中见少阳。少阳之上火气主之，中见厥阴。所以在人则肝络胆，胆络肝，心包络三焦，三焦络心胞也。又曰：太阴之上湿气主之，中见阳明，阳明之上，燥气主之，中见太阴。所以在人则脾络胃，胃络脾，肺络大肠，大肠络肺也。又曰：少阴之上，热气主之，中见太阳。太阳之上，寒气主之，中见少阴。所以在人则心络小肠，小肠络心，肾络膀胱，膀胱络肾也。故人之十二经，分候于左右手寸关尺之六部。浮以候表，沉以候里，浮以候腑，沉以候脏，不易之论也。然左寸则以候心与小肠矣，左关则以候肝与胆矣，左尺则以候肾与膀胱矣，右寸则以候肺与大肠矣，右关则以候脾与胃矣。然则心包之与三焦，舍右尺奚候焉？夫两尺皆肾也，左曰肾，右曰命门。而手厥阴，手少阳，寄旺于此。夫厥阴风木也，少阳相火也。手厥阴既为风木，故其生克之理，亦当与足厥阴肝木同其好恶，故诀曰：右手命门三指下，言医人以第三指探病人之右尺，乃命脉也。其脉亦须准前九畴之数，四十五动而不歇，则手厥阴心包之气全矣，故曰：不须怕也。若数得一十九动上默然而沉，以三五除之，尚余其四，四乃金之生数，以二五除之，尚余其九，九乃金之成数，合生成之数皆金。则风木之生气被克，故曰百死无生命绝也。

按刘守真曰：经云七节之傍，中有小心。杨上善注《太素》曰：人之脊骨，有二十一节，从下第七节之傍，左者为肾，右者为命门。命门者，小心也，又曰：右肾命门小心，为手厥阴包络之脏，故与手少阳三焦，合为表里。故脉同出，见手右尺也。

指下急急动如弦，肾脏有风尤莫治。

言诊得右手命脉急，而又急动之如弦。夫右尺又主少阳相火，少阳乃春生之木，相火乃龙雷之火，今诊得其脉弦而且急，是为风火相煽。要知火与风皆耗水之物，而肾水伤矣，故曰肾脏有风尤莫治也。

七动沉沉更不来，努力今朝应是死。

此言右尺又为命门真火，其脉当流利而滑沉。今于七动之上，沉而又沉，不能复来，夫七，火之成数也。于七动上沉而不至，则命门之真火绝矣。然此一点真火，乃人身之根本，今既已绝，又安得其久待耶？

诊杂病生死候歌

五十不止身无病，数内有止皆知定。

　　前诀以四十五动为准，而此诀又以五十动为准者。何也？盖前诀以左右手各部中，见其有止，即于止之数，准《洪范》五九之数，以断死生，即洁古论中所谓相胜者死也。此诀以脉之大概言，但取五脏之气，全与不全，以定死生，故用大衍之数五十也。大抵人身之脉，昼夜循环，无有已时。脉见一动，乃循一脏，五动乃循五脏，遍五十动，是十次五脏，而犹循环不已。则五脏皆受气，而大衍之数足矣，即洁古论中所谓得相生者愈也。故曰：身无病。若于五十动之中，忽有一代，及至再动，每代皆如前数，即可依其代数之远近，而定其死期也。熊宗立释中，谓四十动一止为肾脏先绝者，非也。夫人之死，岂必从肾先死耶？凡诊他人脉者，须澄心静气。如七诊之法，然后以指探病人，一手之脉数过五十动，不见有止，再探病人，一手之脉亦数过五十动，不见有止，然后以指当部推求，每部须数过四十五动，不见有止，方无大故。若或一手或两手，或一部或几部中，有歇指处，即从此歇指后，第一动数起，看是几动一止，谓有常数。谓无常数，以断其吉凶。要知一手候过五十动，两手则百动矣。又于一部候过四十五动，六部共计二百七十动矣。并前百动，计共三百七十动。更欲候其表里阴阳，虚实寒热。其间工夫，正自不少。何以今之诊脉者，将手探脉，未一茶顷。便曰：我已得其情矣。且自炫其纯熟，以欺愚蒙，不知脉之形状，即可纯熟，而知脉之至数，不可以纯熟而促。以此欺人，实自欺也，后之君子，其勉之哉。

四十一止一脏绝，却后四年多没命，

三十一止即三年，二十一止二年应，

十五一止一年殂，以下有止看暴病。

《脉经》云：脉来五十动而不止者，五脏皆受气即无病，四十动而一止者，一脏无气，却后四年死。以至十动一止者，四脏无气岁中死，此王氏《脉经》也。正与此诀相为表里，奈何戴起宗复引经文而疑之曰：肾绝六日死，肝绝八日死，心绝一日死，果此脏气绝，又安能待四岁三岁乎？斯言一开，至使后人并《脉经》而疑之矣。不知五脏之中，有精、有气、有神、有先天元阴、后天元阴，先天元阳、后天元阳，非止于血肉之形质已也。《脉诀》与《脉经》所言，乃五脏无形之精气，不能流动充满，年月日久，渐次损坏，以至有形而后死，故于数岁之前，脉上而即见止也。故经曰：四十动一止，一脏无气，以至十动一止，为四脏无气。戴起宗不善读书，而以一脏无气之"气"字，误认为有形之败坏，则误矣。至于《内经》所言肾绝六日死，肝绝八日死，心绝一日死者，乃五脏之精气神，或为七情，或为六欲，或为六淫，一时暴伤而绝。故又曰：以下有止看暴病，非所论于此也。

诊暴病歌

两动一止即三四，三动一止六七死，

四动一止即八朝，以此推排但依次。

池氏曰：暴病喜怒惊恐，其气暴逆，致风寒暑湿所侵，病生卒暴，损动胃气而绝，即死不过数日也。脉两动而一止，乃胃气将绝，犹得三四日方死。三动而一止，乃胃气将尽，犹得六七日谷气绝尽方死。仿此而推，若至十五动而一止，乃死期在于一年也。张世贤曰：脉两动而见一代，其人死期三四日间，三动而见一代，死期六七日间。四动而见一代，死期八日。以此推之，一动得两日之数，其故何也？十干系五行也。五行有阴阳金木水火土，阴阳各得两日，二氏之说，皆为有理。愚谓前诀言常病，是五脏无形之元气，渐渐损伤，以至有形之物败坏，故以几脏无气，断死期之远近。此诀言暴病，是五脏有形之物依然，乃五脏无形之元气暴绝，故以几脏尚存之气，断死期之远近。何也？盖以脉一动，循行一脏，脉五动，循行五脏。今云二动而脉一代，则三脏之气已绝，故曰三四日死。若三动而脉一代，则为二脏之气已绝，故曰六七日死。若脉四动而一代，则为一脏之气已绝，尚可延至八日而死也。

形证相反歌

健人脉病号行尸。

即如前诀所云：春中诊得夏须忧之类。又如前诀所云四十一止，四年三十一止，三年之类。人虽无病，而脉已病，死期不远，而步履如常，故名曰行尸耳。

病人脉健亦如之。

如病泄泻失血，产后形容羸瘦，脉反见洪大而数健者，为病脉相反，亦死证也。又经曰：形肉已脱，九候虽调犹死也。

长短瘦肥并如此，细心诊候有依稀。

张世贤释云：长人脉短，短人脉长，肥人脉小，瘦人脉大，皆为死候。亦未必然，何也？夫长人脉短，则诚是矣。若云短人脉长，肥人脉小，瘦人脉大，比比皆然，而未见其死也。前脉赋中，男女长幼大小已详言之矣。不若吴文炳释曰：肥脉沉结，瘦脉长浮，人短脉促，人长脉长，违反不和者死。此说为当。

诊四时病五行相克歌

春得秋脉定，知死死在庚申辛酉里。

春旺木，其脉弦长，秋旺金，其脉涩短。春得秋脉，金来克木，况庚申辛酉皆金旺日，故知必死。

夏得冬脉亦如然，还与壬癸为期尔。

夏旺火，其脉浮洪，冬旺水，其脉沉实。夏得冬脉，水来克火，况壬癸子亥皆水旺日，故知必死。

严冬诊得四季脉，戊己辰戌还是厄。

冬旺水，其脉沉实，土旺四季，其脉缓大，冬得四季之脉，土来克水，况戊己辰戌皆土旺日，故知必死。

秋得夏脉亦同前，为缘丙丁相形克。

秋旺金，其脉涩短，夏旺火，其脉洪大，秋得夏脉，火来克金，况丙丁巳午。

皆火旺日，故知必死。

季月季夏得春脉，克在甲寅病应极，

值连乙卯亦非良，此是五行相鬼贼。

季月，辰戌丑未月也。季夏，即未月也。季月，乃土寄旺之月，季夏乃土旺之时，土旺四季，其脉缓。木旺春，其脉弦于季月，季夏诊得其脉弦长，乃木来克土，况甲寅乙卯，皆木旺日，故知必死。

诊四时虚实歌

春得冬脉只是虚，更兼补肾病自除，

若得夏脉缘心实，还应泻子自无虞。

张世贤曰：经云实则泻其子，虚则补其母。

> **夏秋冬脉皆如是，在前为实后为虚。**

张世贤曰：夏秋冬之所诊，皆如春法，从前来者为实邪，从后来者为虚邪。

> **春中若得四季脉，不治多应病自除。**

张世贤曰：春中二月分也，四季脉，脉缓大也。于二月中而得四季之脉，乃妻来乘夫，谓之微邪。况二月乃木帝旺之时，故不治自愈。

伤寒歌

> **伤寒热病同看脉，满子透关洪拍拍，**
> **出至风门过太阳，一日之中见脱厄，**
> **过关微有慢腾腾，直至伏时重候觅。**

张世贤曰：寒者，冬气也，冬时严寒，万类深藏。君子固密，不伤于寒，触冒之者，乃名伤寒。伤寒不即病者，其寒毒藏于肌肤中。至夏至前，变为温病。夏至后，变为热病。然其发起，皆伤寒所致也。故看脉之法相同。洪拍拍，即洪惊也。伤寒之病，一日巨阳，二日阳明，三日少阳，四日太阴，五日少阴，六日厥阴，六日传经已毕，其病当愈，七日不愈，邪应复传，其脉洪大，而透过三关，从风门穴而出，过于太阳之经，其邪欲散，一日之中，当得汗而愈矣。其脉过关微带缓慢，其邪至太阳亦迟，日间不汗，直至伏时再等候其汗也。伏时，即临卧时也，承日中而言。

> **掌内迢迢散漫行，干瘥疼疗多未的。** 他本无此二句
> **大凡当日问程途，迟数洪微更消息。**

张世贤曰：伤寒热病未汗，脉须浮洪，既汗，脉当安静。

散漫之脉，不汗而愈，其平复未可全许也。愚按伤寒一证，谓之大病，与杂病不同，变幻多端，疑似不一，学人须要整等时日，另下工夫，潜心仲景之书，熟玩节庵之论，访之时贤，执之专门，庶不负为人之司命也。岂古人立三百九十七法，一百一十三方，反不如今人之便捷也。奈今之医者，不读仲景之书，不采诸贤之论，几句油腔，一味活套，便曰我能治伤寒矣。及乎临证，则茫无所措，强以杂病之法治之，所以当汗不汗，不当汗而汗，当下不下，不当下而下。误人岂浅鲜哉！即以古人尚论之，亦尺有所短，寸有所长，伤寒一证，乃仲景所长，非叔和所长也。夫孔子非不知乐也，但不若师旷之聪耳。孔子非不知射也，但不若养由之神耳。叔和非不知伤寒也，但不若仲景之圣耳。故叔和于伤寒数则，不甚畅明，或以年远，颇有错简，此正不必为叔和讳也。予故于此诀，亦不敢为诠释，姑存之以俟后之高明者。

【又歌曰】

热病须得脉浮洪，细小徒费用神功。

诊阴病见阳脉者生，阳病见阴脉者死，此伤寒之大法也。若诊得其脉细小，是阳病得阴脉者死矣。

汗后脉静当便瘥，喘热脉乱命应终。

汗后邪退，脉当平静，今身反大热而喘，脉躁疾而乱，此名阴阳交，交者死。

阳毒歌

阳毒健乱四肢烦，面赤生花作点斑，

狂言妄语如神鬼，下利频多喉不安。

汗出遍身应大瘥，鱼口开张命欲翻，

有药不辜但与服，能过七日便能安。

池氏曰：阳证宜汗而解之，如失汗则邪传入脏，瘀热在里不散，致病健乱烦躁，面赤发斑①，狂言妄语，如见鬼神，下痢瘀血。如此危证。病传在里不当汗，又加之遍身自汗，口如鱼口开强者死。能过七日，乃过经阳热退，方有可救之理。池氏之言如此，予曰不然。夫阳毒之为病也，非由表而传入于里也。乃阳邪热毒，一时表里俱伤，如面赤健乱而发斑点，乃阳毒攻其表也。狂言妄语下痢，乃阳毒攻其里也。内外俱为阳毒所伤，若得汗出，则亢龙有悔，应豁然病退而大瘥矣。汗出而病犹不瘥，及鱼口气粗，则正不胜邪，而命欲翻矣。然而阳病易已，不可谓其必死，而勿加救疗也。如解毒化斑之剂，不妨与服。倘能延过七日，则可生矣。过七日则阳极而阴生，所谓七日来复是也。

阴毒歌

阴毒伤寒身体重，背强眼痛不堪任，

小腹急痛口青黑，毒气冲心转不禁。

四肢厥冷惟思吐，不利咽喉脉细沉，

若能速灸脐轮下，六日看过见喜深。

阴毒伤寒者，非传入之阴，乃阴毒之气，一时表里俱伤也。如身重背强，眼痛口青黑，四肢厥冷，乃阴毒攻于表也。小腹痛，气冲心，思吐而咽喉不利，乃阴毒攻于里也。内外俱为阴毒之气所伤，然阴病难已，当灸丹田以回阳抑阴，况六日则阴已极矣。过此不死，延至七日，则一阳来复，或可望其生云②。

----

① 斑：据悉珍本改，清抄本为"班"。

② 云：据珍本改，清抄本为"去"。

按《活人书》云：阴毒脉疾，七至八至以上，疾不可数者，正是阴毒已深也。六脉沉细而疾，尺脉短小，寸口脉或大，若误服凉药，则渴转急，有此之证者，便急服辛热之药，一日或二日便安。若阴毒渐深，其候沉重，四肢逆冷，腹痛转甚，或咽喉不利，心下胀满结硬，燥渴虚汗不止，六脉俱沉细而疾。一息七至以来，有此证者，速于气海、关元二穴灸三二百壮，以手足和暖为效，仍兼服正阳散。

又按刘守真云：然既脉疾，七至八至以上疾不可数者，正是阳热极甚之脉也。世俗妄传阴毒诸证，以《素问》验之，皆阳热亢极之证，但热于内在里极深，身表似其阴寒者也。及夫经云亢则害，承乃制也，谓五行之道，实甚则过，极则反，以克己者也，是谓兼化。如万物热极，而反出水液，以火炼金，热极而反化为水，是以火极，而反以水化也。

杂病生死歌

腹胀浮大是出厄，虚小命殂须努力。

腹胀之病，有寒有热，有虚有实，有久有暴，病证不同，治法各异。大抵皆由于阳气外虚，阴气内积。诊得其脉浮大，则阳气尚不甚虚，阴气犹不甚积。且诸阳为表，阳气易已，故曰出厄。若脉虚小，则脾胃已虚，病当在里，诸里为阴，阴病难已，故曰命殂。

按《巢氏病源》曰：腹痛者，由阳气外虚，阴气内积故也。阳气内虚，受风冷邪气，风冷，阴气也。冷积于脏腑之间不散，与脾气相壅，虚则胀，故腹满而气微喘。诊其脉，右手寸口气口以前，手阳明经也。脉浮为阳，按之牢强，谓之为实。阳实者，病腹满气喘嗽，左手关上脉，足少阳经也，阴实者，病腹胀满，烦扰不得卧也。关脉实，则腹满响，关上脉浮而大，风在胃内，腹胀急，心内澹澹①，食欲呕逆。关脉浮，腹满不欲食，脉浮为是虚满，左手尺中，神门以后脉，足少阴经，沉者为阴。阴实

---

① 澹澹：恬静、安然的样子。

者，病苦小腹满，左手尺中阴实者，肾实也，苦腹胀善鸣。左手关后，尺中脉浮为阳，阳实者，膀胱实也。苦少腹满，引腰痛。脉来外涩者，为奔腹胀满也，病苦腹满而喘，脉反滑利而沉，皆为递，死不治，腹胀脉浮者生，虚小者死，其汤熨针石，别有正方。

下利微微小却为生，脉大浮洪无瘥日。

下利之证，虽在脾肾，其见证在于大肠。大肠属庚金，脉若微小，则火犹不甚，而庚金无伤，故曰生。若遇浮大①而洪，则为丙火来克庚金，其邪方炽，故曰无瘥日也。

按《儒门事亲》云：肠澼下脓血，脉沉小流通者佳②，数疾且大有热者死。经云：肠澼便血，身热则死，寒则生。又云：肠澼下白沫，脉沉则生，浮则死。又云：肠澼下脓血，脉悬绝则死，滑大则生。又云：肠澼之属，身热脉不悬，绝，滑大者生，悬涩者死，以脏期之。又云：肠澼筋孪，其脉小细，安静者生，浮大紧者死。洞泄食不化，不得留下，脓血，脉微小速者生，紧息者死。又云：泄注，脉缓明小结者生，浮大数者死。

恍惚之病定癫狂，其脉实牢保安吉。

寸关尺奇沉细时，如此未闻人救得。

《五十九难》曰：狂癫之病，何以别之？然，狂之始发，少卧而不饥，自高贤也，自辨智也，自贵倨也，妄笑好歌乐，妄行不休是也，癫病始发，意不乐，直视僵仆，其脉三部阴阳俱盛，经言如此，所谓阴阳俱盛者，即诀所谓实牢也，若寸关尺部沉细，是于三部阴阳俱盛，相反则正气已衰，故云未闻人救得也。戴起宗《脉诀刊误》，复引《难经》重阴为癫，谓阴部内见沉涩微短脉，是阳脉不见，而阴独盛，故为癫疾。殊失《难经》之旨矣，何也？据《刊误》之意，"盛"字当作"甚"字，若仍作或字，则非沉涩微短可知矣。

---

① 大：据珍本改，清抄本为"火"。
② 佳：据珍本改，清抄本为"住"。

按《二十难》云：重阳者狂，重阴者癫，疑于《五十九难》中错简者，《脉经》云：诊得癫疾，虚则可治，实则死，又云：癫疾脉实坚者生，脉沉细小者死。又云：癫疾脉搏大滑者，久久自已，其沉小急实不可治，小坚急，亦不可治。

《巢氏病源》云：脉虚则可治，实则死。又云：紧弦实牢者生，脉细小者死。

消渴脉数大者活，虚小命殂厄难脱。

数大者，阳有余而阴不足，尚可补阴以配阳。若脉虚小，则阴阳俱亏，求其厄脱，不亦难乎。

按经云：消渴脉数大者生，细小浮短者死。又云：消渴脉沉小者生，实坚大者死。

水气浮大得延生，沉细应当是死别。

经云：少阴何以主肾，肾何以主水？曰：肾者，至阴也。至阴者，盛水也，肺者，太阴也。少阴者，冬脉也。故其本在肾，其末在肺，皆积水也。又曰：肾何以能聚水而生病？曰：肾者，胃之关也。关门不利，故聚水从其类也。上下溢于皮肤，故为胕肿，胕肿者，聚水而生病也。经言如此，究之由于脾土虚弱，不能制肾水，以至泛滥皮肤而为病。若脉浮大，尚有可生之理，盖浮属风，大属火，风与火皆能耗水，况浮大为阳，阳病易已。脉若沉细，沉细为阴水，则水愈横流而土愈飘没，其不至于死也，盖亦鲜矣。

按《脉经》云：水病脉洪大可治，微细者不可治之。云：水病胀闭，其脉浮大软者生，沉细虚小者死。又云：水病腹大如鼓，脉实者生，虚者死。

霍乱之候脉微迟，气少不语大难医，
三部浮洪必救得，古今课定更无疑。

《巢氏病源》曰：诊其脉来代者霍乱。又曰：脉代而绝者亦霍乱。霍乱脉大可治，微细不可治。霍乱吐下脉迟气息劣，口

不欲言者，不可治。观巢氏之说，正与《脉诀》相符，非为臆说。戴起宗刊误，谓脉经所无，以《脉诀》为自创之例，何其谬哉！而《刊误》所论，皆循纸上筌蹄①，并未临证消息之耳。夫霍乱者，乃冷热不和，清浊相干，以致卒然心腹绞痛，其疾挥霍撩乱，故名霍乱。其始发也，则乱于里。甚则手足厥逆，而脉沉伏，不足为怪。将解，则循手足阳明之窍以出，在上则吐，在下则泻，其脉渐复而出矣。若不吐不泻，脉亦不出，手足厥逆，目闭而不欲言，此为阴霍乱，乃危证也。若内服大温之剂，外用灸关元、气海之法，亦有能活者。

鼻衄吐血沉细宜，忽然浮大即倾危。

血虚，脉虚，理也。今吐衄二病，皆失血之证也。血既去，其脉当沉细无力。

今反见浮大，浮大属火，乃火逼血而错经妄行，无已时也。

病人脉健不用治，健人脉病号行尸。

所谓不用治者，乃不治自愈也，前诀形证相反，歌云健人脉病号行尸，病人脉健亦如之。所谓亦如之者，即《内经》所云：形肉已脱，九候虽调犹死也。此诀所云：正恐后人滞于前诀，而复歌曰：病人脉健不用治，健人脉病号行尸。亦得经所云：形肉有余，脉气不足死，脉气有余，形肉不足生。又仲景曰：脉病人不病，名曰行尸。以无生气，卒眩仆不识人则死。人病脉不病，名曰内虚，以无谷神，虽困无苦。《刊误》亦知有此二说，乃不为此诀之释，而故为前诀之释，其偷心为何如也？

按《脉经》云：人病脉不病者生，脉病人不病者死。

心腹痛脉沉细宜，浮大弦长命必殂。

巢元方曰：心腹痛者，由脏腑虚弱，风寒客于其间，邪气

---

① 筌蹄（quán tí）：亦作"筌蹏"。语出《庄子·外物》。后比作达到目的的手段或工具。

发作，与正气相击，上冲于心则心痛，下攻于腹则腹痛，上下相攻，故心腹绞痛气不得息。诊其脉，左手寸口人迎以前脉，手少阴经也，沉者为阴，阴虚者病苦心腹痛，难以言心，如寒伏心腹疠①痛不得息，脉沉小者生，大鞕疾者死。心腹痛脉沉细小者生，浮大而疾者死，《刊误》引用《巢氏病源》而不及此，是诚何心哉？

按经云：心腹痛，痛不得息，脉细小迟者生，坚大疾者死。

顿痛短涩应须死，浮滑风痰必易除。

头为诸阳之会，其痛因不一也。短涩为阴脉，故非所宜。若脉见浮滑，浮则为风，滑则为痰，驱逐风痰，其病自已。故曰：必易除也。

按经言：形脉与病相反者死，奈何？然，病若头痛目痛，脉反短涩者死。

中风口噤迟浮吉，急实大数三魂孤。

《巢氏病源》曰：诸阳经皆在于头，三阳之经，并络入颔颊，夹于口，诸阳为风寒所客，则筋急，故口噤不开也，诊其脉迟者生。《准绳》云：风邪中人，六脉多沉伏，亦有脉随气奔指下洪盛者。迟浮吉，坚大急疾凶。大抵中风之证，风火居多。《绀珠经》曰：以火为本，以风为标，心火暴甚，肾水必衰。肺金既摧，肝木自旺，如脉浮而迟，浮则风犹在表，迟则火犹不炽，故以为吉。若急实大数，则风火炽盛，而中脏入里矣，其病必凶也。

鱼口气粗难得瘥，面赤如妆不久居。

《脉经》云：病人口如鱼口，不能复闭，而气出多不反者死。是人身之元气，不得归于丹田，奔越而上，故口如鱼口而

---

① 疠（xū）：病。

气粗也。面赤如妆者，虚阳载上也。

中气发直口吐沫。

张世贤曰：发乃血之余，心不能生血，发必焦枯梗直。涎乃脾之液，脾绝则涎不收摄，故涎从口中吐出也。

喷药闷乱起复苏。

晞范曰：咽主咽物，咽为胃之系，下连胃脘，为水谷之道路。胃经为风痰所扰，闷乱而药不下咽，喷吐于其外，岂可望有苏醒之期！张世贤释起当作岂，愚谓亦不必改，诀之意，皆言有时闷乱，有时苏醒，暂开复闭，终为不起之证也。

咽喉拽锯水鸡响。

咽喉者，气之道路也。风痰壅塞，道路窒碍，故作水鸡之声也。

摇头上窜气长嘘。

凡人之头，犹木之梢，火之尖也。风火相煽，故摇头上窜。张世贤曰：气长嘘出多入少，皆真元散失之候也。

病人头面青黑暗。

青属肝，黑属肾，倘色明润，犹有可生之理，更加惨暗，则肝肾已绝矣。

汗透毛端恰似珠。

经曰：六阳气俱绝者，则阴与阳相离；阴阳相离，则腠理泄绝，汗乃出，大如贯珠，转出不流，则气先死。

眼小目瞪不须治。

经云：睛不转而仰视，此太阳已绝。

诈汗如油不可苏。

别本"诈"字为"作"字，若依"油"字义，当作榨汗，言阴阳相离，逼迫其汗以外泄，如油之滑而不流也，已其并中风死候也。

内实胀腹痛满盈，心下牢强干呕频，

手足烦热脉沉细，大小便涩死多真。

肚腹胀满而痛，心下牢强而呕，手足烦热而大小便涩。池氏谓其内实结绝，气不宣通，若脉大有力，下之犹有可生之理。今脉反见沉细，则又不可下，是阳证而见阴脉也，死可知矣。

外实内热吐相连，下清注谷转难安，

忽然诊得脉洪大，莫费神功定不痊。

外实者，表实而无汗，则热气不得外泄而内迫肠胃，迫于胃故呕，迫于肠故下利清谷。肠与胃，手足阳明也，阳明为燥金，反见洪大之脉，是火来克金，鬼克之邪也，望其痊也难矣。张世贤曰：既泻之后，脉当细小，反得洪大，此为不治之证，勿听子以"内热"字疑为"冷"字，非也。

内外俱虚身冷寒，汗出如珠微呕烦，

忽然手足脉厥逆，体不安宁必死拼。

《勿听子》[1]曰：阴盛阳绝则外寒，故汗出如珠而不流。无阳则四肢逆冷，致脾胃无所养，故呕烦，此恶候也。问得脉实而滑，尚有可生之理，谓阴病见阳脉者生也。愚谓身体手足冷，而厥且汗出不止，此阳将脱也。若人安静而不呕烦，脉虽弱而不至悬绝，犹可温而兴也。加以烦躁不宁而呕，则又不可以用辛温之剂，不死奚待也。

按《脉经》云：内外俱虚，身体冷而汗出，微呕而烦扰，手足厥逆，体不安静者死。

上气喘急候何宁，手足温暖净滑生，

反得寒涩脉厥逆，必知归死命须倾。

巢元方曰：肺主于气。若肺气虚实不调，或暴为风邪所乘，

_____

① 《勿听子》：即《勿听子俗解八十一难经》，医经类著作，又名《新编俗解八十一难经图要》，7卷。系明代熊宗立所撰。

则腑脏不利，经络痞涩，气不宣和，则上气也。又曰：喘息低抑其脉滑，手足温者生，涩而四末寒者死也。愚按上气喘息之人，手足寒者，十居其半。若脉不大不小，得汤火而手足即温，其气稍缓者，未必尽死。若手足寒而脉涩小，得汤火而犹寒者，其死无疑矣。

按《脉经》云：上气喘息仰昂，其脉滑，手足温者生，脉涩四肢寒者死。又云：上气脉数者死，谓其形损故也。又云：上气注液，其脉虚，宁宁伏匿者生，坚强者死。又云：寒气上攻，脉实而顺滑者生，实而逆涩则死，《注太素》云：寒气暴上满实如何？曰：实而滑则生，实而逆则死矣。其形尽满如何？曰：举形尽满者，脉急大坚。尺满而不应如是者，顺则生，逆则死。何为顺则生，逆则死？曰：所谓顺者，手足温也，谓逆者，手足寒也。

咳而尿血羸瘦形，其脉疾大必难任。

巢氏曰：肺咳之状，咳而喘息有音声，甚则咳血。又曰：心主血，与小肠合，若心家有热结于小肠，故小便血也。愚谓咳，心火乘肺也。尿血，心火传于小肠也。咳而尿血，以至羸瘦，则病已剧矣。倘脉缓而小，则金不受火克，而咳可已。肺为水之上源，源清则流洁，而尿血可愈。形虽羸瘦，犹有望其生也。今脉反见疾大，则火愈炽，而咳愈增，而小便愈血，欲其生也难矣。

唾血之脉沉弱吉，忽若实大死来侵。

唾血与前鼻衄吐血不同，前之吐血为呕吐之吐，此之唾血为唾中见血。《圣济总录》论曰：邪热熏于肺则损肺，恚怒气逆，伤于肝则损肝。肺肝伤动，故令人唾血。如唾中有若红缕者，属肺脏，如胁下先苦痛而后唾血者，属肝经，俱可折而治之。用紫菀汤、蒲黄散。《巢氏病源》复有关上脉微芤为伤肝以唾血，脉沉弱者生，牢实者死。

按《脉经》云：吐血衄血，脉滑小弱者生，实大者死。又云：唾血脉紧强者死，滑者生。又云：吐血而咳上气，其脉数有热，不得卧者死。

上气浮肿肩息频，浮滑之脉即相成，

忽然微细难应救，神功用尽也无生。

《巢氏病源》曰：肺主于气，候身之皮毛，而气之行，循环脏腑，流通经络。若外为邪所乘，则肤腠闭密，使气内壅，与津液相并，不得洪越，故上气而身肿也。经云：上气面浮肿肩息，其脉大不治，加利必死。今诀云微细难救，似与《脉经》相悖，不知《脉经》所云大不治者，以其上气浮肿属肺病，浮大属火，火能克金，故云大不治，加利必死者，利则大肠亦病，脏与腑俱伤，庚与辛俱绝也。今诀所云浮滑相成者，浮则为风，滑则为痰，风痰上攻，壅塞气道，去其风痰，则上气自平矣，若微细，则元阳之气衰于下，无根之气逆于上，欲其救也难矣。

中恶腹胀紧细生，若得浮大命逡巡。

巢元方云：中恶者，是人精神衰弱，为鬼神之气卒中之也。夫人阴阳顺理，荣卫调平，神守则强，邪不干正。若将摄失宜精神衰弱，便中鬼毒之气，其状卒然心腹刺痛，闷乱犹死。凡卒中恶，腹大而满者，诊其脉紧大而浮者死，紧细而微者生。又中恶吐血数升，脉沉数细者死，浮焱[1]如疾者生。《脉经》云：卒中恶吐血数升，脉沉数细者死，浮大疾快者生。又曰：卒中恶腹大，四肢满，脉大而缓者生，紧大而浮者死，紧细而微者亦生。愚按中恶，乃阴邪之气也，夫里阴也。血阴也，先入里而伤血，从其类也。故经云：中恶吐血数升，脉沉数细者死。受鬼毒之气，阴血既伤，邪气当循窍而出，今脉反沉细而数，沉细则阴已大伤，数则毒犹在里，故曰死也。若浮大疾快，邪气已出，而内无遗留，故曰生也。经中又云：卒中恶腹大，

---

[1]　焱（yàn）：光华、光焰。《说文》："焱，光华也。"

四肢满，脉大而缓者生，紧大而浮者死，紧细而微者亦生，正与此诀相合。夫中恶而至腹胀，邪已在里，若脉紧细，则毒犹不甚，故曰生，若脉浮大，则既伤其阴，复戕①其阳，安得而不命逡巡也。或难曰：上文既云浮大疾快者生，又曰紧大而浮者死，何前后之相违也？不知前所云者，其血吐则毒气循窍而外出，故脉宜浮大疾快，后所云者，腹胀四肢满，毒在里，紧大而浮者死，紧细而微者亦生。紧大而浮，既伤其阴，复伤其阳也。紧细而微者，阴阳犹不甚也。

金疮血盛虚细活，急疾大数，必危身。

凡遇金疮之证，须审去血盛与不盛。如去血不盛，其脉不必定欲虚细也。张世贤曰：金疮，刀刃所伤之疮也。血盛，去血多也。血既出多，脉当虚细，反得急疾数大，风热乘之，其身之所以危也。

按经云：金疮血出太多，其脉虚细者生，实数大者死。又云：金疮出血，脉沉小者生，浮大者死。又云：斫②疮出血一二石，脉来大二十日死。又云：斫刺俱有，病多少血出不自止者，七日死，滑细者生。又按金疮一证，最为切要，如两人相争，其人自刎其颈，性命在于顷刻，两家之存亡系焉，倘能救活，其功不小。金疮之方最多，求其万全，盖亦鲜矣。庸医无指，每用活鸡皮敷之，究无一效。后余求得一方，屡试屡验，将药一上，其痛立止，其血立止，真奇方也。况药品平常易制，如人刎颈气颡已断，将丝线缝拢，以药末掺之，将软绢固定，不过数次，即能痊活，故不敢闭天之宝，谨以告诸同人。其方用生松香为末六两，生半夏为末四两。二共再碾候用，至于些小金疮，不足论矣。

凡脉尺寸紧数形，又似钗直吐转增，

此患蛊毒急须救，速求神药命应停。

---

① 戕（qiāng）：残害、杀害。

② 斫（zhuó）：大锄，引申为用刀、斧等砍。

按："蛊"字从"虫"从"皿"，是合聚虫蛇之类，以器皿盛之。任其相啖食，余一存者，名为蛊，能变化为毒害人。有事之者，以毒害人，多因饮食内行之。中其毒者，其状心痛如被物齕。或时面目清黄，变化无常。先伤于膈上，则吐血，食人五脏。下血瘀黑，如烂鸡肝，如不急治之，食脏腑至尽则死，诊其脉尺寸紧数，是其候也。旦起取井花水未食前当令病人唾水内，唾如柱脚直下沉者，是蛊毒。沉散不至下者，是草毒。治之之法，如败鼓皮、石榴皮、苦瓠①瓤、胡荽根、车辖②脂、刺猬皮、牡丹根、胡荽子、蚯蚓之类，按方治之，或有生者。张世贤释谓钗直如转索，肝气盛也。吐转增，脾气衰也。木盛则脾绝，其死定无疑，其说恐亦未当。

按经云：三部脉坚而数，如银钗股，蛊毒病必死，数而软，蛊毒病得之生。

中毒洪大脉应生，细微之脉必危倾，

吐血但出不能止，命应难返没痊平。

熊宗立将此诀连属上文，非也。上四句言中蛊毒，此四句言中饮食药饵之毒，其意盖曰：凡中毒者，其脉若洪大，则本人之元气，尚能胜毒。故曰生脉，若沉细，则本人之元气，不能胜毒，故曰危也，若吐血不止，则不论脉之洪大沉细，即当以死断之。何也？心为君，其主血脉，毒虽中而未见血，则毒在肠胃，其毒尚缓，或吐或下而解矣，若吐血不止，则毒直犯心君，则其死必矣。戴氏谓他证失血，皆以沉细为生，惟中毒吐血，以洪大为生，其误甚矣。

按经云：人为百药所中伤，脉浮涩而疾者生，微细者死，洪大而迟者生。

---

① 苦瓠：味苦、性平滑无毒，其蔓、须、叶、花、子、壳均可入药，医治多种疾病。据古代医书记载，苦瓠瓤，味苦、性寒，有毒。可治牙病，牙龈或肿或露，牙齿松动。又可治面目、四肢肿，小便不通，鼻塞及一切痈疽恶疮。

② 车辖：明·李明珍《本草纲目·金石—诸铁器》谓"车辖，即车轴铁辖头，一名东缸"。

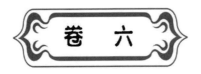

察色观病生死候歌

欲愈之病目眦黄。

熊宗立曰：目眦有内外，内眦属胃，今见黄色，是胃土之正色。外眦虽属膀胱，今见黄色，是脾胃之气生，故能克去膀胱水，是知病当愈。愚谓十二经之卫气，俱从目眦出入，今目眦而见黄色，是病从内而出外，胃气复生故也。《脉经》亦云：病人两目有黄色起者，其病方愈。

眼胞忽陷定知亡。

"三部九候论"云：伤内陷者死。张介宾释云：五脏六腑之清气，皆上注于目，而为之精，目内陷者，阳精脱矣，故必死。熊宗立、张世贤，俱引五轮以为释，似属繁文。

按"玉机真脏论"：大骨枯槁，大肉陷下，胸中气满，腹内痛，心中不便，肩项身热，破䐃脱肉，目眶陷，真脏见，目不见人立死，其见人者，至其不胜之时则死。《脉经》云：病人阴阳绝竭，目眶陷者死。《中藏经》云：阴阳俱绝，目眶陷者死。

耳目口鼻黑色起，入口十死七难当。

五脏之华，萃于面，眼耳鼻舌居焉，犹如天日宜清净光明，不宜翳蔽惨暗。凡耳目口鼻，但有一处见其黑色，即为不真。脾开窍于口，舌居其中，为心之苗，若见黑色从外而入于口内，为秽恶之气犯其谷神，并及心主，其不祥莫大焉。若人见此，虽十人而必死其七焉。《脉经》云：病人耳目口鼻，有黑色起，入于口者必死，此之谓也。诸家之释，俱以黑色为肾之色，似乎欠通，何也？若以黑为肾之色，似于耳赤无妨矣。张世贤释，又以火之成数在七，至第七日当死，亦未必然。

面黄目青酒乱频，邪风在胃丧其身。

"五脏生成论"云：凡相五色之奇脉，面黄目青，面黄目赤，面黄目白，面黄目黑者，皆不死也。《脉经》则曰：面黄目青，九日必死，是谓乱经。饮酒当风邪，入胃经，胆气妄泄，目则青，虽有天枚，不可复生。似乎与《内经》相背。《脉经》又云：面黄目青者不死，青如草滋死。合而观之，则面黄目青，未必不死，亦未必尽死。但青而明润不死，青而惨暗则死也。池氏释曰：饮酒过多，伤乎脾胃，致脾经积热，热则生风，风生于肝，肝属木，木气盛克乎脾土，必损其身。此说似太转折，不若《脉经》所谓乱经饮酒，风邪入胃，胆气妄泄，目则青之说为简而当也。

面黑目白命门取，困极八日死来侵。

《脉经》云：面黑目白者不死。又曰：病人面黑目白也，八日死，肾气内伤，病因留积，非前后之说相违也，亦准前白如明润者不死，白如惨暗者死也。然经云肾气内伤，此则云命门败者何也？盖命门右肾也。若云肾败，则当云面白目黑，而此云面黑目白者。张世贤曰：黑，水也。目，木也。白，金也。命门，火也。水浸淫而贼火之气，金克木而伐火之源，所以命门火败。火之成数七，七日火极矣，故死于第八日也。其说亦通，池氏为命门乃厥阴之说，欠稳。

面色忽然望之青，进之如黑卒难当。

洁古曰：青黑之色，为肝肾色也。先青后黑，是回则不转，神去则死也。池氏曰：青属肝，黑属水，水干木枯，肾肝皆绝，故泄其气于外，其说亦通。《脉经》云：病人及健人，面忽如马肝色，望之如青，近之如黑者死。此之谓也。

面赤目白忧息气，待过十日定存亡。

《脉经》云：面赤目白者十日死，忧恚思虑，心气内索，面色反好，急求棺椁①，此之谓也。张世贤曰：息气喘逆也，赤色属火，白色属金，火来克金，必作喘逆。金之成数在九十，乃土之成数也。土能生金，今土不能生金，则死，故曰：待过十日也。池氏曰：心属火，肺属金，火克金，过得十日，至水数而火方退，则不死，火气不退，再至心，数日必死。

按"五脏生成论"云：面赤目白，皆死也。

面赤目青众恶伤，荣卫不通立须亡。他本无此二句

张世贤曰：面赤，火也。目青，木也。木火色见，风热伤于五脏六腑，脏腑受伤，血气衰，肌肉不滑荣卫之道涩而不通，其死也可立而待。愚谓面赤，火也。目青，木也。"皇极内篇"有云：火木相得，则然从其类也。《脉经》云：目青者，病在肝，面赤目青，则肝肺俱伤，血气俱涩，而荣卫不得宣通，当为暴死之证，非常病也。

按"五脏生成论"云：面赤目青皆死也。《脉经》云：面赤目青者，六日死。

黄黑白色起入目，更兼口鼻有灾殃。

池氏曰：黄属脾，黑属肾，白属肺，目属肝，口②属脾，鼻属肺，而肾胜乎脾土，土弱不能生金，此灾殃之所以至也。此说似属勉强。张世贤曰：独见者，谓之正色，杂见者，谓之邪色。黄黑白之三色，杂见于面，或当于目，或入于口，或入于鼻，乃病气从外而之内，故有灾殃。此说近是。愚按《脉经》

---

① 棺椁（guǒ）：套在棺材外面的大棺材。
② 口：清抄本为"一"，据珍本改。

云：面目俱等者不死。可见杂色入目，俱为不祥。若入口鼻，其灾更甚。何也？口鼻者，阳明开窍处也，凡有杂色来现，皆属阴邪，故曰有灾殃也。

按《脉经》云：病人及健人黑色，若白色起入目，及口鼻，死在三日中。

面青目黄中时死，余候须看两日强。

熊宗立释云：肝木克乎脾土，中时即死。虽有余证，亦不过二日。此说不明。张世贤曰：中时即午时，午时属火，面青目黄，肝木克乎脾土，到午时木得火而不畏金，木势愈盛，人以胃气为木土绝则死，故死在是时。其他相克，看过旺二日，而断其生死。此说近是。但于余候，须看两日强之句，亦不甚明了。愚按《脉经》云：目黄者，病在脾，面青则为肝气盛，是为肝木克乎脾土。若以时候之当，死在中时，若以日候之，当强在两日。何也？中时者，午时也。火盛则木寡于畏，而脾土愈伤，故曰中时，其余则以日候之矣。两日，乃火之生数也。火能生土，故至两日而复望其强耳。

按《脉经》云：病人面青目黄者，五日死。

目无精光齿龈黑，面白目黑亦灾殃。

池氏云：目无精光而神散，乃心肝皆绝。齿龈黑，乃脾绝。面白如枯骨，乃肺绝。目黑，乃肾绝，五脏皆绝，必然断之以死云。张世贤曰：目无精光者，神短也。齿龈黑者，脾绝也。面白者，少血也。目黑者，肾虚也。有是四者，则非常久之客。愚谓目无精光，神散也。齿属肾，为骨之余，上下牙龈属阳明，齿龈黑者，为肾水枯竭，不能荣养其余。面白目黑，则当根据经文荣华已去，血脉空存为释也。张氏之说，已属多文。

按《脉经》云：病人目无精光，及牙齿黑色者不治。又曰：病人面白目黑者死，此谓荣华已去，血脉空存。又曰：病人齿忽变黑者，十三日死。

口如鱼口不能合，气出不返命飞阳。

洁古曰：火胜迫于肺火，喘而死，肺败也。池氏曰：口乃脾之窍，口如鱼口，脾气已绝也。李晞范曰：呼出心于肺，吸入肾于肝，呼因阳出，吸随阴入，肝肾先败，止有心肺未绝，所以有出而无入也，李氏之说近是。

按《脉经》云：病人口如鱼口，不能复闭，而气出不能反者死。

肩息直视及唇焦，面肿苍黑也难逃。

张世贤曰：肩息者，气喘而两肩动也。直视者，睹物而不转睛也。唇焦，心家热也。面乃心之候，黑乃肾之色。上句是心绝，下句是肝绝。心肝既绝，命故难逃。愚谓肩息肺绝，直视肝绝，唇焦脾绝，面肿心绝，苍黑肾绝。

按《脉经》云：病人目直视肩息者，一日死。又曰：病人唇口忽干者，不治。又曰：病人卒肿，其面苍黑者死。经云：病心绝一日死，何以知之，肩息回视立死。

妄言错乱及不语，尸臭元知寿不高。

《脉经》云：病人妄言错乱，及不能语者，不治。热病者可治。又曰：尸臭者，不可治。愚谓妄言错乱，神妄失守也。心脾肾三经之脉，皆循喉咙夹舌本，不语者，三经之脉不能上通于舌也。人将死必有一脏先坏腐，坏则秽恶之气外泄，故尸臭也。

人中尽满兼唇青，三日须知命必倾。

愚按，人中及唇，乃脾胃之所主也。人中满而唇青，则脾胃之土已坏，而厥阴之木乘之。以日数断之，三乃木之主数，土得木而绝矣。

按《脉经》云：病人唇青、人中满者死。

两颊颧赤人病久。

灵枢五色篇云：赤色出两颧，大如拇指者，病虽小愈，必卒死。魏氏曰：眼眶下高骨之中，名颧，颧下名脸，面外名颊，颧面颊脸，心火所属，久病而赤，乃精神外泄。《脉经》云：病人耳目及颧颊赤者，死在五日中。戴氏以两颊为赘词，而改为庭黑，何也？

口张气直命难存。

熊宗立曰：口乃脾之窍，脾绝口不能合，肺绝则气出不能返。

按《脉经》云：病人口张者，三日死。又曰：脉绝口张，足肿。五日死。

足跗趾肿膝如斗，十日须知难保守。

张世贤曰：脾主四肢，足跗乃胃经所行之处，脾胃将绝，则有是证。脾胃属土，十日者，土之成数也，故死不过十日也。

按《脉经》云：足跗肿，两膝大如斗者十日死。又云：足跗肿，呕吐头重者死。

项筋舒直定知殂。 他本直作展。

张世贤曰：项筋舒展，因督脉已绝是也。熊宗立谓肾脉绝，非也。

掌内无纹也不久。

张世贤曰：掌内无纹，心包络脉绝也。《脉经》云：病人掌肿无纹者死。

唇青体冷反遗尿，背面饮食四日期。

池氏曰：唇青体冷，乃真气欲绝，遗尿不禁，乃膀胱不藏。背面饮食，乃神去不守。人之神气生于肝，神不守，则肝绝不出金数而死也。池氏之说亦是，愚谓唇青体冷，则纯阴而无阳，背面饮食，则畏阳而就阴。遗尿则肾气已绝而无藏德。至四日而金寒水冷，魂魄不拘矣，不死何俟。

按《脉经》云：脾病唇青，肝之色，甲乙日死。又曰：病唇青，人中，及三日死。

手足爪甲皆青黑，能过八日定难医。

李晞范曰：肝之余筋也，其荣爪。肝色青，肾色黑，肾水不能生肝，水木二脏俱败，故泄其色于外，肝至木成数而死可知矣。李氏之言如此，与理不合何也？夫既曰肝色青，又兼黑色，则为肾水来生肝木，何为二脏俱败也？况肝至八日，既遇木之成数，适当其旺，何云死也？据愚言之，当曰肝色青，内其主血，外其荣筋。爪者，筋之余也，得血以养，故赤色华之。今肝脏已败，则血先竭，而厥阴真脏之色现于爪，厥阴者，阴之尽也。木死则如已燃之薪，故色兼黑。然八日之内，尚有木之成数，故曰能过八日，至九日则为金之成数，木得金而折，故死也。

按《脉经》云：病人爪甲青者死。又云：病人手足爪甲下肉黑者，八日死。

脊痛腰重反复难，此是骨绝五日看。

肾主骨，腰者肾之府。肾水足则有髓，二道夹脊而上通于脑。今肾衰则精髓枯竭，故脊痛，脊痛腰重而至不可反侧，则肾将惫而骨已绝矣。五为土之生数，水见土则绝。

体重溺赤时不止，肉绝六日便高挢。

张世贤曰：体重肉绝，脾也。溺出不止，肾也。土胜水死期，故曰六日，六乃水成数也。张氏之言如此。夫既以体重肉绝为脾败，则土已不能胜水矣，何以又云土胜水死，期在六日也？愚按：华佗《内照》云：肉绝六日死，何以知之？舌肿溺血，大便赤然也。华佗之言如此，此为心火炽甚之疾，火炎则土燥，故肌肉消灼而体重也。心火甚，则移于小肠，故溺赤不止也。亢极则害，承乃制，故至水之成数之日而死也。戴起宗

第
三
辑

《脉诀》刊误，不知华佗《内照》，而但曰《中藏经》原无，谓《脉诀》自增，可耻甚矣。

手足甲青呼骂多，筋色九日定难过。

李范曰：爪者，筋之余，筋者，肝之余。肝主怒，在声为呼。今爪甲皆青，怒声呼骂，乃肝气太过。过则极，极则绝。肝属木，至金成数，九日而死。

按经云：病人筋绝九日死，何以知之？手足爪甲青，呼骂不休，又发直如麻，甲青者死。

发直如麻半日死。

熊宗立释：发直，乃心与小肠绝，谓发为血之余，血败则发枯硬直，其说亦是。但半日死未详，疑误不敢强释，姑俟后考。张世贤又云：发如麻者，肺气绝也。

按《脉经》云：病人发直者，十五日死。又曰：发如干麻，善怒者死。又曰：发与眉冲起者死。据《中藏经》曰：肠绝发直，汗出不止，不得屈伸者，六日死。又曰：发直者，十五日死。

寻衣语死十知么。

张世贤曰：寻衣语死，神不守舍也。愚谓若依死在十日，当是肾衰水涸不能上荣于目，致目虚眩，视物不真，故循衣语死。至十日则为土之成数，水见土而绝矣。

按《脉经》云：病人循衣缝语者，不可治。

又按《丹溪心法》，能合色脉，可以万全论。欲知其内者，当以观乎外。诊于外者，斯以知其内。盖有诸内者，形诸外，苟不以相参而断其病邪之逆顺，不可得也。为工者，深烛厥理，故望其五色，以青黄赤白黑，以合于五脏之脉，穷其应与不应。切其五脉急大缓涩沉，以合其五脏之色，顺与不顺。诚能察其精微之色，诊其精妙之脉，内外相参而治之，则万举万全之功，可坐而致矣。素问曰：能合色脉，可以万全。其意如此，原夫道之一气，判而为阴阳，散而为五行，而人之所禀，皆备焉。夫五脉者，天之真，行血气，通阴阳，以荣于身。五色者，气之华，应五行，合四时，以彰于面。唯其察色按脉，而不偏废，然后察病之机，断之以寒热，归之以脏腑，随证而疗之，而获全济之效者，本于能合色脉而已。假令肝色如翠羽之青，其脉微弦而急，所以为生。若浮涩而短，色见如草滋者，岂能生乎？心色如鸡冠之赤，其脉当浮大而散，所以为顺。若沉濡而滑，色见如衃①血者，岂能顺乎？脾色如蟹腹之黄，其脉当中缓而大，所以为从，若微弦而急。

色见如积实者，岂能从乎？肺色如豕膏之白，其脉当浮涩而短，所以为吉。若浮大而散，色见如枯骨者，岂能吉乎？以至肾色见如乌羽之黑，其脉沉濡而滑，所以为生，或脉来缓而火色见如炲②者死。死生之理，夫惟诊视相参。既已如此，则药证相对，厥疾弗瘳者，未之有也。抑尝论之，容色所见，左右上下各有其部，脉息所动，寸关尺中，皆有其位。左颊者，肝之部，以合左手关位，肝胆之分，应于风木，为初之气。颜为心之部，以合于左手寸口，心与小肠之分，应于君火，为二之气。鼻为脾之部，合于右手关脉，脾胃之分，应于湿土为，四之气。右颊肺之部，合于右手寸口，肺与大肠之分，应于燥金，为五之气头为肾之部，以合于左手尺中，肾与膀胱之分，应于寒水为终之气。至于相火为三之气，应于右手命门三焦之分也。若夫阴阳五行相生相胜之理，当以合之于色脉而推之也。是故"脉要精微论"曰：色合五行，脉合阴阳。"十三难"云：色之与脉，当参相应。然而治病万全之功，苟非合于色脉，莫之能也。"五脏生成"篇云：心之合脉也，其荣色也。夫脉之大小滑涩沉浮，可以指别，五色微甚，可以目察，继之以能合色脉，可以万全。谓夫赤脉之至也，喘而坚。白脉之至也，喘而浮。青脉之至也，长而左右弹。黄脉之至也，大而虚。黑脉之至也，上坚而大。此先言五色，次言五脉，欲后之学人，望而切之以相合也。厥后扁鹊明乎此，述之曰：望而知之谓之神，切脉而知之谓之巧。深得《内经》之理也。下迨后世有立方者，目之曰神巧万全，厥有旨哉。

---

① 衃（pēi）：淤血。

② 炲（tái）：古同"炱"，指烟气凝积而成的黑灰，俗称"烟子"或"煤子"。

五脏察色歌

肝脏歌

面肿苍黑舌卷青，四肢力乏眼如盲，

泣下不止是肝绝，八日应当命必倾。

张世贤曰：青，肝之色也。舌卷青者，子见母色也。四肢乏力者，筋不能维持也。肝不能含血荣目，则眼如盲，津液出，泄则泣出不止。凡此数者，皆肝绝所致。金能克木，故死于金旺之日，八日从明日数至辛日也。经曰：足厥阴气绝，则筋缩引卵与舌卷，厥阴者，肝脉也。肝者，筋之合也。筋者，聚于阴器，而络于舌本，故脉不营即筋缩急，筋缩急，即引卵与舌。舌卷卵缩，此筋先死。庚日笃，辛日死。

按《脉经》云：病人肝绝八日死，何以知之？面青但欲伏，眼目视而不见人，汗出如水不止。

心脏歌

面鼜肩息直视看，又兼掌肿没纹斑，

狂言乱语身闷热，一日之内到冥间。

张世贤曰：鼜黄，黑色也。掌肿无纹，心气绝也。一乃水之成数，水克火故死在一日之内。经曰：手少阴气绝则脉不通，脉不通则血不流，血不流则色泽去，故面色黑如鼜，此血先死，壬日笃，癸日死。

按《脉经》曰：病人心绝一日死，何以知之？肩息回视立死。

脾脏歌

脐跌肿满面浮黄，泄利不觉污衣裳，

肌肉粗涩兼唇反，一日十二内灾殃。

张世贤曰：脐，神阙也。跌，足跗上也。浮黄，黄肿也。经曰：足太阴气绝，则脉不荣其口唇。口唇者，肌肉之木也。脉不荣，则肌肉不滑泽，肌肉不滑泽则肉满，肉满则唇反，唇反则肉先死，甲日笃，乙日死。

按《脉经》云：病人脾绝十二日死，何以知之？口冷足肿，腹热胪①胀，泄利不觉，出无时度。

肺脏歌

口鼻气出不复回，唇反无纹黑似煤，

皮毛焦干爪枯折，途程三日定知灾。

张世贤曰：气出不复回，有呼无吸也。唇反土不能生金也，黑似煤，金不生水也，气不流通，则皮毛焦干。魂魄不连，则爪甲枯折。从甲至丙，三日也。丙属火，火克金，故死在三日。经曰：手太阴气绝，即皮毛焦。太阴者，肺也。行气温于皮毛者也。气弗营则皮毛焦，皮毛焦则津液去，津液去则皮毛枯折，毛折者则毛先死。丙日笃，丁日死。

按《脉经》云：病人肺绝三日死，何以知之？口张但气出而不还。

肾脏歌

面黑齿痛目如盲，自汗如水腰折频，

皮肉濡结发无泽，四日应当命不存。

---

① 胪（lú）：腹前的肉。

张世贤曰：面黑，面如垢也。目如盲，瞳人反背也。自汗如水，火独炎也。腰乃肾之府，肾败则腰似折不能荣于骨髓，而骨肉不相亲，濡肉而却不能为五液之主，故发不润泽，从甲至戊，越四日也。戊属土，土克水，故命不存。经曰：足少阴气绝，即骨枯。少阴者，冬脉也，伏行而温于骨髓，故骨髓不温，即肌肉不着骨，骨肉不相亲，即肉濡而却。肉濡而却，故齿长而枯，发无润泽，是骨先死，戊日笃，己日死。

按《脉经》云：病人肾绝，四日死，何以知之？齿为暴枯，面为正黑，目中黄色，腰中欲折，自汗出，如流水。

诊妇人有妊歌

肝为血兮肺为气，血为荣兮气为卫。

阳配偶不参差，两脏通和皆类例。

此言胎脉，至不一也然不外乎气血二者而已，肝主血，肺主气，血为荣，气为卫，荣为阴，卫为阳，大言阴与阳，小言夫与妇。然吾人身中，亦有夫妇之道，阴阳二气是也。阴阳配匹而后胎始成，所谓皆类例者何也？修炼家以肝为木公，以肺为金母，虽则各守方隅，必相铃相制，而大药始成。故《参同契·二八弦炁①章》曰：举东以合西，魂魄自相拘。故胎脏之成，亦由肝肺二脏，气血交通，阴阳配匹，而后胎脏始结也。

血衰气旺定无妊，血旺气衰应有体。

或难曰：夫前既曰阴阳配匹，气血通和，而后胎始生也。安有血旺气衰，而曰有体者，未之信也！不知阴阳造化之事，至不测也。尝见壮实女子，而反不生育，黄瘦女子，而反能生

---

① 炁（qì）：同"气"。

育者。此之谓也。况有男子，其病将危与女人交，尚然有孕，则其阳施阴化，不测之妙，在于顷刻，则不待气血充实，而后胎可成也。然胎乃有形之物，血亦有形之物，故以血为要。肝主血，木也。肺主气，金也。故张世贤引《内经》云：金木者。生杀之本始，木多而生，金多而杀，其说是也。

寸微关滑尺带数，流利往来并雀啄，

小儿之脉已见形，数月怀耽犹未觉。

经云：阴搏阳别，谓之有子。所谓阴搏阳别者。谓尺脉搏击于指下，大有别于关前之阳脉，即寸微尺数之谓也。所谓关滑者，何也？荣出中焦，滑为血多气少之脉，流利往来，滑之象也。雀啄者，滑数之中，忽一止也。以①上之脉，是皆经闭不行怀耽之脉。他病见雀啄则死，惟经闭不行，则为有妊。有一妇人，其兄亦知医，因病请兄诊之，大讶曰：脉见雀啄，其病不祥。后延予诊之，问曰：经闭几月耶？对曰：四月矣。予曰：无伤也，乃妊脉也。后果有孕。

左疾为男右为女，流利相通速来去，

两手关脉大相应，已形亦在前通语。

男道尚左，女道尚右，况两太阳俱在左，两太阴俱在右，故左手脉滑疾为怀男，右手脉滑疾为怀女。流利相通，速来去者，乃滑疾之体也。左关属肝，肝主血，木为生气之方。右关属脾，脾摄血，土为万物之母。两手关脉相应而大，则胎已成形。然胎脉至不一也，或有寸微关滑，尺带数者。或有流利往来，并雀啄者。或有两手关脉，相应大者。脉虽不同，是皆为有体之脉，可与前诀通断之也。

左手带纵两个男。

---

① 以：珍本为"已"，据清抄本改。

陈自明曰：纵者，夫行乘妻。水行乘火，金行乘木，即鬼贼脉也。名曰纵，则怀两个男儿也。

右手带横一双女。

陈自明曰：横者，妻乘夫也。是火行乘水，木行乘金即所胜脉也。名曰横，见于右手，则怀一双女儿也。愚谓自明所云：木行乘金，则诚然矣。所谓火行乘水则未也。何则？右手无水脉也。当云木行乘金，水行乘土，则无遗议矣。

左手脉逆生三男。

陈自明曰：逆者，子乘母也。是水行乘金，火行乘木，即己生脉也。名曰逆，见于左手，则怀三个男儿也。自明之言如此，夫既云左手，则不得有所谓水行乘金矣。愚谓当云土行乘火，火行乘木，木行乘水。左手三部脉，若见如是，则当生三男也。

右手脉顺产三女。

陈自明曰：顺者，母乘子也。是金行乘水，木行乘火，即生己之脉也。名曰顺，见于右手，则怀三个女儿也。自明之言如此，夫既云右手，则安得有所谓金行乘水耶？愚按当云土行乘金，火行乘土，木行乘火。若右手三部，见如是之脉，则当产三女也。

寸关尺部皆相应，一男一女分形证。

陈自明曰：寸关尺部脉，大小迟疾相应者，是怀一男一女。形证之脉，谓关前为阳，关后为阴，阴阳脉相应，故怀一男一女也。愚谓此二句，正按上文纵横顺逆右左而言。其意盖曰：假令左手或寸或关或尺而带纵，或带逆，而右手或寸或关或尺或带横或带顺，则当断之一男一女也。

有时子死母身存，或即母亡存子命。

陈自明曰：此二句之文，无辨子母存亡之法。

往来三部通流利，滑数相参皆替替，

阳实阴虚脉得明，遍满胸膛皆逆气。

陈自明曰：若寸关尺三部，通行流利，皆替替有力而滑数，乃阳实阴虚之脉。主妊妇逆气，遍满胸膛而不顺也。愚谓不然，上二句言替替然滑数之脉，流利往来于三部之中，乃纯阳正阴，和合交结，有妊之脉也。下二句，言妊娠之脉，关前宜弱，关后宜盛，今关前为阳而反盛，开后为阴而反弱，则气有升而无降，所以遍满胸堂，皆逆气也。

左手太阳浮大男，右手太阴沉细女，

诸阳为男诸阴女，指下分明须记取。

李晞范曰：前有左疾为男右为女之句，后有弦紧牢强滑者安，沉细而微归泉路之辞，此言左手太阳浮大男，正合妊娠经旨。至于右手太阴沉细女，似有可疑。盖妊娠之脉，当现滑数，若沉细，则气血俱衰，安得有娠？藉以右手属阴，阴脉沉主生女，亦当曰沉而石，始可望其女胎之有成，予僭之以为右手太阴沉石女。愚按《脉赋》亦云：太阴洪而女孕。晞范之言当矣。愚谓两太阳俱在左，言左手太阳浮大男者，谓左寸与左尺俱浮大也。两太阴俱在右，言右手太阴沉细女者，谓右寸与右关俱沉细也。夫浮大为阳，两太阳俱浮，是诸阳为男矣。沉细为阴，两太阴俱沉细，是诸阴为女矣。然此诀之所谓沉细，不过为右手之寸关而言，非六部俱沉细也。亦不过言沉细，非若末后所言沉细而微也，何必改细为大也。

三部沉正等无疑。

《脉经》云：左右三部脉沉浮正等，按之不绝者，妊娠也。今诀无"左右"字，并"浮"字，非违经旨，乃限于七字成文而略之也。盖云若诊左右三部浮沉正等者，则为胎脉无疑矣。

尺内不止真胎妇。

经云：肾名胞门子户，尺中肾脉也。尺中之脉，按之不绝，法妊娠也。即赋中所云尺中不绝，胎脉方真。

夫乘妻兮纵气雾，妻乘夫兮横气助，

子乘母兮逆气参，母乘子兮顺气护。

李晞范释云：阴阳配合，二气交感，若阴血先至阳精后冲，纵气来乘如雾露之降，血开裹精，阴外阳内，阴包阳胎，此谓夫乘妻兮纵气雾，则男形成矣。若阳精先入，阴血后参，两旁横气之来佐助，而精开裹血，阴内阳外，阳包阴胎，此谓妻乘夫兮横气助，则女形成矣。男形之成。则子乘母为逆气相参合也。女形之成，则母乘子为顺气以相护卫也。凡胎气聚，必纵横顺逆四气以荣养，方成胎而为男女。李氏之言如此，又陈自明释曰：纵者，夫乘妻也，水行乘火，金行乘木，即鬼贼脉也。纵气雾，雾者露也，又上下也。夫之阳气，乘妻之阴气，二气上下，相逐如雾，润结子也。横者，妻乘夫也，谓两傍横气相佐助也。逆者，子乘母也。谓子气犯母气相乘逆行之气相参合也。顺者，若母气乘于子气为顺，气相护卫也。凡胎聚纵横逆顺四气以荣养，方以成形也。陈氏之言如此，观二氏之说，皆不明了。李氏以夫妻子母属于人身，以纵横顺逆属于精气血，与前诀左手带纵，右手带横，左手脉逆，右手脉顺等语，不相符合。陈氏之言虽是，惟于左手带纵一句之释为当，其后三句，又与理不相合，无怪乎于圣贤精微之理，愈晦而不明，后之学人，望洋而退耳。不知此四句，乃叔和正恐前文纵横逆顺之说难明，故又以夫妻子母以自释之耳。其意盖曰：予前所谓左手带纵两个男者，何也？谓夫乘妻也。何谓夫乘妻也？谓水行乘火，金行乘木也。何谓水行乘火？金行乘木也。谓左手寸脉，当浮洪而反沉滑。左手关脉，当弦长而反涩短，是为鬼贼之脉，乃夫乘妻也。左手二部，若见如是之脉，即为之纵，纵者当产二男，予前又云右手带横一双女者，何也？谓妻乘夫也。何谓妻乘夫也？谓木行乘金，水行乘土也。何谓木行乘金？水行乘土也。谓右手寸脉，当浮涩而反弦长，右手关脉，当缓大而反沉小，是为所胜之脉，乃妻乘夫也。右手二部，若见如是之脉，即谓之横，横者当产二女。予前又云左手脉逆生三男者何也？谓子乘母也。何谓子乘母也？谓土行乘火，火行乘木，木行乘水也。何谓土行乘火，火行乘木，木行乘水也。谓左手寸脉，当浮洪而反缓慢，左手关脉，当弦长而反浮洪，左手尺脉，当沉滑而反弦长，是为已生之脉，乃子乘母也。左手三部，若见如是之脉，即谓之逆，逆者当生三男。予前又云右手脉顺产三女者，何也？谓母乘子也。何谓母乘子也？谓土行乘金，火行乘土，水行乘木也。何谓土行乘金？火行乘土，水行乘木也。谓右手寸脉，当浮涩而反缓大，右手关脉，当缓大而反洪数，右手尺脉，当沉滑而反弦长，是为生已之脉，乃母乘子也。右手三部，若见如是之脉，即谓之顺，顺当产生三女。噫！此乃叔和独得之妙，发前人所未发，故反复言之，欲以开后人之眼目，何妨自我作古，而戴起宗之流，不能明析此理，而反诋其《脉经》所无，俱为改头换足，何其有面无目，有目无心也。予为是诀横于胸者数十载，今方得详明释之，愿后之学人，当潜心圣贤之教，勿为邪说所误可也。

　　按《仲景全书》问曰：脉有相乘，有纵有横，有逆有顺，何谓也？师曰：水行乘火，金行乘木，名曰纵。火行乘水，木行乘金，名曰横。水行乘金，火行乘木，名曰逆。金行乘水，木行乘火，名曰顺。

　　　　小儿日足胎成聚，身热脉乱无所苦，

　　　　汗出不食吐逆时，精神架构其中住。

　　池氏曰：妇人初系胞胎，乃天一生水。二月受火之气，其妊妇身热脉乱，汗出不食，吐逆恶阻。三月受木之气，精神架构在其中，任气和以荣其子，子气以润其母，而二气荣润，其子安住。

滑疾不散胎三月，但疾不散五月母。

陈自明曰：妊娠三月，名始胎，此是未有定据，心胞脉养之故。脉见滑疾流利，为少气多血，不散为血气盛，则始结为胎也。其脉但疾数而不散者，是五个月怀胎之母也。张世贤曰：滑疾不散，而形始成也。但疾不散，儿形已成也。小儿在母腹中，三月形始成，五月则形成矣。按二氏之说，俱凑泊语。以愚观之，上句滑疾不散之"不"字，乃"而"字之误。何以知之？试观《脉经》云：脉滑疾重，以手按之散者，胎已三月也。脉重按之不散，但疾不滑者，五月也。其意盖曰三月而手厥阴胞络养胎，此时未有定据，故滑疾而散。五月则足太阴脾经养胎，此时已分男女，故滑疾不散也。是以知"不"字之误无疑。

按《脉经》云：妇人怀胎一月之时，足厥阴脉养，二月足少阳脉养，三月手心主脉养，四月手少阳脉养，五月足太阴脉养，六月足阳明脉养，七月手太阴脉养，八月手阳明脉养，九月足少阴脉养，十月足太阳脉养。诸阴阳各养三十日活儿。手太阳少阴不养者，下主月水，上有乳汁。活儿养母怀娠者，不可灸刺其经，不堕胎。

弦紧牢强滑者安，沉细而微归泉路。

通津子曰：前有太阴沉细之说为有妊，平安之脉。及此又以沉细而微为死脉，似乎相反。盖叔和以妊妇之脉，弦牢紧滑为平脉，其三部之脉，或俱沉细而微，则为死矣。陈自明曰：孕妇之脉，宜弦紧牢强滑利为安吉之脉，若沉细而微，谓脉与形不相应，故云死也。前文虽云太阴沉细。

又云诸阴为女，其说亦有相违，谓三部脉不皆沉细及微，故不同也。愚谓二氏之说，皆是也。经云：妇人妊娠七月，脉实大牢强者生，沉细者死。又云：妇人妊娠八月，脉实大牢强弦紧者生，沉细者死。两观经文，与诀无异。陈成自明集《妇人良方》，全引用此诀，而复论之。薛氏云：愚按前诀与《脉诀》所云不同，观者当自推之。

妊娠漏胎候歌

血下如同月水来，漏极胞干主杀胎，

亦损妊母须忧虑，争取神丹救得回。

通真子曰：此只论漏胎候也。夫胎之漏，或食动胎之物，或因热毒之气侵损，或因入房劳损。损轻则漏轻，损重则漏重，但血尽则死。然安胎有二法，因母病而动胎，但治母疾，其胎自安。若胎有不坚致动，母因以病，但治胎则母自安。通真子之言如此，然亦未尝反复思之耳。夫胎之在母腹也，一呼一吸，皆赖母气以全，即胎有不坚，亦是母之气血未足，但治母病，其胎自安，理固然矣。至于复云但治胎则母自安，试问治母有法，治胎何法？假令治胎亦是治母，则又何分胎与母哉！通真子之言，亦穿凿矣。巢元方云：漏胎者，谓妊娠数月而经水时下，此由冲脉任脉虚，不能约制太阳少阴之经血故也。冲任之脉，为经脉之海，皆起于胞内，手太阳小肠脉也，手少阴心脉也。是二经为表里，上为乳汁，下为月水，有娠之人，经水所以断者，壅之以养胎，而蓄之为乳汁。冲任气虚，则胞肉泄漏，不能制其经血，故月水时下，亦名胞阻，漏血尽则人毙矣，元方之言是也。但漏之极，不独胎干而死，其母亦可虑也。宜早为推其所致之因而治之，庶子母两全矣。故薛立斋曰：前证若因风热，用防风黄芩丸，若因血热，用加味逍遥散。若因血虚，用二黄散。若因血去太多，用八珍汤，未应，补中益气汤。若因肝火，用柴胡山栀散。若因脾火，用加味归脾汤。若因月事下血作痛，用八珍汤加阿胶、熟艾。若因脾胃虚弱，用补中益气汤加五味子。若因脾胃虚陷，用前汤倍用升麻、柴胡。若晡热内热，宜用逍遥散。

妊娠心腹急痛歌

心腹急痛面目青，冷汗气绝命必倾。

巢元方曰：妊娠心腹痛者，或腹内宿有冷痰，或新触风寒，皆因脏腑虚而致发动。邪正相击，而并于气，随气下上，上冲于心则心痛，下冲于腹则腹痛，故令心腹痛也。妊娠而痛之者，正邪二气，交击于内，若不时瘥者，其痛冲胞络，必致动胎，甚则伤堕。池氏曰：妊娠心腹，忽然急痛，乃血干胎损，动之所致。面目青，出冷汗者，乃心与脾无血以养，而气欲绝也。

愚按：薛立斋《妇人良方》，有钩藤汤，专治妊娠胎动腹痛，面青冷汗气欲绝者，即此是也。

血下不止胎冲上心腹冷闷定伤身。

若血下不止，则胎随气上而冲心腹，心腹暖则子犹未死，或有可救。若以手按之，其胎不动，更加心腹冷而且闷，则胎已死矣。何用安胎为哉？

按《巢氏病源》曰：妊娠胎死腹中候。此或因惊动倒扑，或染温疫伤寒邪毒入于胞脏，致令胎死，其候当胎处冷，为胎已死也。

妊娠倒仆损伤歌

堕胎倒仆举重轻，致胎死在腹中居，
已损未出血不止，冲心闷痛母魂孤。

或因跌仆，或举重轻，以致胎损腹中，血下过多而不止，则血干胎死。胎愈枯燥，不能得出，则冲心闷痛，其母命亦难存矣。

按《巢氏病源》曰：妊娠僵仆，胎上抢心下血候，此谓行动倒仆，或从高堕下，伤损胞络，致血下动胎。而血伤逆气者，胎随气上抢心。其死生之候，其母舌青者，儿死母活。唇口无沫，儿生。唇青沫出者，母子俱死。唇口赤舌青者，母死儿活。若血下不住，胞燥胎枯，则令胎死。

产难生死候歌

欲产之妇脉离经，沉细而滑也同名，

夜半觉痛应分诞，来朝日午定知生。

《脉经》云：妇人怀妊离经，其脉浮，设腹痛引腰脊，为欲生也。但离经者，不病也。又云：妇人欲生，其脉离经，半夜觉，日中则生也。两观经文，与诀无异。《难经》曰：至之脉，一呼三至曰离经，损之脉，一呼一至曰离经，皆病脉也。惟孕妇则不然，倘诊得其脉，或一呼三至，或一呼一至，脉虽离经，然非病脉，乃欲产之脉也。或若诊得其脉沉细而滑，亦同名，为欲产之脉。勿听子释为沉细而滑，亦谓之离经，非也。至于夜半觉痛，知来朝日午当生者，子午对冲，是以知其生也。举一隅而反，当云丑痛则未生，寅痛则申生，卯痛则酉生，辰痛则戌生，巳痛则亥生。此其常也，变则不拘日数矣。

按《圣惠方》云：夜半子时觉腹痛，来日午时必定生产，谓子午相半，正半日观数也。

身重体寒热又频，舌下之脉黑复青，

及舌上冷子当死，腹中须遣母归冥。

凡妊妇临月之时，但觉其身体沉重，如无他苦，自然气血和畅，如果熟蒂脱，而子母俱安矣。今寒热频频往来者，乃阴阳两虚，母气虚脱，本实先拨，则无以荣养其胎，而子死矣。何以知之？舌下之脉肾脉也，肾系胞，舌下之脉黑而复青，则死色现于舌矣。舌以候子，舌冷而至反厥，则子死无疑。子既已死，而又不得出，遗于母腹中，母难望其生也。

> 面赤舌青细寻看，母死子活定应难，
>
> 唇口俱青沫又出，母子俱死总高判。

面青舌青沫出频，据理，当云面青舌赤，若云舌青，与理不合，恐舌青之青字为误。母死子活定知真，不信若能看应验。

大抵妊娠生死之候，面以候母。舌以候子，一定之论也。《巢氏病源》曰：候其母面赤舌青者，儿死母活。母唇口青，两边沫出者，母子俱死。面青舌赤，口中沫出，母死子活。此从古贤哲相传如是，定不虚陈也。

新产生死候歌

> 欲产之脉缓滑吉，实大弦急死来侵。

池氏曰：新产气血虚损，如见缓损脉，乃脾胃气和，则为吉。实大弦急之脉，乃肝木胜脾土，木旺土衰，胃气损而死。其说亦是。愚谓凡病脉贵乎相当，血虚脉虚理也。今新产则血已虚矣，其脉如缓而且滑则吉。何也？缓则胃气存，滑则血不甚衰，故曰吉。若脉见实大弦急，则胃气衰而风火乘之，是证脉不相当矣，故曰死来侵也。

> 若得重沉小者吉，忽若牢强命不停。

陈自明曰：若产妇诊得沉重微小者，是形虚相应，故云吉兆之脉。忽然诊得坚硬牢实之脉，是脉盛形衰相反，性命不可停流而死也。

> 寸口涩疾不调死，沉细附骨不绝生，
>
> 审看此候分明记，常须念此向心经。

寸口者，十二经脉之所会也。新产而见涩疾不调，涩疾则血已衰。不调者，无复伦次，是以知其当死。若诊得其脉沉细附骨，而往来反绝，是血脉虽去，而元气尚存，正与新产之证相合，故曰生也。

妊娠伤寒歌

伤寒头痛连百节，气急冲心溺如血，
上生斑点赤黑时，壮热不止致胎灭。

夫妊娠，大事也。伤寒，大病也，妊娠而兼伤寒，其险可知矣。巢元方曰：人体虚而为寒所伤，即成病为伤寒也。轻者啬啬恶寒，噏噏发热，微咳鼻塞，数日乃止。重者头痛体疼，憎寒壮热，久不歇，亦伤胎也。巢氏之言如此，然胎之所以伤者何也？凡胎喜凉而恶热，故安胎之药，多用寒凉，黄芩薄荷之类是也。夫伤寒为热病，今壮热不止，则胎不安，胎不安则上冲心而气急，下溺赤而如血，热毒攻于阳明，则生赤黑斑点，内外俱为热毒所伤，而胎未有不殒者矣。在知机之士，预为防护，随其证而调治之。如发斑黑色，小便如血，气喘急，胎欲落者，栀子仁汤。壮热头痛者，栀子五物汤。斑黑溺血者，升麻六物汤。发斑黑小便如血胎欲落者，栀子升麻汤。外用伏龙肝、井底泥土方涂脐下，庶可免其殒灭之患也。

呕逆不止心烦热，腰背俱强胎痛裂，
六七日来热腹中，小便不通大便结。

《巢氏病源》曰：妊娠大小便不通，若热结膀胱，大便不通，热结小肠，小便不通，若大小肠俱为热所结，故烦满大小便不通也。凡大小便不通，则内热肠胃气逆，今变干呕也。又曰：妇人肾以系胞，妊娠而腰痛甚者，多堕胎也。洁古曰：怀妊妇人伤寒病者，须问大小便。大小便如利，知不殒胎，黄龙汤主之。薛立斋治妊娠热病头痛，呕吐烦闷，人参竹茹汤，或补遗芦根汤。六七日来，大小便秘涩，大黄饮。又时气六七日，大小便不利，消热饮。

产后伤寒歌

产后因得热病临，脉细四肢暖者生，

脉大忽然肢逆冷，须知其死莫留停。

《伤寒论》阴病得阳脉者生，阳病得阴脉者死，此大法也。惟产后则不同，血虚脉亦虚，故诊得细脉，不得谓之阳病见阴脉，但四肢欲暖暖者，阳病易已也。若诊脉大，大为血虚，血虚为无阴，无阴则偏阳隆盛，身虽热而四肢逆冷，此乃空得阳脉，而阳气已绝，不得谓之阴病见阳脉也，须知死而已矣。

小儿生死候歌

小儿乳后辄呕逆，更兼脉乱无忧虑。

《巢氏病源》曰：小儿变蒸①者，以长血气也。变者上气，蒸者体热，变蒸有轻重，其轻者体热而微惊，耳冷髋亦冷，上唇头白泡起如死鱼目珠子，微汗出，近者五日而歇，远者八九日乃歇。其重者体壮热而脉乱，或汗或不汗，不欲食，食辄吐呗，无所苦也。变蒸之时，目白睛微赤，黑睛微白赤，无所苦，蒸毕自明了矣。先变五日，后蒸五日，为十日之中，热乃除。变蒸之时，不欲惊动，勿令傍边多人。变蒸或早或晚，依时如法者少也。初变之时，或热甚者，违日数不歇，审计日数，必是变蒸，服黑散。发汗热不止者，服紫双丸，小瘥便已，勿复

———————

① 小儿变蒸：又称"变蒸"，俗称"烧"或"生长热"，是古代医家用来解释婴儿生长发衣规律的一种学说。

服之。其变蒸之时，遇寒加之，则寒热交争，腹痛夭矫啼不止者，熨之则愈。变蒸与温壮伤寒相似，若非变蒸，身热耳热，髋亦热，此乃为他病，可为余治。审是变蒸，不得为余治。其变日数，从初生至三十二日一变，六十四日再变，变且蒸，九十六日三变，变者丹孔出而泄也。至一百二十八日四变，变且蒸，一百六十日五变，一百九十二日六变，变且蒸。二百二十四日七变，二百五十六日八变，变且蒸。二百八十八日九变，三百二十日十变，变且蒸。积三百三十日小蒸毕，后六十四日大蒸，后百二十八日复蒸，积五百七十六日大小蒸毕也。

弦急之时被风缠。

小儿脉见弦而急，当是风气所缠，何也？弦，肝木也。肝主风，弦而且急，则为风寒之气所缠矣。一本作被风气缠。钱仲阳云：小儿之脉气不和则弦急，幼科当以钱氏为的。

脉缓即是不消乳。

小儿脉一息六七至为平，何也？盖以人身之脉，不论大小，一日一夜，皆五十周于身，得一万三千五百息，脉行八百一十丈，此其常也。但大人身量长大，故以一息四至为平，小儿身量短小，亦必尽五十荣之数，所以息则犹是，而脉之丈尺促紧，故以六七至为平也。今脉见缓，缓则小驶于迟矣。缓为脾土之脉，必脾胃虚，不能消化乳食，所以脉见迟也。《准绳》脉法：沉缓，食伤多呕吐。又曰：微缓脉，乳不化，泄泻沉缓亦同。

紧数细快亦少若。

云岐子曰：数而细快，乃小儿平脉。加之以紧，亦有些须表邪。

虚濡邪气惊风助。

小儿元阳之气充足，故脉五六至以上而有力为平。今脉虚而濡，则脾胃之气衰，而虚风乘之，乃成惊风之候。然惊有二种：曰急曰慢，急者属阳，阳动而躁疾，慢者属阴，阴静而迟缓，皆因脏腑虚而得之。虚能发热，热则生风，是以风生于肝，痰生于脾，惊出于心，热出于肝，而心亦热。以惊风痰热，合为四证，搐搦掣颤、反引窜视为八候。又急惊属阳，用药以寒。慢惊属阴，用药以温。今脉见虚濡，当是慢惊之候，治者审之。

痢下宣肠急痛时。

下痢之证，里急而腹痛，其本在脾肾。其现证在手阳明大肠，大肠属庚金，今脉见浮大，浮大属丙火来克庚金，故痢下无已时也。

小儿外证一十五候歌

眼上赤脉下贯瞳人。

池氏曰：赤脉属心，瞳人属肾，乃心火胜肾水，水干则不能生木，致肾肝皆绝故也。

囟门肿起兼及作坑。

曾氏曰：囟肿皆以为热，殊不知有阴阳二证，切宜详辨。坚硬为阴，红软为阳。故《婴孩宝书》曰：寒气上冲则牢靼①，热气上冲则柔软。正此之谓。若阴证以匀气散、理中汤主之，阳证用玉露饮、当归散、防风汤为治。《玉环集歌》曰：囟门肿起定为便，此候应须也不中，或若加坑如盏足，七日之间命必终。曾氏又曰：囟陷者，虚之极也。胃气虚寒，则囟陷，慢惊中有之。胃寒脾困，吐泻者为虚极，急以金液丹固真阳，及诸般救元等药治之，外贴以乌附膏，有后枕陷者，其证尤重，治法与陷囟药同。不效亦为难疗。此大虚极，百无一活耳。

---

① 靼（báo）：坚硬。

鼻干黑燥。

勿听子曰：鼻乃肺之窍，黑燥而干，是为肺绝。云岐子云：火克金也。愚曰：即所谓人病鼻如烟煤者，死也。

肚大青筋。

肚胀腹大，脾虚也。肝主筋，其色青。今肚大而现青筋，是肝木克脾土也。

目多直视，睛不转睛。

热入于目，牵其筋脉，两眦俱紧，不能转视，故直视也。勿听子曰：睛不能转动而直视，是太阳已绝也。云岐子曰：经云回则不转是也。

指甲黑色。

勿听子曰：爪甲，肝之荣华于外者也。肝绝则不能荫，故色现黑。愚谓肝主血，其华在爪，爪甲而现黑色，是血先死，故其色现如是。

急作鸦声。

勿听子曰：肺主气，发声为言，肺既绝，故声如鸦叫。

虚舌退场门。

《准绳》作舒舌出口乃心绝，并壬癸日死。或曰：舌乃心之苗，心气散，则出不得收。

啮齿咬人。

肾主骨，齿乃骨之余，虚则痒，实则痛。肾水虚竭，则无以荣养其齿而齿痒，故欲啮齿咬人也。《准绳》云：咬乳戛齿，此肾绝也。并戊己日死。又小儿欲生齿亦然。不在其例。

鱼口气急。

勿听子曰：口是脾之窍，气是肺所主。脾败而见鱼口，肺绝而息喘急。

啼不作声。

第
三
辑

云岐子谓：哭而无声，是谓肺绝。据《准绳》云：肝病重啼哭无泪，及病不哭下泪，乃肝绝，并庚辛日死。

蛔虫既出，必是死形。

李晞范曰：蛔虫生于脾胃之间，全赖谷气以为养，故逆出于口鼻，是胃绝也。愚谓人身之有蛔虫，犹天地间之有龙也，故蛔虫谓之人龙。夫龙何以秋冬则伏藏，而春夏则升腾也？盖以龙之性，喜暖而畏寒，秋冬则阴气在上，阳气在下，故龙乐其暖，而伏藏于九渊。春夏则阳气在上，阴气在下，故龙畏其冷，而不能安其身，故升腾而上也。夫蛔虫亦然。人身中之元阳足，则蛔乐其暖，以安其身，而无扰动之患。脏腑之阳气衰，而阴气盛，则蛔畏冷，而不能安其身，故逼迫而出于口鼻之上。倘仁人用心，求生于万一，切勿峻用苦寒之药，以速其亡焉可也。

用药速救，百无一生。

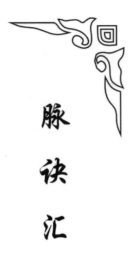

脉诀汇辨

清·李延昰 撰

孙玉信
任聪颖
吴亚鹏 校注
刘胜利

内容提要

明末清初医家李延昰撰。李延昰，华亭人，原名彦贞，字我生，后改字辰山，又号寒村、漫庵。幼承父教，又师事季叔李中梓，深研缪希雍遗稿及周梅庵《独得编》诸书，理会心得，于医理、脉理及本草无所不精。著有《医学口诀》《痘疹全书》等。《脉诀汇辨》全书共十卷，汇辑先秦至清初以前各医学名家脉学之精华，并以李氏脉学心要加以辨正发扬而成。内容包括脉论、二十八脉、运气、望诊、闻诊、问诊、医案、经络等。全书内容大多参考了李中梓的《诊家正眼》一书，但对《正眼》一书并非全部保留、照搬。本书规模宏富，又切于临床实用，洋洋十万余言，为一部集大成式的脉学著作，在中医脉学史上有着重要地位。

本次整理，以清康熙五年丙午（1666 年）《脉诀汇辨》李氏刻本为底本，以清康熙六十一年壬寅（1722 年）刻本为对校本。

目　录

第
三
辑

脉诀汇辨

第
三
辑

叙

天人之道，一也。天有五运六气，以成四时，人之腑腧经络实因之。圣人者，人而天者也。以天道治一身，而性命各正；以天道治天下，而民物仁寿。古之圣人不为君，则为相。五帝、三王、风、牧①、稷②、卨③、皋繇④、伊尹、巫咸、太公、周召、毕散之徒，皆以治身者治世，燮和阴阳，祛除患害，以还天地之雍熙，故自古无不寿之圣人。圣人而不为君与相者，自孔子始；圣人而不登上寿者，亦自孔子始。宓犠⑤、神农、黄帝不欲其道仅传一时，而发明之于《灵》《素》诸书，以传万世。

---

① 风、牧：风，即黄帝之臣风后，三公之一。牧，即黄帝之臣力牧，与风后、大鸿同为黄帝三公之臣。《史记·五帝本纪》："（黄帝）举风后、力牧、常先、大鸿以治民。"

② 稷：即后稷，传说为周的始祖，名弃，曾经被尧举为"农师"，被舜命为后稷。《史记·周本纪》："周后稷，名弃。其母有邰氏女，曰姜原。姜原为帝喾元妃。姜原出野，见巨人迹，心忻然悦，欲践之。践之而身动，如孕者。居期而生子，以为不祥，弃之隘巷，马牛过者，皆辟不践。徙置之林中，适会山林多人，迁之，而弃渠中冰上，飞鸟以其翼覆荐之。姜原以为神，帝收养长之，因名曰弃。"

③ 卨（xiè）：为"契"的古字，传说为商代的始祖，舜的臣子，助禹治水有功而封于商。《史记·殷本记》记载：有娀氏之女名简狄，吞玄鸟之卵而生契。《诗·商颂·玄鸟》曰："天命玄鸟，降而生商。"

④ 皋繇（gāo yáo）：即皋陶，尧舜禹时的士、士师、大理官，即司法官。禹继位后按掸让制举荐皋陶为其继承人，但皋陶先于禹而亡故，未继位。《春秋·元命里》载："尧得皋陶，聘为大理，舜时为士师。"

⑤ 宓犠：即伏羲。

孔子既不得为君且相焉，以治一世，又不忍若容成①、偓佺②、鼓③、聃④、庄、列之徒仅以其道私之于一身。既悲闷忧劳，辙环敝敝⑤，以伤其生而勤勤焉，删述笔削，诗书以传万世。不徒欲寿万世之人之身，而欲救万世之人之心，使不徒生而虚死。则医药之道直视为小数，周公列之庶官之末，孔孟亦等之巫匠之流，圣人不贵也。非圣人之不贵，亦谓所欲有甚于生，所恶有甚于死，则治心又急于治身也。世虽不古，而生民之道不可绝于是。和扁之徒发明黄帝之旨，俾无绝于世。而长沙、河间、东垣、丹溪四氏得引申触类，而长之著书立言以传述来兹，天下谓之四圣。四氏者，不居圣人之名，而能心圣人之心，以救民物者也。先贤谓：不为良相，则为良医。四氏之徒劳于撰述而不已者，以为汤液剂铩⑥之功在一时，不若笔之于书为功万世

---

① 容成：相传为黄帝大臣，发明历法。《列仙传·容成公》："容成公者，自称黄帝师，见于周穆王。能善补导之事，取精于玄牝。其要谷神不死，守生养气者也。发白更黑，齿落更生。事与老子同。亦云老子师也。"清·曹寅《游仙诗三十韵和萝山》之十四："空同未出人间世，更听容成说大丹。"

② 偓佺（wò quán）：传说中的仙人，相传为槐山采药父，好食松实，形体生毛，长数寸，两目更方，能飞行逐走马。以松子赠尧，尧不暇服。时受服者，皆至二三百岁焉。

③ 鼓：指彭祖，上古著名的长寿者。《说文解字》曰："彭，鼓声也，从壴（zhù），彡（shān）声。""壴"在古文字中象鼓形。彡，毛饰形。彭的本义为鼓声。明·方孝孺《次王仲缙感怀》："鼓聃死于寿，夭者死于殇。万生谁长存，所贵德誉光。"

④ 聃：老聃，即老子，道家创始人。聃，原义为耳长而大，为长寿的象征。《说文解字》："耼（同聃），耳曼也。"段玉裁注："曼者，引也。耳曼者，耳如引之而大也。"老聃与彭祖常被后人并称为"彭聃"或"鼓聃"，皆为寿命极长者。晋·嵇绍《赠石季伦》诗："远希彭聃寿，虚心处冲默。"宋·苏辙《送李钧郎中》诗："歌吟髣髴类骚雅，导引委曲师彭聃。"

⑤ 辙环敝敝：辙环，亦作"辙鞟"，喻周游各地。唐·韩愈《进学解》："昔者孟轲好辩，孔道以明，辙环天下，卒老于行。"敝敝，疲困貌。《太平广记》卷七二："少顷，于水中见一道士，长缠及寸，负囊拄杖，敝敝而行。"

⑥ 铩：将药捣碎。即撼法，中药炮制方法之一。

之大也。近世言轩岐之言者徧①海内，能尽其道者旷世而少一遇也。云间李念莪②先生固近代之和扁也。期叔李子，璜③才伟器，思有所为以立效于时。既不得志，益研穷其家学，精妙入神，出而应物，徃徃④奇效。沉痼之疾，诸家罔措，期叔按指望色而知之，忽焉起死人而肉白骨，名满南北。而期叔歉⑤然不自足也。研几极深，撰次成书，曰《脉诀汇辨》，益畅念莪未尽之旨，凡二十余年七易稿而始定。补前圣之未备，正往贤之或差。凡叔和、伯仁诸家之微乖偶类，无不刊而正之。条分缕晰，以明伪诀之误，以归《灵》《素》之正。譬之于书，四氏则孔子之述六经也，期叔则孟子之辟邪说也。古人谓孟子之功不在禹下，吾于期叔亦云山海可童⑥可泐⑦，此书必不可废。海内宗工故能辨之矣。

康熙壬寅⑧午日淮南年家眷社
弟彭孙贻⑨拜题

---

① 徧：同"遍"。

② 念莪：即明代著名医家李中梓。李延昰为李中梓之侄。

③ 璜：同"瑰"，奇异、杰出。

④ 徃：同"往"。

⑤ 歉（kǎn）：谦虚、不自满。《孟子·尽心上》："如其自视歉然，则过人远矣。"

⑥ 童：光秃无草木。

⑦ 泐（lè）：裂开。

⑧ 康熙壬寅：当为1662年，清·康熙元年。

⑨ 彭孙贻：明末清初学者，字仲谋，一字羿仁，号茗斋，自称管葛山人，浙江海盐武原镇人。著有《茗斋集》《五言妙境》《明朝纪事本末补编》《平寇志》等。

自　叙

　　余浪游者三十年，托刀圭以糊口，而无以辞负笈者，顾其中胡能不自愧也。所慨俗医称津筏者，则先《难经》《脉诀》。《难经》出自秦越人，其纯驳固未易论。尤怪脉者所以定吉凶、决死生，至渊微也。苟阡陌之不存，又何有于源季。宋之高阳生，一妄庸人，假晋太医令王叔和之名，著成《脉诀》。其鄙俚纰缪①，取资捧腹，而阴操入室之戈②。于是先圣之旨，一旦晦蚀。世之哀然传业，承讹袭舛，不复有所取裁。譬渴者饮于浊泾之流，呶呶③而号于众曰，天下之水味在是，岂其然乎！

　　余不敏，思有以拯之。乃汇古今之论脉者若干人，参以家学，片言只字，有当先圣，而结妄庸之舌，则拈之纸。星霜十易④，积成径寸。门人辈请厘剔⑤成编，乃区为十卷，名曰《脉诀汇辨》，命收之敝箧⑥。

　　客曰：“固矣哉子也。凡书之有作，不藏诸名山，必传之通邑大都，将以救斯世、诏来者。君之所结集，何难羽翼经传而驰海内，仅仅衣钵于及门，似乎靳⑦于问世者，何居⑧？”

---

　　①　纰缪（pī miù）：亦作"纰谬"，错误之义。《礼记·大传》："五者一物纰缪，民莫得其死。"郑玄注曰："纰缪，犹错也。"

　　②　阴操入室之戈：阴，暗地里。意指高阳生闭门造车，关着门杜撰胡诌。

　　③　呶呶（náo náo）：撅着嘴愤愤而谈。

　　④　星霜十易：星辰一年一周转，霜每年遇寒而降，故星霜指年岁。星霜十易，即十年。清代黄庭镜《目经大成·自序》："马耳批风进八闽，星霜三易鬓垂银。"

　　⑤　厘剔：整理修订。厘，厘正，订正；剔，剔除。

　　⑥　箧：竹编的书箱。

　　⑦　靳：吝惜而不外传。

　　⑧　何居：何故。居，助词。《礼记·檀弓上》："何居？我未之前闻也。"

余起而谢曰："足下之沾沾①于吾者，不虞人之睊睊②耶！余尝皈依古先生，窃闻其教矣，错下一转语，堕野狐身五百世③。使余所缀集果醍醐④也，往乞一玄晏⑤而悬之国门⑥，谁曰不宜？或犹未也，淹博者笑其摭拾⑦，通达者笑其割裂，抱匮守残⑧之徒，更笑其迂而无当。将见习高阳生之言者，不必树旗鼓而实逼处此，即以一丸泥自封，余复奈之何哉！虽然，谨闻命矣，姑付之剞劂氏⑨，以就正长者，徐俟大国之赋，左提右挈，廓清邪说，愿以是编为前驱之佐。"

---

① 沾沾：自得貌，自矜貌。此处指夸赞。

② 睊睊（juàn juàn）：侧目而视的样子，不善意地相视。此处指另眼相看。

③ 堕野狐身五百世：典出佛家禅宗公案"野狐禅"，曹洞宗要典《从容录》载："百丈和尚，凡参次，有一老人，常随众听法，众人退，老人亦退。忽一日不退，师遂问：'面前立者复是何人？'老人云：'诺！某甲非人也。于过去迦叶佛时，曾住此山。因学人问：大修行底人还落因果也无？某甲对云：不落因果。五百生堕野狐身。今请和尚代一转语，贵脱野狐。'遂问：'大修行底人，还落因果也无？'师云：'不昧因果。'老人于言下大悟。"后以野狐禅指邪知邪见。此处意为若错下一句话，便会遗祸几代人。

④ 醍醐：佛教用以比喻一乘教义，此指真知灼见。

⑤ 玄晏：晋代皇甫谧，沉静寡欲，有高尚之志，隐居不仕，自号玄晏先生。后因以"玄晏先生"泛指高人雅士或山林隐逸之士。又皇甫谧曾为晋代文人左思《三都赋》作序，左赋为世所重，因亦用为待人题品诗文的典实。

⑥ 悬之国门：语出战国吕不韦《吕氏春秋》典。意思为挂在城门上，公之于众，并征求广大才俊的意见。

⑦ 摭拾（zhí shí）：收取采集。

⑧ 抱匮守残：匮，缺也。抱匮守残，即抱残守缺，守住陈旧、残破的东西，比喻泥古守旧。清代纪昀《四库全书总目提要》："予欲破学者抱匮守残之见，所录加倍焉。"

⑨ 剞劂氏：剞劂，指刻镂、雕刻。剞劂氏指刻版印书的经营人。

凡 例

兹编第欲剪除伪诀，故援引群书，专主辨驳，以洞筋擢髓之谈，为考同伐异①之事。一出一入，良具苦心。不敢杜撰一字，获罪古今也。

李濒湖先生脉法②，辨晰最精，家先生③取而推展之，所著《正眼》④ 一书自当并垂不朽。惜其原刻未及校订，不惟鲁鱼亥豕⑤已也。今刻中二十八脉，一遵《正眼》而沐浴所闻，细加简阅。并附先生晚年未尽之秘，故卷帙倍之。

家先生高材硕德，为海内贤士大夫迫而成医，虽生徒满宇内，誓不传之子弟，虑为赵括之续⑥也。余客海虞，尽得缪慕台⑦先生遗稿，并周梅屋先生之《独得编》，朝夕研穷，乃于脉理颇窥涯略。更参以会稽张景岳先生之《类经》，遂洞若观火。

---

① 考同伐异：考，考订，考察。伐，删订。考同伐异，考订异同之处。

② 李濒湖先生脉法：指李时珍的《濒湖脉学》。

③ 家先生：指李延昰叔父李中梓。

④ 《正眼》：指脉学著作《诊家正眼》，李中梓撰于 1642 年。两卷。卷一论述脉学基本理论及其临床应用。卷二考核各家脉学理论，用四言歌诀的形式分述 28 种脉象，并对高阳生《脉诀》进行了辨误和评述，末附脉法总论以为结语。

⑤ 鲁鱼亥豕：把"鲁"字错成"鱼"字，把"亥"字错成"豕"字。指书籍在撰写或刻印过程中的文字错误。晋·葛洪《抱朴子》谓"谚云：'书三写，鱼成鲁，帝成虎。'"《吕氏春秋·察传》谓"有读《史记》者曰：'晋师三豕涉河。'子夏曰：'非也，是己亥也。夫己与三相近，豕与亥相似。'"

⑥ 赵括之续：指不肖子孙。赵括，战国时期赵国名将赵奢之子，然误于纸上谈兵，长平之战中为秦将白起所败。

⑦ 缪慕台：明代医家缪希雍，字仲淳，号慕台，海虞（今江苏常熟）人，著有《先醒斋医学广笔记》《医学传心》《神农本草经疏》《本草单方》等书。

西江喻嘉言，武林张卿子①、卢子繇②皆称莫逆，教益弘多。潘邓林③之《医灯续焰》良备采掇，所谓聚腋成裘④，博雅者自知之也。

叔和《脉经》，间有奥句，初学苦其难入。乃仿宋崔紫虚真人《四言脉诀》⑤，以便记诵，不过藉此以为纲领而已。后之引释，条分缕晰，或有少裨焉。

脉中所列主病，寒热虚实，止能标其大纲，余者要须意及之，当为通敏者所谅也。

所引证悉本《灵》《素》，未免有以经释传之嫌。然此欲为初学津梁，务从明白，知我罪我，其在斯乎。

余在癸巳岁⑥，始留意诊法。槎溪里中，晤诸同门。

程子公来、顾子则思、戴子文庶，一见投契。余有不逮，尽力指示，皆谓余必能超乘而上。三十年来，家先生之著述，屡经兵燹，散佚者过半。至有邑中同姓铲去姓氏，冒以己名行世者。余虽不肖，今得渐与补订，皆已辑成全书，次第剞劂。

---

① 张卿子：明末医家张遂宸，字卿子，号西农，江苏仁和人，著有《伤寒论参注》。

② 卢子繇：明末清初医家卢之颐，字子繇，杭州人，号晋公，又自称芦中人。生于明熹宗时，卒于清康熙初年。少时学佛，弱冠行医，以禅理参证医理，于杭州讲明医学，超迈师辈。中年著成《本草乘雅》，后患目疾，五十六岁而双目失明，晚年又著《摩索金匮》《伤寒金镜疏抄》《医难析疑》《学古诊则》《疟疠论疏》等。师王绍隆，为明代名医。父卢复，字不远，亦为名医，著有《医种子》《芷园臆草》等。

③ 潘邓林：明末医家潘楫，字硕甫，号邓林，江苏仁和人，为明代名医王绍隆大弟子，辑注有《医灯续焰》。

④ 聚腋成裘：即集腋成裘。腋，腋下，指狐狸腋下的皮毛。裘，皮衣。狐狸腋下的皮虽很小，但聚集起来就能制一件皮袍。比喻积少成多。

⑤ 宋崔紫虚真人《四言脉诀》：南宋医家崔嘉彦，字希范，号紫虚、紫虚道人，人称崔真人，著有《脉诀》，又名《崔氏脉诀》《四言脉诀》《紫虚脉诀》《崔真人脉诀》，对后世脉学影响颇大。

⑥ 癸巳岁：当为清顺治十年，1653 年。

则余之能传其家学者，三子相成之功居多，不敢忘也。

引用诸书，皆标出所，自便于稽考。至近代群贤，笔之所至，未遑一一注明，淹博者自知之，余非敢掠美也。

甲辰①秋日，期叔氏识于湘江之旅泊庵

---

① 甲辰：1664 年。

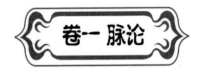

多读书论

史称扁鹊饮上池水①，故能洞见脏腑，其所治病无不立起，毋待切脉而后知者也。然扁鹊常有，而上池水不常有，则凡号为医者，脉之名义，可不讲之有素乎！

夫经络腑腧，阴阳会通，玄冥幽微，变化极难。上古神农、黄帝、岐伯、鬼臾区②等，神明天纵，何可几及。降至叔世，即有人焉，才高识妙，可以仰窥圣域，亦须精求典籍，上发金匮玉函之藏，下集专家授受之旨，学以博而渐通，心以疑而启悟。如此则借证有资，力省功倍。所谓将登泰岱，舍径奚从；欲诣扶桑，非舟莫适③。

今者各承家伎，不事读书，附会臆见，展转相迷。初学则但知《难经》《脉诀》，泛滥则空谈刘、李、张、朱。不知《难经》时与《灵》《素》相左④，《脉诀》明系入室操戈。仲景专法《内经》，余者不无出入。知而不能读，读而不能解，解而不

---

① 上池水：指凌空承取或之于竹木上的雨露，后用以名佳水。

② 鬼臾区：相传为黄帝之臣，曾佐黄帝发明五行，详论脉经，于难经究尽其义理，以为经论。

③ 欲诣扶桑，非舟莫适：诣，到达。舟，方法。适，往也。喻为运用正确的方法才能快捷的达到目的。

④ 左：偏，不合，违背。

能通，其中肯綮①，固非浅识所能窥测。乃如王叔和，晋之名医也，所撰《脉经》，欲以发灵兰之秘，建后学之准，斯亦勤矣。而移易穴道，误决死期，开妄人之簧鼓②，遭后来之指摘，况其下焉者乎！近者高阳生之伪诀盛行，比于鸩毒，而家弦户诵③，略不可解。幸蔡西山④、戴同父⑤辈，大声疾呼，明正其罪。乃世犹充耳，奉若典谟⑥。盖以师承既谬，先人为主，封己自限，忠告难施。将使五脏六腑之盈虚，血脉营卫之通塞，触涂成滞⑦，胥天下而趋邪说者，岂非寡学之故，不自登于大道乎？

嗟乎！使学人而志虑渊微，机颖明发，溯流穷源，旁收曲采，善读古今之书，扶绝学于将坠，虽为执鞭⑧，亦所欣慕。曾何待上池之水，侈为异闻也哉！

编者按：本论谆谆叮嘱学者应溯源《灵》《素》，明辨高阳生《脉诀》之错谬。溯流穷源，旁收曲采，方为善读古今之书者。

---

① 肯綮（qìng）：原指筋骨结合之处，这里比喻重要关键的内容。

② 簧鼓：用动听的言语迷惑人，这里指错谬淆乱的理论。

③ 家弦户诵：弦，弦歌。诵，诵读。弦诵，指教学。形容有功德的人，从怀念。

④ 蔡西山：蔡元定，字季通，学者称西山先生、蔡西山，建宁府建阳县（今福建）人，南宋著名理学家、律吕学家、堪舆学家。师事朱熹，为朱熹所重，人誉之"朱门领袖"，为朱熹理学主要创建人之一。父蔡发，字神与，号牧堂，通达医理。蔡西山幼从父学，故亦通医，著有《脉经》（即《蔡西山脉经》）。

⑤ 戴同父：元代医家戴起宗，字同父，建业人，曾任儒学教授，著有《脉诀刊误》。

⑥ 典谟：原为《尚书》中《尧典》《舜典》《大禹谟》《皋陶谟》诸篇之并称，这里指经典。

⑦ 触涂成滞：语出佛典。《楞伽阿哆罗宝经玄义》："执之则触涂成滞，了之则无法不通。"涂，泥也。滞，凝也。触涂成滞，这里指执着于谬论邪说。

⑧ 虽为执鞭：执，拿着。鞭，马鞭。意为只要能让医术不失传，即使是拿起鞭子为人驾驭马车，干一些低等的工作，为别人工作，也是高兴、羡慕的。

脉位法天地五行论

人配天地，而称三才①，人身俨然一小天地也。凡两间之理②，无所不应，他不具论，即如脉之合于五行者，粲③若指掌，请得而陈之。

北方为坎，水之位也。南方为离，火之位也。东方为震，木之位也。西方为兑，金之位也。中央为坤，土之位也④。试南面而立，以观两手之部位。心属火居寸，亦在南也。肾属水居尺，亦在北也。肝属木居左，亦在东也。肺属金居右，亦在西也。脾属土居关，亦在中也。

以五行相生之理言之，天一生水⑤，故先从左尺肾水生左关肝木，肝木生左寸心火。心火为君主，其位至高不可下，乃分权于相火。相火寓于右肾⑥，肾本水也，而火寓焉。如龙伏海

---

① 三才：即天地人。

② 两间之理：两间，天地之间。唐代韩愈《原人》："形于上者谓之天，形于下者谓之地，命于其两间者谓之人。"两间之理，天地之理也。

③ 粲（càn）：鲜明。

④ 中央为坤，土之位也：以后天八卦方位言，北方为坎，南方为离，东方为震，西方为兑，东南为巽，东北为艮，西北为乾，西南为坤。此言中央为坤，是以八卦配属五行方位，坤为地，土属中央，故中央为坤，坎离震兑配属水火木金罗列四方。

⑤ 天一生水：出于八卦和五行。也就是乾卦为天、为第一卦，而金是生水的，此为天一生水的来历。汉代郑玄注《易经》云："天一生水于北，地二生火于南，天三生木于东，地四生金于西，天五生土于中。阳无耦，阴无配，未得相成。地六成水于北与天一并，天七成火于南与地二并，地八成木于东与天三并，天九成金于西与地四并，地十成土于中与天五并也。"

⑥ 相火寓于右肾：金代刘完素《素问玄机原病式》："右肾命门小心，为手厥阴包络之脏，故与手少阳三焦合为表里，神脉同出，现于右尺也。二经俱是相火，相行君命，故曰命门尔！"元代李杲《医学发明》："肾有两枚，右为命门相火，左为肾水，同质而异事也。"

底，有火相随①。右尺相火生右关脾土，脾土生右寸肺金，金复生水，循环无端，此相生之理也。

更以五行相克之理言之，相火在右尺，将来克金，赖对待之左尺，实肾水也。火得水制，则不乘金矣。脾土在右关，将来克水，赖对待之左关，实肝木也，土得木制，则不侮水矣。肺金在右寸，将来克木，赖对待之左寸，实心火也，金得火制，则不贼②木矣。右手三部，皆得左手三部制矣，而左手三部竟无制者，独何欤？右寸之肺金，有子肾水可复母雠③。右关之脾土，有子肺金可复母雠。右尺之相火，有子脾土可复母雠。是制于人者仍可制人，相制而适以相成也。此相克之理也。

人诚能体天地之道以保其身，脉何有不调者哉！

编者按：本论分两纲三论。两纲者，人身一小天地也，脉合五行也。两纲统摄后三论，而论左右寸关尺脏腑脉位之理。三论者，一从五行方位论，一从五行相生论，一从五行相克论。以阐明"左手心肝左肾水、右手肺脾右相火"之理。

提纲论

经曰："调其脉之缓、急、大、小、滑、涩，而病变定矣。"盖谓六者足以定诸脉之纲领也。又曰："小、大、滑、涩、浮、沉。"《难经》则曰："浮、沉、长、短、滑、涩。"仲景曰："弦、紧、浮、沉、滑、涩，此六者名为残贼，能为诸脉作病。"滑伯仁曰："提纲之要，不出浮、沉、迟、数、滑、涩之六脉。

---

① 龙伏海底，有火相随：相火为肾中真阳，为一身阳气之根，又称真火、真龙，寄居水脏，为水中之火、坎中之阳，如龙潜大海，故云"龙伏海底，有火相随"。

② 贼：害也。

③ 雠：同"仇"。

夫所谓不出于六者，亦其足统表里阴阳、虚实冷热、风寒湿燥、脏腑血气之病也。浮为阳为表，诊为风为虚。沉为阴为里，诊为湿为实。迟为在脏，为寒为冷。数为在腑，为热为燥。滑为血有余，涩为气独滞。"此诸说者，词虽稍异，义实相通。若以愚意论之，不出表、里、寒、热、虚、实六者之辨而已。

如浮为在表，则散大而芤可类也。沉为在里，则细小而伏可类也。迟者为寒，则徐缓涩结之属可类也。数者为热，则洪滑疾促之属可类也。虚者为不足，则短濡微弱之属可类也。实者为有余，则弦紧动革之属可类也。此皆大概，人所易知。

然即六者之中，复有相悬①之要，则人或不能识，似是而非，误非浅矣。夫浮为表矣，而凡阴虚者，脉必浮而无力，因真阴脱于下，而孤阳浮于上，是浮不可以概言表，而可升散乎？沉为里矣，而凡表邪初感之盛者，阴寒束于皮毛，阳气不能外达，则脉必先沉紧，是沉不可以概言里，而可攻下乎？迟为寒矣，而伤寒初退，余热未清，脉多迟滑，是迟不可以概言寒，而可温中乎？数为热矣，而凡虚损之候，阴阳俱亏，气血败乱者，脉必急数，愈数者愈虚，愈虚者愈数，是数不可以概言热，而可寒凉乎？微细类虚矣，而痛极壅闭者，脉多伏匿，是伏不可以概言虚，而可骤补乎？洪弦类实矣，而真阴大亏者，必关格②倍常，是弦不可以概言实，而可消之乎？

乃知诊法于纲领之中，而复有大纲领者存焉。设不能以四诊相参，而欲孟浪③任意，未有不覆人于反掌间者。

编者按：脉有提纲脉，《内经》《难经》《伤寒》《诊家枢要》皆有论

---

① 相悬：相，相交互。悬，挂、系。相悬，指（六者）相互牵连，难以截然区分。

② 关格：此指关阴格阳、格拒虚阳于外的病理状态，非指病名关格。

③ 孟浪：鲁莽，轻率。比喻治病用药，不可草率。

第
三
辑

述。李氏在此论中总结为"浮、沉、迟、数、虚、实"六者，可辨虚实表里寒热，可谓六纲脉，有提纲挈领之要妙。然此处亦不可拘泥，六纲脉并非机械对应六证，各有变化，还需四诊合参，方能准确判定病机证情。

因形气以定诊论

逐脉审察者，一成之矩也。随人变通者，圆机之用也。比如浮沉迟数，以定表里寒热，此影之随形，复何论哉！

然而形体各有不同，则脉之来去因之亦异，又不可执一说以概病情也。何则？肥盛之人，气居于表，六脉常带浮洪；瘦小之人，气敛于中，六脉常带沉数。性急之人，五至方为平脉；性缓之人，四至便作热医。身长之人，下指宜疏；身短之人，下指宜密。北方之人，每见实强；南方之人，恒①多软弱。少壮之脉多大，老年之脉多虚。醉后之脉常数，饮后之脉常洪。室女②尼姑多濡弱。婴儿之脉常七至。故经曰："形气相得者生，三五不调者死。"③ 其可不察于此乎！

而更有说焉：肥盛之人，虽曰气居于表，浮洪者是其常也。然使肌肉过于坚厚，则其脉之来也，势将不能直达于皮肤之上，反欲重按乃见，若徒守浮洪易见之说，以轻手取之，则模糊细小，本脉竟不能测。瘦小之人，虽曰气敛于中，沉数者是其常也。然使肌肉过于浅薄，则其脉之来也，势将即呈于皮肤之间，反可浮取而知。性急之人，脉数是其常也，适当从容无事，亦近舒徐。性缓之人，脉迟是其常也，偶值倥偬多冗④，亦随急

---

① 恒：常也。

② 室女：未婚女子。

③ 本条出自《素问·三部九候论》篇，文字略有出入。原文为："形气相得者生，参伍不调者病，三部九候皆相失者死。"

④ 倥偬多冗：倥偬，事情纷繁迫促。冗，繁忙。

数。北人脉强，是其常也，或累世膏粱①，或母系南产，亦未必无软弱之形。南人脉弱，是其常也，或先天禀足，或习耐劳苦，亦间有实强之状。少壮脉大，是其常也，夭促者多见虚细。老年脉虚，是其常也，期颐者更为沉实。室女尼姑，濡弱者是其常也，或境遇优游②，襟怀恬憺③，脉来亦定冲和。婴儿气禀纯阳，急数者是其常也，或质弱带寒，脉来亦多迟慢。

以此类推，则人身固有一定之形气，形气之中，又必随地为之转移，方能尽言外之妙也。

编者按：形气体质不同，其脉各有特点。形体肥瘦高矮、性情急缓、南北之人、少壮男女，皆有一定之常脉。然由于皮肤肌肉厚薄、境况遭遇、居处环境等因素，常见形气相同而脉有不同。

运气论

尝读《内经》，至"天元纪论"七篇，推申运气，玄蕴难窥，未尝不废书三叹也。夫是天地之纲纪，变化之渊源，非通于大易洪范④、历元律法⑤之说者，其敢横心以解、矢口而谈⑥哉！无惑乎当今之人置而弗讲久矣！先哲有言曰："不明五运六气，简遍方书何济？"如经文所载，尺寸反，左右交，指下稍尔

---

① 累世膏粱：连续数代代以来皆享富贵生活。富贵者常好逸恶劳，以致身体柔弱、骨节不强。汉代名医郭玉说为贵人诊病有四难，即自用意而不任医、将身不谨、骨节不强、好逸恶劳。

② 境遇优游：境遇，境况和遭遇。优游，悠闲自得。

③ 襟怀恬憺：襟怀，胸怀、心胸。恬憺，恬静泰然。

④ 大易洪范：大易，指《易经》。洪，大；范，法。洪范即统治大法。

⑤ 历元律法：天文历法。

⑥ 横心以解、矢口而谈：横心，率意、随心。矢口，开口、随口，形容不假思索，未经考虑脱口而出。汉·扬雄《法言·五百》："圣人矢口而成言，肆笔而成书。"

不明，生死何从臆断。业已志医，可不沉思力索乎？①

总其大纲，在五运之太过不及，而胜复所以生也。太过者，其气胜，胜而无制，则伤害甚矣。不及者，其气衰，衰而无复，则败乱极矣。此胜复循环之道，出乎自然者也。故其在天则有五星运气之应，在地则有万物盛衰之应，在人则有脏腑疾病之应。如木强胜土，则岁星明而镇星暗，土母受侮，子必复之，故金行伐木以救困土，则太白增光，岁星②反晦也。凡气见于上，则灾应于下，宿属受伤，逆犯必甚，五运互为胜复，其气皆然。在病如木胜肝强，必伤脾土，肝胜不已，燥必复之，而肝亦病矣；燥胜不已，火必复之，而肺亦病矣。此五脏互为盛衰，其气亦皆然也。夫天运之有太过不及，即人身之有虚实也。惟其有虚而后强者胜之，有胜而后承者复之。无衰则无胜矣，无胜则无复矣。无胜无复，其气和平，焉得有病？恃强肆暴，元气泄尽，焉得无虚？故曰：有胜则复，无胜则否。胜微则复微，胜甚则复甚。胜复之微甚，繇③变化之盛衰。

故经之所载天时、地化、人事，至详至备，盖以明其理之有合也。即如《周易》三百八十四爻，乃开明易道之微妙而教人。因易以求理，因象以知变。故孔子曰："书不尽言，言不尽意。"此其大义，正与本经相同。夫天道玄微，本不易测。及其至也，圣人有所不知。故凡读《易》者，当知易道有此变，不当曰变止于此也。读运气者，当知天道有是应，不当曰应尽于是也。今姑举其大略。

或疫气遍行，而一方皆病风温。或清寒伤脏，则一时皆犯泻利。或痘疹盛行，而多凶多吉，期各不同。或疔毒遍生，而

---

① 本段出自李中梓《删补颐生微论·运气论》，部分文字略有出入。

② 岁星，指木星。镇星，指土星。太白，指金星。

③ 繇：与"由"同，从、自。

是阴是阳，每从其类。或气急咳嗽，一乡并兴。或筋骨疼痛，人皆道苦。或时下多有中风。或前此盛行痰火。诸如此者，以众人而患同病，谓非运气之使然欤！至其精微，则人多阴受，而识者为谁？夫人殊禀赋，令易寒暄，利害不侔①，气交使然。故凡以太阳之人，而遇流衍之气②，以太阴之人，而逢赫曦之纪③，强者有制，弱者遇扶，气得其平，何病之有？或以强阳遇火，则炎烈生矣。阴寒遇水，则冰霜至矣。天有天符④，岁有岁会⑤，人得无人和乎？能先觉预防者，上智也。能因机辨理者，明医也。既不能知而且云乌有者，下愚也。

然运气亦有不可泥者，如肝木素虚，脾气太盛，而运值太角⑥，肝气稍实，脾气方平。五脏类然。又内外两因，随时感触，虽当太过之运，亦有不足之时；不及之运，亦多有余之患。倘执而不通，能无损不足而益有余乎！况岁气之在天地，亦有反常之时。故冬有非时之温，夏有非时之寒，春有非时之燥，秋有非时之暖，犯之者病。又如春气西行，秋气东行，夏气北行，冬气南行；卑下⑦之地，春气常存；高阜⑧之境，冬气常在；天不足西北而多风，地不满东南而多湿。又况百里之内，晴雨不同千里之外，寒暄各别；则方土不同而病亦因之，此皆

---

① 侔：相等，等齐。

② 流衍（liú yǎn）之气：流衍，水运太过之纪的名称，广泛流布充溢。

③ 赫曦之纪：赫曦，光明火盛的样子。此指火运太过之纪的名称。

④ 天符：运气述语。指通主一年的中运之气与司天之气相符合的年份。

⑤ 岁会（suì kuài）：指值年大运与同年年支之气的五行属性相同的年份。

⑥ 太角：运气学术语。角代表木运，故太过的木运称为木角。太者属阳。角为"宫商角徵羽"五音之一，为木音。太角为阳木。壬年为阳木，初之气为太角。

⑦ 卑下：低矮、低注。《汉书·沟洫志》："赵魏濒山，齐地卑下，作堤防去河二十五里。"

⑧ 高阜：高的土山。《吕氏春秋·爱类》："河出孟门，大溢逆流。无有丘陵沃衍、平原高阜，尽皆灭之，名曰鸿水。"

法外之道也。①

若不知常变之道，盛衰之理，主客承制之位，每每凿经文以害经意，徒欲以有限之年辰，概无穷之天道，隐微幽显，诚非易见，管测求全，诚亦陋矣。复有不明气化，如马宗素之流，假仲景之名，而为《伤寒钤法》等书，用气运之更迁，拟主病之方治，拘滞不通，斯为大谬。又有偏执己见，不信运气，盖亦未精思耳。

是以通于运气者，必当顺天以察运，因变以求气，如杜预之言历曰："治历者当顺天以求合，非为合以验天。"知乎此而后可以言历。运气之道，独不然哉。若徒尔纷纭，执有执无，且疑且信，罕一成之见、圆机之用者，未足与议也。

编者按：本篇论五运六气，历数五运太过、不及、胜复之理。认为医者应知易理，通运气，顺天以察运，因变以求气。然信运气又不可拘泥，要知常变之道。人有脏腑阴阳盛衰，四季有非时之气，居处有四方高下，论运气者能以参之，则知常变矣。

太素脉论

尝读太素脉，而知其伪也。夫脉法创自轩岐，用以测病情，决死生而已，安得征休征咎，比于师巫，甚矣！杨上善之好诞②也！每求其故而不得。

后见华佗拟病患于十年之后，以为病去亦十年死。病存亦十年死，病不能为人死生，因劝其人勿治。佗固汉之异人也。此以脉论耶？抑以脉中之数③论耶？意此病所患既深，虽药无

---

① 本段引自李中梓《删补颐生微论·运气论》，部分文字略有出入。

② 诞：虚妄，怪诞，不合理的。

③ 数：命数，天命。

效，又非急证，可以迁延，计其短期①，至久乃验，即如《内经》所云，某病某日笃、某日死者是也。但佗决之于十年之前，故后人遂咤②为神，反至略病而重数。上善特有小慧，见佗之行事，托之太素，阴祖其意而畅其说。学人喜其新奇，互相附和，妄谓尘埃识天子，场屋决元魁③，好事之流更从而和之。欺世盗名，所从来久矣。

就中亦有可录之句。如曰："脉形圆净，至数分明，谓之清。脉形散涩，至数模糊，谓之浊。质清脉清，富贵而多喜。质浊脉浊，贫贱而多忧。质清脉浊，此谓清中之浊，外富贵而内贫贱。质浊脉清，此谓浊中之清，外贫贱而内富贵。若清不甚清，浊不甚浊，其得失相半，而无大得丧也。富贵而寿，脉清而长。贫贱而夭，脉浊而促。清而促者，富贵而夭。浊而长者，贫贱而寿。"予尝以此验人，百不失一。然考其底蕴，总不出乎风鉴④，使风鉴精则太素无漏义矣。至其甚者，索隐行怪⑤，无所不至，并且诋呵正业，以为不能穷造化之巧，操先知之术。孔子曰："攻乎异端，斯害也已。"其太素脉之谓夫！

或曰，上善不足论，而佗亦有遗义耶？夫佗之技甚精，而其说又安能无弊乎？天下而尽守佗之说也，则将使病浅者日深，病深者日殆，视岐黄为赘疣，而药饵可尽废。临病不治，但委于命，弛慎疾之心，趋夭枉之路，岂不哀乎！故以病之不可治

---

① 短期：死亡之期。

② 咤：诧异，惊奇。

③ 元魁：殿试第一名，即状元。

④ 风鉴：相术。原意指人的风度和见识，在相学中则指以风貌品评人物，即相术之别称。

⑤ 索隐行怪：索，探索，隐，隐暗的事。行，从事。怪，怪事。求索隐暗的事情，而行怪迂之道。意指身居隐逸的地方，行为怪异，以求名声。语出《汉书·艺文志》之："孔子曰：'索隐行怪，后世有述焉，吾不为之矣。'"

而勉求治，未必无稍延之岁月；以病之或可治而不求治，势将有坐失之机宜。须善通佗之意而一笑上善之术，斯得之矣。

编者按：本篇评太素脉。太素脉乃古脉法，民国董志仁《太素脉考》云："太素脉，古脉学之一也。会悟太素脉理，不特可以诊病之症结所在、死生时日，抑且能察人之穷通祸福、富贵寿夭而无或爽。"可知太素脉法不特包含中医诊病脉学，还更多兼容相术算命的内容，这也是太素脉不断遭到后世医家诟病的缘由所在。明清医家多谓太素脉法或始于隋杨上善。然杨上善所撰《黄帝内经太素》一书为注解《内经》专书，目前所存篇章中并无太素脉内容。况《黄帝内经太素》宋以后在中国便散佚不存，至清末方由萧延平自日本携归。以此，明清医家仅知杨上善《内经太素》之名，而无由得观其书。故明清医家谓太素脉法始于杨上善之说似为不确，抑或顾名思义，误将杨上善《内经太素》与察断穷通祸福、富贵寿夭的太素脉混为一谈。《太素脉秘诀》今所传本，据学者考证，为明代青城山人张太素所撰，从目前研究来看，尚无证据能证明其内容与杨上善有直接的渊源关系。再次，《黄帝内经太素》虽经萧氏及后来学者从日本携归，但仍为残缺，原三十卷今存二十五卷，佚篇内容尚无从得见。因此，杨上善与太素脉有无渊源关系，从此来看，仍是难以定论。另，本篇《太素脉论》中间一段引录自明代医家吴崑《太素可采之句》一论，文字略有出入。吴崑此论今保存于张介宾《景岳全书·脉神章》中，其原文云："太素之说，固为不经，然其间亦有可采者。如曰：'脉形圆净，至数分明，谓之清。脉形散涩，至数模糊，谓之浊。质清脉清，富贵而多喜。质浊脉浊，贫贱而多忧。质清脉浊，此谓清中之浊，外富贵而内贫贱，失意处多，得意处少也。质浊脉清，此谓浊中之清，外贫贱而内富贵，得意处多，失意处少也。若清不甚清，浊不甚浊，其得失相半，而无大得丧也。富贵而寿，脉清而长。贫贱而夭，脉浊而促。清而促者，富贵而夭。浊而长者，贫贱而寿。'此皆大素可采之句也。然亦不能外乎风鉴，故业太素者，不必师太素，但师风鉴，风鉴精而太素之说自神矣。至其甚者，索隐行怪，无所不至，是又巫家之教耳。孔子曰：'攻乎异端，斯害也已矣，正士岂为之。'"

审象论

夫证之不齐，莫可端倪①，而尽欲以三指洞其机，则戛戛②乎难之矣。语云，胸中了了，指下难明。此深心体认，不肯自欺之言。然脉虽变化无定，而阴阳、表里、寒热、虚实之应于指下，又自有确乎不易之理。思之思之，鬼神将通之耳。

一曰，比类③以晰其似，所以明相类之脉。比其类而合之，辨其异而分之，鲜不决之疑矣。如迟之与缓，似乎同也。而迟则一息三至，脉小而衰；缓则一息四至，脉大而徐。沉之于伏，似乎同也。而沉则轻举则无，重按乃得；伏则重按亦无，推筋乃见。数、紧、滑，似乎同也。而数则来往急迫，呼吸六至；紧则左右弹指，状如切绳；滑则往来流利，如珠圆滑。浮、虚、芤，似乎同也。而浮则举之有余，按之不足；虚则举之迟大，按之则无；芤则浮沉可见，中候则无。濡之与弱，似乎同也。而濡则细软而浮；弱则细微而沉。微之与细，似乎同也。而微则不及于细，若有若无，状类蛛丝；细则稍胜于微，应指极细，状比一线。弦、长，似乎同也。而弦则状如弓弦，端直挺然而搏指；长如长竿，过于本位而不搏指。短与动，似乎同也。而短为阴脉，无头无尾，其来迟滞；动为阳脉，无头无尾，其来数滑。洪之与实，似乎同也。而洪则状如洪水，盛大满指，重按稍减；实乃充实，应指有力，举按皆然。牢之与革，似乎同也。而牢则实大而弦，牢守其位；革则虚大浮弦，内虚外急。促、结、涩、代，似乎同也。而促则急促，数时暂止；结为凝

---

① 端倪：指推测融的始末。窥测，捉摸。
② 戛戛（jiá jiá）：形容困难，费力。
③ 比类：对比，区分，以按类排比。

结，迟则暂止，涩则迟短涩滞，至至带止，三五不调；代则动而中止，不能自还，止数有常，非暂之比。

一曰，对举①以明相反之脉，有可因此而悟彼，令阴阳不乱也。如浮、沉者，脉之升降也，以察阴阳，以分表里。浮法天为轻清，沉法地为重浊也。迟、数者，脉之急慢也。脉以四至为平，如见五至，必形气壮盛，或闰以太息（五至），皆为无疴之象。不及为迟，太过为数。迟阴在脏，数阳在腑。数在上为阳中之阴，在下为阴中之阳。迟在上为阳中之阴，在下为阴中之阳。虚、实者，脉之刚柔也。皆以内之有余不足，故咸以按而知。长、短者，脉之盈缩也。长有见于尺寸，有通于三部；短只见于尺寸。盖必质于中而后知。过于中为长，不及于中为短。滑、涩者，脉之通滞也。《千金》曰："滑者血多气少，血多故流利圆滑。涩者气多血少，血少故艰涩而散。"洪、微者，脉之盛衰也。血热而盛，气随以溢，满指洪大，冲涌有余，故洪为盛；气虚而寒，血随以涩，应指而细，欲绝非绝，故微为衰。紧、缓者，脉之张弛也。紧为寒伤营血，脉络激搏，若风起水涌，又如切绳转索；缓为风伤卫气，营血不流，不能疾速。数见关上，形如豆大，厥厥动摇，异于他部者，动也。藏于内不见其形，脉在筋下者，伏也。结、促者，脉之阴阳也。阳甚则促，脉疾而时止；阴甚则结，脉徐而时止。至于代、牢、弦、革、芤、濡、细、弱八脉，则又不可对举也。《三因》尽为偶名，不知既非，一阴一阳，宁必过凿乎！经曰："前大后小，前小后大。来疾去徐，来徐去疾，去不盛来反盛。乍大乍小，乍长乍短，乍数乍疏。"是二二脉偶见也，不可不知。

一曰，辨兼至者，所以明相互之脉。大抵脉独见为证者鲜，

---

① 对举：相对举出。形容并列的两个事物互相衬托。

合众脉为证者多，姑举一二，以例其余。如似沉似伏、实、大、弦、长之合为劳极；软、浮、细之合为濡之类是也。合众脉之形为一证者，如浮、缓为不仁，浮、滑为饮，浮、洪、大而长为风眩颠疾之类是也。有二合脉有三四合脉者，然又有一脉独见而为病亦多者，如浮为风，又为虚，又为气，此一脉之证合也。

一曰，察平脉以定其常，所以明本部之脉，而治无病之候。未能精稔①，将有无病妄药之弊矣。如足厥阴肝脉弦细而长，足少阴肾脉沉实而滑，足太阴脾脉沉软而缓，足少阳胆脉弦大而浮，足阳明胃脉浮长而缓，足太阳膀胱脉洪滑而长，手少阴心脉洪大而散，手太阴肺脉浮涩而短，手厥阴心包络脉浮大而散，手少阳三焦脉洪大而急，手阳明大肠脉浮短而滑，手太阳小肠脉洪大而紧。

一曰，准时令者，所以见四时之变其状，各自不同，脉与之应也。十二月大寒至二月春分为初之气，厥阴风木主令。经曰："厥阴之至其脉弦。"春分至小满为二之气，少阴君火主令。经曰："少阴之至其脉钩。"小满至六月大暑为三之气，少阳相火主令。经曰："少阳之至大而浮。"大暑至八月秋分为四之气，太阴湿土主令。经曰："太阴之至其脉沉。"秋分至十月小雪为五之气，阳明燥金主令。经曰："阳明之至短而涩。"小雪至十二月大寒为六之气，太阳寒水主令。经曰："太阳之至大而长。"

一曰，察真脏脉者，所以明不治之脉与决短期。往而不返，如水之流；止而不扬，如杯之覆。使其在肺，则上而微茫下而断绝，无根萧索②。使其在肾，则解散而去，欲藏无入，去如解索，弹搏而来，所藏尽出，来如弹石。在命门右肾与左肾同，

---

① 精稔：稔，本义指谷物成熟。精稔，即精熟。
② 萧索：衰败，冷落。

但内藏相火，故其绝也，忽尔静中一跃，如虾之游，如鱼之翔，火欲绝而忽焰之象也。使其在膀胱，则泛滥不收，至如涌泉，以其藏津液而为州都之官，故绝形如此。

凡斯六者皆脉中至为吃紧①之处，况有象可求，学者精勤，则熟能生巧，三指多回春之德矣。若不揣者，乃妄图形象，弄巧成拙，最为可笑。夫脉理渊微，须心领神会，未可以言求，而可以图标乎？如脉之浮沉、大小、长短、弦细，犹可图也，如迟数、结促，亦何从描画乎？欲学岐黄精蕴，而为纸上筌蹄②，是又执形象而趋于愚妄者矣。

编者按：天地万物，气象万千，天有天象，脏有藏象，脉有脉象，有诸内必形诸外，故善观象者，审其象，察其情，而能知根本。本篇"审象论"系摘引自李中梓《删补颐生微论·审象论》篇，有删节而更为精炼，教予学者审察脉象之大法，要之有六：比类取象，对举相反，辨明兼至，知常达变，四时脉应，察真脏脉。学者须知脉中有象，若能明此六点，于脉法一途则思过半矣！

脉有亢制论

经曰："亢则害，承乃制。"言太过之害也。此关于盛衰疑似之间，诊者其可忽乎！夫亢者，过于上而不能下之谓也。承者，受也，亢极则反受制也。如火本克金，克之太过，则为亢，而金之子为水，可以制火，乘其火虚来复母雠，而火反受其制矣。比之吴王夫差，起倾国之兵以与晋争，自谓无敌，越王勾践，乘其空虚，已入国中矣。

在脉则当何如？曰：阳盛者，脉必洪大，至阳盛之极，而

---

① 吃紧：要紧，重要。切中要害。
② 纸上筌蹄：筌蹄，亦作"筌蹏"。

脉反伏匿，阳极似阴也。此乾之上九，亢龙有悔也。其证设在伤寒，或因失于汗下，使阳气亢极，郁伏于内，状似阴证，唇焦舌燥，能饮水浆，大便闭硬，小便赤涩，然其脉虽沉，按之着骨必滑数有力，审其失气，秽臭殊常，或时躁热，不欲衣被，或扬手掷足，谵语不休，此阳证何疑。故经曰："其脉滑数，按之鼓击于指下者，非寒也，此为阳盛拒阴也。"

阴盛者，脉必细微，至阴盛之极，而脉反躁疾，阴极似阳也。此坤之上六，龙战于野也。在伤寒则误服凉药，攻热太速，其人素本肾虚受寒，遂变阴证，逼其浮游之火发见于外，状似阳证，面赤烦躁，大便自利，小便淡黄，呕逆气促，郑声咽痛，然其脉按之必沉细迟微，审其渴欲饮水，复不能饮，此阴证何疑。故经曰："身热脉数，按之不鼓击于指下者，非热也，此谓阴盛拒阳也。"

乃知凡过极者，反兼胜己之化，在于学人之细心揣测，则诸证无不洞①其真伪矣。

编者按：本篇以《内经》"亢害承制"论脉。凡过极者，反兼胜己之化，五行亢害承制，自然造化之理。金代刘完素曾云："木极似金，金极似火，火极似水，水极似土，土极似木。故经曰：'亢则害，承乃制'。谓己亢过极，则反似胜己之化也。"亢害承制在脉则有两端，阳极似阴、阴极似阳是也。阳极似阴，乃阳盛格阴。论中所论之证，为阳明腑实证，当攻下实热、荡涤燥结，处以承气汤类。阴极似阳，乃阴盛格阳。论中所论之证，为少阴寒化、真寒假热，当益火消阴、大剂回阳，处以四逆汤辈。

冲阳太溪二脉论

夫身之内，不过阴阳为之根蒂。医者惟明此二字，病之吉

---

① 洞：通晓，知悉。

凶，莫不判然矣。故凡伤寒危迫，手脉难明，须察足脉，不知者竞相哗笑，更有内室①，宁死不愿，以为羞耻，是又大可哀矣。予请陈其说焉。

经曰："治病必求于本。"本之为言根也，源也。世未有无源之流，无根之木。澄其源而流自清，灌其根而枝乃茂，自然之经也。故善为医者，必责根本，而本有先天后天之辨。先天之本维何？足少阴肾是也。肾应北方之水，水为天一之源。后天之本维何？足阳明胃是也。胃应中宫之土，土为万物之母。

肾何以为先天之本？盖婴儿未成，先结胞胎，其象中空，一茎透起，形如莲蕊。一茎即脐带，莲蕊即两肾也，而命寓焉。水生木而后肝成，木生火而后心成，火生土而后脾成，土生金而后肺成。五脏既生，六腑随之，四肢乃具，百骸乃全。仙经曰："借问如何是玄牝，婴儿初生先两肾。"故肾为脏腑之本，十二脉之根，呼吸之本，三焦之源，而人资之以为始者也。故曰，先天之本在肾。而太溪一穴，在足内踝后五分、跟骨上动脉陷中，此足少阴所注为腧之地也。

脾胃何以为后天之本？盖婴儿既生，一日不再食则饥，七日不食则肠胃涸绝而死。经曰："安谷则昌，绝谷则亡。"犹兵家之有饷道②也。饷道一绝，万众立散；胃气一败，百药难施。一有此身，先资谷气。谷入于胃，洒陈于六腑而气至，和调于五脏而血生，而人资之以为生者也。故曰，后天之本在脾。而冲阳一穴，在足跗上五寸、高骨间动脉去陷谷二寸，此足阳明所过为原之地也。脾胃相为夫妇，故列胃之动脉，而脾即在其中矣。

古人见肾为先天之本，故著之脉曰："人之有尺，犹树之有

---

① 内室：里面的屋子，卧房。此代指女性。
② 饷道：亦作"食饟道"，运军粮的道路。

根，枝叶虽枯槁，根本将自生。"见脾胃为后天之本，故著之脉曰："有胃气则生，无胃气则死。"所以伤寒必诊太溪以察肾气之盛衰，必诊冲阳以察胃气之有无。两脉既在，他脉可勿问也。

如妇人则又独重太冲者。太冲应肝，在足指本节后二寸陷中。盖肝者，东方木也，生物之始。又妇人主血，而肝为血海，此脉不衰，则生生之机犹可望也。

予见按手而不及足者多矣，将欲拯人于危殆，盖亦少探本之学乎！

编者按：肾为先天之本，太溪为肾脉也，故诊太溪脉以察肾气之盛衰。脾胃为后天之本，冲阳脉即跌阳脉，为胃脉也，故诊冲阳脉以察胃气之有无。妇人主血，肝为血海，女子以肝为先天，太冲应肝，故诊太冲脉以候肝木生生之机。"肾为先天之本，脾为后天之本"说为李中梓首次明确提出，本论自"经曰：治病必求于本"至"两脉既在，他脉可勿问也"大段，引录自李中梓《医宗必读·肾为先天本脾为后天本论》篇，部分词句略有差异。

脉有不可言传论

脉之理微，自古记之。昔在黄帝，生而神灵，犹曰："若窥深渊而迎浮云。"许叔微曰："脉之理幽而难明，吾意所解，口莫能宣也。凡可以笔墨载，可以口舌言者，皆迹象也。至于神理，非心领神会，焉能尽其玄微耶？如古人形容一胃气脉也，而曰不浮不沉，此迹象也，可以中候求也。不疾不徐，此迹象也，可以至数求也。独所谓意思欣欣，悠悠扬扬，难以名状，此非古人秘而不言，虽欲名状之而不可得，姑引而不发，跃然于言词之表，以待能者之自从耳。"东垣至此，亦穷于词，而但言脉贵有神。惟其神也，故不可以迹象求，言语告也。

又如形容滑脉，而曰替替然如珠之圆转。形容涩脉，而曰如雨沾沙。形容紧脉，而曰如切绳转索。形容散脉，而曰如杨花散漫。形容任脉，而曰寸口丸丸①。此皆迹象之外，别有神理，就其言状，正惟穷于言语，姑借形似以揣摹之耳。

予昔寓泉州开元寺，月夜与林澹庵论脉。凡脉各设一形似最确之物以体象之。至于虚脉曰虚，合四形浮、大、迟、软，极其摹拟，终不相类。林最后曰："得之矣，譬如发酵馒首②。"竟失迟字之义。有羽衣③钱存三在旁曰："何不比之海蛇④浮水。"林大笑击节。盖海蛇质柔而大，随波上下，若人以手按之，则惊而没矣，于浮、大、迟、软，字字逼真。然为学究训诂之语，设不善领略者，不先于虚脉中发愤参求，但守一海蛇浮水于胸中，岂非戏论乎！

故以有限之迹象⑤，合无穷之疾病，则迹象乃有时而穷。以无尽之灵明，运有限之迹象，则疾病无往而不验。所谓口莫能宣⑥者，终成绝学也哉！

编者按：医者意也！脉之无形，难以名状，只可意会，不可言传。脉贵有神，不可以迹象求、言语告也。谭子《化书》曰："以形用神则亡，以神用形则康。"形迹有限，故求之于意，用之于神，而握玄机。脉道也，其中有象，其中有精，故云口莫能宣，难以名状。若多于临证用心参求，心领神会，自得脉中之道。

---

① 丸丸：《脉经·平奇经八脉病》谓"横寸口边丸丸，此为任脉"。丸丸：高大挺直的样子。

② 馒首：馒头。

③ 羽衣：以羽毛织成的衣服，此代指道士。

④ 蛇（zhà）：虫，海蜇，水母之类。

⑤ 迹象：表现出来的不明显的现象。

⑥ 宣：说出。

脉无根有两说论

天下之医籍多矣，或者各持一说，而读者不能融会，漫无可否，则不见书之益，而徒见书之害矣，又何贵乎博学哉！

即如脉之无根，便有两说。一以尺中为根。脉之有尺，犹树之有根。叔和曰："寸关虽无，尺犹不绝，如此之流，何忧殒灭？"盖因其有根也。若肾脉独败，是无根矣，安望其发生乎！一以沉候为根。经曰："诸浮脉无根者皆死。"是谓有表无里，孤阳不生。夫造化①之所以亘万古而不息者，一阴一阳，互为其根也。使阴既绝矣，孤阳岂能独存乎！

二说似乎不同，久而虚心②讨论，实无二致也。盖尺为肾部，而沉候之六脉皆肾也。要知两尺之无根，与沉取之无根，总为肾水涸绝而无资始之原，宜乎病之重困矣。又王宗正曰："诊脉之法，当从心肺俱浮，肝肾俱沉，脾在中州。"则与叔和之守寸关尺奇位以候五脏六腑之脉者，大相径庭。不知宗正亦从经文"诸浮脉无根者皆死"之句悟入，遂谓本乎天者亲上，本乎地者亲下，心肺居于至高之分，故应乎寸，肾肝处乎至阴之位，故应乎尺，脾胃在中，故应乎关。然能与叔和之法参而用之，正有相成之妙。

浅工俗学，信此则疑彼者，皆不肯深思古人之推本立说，所以除一二师家授受之外，尽属碍膺③。许学士之不肯著书以示后来，乃深鉴于此弊也夫！

---

① 造化：自然。
② 虚心：一心，不满足。
③ 碍膺：碍，遮蔽、掩盖。膺，胸也，心间。碍膺，比喻令心中感到迷惑不解的东西。

编者按：道本一也，椎诸后世而成万殊。但万殊一本，故决断者当求之于本，理法通则碍膺尽脱。百家之言，诸子之说，道本一体，理无二致。且如文中所说，二说有相成之妙，善思者成，更能见其本真。

调息已定然后诊脉论

经曰："常以不病调病人。"盖以医者无病，气静息匀，用自己之呼吸，合病人之至数，则太过不及之形见矣。斯时也，如对敌之将，操舟之工，心如走珠，形似木鸡，不得多语调笑，妄论工拙，珍玩满前，切勿顾盼，丝竹凑耳，恍若无闻，凡此岂欲矫众以邀誉哉！夫君子之游艺，与据德依仁，皆为实学。诊虽流为贱技，非可苟且图功者也。故经又曰："诊无治数之道，从容之葆，坐持寸口，诊不中五脉，百病所起，始以自怨，遗师其咎。"其谆切垂训，无非欲诊者收摄心体，忙中习定，使彼我之神交，而心手之用应也。在吾党学有渊源，路无歧惑，三指之下，自可十得其五。

但求诊者多，纷纭酬应，酷暑严寒，舟舆困顿，医者之气息先已不调，则与病者之至数焉能准合。又况富贵之家，一人抱病，亲戚填门，或粗晓方脉而鼓舌摇唇；或偏执己见而党同伐异①；或素有不合而傲睨唐突②，使高洁之士即欲拂衣；或故为关切而叮咛烦絮③，令通脱④之性辄将掩耳；或阳与阴挤，旁敲暗击；或执流忘源，称寒道热；或但求稳当，欲带消而带补；

① 党同伐异：伐，攻击。党同伐异，指结帮分派，偏向同伙，打击不同意见的人。

② 傲睨唐突：傲睨，傲慢斜视，骄傲。

③ 絮烦：过于琐碎和雷同而使人心烦。

④ 通脱：通达脱俗，不拘小节。《晋书·袁耽传》："遂就局，十万一掷，直上百万。耽投马绝叫，探布帽掷地，曰：'竟识袁彦道不？'其通脱若此。"

或反覆不常，乃忽是而忽非；或小利小害，一日而喜惧多端；或且疑且信，每事而逡巡不决①；或医者陈说病机，援引经典，务欲详明，则指为江湖之口诀；或处投药饵，本属寻常，彼实未知，则诮为诡异之家风②；或玄心静气，不妄问答，则谓之简傲；或坦衷直肠，无所逢迎，则笑其粗疏。嗟乎！昔人惧病而求医，故尊之过于师保；今之医呈身而售技，故贱之下于舆儓。

所以一进病家，除拱揖寒温之外，即好恶是非之中，九候未明，方寸已乱，孰标孰本，断不能行指下之巧矣。若夫大雅之彦③，本期博济一时，而肯苟悦取容，贻笑识者哉！庸众人之情，固有所不暇尽，亦有所不能尽，而并有所不屑尽也。身当其际，一以先圣之道为重，谁毁谁誉，不屈不昂，去留之心洒然，得失之念不起，意思从容，布指安稳，呼吸定息，至数分明，则脉虽幽微，可以直穷二竖④之情技矣。

编者按：凡诊脉者，当清心凝神，调匀呼吸，心无旁鹜而虚极静笃，以静致一而极其精爽之思，故《内经》平息诊脉亦静一之道矣。若身处嘈杂，心不专一，则脉不可察。孙思邈《大医精诚》云："夫大医之体，欲得澄神内视，望之俨然，宽裕汪汪，不皎不昧。省病诊疾，至意深心；详察形候，纤毫勿失；处判针药，无得参差，虽曰病宜速救，要须临事不惑。唯当审谛覃思，不得于性命之上，率尔自逞俊快，邀射名誉，甚不仁矣！又到病家，纵绮罗满目，勿左右顾眄，丝竹凑耳，无得似有所娱，珍羞迭荐，食如无味，醑酵兼陈，看有若无。"此亦本篇之旨耳！

---

① 逡巡（qūn xún）不决：犹豫顾虑而不能决断。逡巡：迟疑，犹豫。

② 诮为诡异之家风：诮，嘲讽讥笑。诡异，奇特怪异。

③ 彦：俊才贤士，才能出众的人。《说文解字》释本字："美士有彣（彣，文采），人所言也。"

④ 二竖：两个小子，小孩，后称病魔。竖，小子。二竖，出自《左传·成公十年》："公梦疾为二竖子，曰：'彼良医也，惧伤我，焉逃之？'其一曰：'居肓之上，膏之下，若我何？'医至，曰：'疾不可为也，在肓之上，膏之下，攻之不可，达之不及，药不至焉，不可为也。'"

问情论

经曰："闭户塞牖①，系之病者，数问其情，以从其意。"盖欲病患静而无扰，然后从容询其情，委曲顺其气。使不厌烦，悉其本末之因，而治始无误也。

乃近世医者，自附于知脉，而病家亦欲试其本领，遂绝口不言，惟伸手就诊。医者强为揣摩，揣摩偶合，则信为神奇；揣摩不合，则薄为愚昧②。致两者相失，而讫无成功，良足叹也。故仲景曰："观今之医，省疾问病，务在口给。相对斯须，便处汤药。按寸不及尺，握手不及足。人迎趺阳，三部不参。动数发息，不满五十。短期未至决诊，九候曾无髣髴。明堂阙庭，尽不见察。所谓管窥而已。"望闻问切，犹人有四肢也，一肢废不成其为人，一诊缺不成其为医。然必先望、次闻、次问而后切者，所重有甚于切也。王海藏云："病患拱默，惟令切脉，试其知否。夫热则脉数，寒则脉迟，实则有力，虚则无力，可以脉知也。若得病之由及所伤之物。岂能以脉知乎？"其如病家不知此理者众，往往秘其所患，以俟医之先言。岂知病固有证似脉同，而所患大相剌谬③。若不先言明白，猝持气口，其何能中？又如其人或先贵后贱，或先贫后富，暴乐暴苦，始乐始苦，及所思、所喜、所恶、所欲、所疑、所惧之云何，其始病所伤、所感、所起、所在之云何，以至病体日逐转移之情形，病后所服药饵之违合，必详言之，则切脉白无疑惑。今人多偏执己见，逆之则拂其意，顺之则加其病，莫如之何。

然苟设诚致问，明告以如此则善，如彼则败，谁甘死亡而

---

① 牖（yǒu）：窗户。
② 薄为愚昧：薄，轻视、鄙薄。愚昧，这里指医术低劣平庸的医生。
③ 剌谬（là miù）：亦作"剌缪"，违背、悖谬之义。

不降心以从耶！夫受病情形，百端难尽。如初病口大渴，久病口中和，若不问而概以常法治之，宁不伤人乎？如未病素脾约，才病忽便利，若不问而计日以施治，宁不伤人乎？如未病先有痼疾，已病重添新患，如不问而概守成法治之，宁不伤人乎？如疑难证着意根究，遽不得情，他事闲言，反呈真面，若不细问而仓卒妄投宁不伤人乎？"病形篇"谓："问其病，知其处，命曰工。"今之称为工者，问非所问，谀佞①其间，病者欣然乐从，及病增更医，亦复如是。彷徨医药，终于不救者多矣。故留心济世者，须委曲开导，以全仁术，未可任意而飘然事外②也。予每见缙绅之家，凡诊内室，皆重帷密幄，以帛缠手，使医者三指不能尽按，而医亦潦草诊视，此又不能行望、闻、问之神妙，并切而且失之度，其视医不啻如盗贼然。

东坡、海藏之言，岂能家喻而户说哉！惟愿病家以病为重，不循故习，使医者得尽其长，医者以道自处，不蹈陋规，使病家诚告以故。庶病无遁形，而医者之与病者有相成之功矣。

编者按：考脉之事，临证常有，古今一情也。病家以为择医巧计，更或有医者以之自炫其技，殊不知害人误己。四诊合参，前贤之诫；望闻问切，详备之诊。若执着脉法而废三诊，无疑乃以偏概全，其技流于旁门偏狭，虽脉法精练，必失之者多。东坡《脉说》云："脉之难，古今之所病也。至虚有盛候，大实有羸状。差之毫厘疑似之间，便有死生祸福之异，此古今所病也。病不可不谒③医，而医之明脉者，天下盖一二数。骐骥不时有，天下未尝徒行；和扁不世出，病者终不徒死，亦因其长而护其短尔。士大夫多秘所患，以求诊，以验医之能否。使索病于冥漠之中，辨虚实冷热于疑似之间。医不幸而失，终不肯自谓失也。则巧饰掩非以全其名，至于不救。则曰是固难治也。间有谨愿者，虽或因主人之言，亦复参以所见。两存而杂治，以故药不效，此世之通患，而莫之悟也。吾平生求

---

① 谀佞：奉承献媚。
② 飘然事外：置身事外。
③ 谒（yè）：说明，陈述。

医，盖于平时，默验其工拙，至于有疾而求疗，必先尽告以所患，而后求诊，使医了然知患之所在也。然后求之诊，虚实冷热先定于中，则脉之疑不能惑也。故虽中医治吾病常愈，吾求疾愈而已，岂以困医为事哉！"本篇亦合此旨矣。

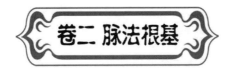

小序

崔紫虚所著《四言脉诀》，由来尚①矣。删补之者，为李月池氏，更名《四言举要》。予取两刻而损益之，或繁或简，期合于理而已，敢曰崔、李之功臣哉。

气血循环之理

脉为血脉，气血之先；血之隧②道，气息应焉。

脉为气乎？而气为卫，卫行脉外，则知非气矣。脉为血乎？而血为营，营行脉中，则知非血矣。脉为经隧乎？而经隧实繁，则知非经隧矣。善乎华元化云："脉者，气血之先也。"盖人之身，惟是精与气与神三者，精气即血气，气血之先，非神而何？人非是神无以主宰血气，保合太和③，流行三焦，灌溉百骸。故脉非他，即神之别名也。明乎此，则气也、血也，浑沦④条析。

---

① 尚：古，久远。

② 隧：通路。

③ 保合太和：语出《易经·乾·彖》。其谓"乾道变化，各正性命，保合太和，乃利贞。"

④ 浑沦：同"混沌"，指宇宙形成前的迷蒙状态。

所谓气如橐籥①，血如波澜，一升一降，以成其用，而脉道成矣。

编者按：故气血升降，而有脉象。人身三宝精气神，皆可由脉诊而知盛衰。

资始于肾，资生子胃；血脉气息，上下循环。

人未有此身，先有此肾，气血藉之以立基。而神根据于气，气根据于血，血资于谷，谷本于胃；是知胃气充则血旺，血旺则气强，气强则神昌。故曰："先天之根本在肾，后天之根本在脾。"（脾胃相为夫妻）。神之昌与否，皆以脉为征兆。脉之行也，气行而血随，上下周匝，起伏交会，呴濡②守使，各尽其职。

独取寸口

十二经中，皆有动脉；惟手太阴，寸口取决。

《难经·一难》曰："十二经皆有动脉，独取寸口，何谓也？扁鹊曰：寸口者，脉之大会，手太阴之动脉也。"③ 以肺为五脏六腑之华盖，布一身之阴阳，居于至高之位，凡诸脏腑皆处其下，肺系上连喉咙吭嗌④，以通呼吸。肺主一身之气，气非呼吸不行，脉非肺气不布故耳。然《素问·五脏别论》曰："帝曰：

---

① 橐籥（tuó yuè）：指的是古代冶炼时用以鼓风吹火的装置，比喻肺主气，司呼吸，调节气机的功能。《道德经·第五章》："天地之间，其犹橐籥乎？虚而不屈，动而愈出。"

② 呴濡：犹呴沫，喻慰藉、救助。又作"呴湿濡沫"。

③ 十二经……动脉也：本条与今本《难经》略有出入。《难经·第一难》："十二经皆有动脉，独取寸口，以抉五脏六腑死生吉凶之法，何谓也？然：寸口者，脉之大会，手太阴之脉动也。"

④ 吭嗌（háng yì）：咽喉。比喻形势险要的地方。

气口何以独为五脏主？岐伯曰：胃者，水谷之海，六腑之大源也。五味入口，藏于胃，以养五脏气，气口亦太阴也。是以五脏六腑之气味，皆出于胃，变见于气口。"其义又所重在胃矣。

细思之，而理则一也。气口本属太阴，而曰"亦太阴"者，盖气口属肺，手太阴也，布行胃气，则在于脾足太阴也。按《灵枢·营卫生会》篇曰："谷入于胃，以传于肺，五脏六腑，皆以受气。""厥论"① 曰："脾主为胃行其津液者也。"《素问·经脉别论》曰："饮入于胃，游溢精气，上输于脾，脾气散精，上归于肺。"脾气必归于肺，而后行于脏腑营卫，所以气口虽为手太阴，而实即足太阴之所归，故曰"气口亦太阴"也。乃知五脏六腑之气味，皆由胃入脾，由脾入肺，此地道卑而上行也。由肺而分布于脏腑，此天道下济而光明也。土居中而为金之母，系诸脉之根；肺居高而有君之象，布诸脉之令。故曰肺朝百脉，而寸口为之大会，犹水之朝宗于澥②也。

又考气口即寸口也。肺主诸气，气之盛衰见于此，故曰气口。脉出太渊，共长一寸九分，故曰寸口。又肺朝百脉，脉之大会聚于此，故曰脉口。其实一也。吴草庐曰："医者于寸、关、尺，辄名之曰此心脉、此肺脉、此肝脉、此脾脉、此肾脉者，非也。五脏六腑凡十二经，两手寸、关、尺者，手太阴肺金之一脉也。分其部位以候他脏之气耳。脉行始于肺，终于肝，而复会于肺，肺为气出入之门户，故名曰气口，而为脉之大会，以占一身焉。"李时珍曰："两手六部，皆肺之经脉也，特取此以候五脏六腑之气耳，非五脏六腑所居之处也。"

《灵枢》《素问》《难经》载十二经脉有走于手而不从三部过者，如手阳明大肠经之脉，起大指次指之端，从大指次指之

---

① "厥论"：指《素问·厥论》。

② 澥（xiè）：海。《说文解字》："澥，勃澥，海之别名。"

间尽处为合谷一路，为臂之上廉，入肘外，上肩而终迎香，以交于足阳明胃经也。与右寸无干。足阳明胃经之脉，起于鼻之交頞中，下行属胃，络大肠，至足，而终于厉兑（足大趾端），以交于足太阴脾经也，与右关无干。足太阴脾经之脉，起于足之大趾之端，上行膝股，入腹中，以交于手少阴心经也。与右关无干。手少阴心经之脉，起于心中，下络小肠，其支者循臑下，下肘内后廉小指一路，终于小指之端（即少冲穴），以交于手太阳小肠经也。与左寸无干。手太阳小肠之脉，起于小指之端，循臂外侧，左右交于两肩，下属小肠，上行于头，络于颧而终于耳中（即听宫穴），以交于足太阳膀胱经也。与左寸无干。足太阳膀胱之脉，起于目内眦，下行络肾，属膀胱，终于足小趾（至阴穴），以交于足少阴肾经也。与左尺无干。足少阴肾经之脉，起于足小指，上行循喉咙，夹舌本，注于膻中，以交于手厥阴心包络经也。与左尺无干。手厥阴心包络经之脉，起于胸中，属心下之包络，入肘内之曲泽穴，行臂两筋之间，入掌中，循中指出其端而终，以交于手少阳三焦经也。脉行中指一路，与左尺无干。手少阳三焦之脉，起于小指次指之端（即无名指），行臂外两骨之间，下络膀胱，其支者从膻中而止耳，终于丝竹空，而交于足少阳胆经也。小指一路，亦与右尺无干。足少阳胆经之脉，起于目锐眦，下胸中，络肝属胆，入足小趾次趾之间，其支者自足跗出大趾端，以交于足厥阴肝经也。足厥阴肝经之脉，起于足大趾丛毛之际，循阴器，属肝络胆，上贯膈，循喉咙之后，上入颃颡①，连目系出额，其支者从目系下行至中脘，以交于手太阴肺经也。则足之少阳、厥阴皆不行于手。惟有肺脉起于中焦，循臂内，上鱼际，终于大指之端

---

① 颃颡（háng sǎng）：咽喉。

（即少商穴），其支者从腕后（臂骨尽处为腕），出大指次指之端，以交于大肠经也。乃知此经正属寸口，肺之动脉所行之处也。

至如诸经动脉，各从所行之处。手阳明大肠脉动合谷（在手大指次指岐骨间）；手少阴心脉动极泉（在臂内腋下筋间），手太阳小肠脉动天窗（在颈侧大筋间曲颊下），手少阳三焦脉动和髎（在耳前），手厥阴心包络脉动劳宫（在掌中，屈中指无名指尽处是），足太阳膀胱脉动委中（在膝骨约纹里），足少阴肾脉动太溪（在踝后跟骨上），足太阴脾脉动冲门（在期门下尺五寸），足阳明胃脉动冲阳（足大趾次指陷中为内庭，上内庭五寸是），足厥阴肝脉动太冲（足大趾本节后二寸），足少阳胆脉动听会（在耳前陷中）。夫诸经脉之动，各自不同，况不尽行于三部，伪诀胡为漫无分疏乎？《难经·二难》虽言尺寸，其意以关为界，从关至鱼际为一寸为阳，阳得寸内之九分；从关至尺泽为一尺为阴，阴得尺中一寸；乃以阴阳而言，未尝分经络也。然则脏腑果何借以诊乎？经不云乎，"呼出心与肺，吸入肾与肝。呼吸之间，脾受谷味也。"脉之盛衰本于胃，出入由于肺。胃气如物之有轻重，肺气如物之轻重者权衡以平也。如伪诀即以某部为某经，其凿甚矣。

脉之行于十二经络者，即手足三阴三阳之经脉也。《难经·二十三难》曰："经脉十二，络脉十五，何始何穷也？然：经脉者，行血气，通阴阳，以营卫于一身者也。其始中焦注手太阴肺，手太阴肺注手阳明大肠，手阳明大肠注足阳明胃，足阳明胃注足太阴脾，足太阴脾注手少阴心，手少阴心注手太阳小肠，手太阳小肠注足太阳膀胱，足太阳膀胱注足少阴肾，足少阴肾注手厥阴心包，手厥阴心包注手少阳三焦，手少阳三焦注足少阳胆，足少阳胆注足厥阴肝，足厥阴肝还复注手太阴，是谓一周也。"

身形之中，有营气，有卫气，有宗气，有脏腑之气，有经络之气，各为区分。其所以统摄脏腑、经络、营卫，而令充满无间，环流不息于通体者，全恃胸中大气为之主持。大气之说，尝一言之。《素问·五运行大论》曰："黄帝问：地之为下否乎？岐伯曰：地为人之下，太虚之中者也。曰：冯①乎？曰：大气举之也。"可见太虚寥廓，而能充周磅礴②，包举地之全体者，莫非气也。故四虚无着，然后寒暑燥湿风火之气，入地中而生化。若不緣大气苞地于无外，则地之崩坠震动，且不可言，胡以巍然中处，而永生其化耶！人身亦然。五脏六腑，大经小络，昼夜循环不息，必赖胸中大气斡旋其间。大气一衰，出入废而升降息矣。神机化灭，立见危殆。或谓大气即膻中之气，所以膻中为心主，宣布政令，臣使之官。然而参之天运，膻中臣使，但可尽寒暑燥湿风火六入之职，必如太虚沕穆③，无可名象，苞举地形，永奠厥中④，始为大气。膻中既称臣使，是有其职，未可言大气也。或谓大气即宗气之别名。宗者，尊也，主也，十二经脉奉之为尊主也。讵⑤知宗气与营气、卫气分为三隧，既有隧之可言，即同六人地中之气，而非太虚之比矣。膻中之诊，即心包络；宗气之诊，在左乳下。原不与大气混诊也。然则大气如何而诊之，《内经》标示昭然，而读者不察耳。其谓"上附上，右外以候肺，内以候胸中"者，正其诊也。

肺主一身之气，而治节行焉。苞举无外之气于人身者，独

---

① 冯（píng）：古同"凭"，凭借，依靠。

② 充周磅礴：充周，充满，充足。

③ 沕穆（wù mù）：沕，潜藏，隐没。穆，深远，幽微。即精微深远貌。

④ 永奠厥中：奠，稳固地安置，莫定。厥，其。厥中，其中。

⑤ 讵：岂，怎。

由胸中之肺，故分其诊于右手主气之天部，朝百脉而称大会也。

编者按：人身脏腑、经络、营卫，乃一气贯通，如环无端。寸口即气口，属手太阴肺，肺朝百脉，主一身之气，故气之盛衰尽变见于此，所以诊脉取决寸口。此篇文末两段又有"大气"一论，系摘自喻嘉言《医门法律·大气论》，喻嘉言系明末清初名医，略早于李延星，而与李中梓同时，其"大气论"影响深远，故为本篇所引。

平脉气息

脉之大会，息之出入；一呼一吸，四至为息。

医者调匀气息，自一呼人之脉再至，自一吸人之脉亦再至，呼吸之间，而脉准来四至者为平脉；间有五至者，亦未可断病。盖人之气息，时长时短。凡鼓三息，必有一息之长，鼓五息，又有一息之长，名为太息。如历家三岁一闰，五岁再闰也。言脉必有四至为平，五至便为太过，惟正当太息之时，亦曰无疴，此息之长，非脉之急也。若非太息，正合四至也。

呼吸既定，合为一息；日夜一万，三千五百。

呼出于阳，吸入于阴。一呼脉二至，一吸脉二至，合四至为一息。一日一夜共计之，约一万三千五百息。

呼吸之间，脉行六寸；八百十丈，日夜为准。

即此一呼一吸计之，一呼气行三寸，一吸气行三寸，呼吸既定，脉气行去六寸。以一万三千五百息算之，共得八百一十丈。以脉数之十六丈二尺折算，应周行身五十度，此昼夜脉行之度数准则也。按越人《二十三难》云：脉数总长十六丈二尺，任、督、二跷在内。以一呼一吸行六寸算之，昼夜一万三千五百息，共计八百一十丈。周于身者，得五十度。后又云：其始从中焦注手太阴，终于足厥阴，厥阴复还注手太阴。所谓如环无端者，不知二跷、任、督，从何接入，岂附行于足少阴、太

第
三
辑

阳耶？附则不能在循环注接之内，当俟知者。

编者按：李时珍《奇经八脉考》云："其流溢之气，入于奇经。转相灌溉，内温脏腑，外濡腠理。"故奇经纵横于十二经之间，主调节全身气血盛衰。十二经与脏腑气血充盛，则奇经为之储蓄；十二经与脏腑不足，则奇经为之灌溉濡养。奇经与十二经本来相通。如阳维联络各阳经交会于督脉之风府、哑门；阴维联络各阴经交会于任脉之天突、廉泉；手足三阳经交会于督脉之大椎；足三阴经交会于任脉之关元、中极；冲任督则互通；冲与足少阴、足阳明相联，称十二经脉之海；带脉横绕腰腹，连络纵行各经。可知，奇经犹如江河之有湖水。气血循环于十二经而无端，亦循环于八脉而无端矣。

诊法以平旦

凡诊病脉，平旦为准；虚静凝神，调息细审。

平旦者，阴阳之交也。阳主昼，阴主夜；阳主表，阴主里。《灵枢·营卫生会》篇曰："平旦阴尽而阳受气矣。日中而阳陇，日西而阳衰，日入阳尽而阴受气矣。"《灵枢·口问》篇曰："阳气尽，阴气盛，则目瞑。阴气尽而阳气盛，则寤矣。"故诊法当于平旦初寤之时，阴气正平而未动，阳气将盛而未散，饮食未进，谷气未行，故经脉未盛，络脉调匀，气血未至扰乱，脉体未及更改，乃可以诊有病之脉。又切脉之道，贵于精诚，嫌其扰乱，故必心虚而无妄想，身静而不言动，然后可以得脉之妙也。

布指法

诊人之脉，令仰其掌；掌后高骨，是名关上。审位既确，可以布指；疏密得宜，长短不失。

凡诊脉者,令人仰手,医者覆手诊之。掌后有高骨对平处谓之关上,看定部位,徐以中指先下于关部,次以食指下于寸部,次以无名指下于尺部。人长则下指宜疏,人短则下指宜密。指爪①不可养长,长则指头不能取齐,难于候脉。且沉取之时,爪长则按处必有深痕,在于闺阁②,尤为不便。

布指轻重,各自不同;曰举按寻,消息从容。

看脉惟在指法之巧。大法轻手循之曰举,重手取之曰按,不轻不重,委曲求之曰寻。极须体认。如举必先按之,按则必先举之,以举物必自下而上,按物必自上而下也。则举中有按,按中有举,抑扬反复,而寻之义尽见矣。

《难经·五难》曰:"脉有轻重,何谓也?然:初持脉,如三菽之重,与皮毛相得者,肺部也。如六菽之重,与血脉相得者,心部也。如九菽之重,与肌骨相得者,脾部也。如十二菽之重,与筋平者,肝部也。按之至骨,举指来疾者,肾部也。"盖言脉有六部,轻重不同。菽者,豆也。豆之多寡,因举按有轻重也。凡持脉者,下手当明举按之法,先轻手取浮,而后重手取沉。肺脉甚浮而先得,故经文下"初持脉"三字,以下心、脾、肝、肾脉一脏重于一脏。肺主皮毛,心主血脉,脾主肌肉,肝主筋,肾主骨。相得者,得其所主之分,而即得其本部之脉也。肾部不言十五菽而言至骨者,因至骨明于十五菽③也。

关前为阳,关后为阴;阳寸阴尺,先后推寻。

从鱼际至高骨却有一寸,因名曰寸。从尺泽至高骨有一尺,因名曰尺。界乎尺寸之间,因名曰关。关前寸为阳,关后尺为

---

① 指爪:指甲。
② 闺阁:指女性。
③ 至骨明于十五菽:按脉至骨,为持脉最强力度。其意已清晰可明,故不再以十五菽作譬喻。

第
三
辑

阴。关居中若为阴阳界①，而阴阳实互交于此。寸候上焦，关候中焦，尺候下焦。须先后细为推寻，推其虚实，寻其体象也。

脉分男女

男子之脉，左大为顺；女人之脉，右大为顺。

朱丹溪曰："脉分属左右手。心、小肠、肝、胆、肾、膀胱在左，主血；肺、大肠、脾、胃、命门在右，主气。男以气成胎，故气为之主。女以血为胎，故血为之主。若男子久病，气口充于人迎者，有胃气也，病虽重可治。反此者逆。或曰，人迎在左，气口在右，男女所同，不易之位也。脉法赞曰：左大顺男，右大顺女。何子言之悖耶？曰：《脉经》一部，叔和谆谆于教医者，此左右手以医者之手为主。而若主于病者之手，奚止千里之谬。"按诊家多曰："阴气右行，阳气左行。男子阳气多，而左脉大为顺；女子阴气多，而右脉大为顺。"其说似是而实非也。丹溪所以力排俗见，以合经旨，盖医者切脉与病者相对，医者之左手对病者之右手，医者之右手对病者之左手，其义易晓。学人临证多则理自见。

男尺恒虚，女尺恒盛。

寸为阳，尺为阴。故男子尺虚，象离中虚②也；女人尺盛，象坎中满也。男女脉同，同于定位；惟尺则异，异于盛衰。

朱丹溪曰："昔日轩辕使伶伦截嶰谷之竹，作黄钟律管以候天地之节气；使岐伯取气口作脉法，以候人之动气。故黄钟之数九分，气口之数亦九分，律管具而寸之数始形。故脉之动也，阳得九分，阴得一寸，吻合于黄钟。天不足西北，阳南而阴北，

---

① 阴阳界：此指寸阳与尺阴的分界。
② 离中虚：离为火卦，离者，火也。

故男子寸盛而尺弱，肖乎天也。地不满东南，阳北而阴南，故女子尺盛而寸弱，肖乎地也。黄钟者，气之先兆，故能测天地之节候；气口者，脉之要会，故能知人命之生死。"

阳弱阴强，反此则病。

男尺脉弱，女尺脉盛，故男女之脉不同。若男尺脉盛，女尺脉弱，则为相反而病矣。

参黄子①曰："男子以阳为主，故两寸脉常旺于尺。若两寸反弱尺反盛者，肾气不足也。女子以阴为主，故两尺脉常旺于寸，若两尺反弱寸反盛者，上焦有余也。不足固病，有余亦病，所谓过犹不及也。"

龙丘叶氏曰："脉者，天地之元性，故男女尺寸盛弱，肖乎天地。越人②以为男生于寅，女生于申，三阳从天生，三阴从地长，谬之甚也。独丹溪推本律法，混合天人而辟之，使千载之误，一旦昭然，岂不韪哉！伪诀云：'女人反此背看之，尺脉第三同断病。'若解云，女人右心、小肠、肝、胆、肾，左肺、大肠、脾、胃、命。则惑乱经旨。曾不知男女一皆以尺脉为根本。所谓反者，非男女脉位相易也。当如男子尺脉常弱今反盛，女人尺脉常盛今反弱，便断其病，于义即通。"

关前一分

关前一分，人命之主。左偏紧盛，风邪在表；右偏紧盛，饮食伤里。

---

① 参黄子：明代医家吴崑（1552—1620 年），字山甫，号鹤皋山人，安徽歙县人。因其洞参歧黄奥旨，人称"参黄子"。著有《医方考》《黄帝内经素问吴注》《脉语》《针方六集》等。

② 越人：即扁鹊，名秦越人。

关前一分者，寸关尺各有三分，共得九分，今曰关前一分，仍在关上，但在前之一分耳。故左关之前一分，辨外因之风；右关之前一分，辨内因之食。或以前一分为寸上，岂有左寸之心可以辨风，右寸之肺可以辨食乎？其说大谬。盖寸关尺三部，各占三分，共成寸口，故知关前一分，正在关之前一分也。

左关之前一分，属少阳胆部，胆为风木之司，故紧盛则伤于风也。何则？以风木主天地春升之令，万物之始生也。《素问·灵兰秘典论》曰："肝者，将军之官，谋虑出焉。"与足少阳胆相为表里。"胆者，中正之官，决断出焉。"人身之中，胆少阳之脉行肝脉之分外，肝厥阴之脉行胆脉之位内，两阴至是而交尽，一阳至是而初生，十二经脉至是而终。且胆为中正之官，刚毅果决，凡十一脏咸取决于胆。故左关之前一分，为六腑之源头，为诸阳之主宰，察表者之不能外也。右关之前一分，属阳明胃部，中央湿土，得天地中和之气，万物所归之乡也。又曰："脾胃者，仓廪之官，五味出焉。"土为君象，土不主时，寄王于四季之末，故名孤脏。夫胃为五脏六腑之海，盖清气上交于肺，肺气从太阴而行之，为十二经脉之始。故右关之前一分，为五脏之隘口，为百脉之根荄①，察里者不能废也。况乎肝胆主春令，春气浮而上升，阳之象也，阳应乎外，故以候表焉。脾胃为居中，土性凝而重浊，阴之象也，阴应乎内，故以候里焉。若夫左寸之前违度，则生生之本亏；右寸之前先发，则资生之元废。古人以为人命之主，顾不重哉！

旧以左关之前一分为人迎，右关之前一分为气口。然考之《灵枢》"本输""动腧""经脉"、《素问·解精微论》等篇，

---

① 根荄（gāi）：原义为植物的根，此比喻根本、根源。荄，草根。《说文解字》："荄，草根也。"

明指人迎为结喉旁胃经动脉。故《纲目》①之释人迎，亦曰在两喉旁。庞安常论脉曰："何谓人迎？喉旁取之。"以此论之，则左关之前一分，不可名为人迎矣。"经脉篇"曰："手太阴之脉，入寸口，上循鱼际。"又曰："经脉者，常不可见也。其盛实也，以气口知之。"《灵枢·经筋》篇曰："手太阴之筋，结于鱼际后，行寸口外侧。""经脉别论"曰："欲知寸口太过与不及。"②《灵枢·小针解》曰："气口虚而当补，实而当泻。"以此论之，则气口乃统两手而言。右关之前一分，不可名气口矣。《灵枢·四时气》篇曰："气口候阴，人迎候阳。"《灵枢·禁服》篇曰："寸口主中，人迎主外。"《灵枢·终始》等篇曰"人迎一盛，二盛，三盛"等义，皆言人迎为阳之府脉，故主乎表；脉口为太阴之动脉，故主乎里。如《素问·太阴阳明论》曰："太阴为之行气于三阴，阳明为之行气于三阳。"《灵枢·阴阳别论》③曰："三阳在头"，正言人迎行气于三阳也。"三阴在手"，正言脉口行气于三阴也。盖因上古诊法有三：一取三部九候，以诊通身之脉；一取太阴、阳明，以诊阴阳之本；一取左右气口，以诊脏腑之气。细绎前后经旨，则人迎自有定位，何得扯入左关；气口概指两手，何得偏指右关也耶！此名创自叔和，群然附和，莫可复正。

---

① 《纲目》：指明初医家楼英（1332—1401 年）编撰的综合性医书《医学纲目》。《医学纲目·脏腑阴阳部·诊法通论》："上气口脉谓两手掌后手太阴之脉也，人迎脉谓夹喉两傍足阳明之脉也。"

② 欲知寸口太过与不及：今本《素问·经脉别论》篇中无此句。唯《素问·平人气象论》篇中有云："欲知寸口太过与不及。寸口之脉中手短者，曰头痛。寸口脉中手长者，曰足胫痛。寸口脉中手促上击者，曰肩背痛……"

③ 《灵枢·阴阳别论》：此处有误，当为《素问·阴阳别论》篇。《素问·阴阳别论》篇云："三阳在头，三阴在手，所谓一也。"

予少从家先生游，及同郡施笠泽①、秦景明②，皆当代名彦，相与议论。咸谓人迎、气口之名，固不可妄为移易，以乱经常；左右关前一分，亦可通融以征表里。故予但分左右关前一分，而不列人迎、气口之名，如前所注者，不识其当否。至若脏气有不齐，禀赋有浓薄，或左脉素大于右，或右脉素大于左，孰者为常，孰者为变；或于偏弱中略见有力，已隐虚中之实，或于偏盛中稍觉无神，便是实中之虚，活泼施治，不攻代③无过可也。

神门脉

神门属肾，两在关后；人无二脉，必死不救。

《难经·十四难》曰："上部无脉，下部有脉，虽困无能为害。夫脉之有尺，犹树之有根，枝叶虽枯槁，根本将自生。"盖两尺属肾水，为天一之元，人之元神在焉。即《难经·八难》所谓三焦之原，守邪之神，故为根本之脉，而称神门也。若无此二脉，则根本败绝，决无生理。而脉微指为心脉者误矣。彼因心经有穴名曰神门，正在掌后兑骨之端，故错认耳。殊不知

---

① 施笠泽：明末医家施沛（1585—1661年），字沛然，号笠泽居士，又号元元子，人称施笠泽，华亭（今上海市松江区）人，曾任河南廉州通判。精于医，与当时名医李中梓交往甚密切。撰有《祖剂》《藏府指掌图书》《经穴指掌图》《说疗》《医医》等著。所遗医案《云起堂诊籍》，系其门人富元亮整理抄传。

② 秦景明：明代医家秦昌遇（约1547—1629年），字景明，号广野山道人，又号乾乾子。云间（今上海市松江区）人。撰有《症因脉治》《脉法颔珠》《幼科折衷》《幼科金针》《痘科折衷》《大方折衷》《病机提要》《大方医验大成》《伤寒总论》《女科秘方摘要》等医著。秦昌遇为北宋词人秦观、元代文学家秦裕伯后裔，精于诗，著有《澹香堂诗文集》，明代书画家董其昌曾绘有《六逸图》，秦昌遇便是六逸之一。

③ 攻代：疑为"攻伐"。

心在上焦，岂有候于尺中之理乎！

七诊九候

脉有七诊，曰浮中沉；上下左右，七法推寻。

浮者，轻下指于皮毛之间，探其腑脉也，表也。中者，略重指于肌肉之间，候其胃气也，半表半里也。沉者，重下指于筋骨之间，察其脏脉也，里也。上者，即上竟上者胸喉中事也，即于寸内前一分取之。下者，即下竟下者少腹腰股膝胫足中事也，即于尺内后一分取之。左右者，即左右手也。凡此七法，共为七诊。又《素问·三部九候论》曰："独大者病，独小者病，独疾者病，独迟者病，独寒者病，独热者病，独陷下者病。"[1] 凡出现独小、独大、独疾、独迟、独热、独陷下的征象，都是有病的征象。王冰注曰："诊凡有七者，此之谓也。"盖指病者而言。故曰："七诊虽见，九候皆从者，不死。"[2] 若本文专授医家诊法，义各不同。勿听子则以静其心，忘外虑，均呼吸，分浮中沉三法为七诊，皆赘辞也。

编者按：浮、中、沉、上、下、左、右，七部探察，是为七诊七法。七法推寻者，详细推求浮沉、迟数、脉形、脉位也。诊察阴阳虚实寒热表里，须尽诸症情，方不致疏漏错谬。故诊脉不可疏漏，七法亦不可疏漏。

又有九候，即浮中沉；三部各三，合而为名；每候五十，方合于经。

每部有浮中沉三候，合寸关尺三部算之，共得九候之数也，

---

① 独大者病……独陷下者病：本条出自《素问·三部九候论》篇。原文作："帝曰：何以知病之所在？岐伯曰：察九候，独小者病，独大者病，独疾者病，独迟者病，独热者病，独寒者病，独陷下者病。"

② 诊凡有七者……不死：亦出自《素问·三部九候论》篇。

夫每候必五十动者，出自《难经》，合大衍之数也。乃伪诀以四十五动为准，乖①于经旨。必每候五十，乃知五脏缺失。柳东阳②曰："今人指到腕臂，即云见了，五十动岂弹指间事？凡九候共得四百五十，两手合计九百，方与经旨相合也。"按《素问·三部九候论》曰："天之至数，始于一，终于九焉。一者天，二者地，三者人。因而三之，三三者九，以应九野。故人有三部，部有三候。"则以天地人言上中下，谓之三才。以人身言上中下，谓之三部。于三部中而各分其三，谓之三候。三而三之，是为三部九候。盖上古诊法，于人身三部九候之脉，各有所取，以诊五脏之气，而针邪除疾，非独以寸口为言也。如仲景上取寸口，下取趺阳，是亦此意。自"十八难"专以寸口而分三部九候之诊，以其简捷，言脉者靡不宗之，然非古法。

六字奥旨

上下、来去、至止六字；阴阳虚实，其中奥旨。

上下、来去、至止六字者，足以明乎阴阳虚实，本岐黄之奥旨，而滑撄宁阐明之。上者为阳，来者为阳，至者为阳；下者为阴，去者为阴，止者为阴。上者，自尺部上于寸口，阳生于阴也。下者，自寸口下于尺部，阴生于阳也。脉有上下，是阴阳相生，病虽重不死。来者，白骨肉之分，出于皮肤之际，气之升也。去者，自皮肤之际，还于骨肉之分，气之降也。脉有来去，是表里交泰③，病虽重必起。此谓之人病脉和也。若脉

---

① 乖：不顺，不和谐。《广雅》："乖，背也。"

② 柳东阳：明代医家，生平不详，撰有脉学著作，李时珍《濒湖脉学》有引述。

③ 交泰：指天地之气和祥，万物通泰。

无上下来去，死五日矣。故曰：脉不往来者死。若来疾去徐，上实下虚为癫厥；来徐去疾，上虚下实为恶风也。至者，脉之应。止者，脉之息也。止而暂息者愈之疾，止久有常者死也。按《素问·阴阳别论》云："谨熟阴阳，无与众谋。所谓阴阳者，去者为阴，至者为阳；静者为阴，动者为阳；迟者为阴，数者为阳。"阴阳之理，不可不熟，故曰谨。独闻独见，非众所知，故曰无与谋。则果能明于上下、来去、至止六字，以通阴阳虚实之理者，在昔犹难之。初学于此道，其有懵然无知者，乃可肆口以谈①耶！

编者按：医者临证，应谨记阴阳二字。证有阴阳，脉亦有阴阳，故以脉之阴阳测证之阴阳也。有生机为阳，无生机为阴。脉来有根，则有生机。而下为根，下而上为有根，里为根，脉来源源不绝为有根。上而无下为无根，去而不来为无根，止而不至为无根。有根则脉和，脉和则有生机，反之难治。

寸口脏腑部位

包络与心，左寸之应。惟胆与肝，左关所认。膀胱及肾，左尺为定。胸中及肺，右寸昭彰②。胃与脾脉，属在右关。大肠并肾，右尺班班③。

包络与心脉，皆在左手寸上。胆脉与肝脉，皆在左手关上。膀胱及肾脉，皆在左手尺上。肺脉在右手寸上。胃与脾脉，皆在右手关上。大肠与肾脉，皆在右手尺上。伪诀以大小肠列于寸上，三焦配于左尺，命门列于右尺，膻中置而不言，男女易

---

① 肆口以谈：肆口，随口、任意。

② 昭彰：显而易见，深重。

③ 班班：明显，显著的样子

位，至数差讹①，形脉不分，图象妄设，良可笑也。若寸主上焦以候胸中，关主中焦以候膈中，尺主下焦以候腹中，此人身之定位也。大小肠皆在下焦腹中，伪诀越中焦而候之寸上，谬矣。滑伯仁以左尺主小肠、膀胱、前阴之病，右尺主大肠、后阴之病，可称千古只眼。伪诀之误，特因心与小肠为表里，肺与大肠为表里耳。抑知经络相为表里，诊候自有定位。且如脾经自足而上行走腹，胃经自头而下行走足，升降交通，以成阴阳之用。夫脾胃乃夫妇也，而其脉行之上下不同如此，岂必心与小肠，肺与大肠，上则皆上，下则皆下，强谓其尽属一处耶！则经所谓尺外以候肾，尺里以候腹，二经将安归乎？盖胸中属阳，腹中属阴，大肠、小肠、膀胱、三焦所传渣滓波浊皆阴，惟腹中可以位置；非若胃为水谷之海，清气在上，胆为决断之官，静藏于肝，可得位之于中焦也。心主高拱，重重膈膜遮蔽，惟心肺居之。至若大肠、小肠，浊阴之最者，而可混之耶！

"金匮真言篇"曰："肝、心、脾、肺、肾，五脏为阴。胆、胃、大肠、小肠、三焦、膀胱，六腑为阳。"止十一经矣，则手厥阴之一经，竟何在乎？《素问·灵兰秘典》篇曰："心者，君主之官，神明出焉。肺者，相傅之官，治节出焉。肝者，将军之官，谋虑出焉。胆者，中正之官，决断出焉。膻中者，臣使之官，喜乐出焉。脾胃者，仓廪之官，五味出焉。大肠者，传导之官，变化出焉。小肠者，受盛之官，化物出焉。肾者，作强之官，伎巧出焉。三焦者，决渎之官，水道出焉。膀胱者，州都之官，津液藏焉，气化则能出矣。"此以膻中足十二脏之数，则是配手厥阴者，实膻中也。及《灵枢》叙经脉，又见包络而无膻中，然曰"动则喜笑不休"，正与"喜乐出焉"之句

---

① 差讹：错误，差错。

相合矣。夫喜笑者，心火所司，则知其与心应也。独膻中称臣使者，君主之亲臣也。繇是则包络即为膻中，断无可疑。膻中以配心脏，自有确据。以心君无为而治，肺为相傅，如华盖之覆于心上，以布胸中之气，而燮理其阴阳；膻中为臣使，如包裹而络于心下，以寄喉舌之司，而宣布其政令。第心火寂然不动，动而传之心包，即合相火。设君火不动，不过为相火之虚位而已。三焦之火，传入心包，即为相火。设三焦之火不上，亦不过为相火之虚位而已。《素问·血气形志》篇谓"手少阳与心主为表里"，《灵枢·经脉》谓"手厥阴之脉，出属心包络，下膈，历络三焦。手少阳之脉，散络心包，合心主"，正见心包相火与手少阳相火为表里，故历络于上下而两相输应也。心君泰宁，则相火不动，而膻中喜乐出焉。心君扰乱，则相火翕然从之，而改其常度。心包所主二火之出入关系甚重，是以亦得分手经之一，而可称为府也。乃伪诀竟不之及，则手厥阴为虚悬之位矣。

《灵枢·营卫生会》篇曰："上焦出于胃上口，并咽以上贯膈，而布胸中……中焦亦并胃中，出上焦之后，泌糟粕，蒸精液，化精微而为血……下焦者别回肠，注于膀胱而渗入焉。水谷者，居于胃中，成糟粕，下大肠，而成下焦。"又曰："上焦如雾，中焦如沤①，下焦如渎。"繇是则明以上中下分三焦矣。伪诀列于右尺，不亦妄乎！又曰："密理厚皮者，三焦厚；粗理薄皮者，三焦薄。"繇是则明有形象矣。伪诀以为无形，不亦妄乎！又按《灵枢·本输》篇曰："三焦者，中渎之府也，水道出焉，属膀胱，是孤之府也。"谓之中渎者，以其如川如渎②，源流皆出其中，即水谷之入于口，出于便，自上而下，必历三焦。

---

① 沤：浸泡。形容中焦消化饮食的情况。

② 渎：水沟，小渠，亦泛指河川。《说文解字》："渎，沟也。一曰邑中沟。"

故曰：中渎之府，水道出焉。膀胱受三焦之水，而当其疏泄之道，气本相根据，理同一致，故三焦下输出于委阳，并太阳之正，入络膀胱，约下焦也。然于十二脏之中，惟三焦独大，诸脏无与匹者，故曰是孤之府也。要知三焦虽为水渎之府，而实总护诸阳，亦称相火，是又水中之火府。故在"本输篇"曰："三焦属膀胱。"在《素问·血气形志》篇曰："少阳与心主为表里。"盖其在下者为阴，属膀胱而合肾水，在上者为阳，合包络而通心火，此三焦之所以际上极下，象同六合①，而无所不包也。观"本输篇"六腑之别，极为明显，以其皆有盛贮，因名为府。而三焦者曰"中渎之府""是孤之府"，分明确有一府；盖即脏腑之外，躯体之内，包罗诸脏，一腔之大府也。故有"中渎""是孤"之名，而亦有大府之形。《难经》已谓其有名无形，况高阳生之妄人哉！是盖譬之探囊以计物，而忘其囊之为物耳。遂致后世纷纷，无所凭据，有分为前后三焦者，有言为肾傍之脂者，即如东垣之明，亦以手三焦、足三焦分而为二。夫以一三焦尚云其无形，而诸论不一，又何三焦之多也。至韩飞霞巧其说曰："切脉至右尺，必两手并诊消息之。取三焦应脉浮为上焦，与心肺脉合；中为中焦，与脾胃脉合；沉为下焦，与肝肾脉合。故曰：尺脉第三同断病。"此又飞霞讹以传讹，违道愈远。《素问·脉要精微论》曰："尺外以候肾，尺里以候腹中。"未尝谓尺候三焦也。《脉经》曰："尺脉芤，下焦虚。尺脉迟，下焦有寒。"又曰："尺脉浮者，客阳在下焦。"观此三言，则尺主下焦耳。何以韩之巧说附入哉？《脉经·一卷·第七篇·脉法赞》云："右为子户，名曰三焦。"子户，命门也。右肾为命门，男子以藏精，女子以系胞，故为子户。而名之为三

---

① 六合：指上下和四方，泛指天地或宇宙。

焦者，此犹两额之傍亦名为太阳云耳。非谓即太阳经也。安得执词而害义耶！若"第二卷·第二篇"虽云"右肾合三焦"，然上有"一说云"三字，则叔和亦附此语，以俟参考，不敢自居为定论明矣。今论定上焦从两寸，中焦从两关，下焦从两尺，斯则与"脉要精微论"："上竟上者，胸喉中事。下竟下者，少腹腰股膝胫足中事"二句符合，更何必纷纷异议哉！一医常谓余曰：吾四十余年行医，从不知分剖三焦，乃亦见推于当世矣。噫！浅近如此者，犹存而不论，又安能司八正邪，别五中部，按脉动静耶？

　　心、肝、脾、肺，俱各一候，惟肾一脏而分两尺候者，谓肾有两枚，形如豇豆，分列于腰脊之左右。伪诀以左为肾，右为命门。考诸《明堂》《铜人》等经，命门一穴，在督脉十四椎下陷中，两肾之间，盖一阳居二阴之中，所以成乎坎也。且脉之应于指下者，为有经络，循经朝于寸口。《内经》并无命门之经络，何以应诊而可列之右尺乎？夫男女之异，惟茎户、精血及胞门、子户耳。若夫脉象，自有定位。如左尺水生左关木，左关木生左寸火。君火付权于相火，故右尺火生右关土，右关土生右寸金，复生左尺水。五行循序相生之理也。伪诀乃云"女人反此背看之"，岂理也哉！甚有以左尺候心，右尺候肺，本褚澄地道右行之说，而五行紊乱极矣。

　　编者按：李氏虽云如此，寸上不得配大小肠。但肺与大肠相表里，心与小肠相表里。故肺有病候，势必可能下传大肠；心有病候，亦可能下传小肠。反之，大小肠亦可上传心肺。验之临床实际，左寸候心亦可测小肠，右寸候肺亦可测大肠。两尺部测度下焦，又确为候大小肠正位。故诊脉应上下推寻，知其表里，明起传变，毋须死守，可以无差。

　　《内经》候法，分配昭彰，如揭日月。从伪诀盛行，束《灵》《素》于高阁，千古阴霾，莫之能扫。因附列《素问》脉法数则，示尊经也。世有不信鸣鼓之攻者，试进而求之于经，则趋向定矣。予言岂诬哉!

《素问·脉要精微论》曰:"尺内两傍,则季胁也。"

季胁,小肋也。在胁下两傍,为肾所近之处也。

"尺外以候肾,尺里以候腹。"

尺外者,尺脉前半部也。尺里者,尺脉后半部也。前以候阳,后以候阴。人身以背为阳,肾附于背,故外以候肾。腹为阴,故里以候腹。所谓腹者,凡大小肠、膀胱,皆在其中矣。以下诸部,俱言左右,而此独不分者,以两尺皆主乎肾也。

"中附上,左外以候肝,内以候鬲①。"

中附上者,言附尺之上而居乎中,即关脉也。左外者,言左关前半部。内者,言左关后半部。余仿此。肝为阴中之阳脏,而亦附近于背,故外以候肝,内以候鬲。举一鬲而中焦之鬲膜、胆府皆在其中矣。

"右外以候胃,内以候脾。"

右关之前,所以候胃。右关之后,所以候脾。脾胃皆中州之官也,而以表里言之,则胃为阳,脾为阴,故外以候胃,内以候脾也。

按:寸口者,手太阴也。太阴行气于三阴,故曰:三阴在手,而主五脏。所以本篇止言五脏,而不及六腑。然胃亦腑也,而此独言之,何也?经所谓五脏皆禀气于胃,胃者,五脏之本也。脏气者,不能自致于手太阴也,故胃气当于此察之。又"五脏别论"云:"五味入口藏于胃,以养五脏气,气口亦太阴也。是以五脏六腑之气味,皆出于胃,变见于气口。"然则此篇虽止言胃,而六腑之气亦并见乎此矣。

"上附上,右外以候肺,内以候胸中。"

---

① 鬲:同"膈"。横膈膜。

上附上者，言上而又上，则寸脉也。五脏之位，惟肺最高，故右寸之前以候肺，右寸之后以候胸中。胸中者，鬲膜之上皆是也。

"左外以候心，内以候膻中。"

心肺皆居膈上，故左寸之前以候心，左寸之后以候膻中。膻中者，即心包络之别名也。

按：五脏所居之位，皆五行一定之理。火旺于南，故心居左寸。木旺于东，故肝居左关。金旺于西，故肺居右寸。土旺于中，而寄位西南，故脾胃居右关。此即河图五行之次序①也。

"前以候前，后以候后。"

此重申上下内外之义也。统而言之，寸为前，尺为后。分而言之，上半部为前，下半部为后。盖言上以候上，下以候下也。

"上竟上者，胸喉中事也。下竟下者，少腹腰股膝胫足中事也。"

竟②者，尽也。言上而尽于上，在脉则尽于鱼际，在体则应乎胸喉也。下而尽于下，在脉则尽于尺部，在体则应乎少腹腰足也。

按：此篇首言尺，次言中附上而为关，又次言上附上而为寸，皆自内以及外者，盖以太阴之脉，从胸走手，以尺为根本，寸为枝叶也。故曰：凡人之脉，宁可有根而无叶，不可有叶而无根。

---

① 河图五行之次序：河图以十数合五方、五行、阴阳、天地之象。其图式结构为：一与六共宗居北方，因天一生水，地六成之；二与七为朋居南方，因地二生炎，天七成之；三与八为友居东方，因天三生木，地八成之；四与九同道居西方，因地四生金，天九成之；五与十相守，居中央，因天五生土，地十成之。

② 竟：《说文解字》谓"竟，乐曲尽为竟。"《玉》篇："竟，终也。"

又按：内外二字，诸家之注，皆云内侧。若以侧为言，必脉形扁阔，或有两条者乃可耳。不然，则于义不通矣。如前以候前，后以候后，上竟上，下竟下者，皆内外之义也。观易卦六爻，自下而上，以上三爻为外卦，以下三爻为内卦，则上下内外之义昭然矣。

"推而外之，内而不外，有心腹积也。"

推者，察也，求也。凡诊脉先推求于外，若但沉脉而无浮脉，是有内而无外矣，故知其病在心腹而有积也。

"推而内之，外而不内，身有热也。"

推求于内，浮而不沉，则病在外而非内矣。惟表有邪，故身热也。

"推而上之，上而不下，腰足清也。"

清者，冷也。推求于腰，上部则脉强盛，下部则脉虚弱，此上盛下虚，故足清冷也。上下有二义：以寸关尺言之，寸为上，尺为下也；以浮中沉言之，浮为上，沉为下也。"推而节之，下而不上，头项痛也。"推求于下部，下部有力，上部无力，此清阳不能上升，故头项痛。或阳虚而阴凑①之，亦头项痛也。

"按之至骨，脉气少者，腰脊痛而身有痹也。"

按之至骨，肾肝之分也。脉气少者，言无力也。肾水虚故腰脊痛，肝血亏则身有痹也。

按：本篇上竟上者，言胸喉中事，下竟下者，言小腹膝足中事，分明上以候上，下以候下，而叔和乃谓"心部在左手关前寸口，与手太阳为表里，以小肠合为府，合于上焦"云云，伪诀遂有左心、小肠之说。不知自秦汉而下，从未有以大小肠

---

① 凑：《广韵》谓"凑，水会也，聚也。"

取于两寸者，扁鹊、仲景诸君心传可考，伪诀何能以手障天①也。

五脏本脉

五脏不同，各有本脉。左寸之心，浮大而散。右寸之肺，浮涩而短。肝在左关，沉而弦长。肾在左尺，沉石而濡。右关属脾，脉象和缓。右尺相火，与心同断。

心肺居上，脉应浮。肾肝居下，脉应沉。脾胃居心肺肾肝之间，谓之中州，脉亦应在浮沉之间。心肺同一浮也，但浮大而散者象夏火，故属心；浮涩而短者象秋金，故属肺。肝肾同一沉也，但沉而弦长者象春木，故属肝；沉石而濡者象冬水，故属肾。脉和而缓，气象冲融②，土之性也，故属脾。右肾虽为水位，而相火所寓，故与左寸同断也。

又按：呼出者心与肺，为阳，故心肺之脉皆浮。心为阳中之阳，故浮且大而散；肺为阳中之阴，故浮而兼短涩。吸入者肾与肝，为阴，故肾肝之脉皆沉。肾为阴中之阴，故沉而且实；肝为阴中之阳，故沉而兼长。脾为中州，故不浮不沉，而脉在中。若赵正宗本《难经图说》，以土居金木水火之中，两关宜皆属脾；肝既为阴，不宜在半浮半沉之左关。不知越人推明《素问》之义，约而可守，不必转滋③议论也。

编者按：五脏之脉与四时之理同也。心肺在上而脉浮，心为夏火，浮大而散，肺为秋金，浮涩而短。肝肾在下而脉沉，肝为春木，沉而弦长，肾为冬水，沉石而濡。脾胃在四脏之中，脉在浮沉之间，其应长夏属土，

---

① 以手障天：即一手遮天，形容蒙蔽众人。

② 气象冲融：气象，脉气之象。冲融，冲和恬适，脉象平和。

③ 滋：滋生，增加，增添。《说文解字》："滋，益也。"

第
三
辑

故脉和而缓。

四时之脉

　　春弦夏洪，秋毛冬石；四季之末，和缓不忒①。太过实强，病生于外；不及虚微，病生于内。

　　此言四季各有平脉也。

　　天地之气，东升属木，位当寅卯，于时为春，万物始生。其气从伏藏中透出，如一缕之烟，一线之泉，在人则肝应之，而见弦脉。即《素问·玉机真脏论》所谓其气来软弱，轻虚而滑，端直以长；《素问·平人气象论》所谓软弱招招②，如揭长竿末梢者是也。

　　气转而南属火，位当巳午，于时为夏，万物盛长。其气从升后散大于外，如腾涌之波，燎原之火，在人则心应之，而见钩脉。即"玉机真脏论"所谓其气来盛去衰；"平人气象论"所谓脉来累累如连珠，如循琅玕③者是也。

　　气转而西属金，位当申酉，于时为秋，万物收成。其气从散大之极自表初收，如浪静波恬，烟清焰息，在人则肺应之，而见毛脉。即"平人气象论"所谓脉来厌厌聂聂④，如落榆荚者是也。

　　气转而北属水，位当亥子，于时为冬，万物合藏。其气收降而敛实，如埋罐之火，汇潭之泉，在人则肾应之，而见石脉。即"玉机真脏论"所谓其气来沉以搏；"平人气象论"所谓脉

---

　　① 忒：侧重，偏重，偏差。《广雅》："忒，差也。"
　　② 招招：长软的样子。
　　③ 琅玕（láng gān）：像玉珠的美石，比喻柔滑的脉象。
　　④ 厌厌聂聂：形容肺的平脉，有轻虚以浮之意。

来喘喘累累①如钩，按之而坚者是也。

以上经论所云四时诸脉，形状虽因时变易，其中总不可无和柔平缓景象。盖和缓为土，即是胃气，有胃气而合时，便是平脉。"玉机真脏论"云："脾脉者，土也，孤脏以灌溉四旁者也。"今弦钩毛石中有此一种和缓，即是灌溉四旁，即是土矣，亦即是脾脉矣。以其寓于四脉中，故又曰："善者不可得见。""平人气象论"亦云："长夏属脾，其脉和柔相离，如鸡践地。"察此脉象，亦不过形容其和缓耳。辰戌丑未之月，各有土旺一十八日，即是灌溉四旁之义。故分而为四，有土而不见土也。若论五行，则析而为五，土居其中，是属长夏。况长夏居金火之间，为相生之过脉，较他季月不同，故独见主时之脉。二说虽殊，其义不悖②，当参看之。

所谓太过不及者，言弦、钩、毛、石之脉，与时相应，俱宜和缓而适中，欲其微似，不欲其太显；欲其微见，不欲其不见。今即以一弦脉论之，若过于微弦而太弦，是谓太过，太过则气实强，气实强则气鼓于外而病生于外。脉来洪大、紧数、弦长、滑实为太过，必外因风寒暑湿燥火之伤。不及于微弦而不弦，是谓不及，不及则气虚微，气虚微则气馁于内，而病生于内。脉来虚微、细弱、短涩、濡芤为不及，必内因喜怒忧思悲恐惊七情之害。其钩、毛、石之太过不及，病亦犹是。

循序渐进，运合自然；应时即至，躁促为愆③。

上古《脉要》曰："春不沉，夏不弦，秋不数，冬不涩，是

---

① 喘喘累累：形容脉象圆滑连贯。
② 悖：相冲突。
③ 愆（qiān）：过失。《说文解字》谓"愆，过也。"

谓四塞。"① 谓脉之从四时者，不循序渐进，则四塞而不通也。所以初当春夏秋冬孟月之脉，则宜仍循冬春夏秋季月之常，未改其度，俟二分、二至以后，始转而从本令之王气，乃为平人顺脉也。故天道春不分不温，夏不至不热，自然之运，悠久无疆②。使在人之脉，方③春即以弦应，方夏即以数应，躁促所加，不三时而岁度终矣。其能长世乎！故曰：一岁之中，脉象不可再见。如春宜弦而脉得洪，病脉见也，谓真脏之气先泄耳。今人遇立春以前而得弦脉，反曰时已近春，不为病脉；所谓四时之气，成功者退，将来者进。言则似辨，而实悖于理矣。

四时百病，胃气为本；脉贵有神，不可不审。

土得天地冲和之气，长养万物，分王四时，而人胃应之。凡平人之常，受气于谷。谷入于胃，五脏六腑皆以受气。故胃为脏腑之本。此胃气者，实平人之常气，不可一日无者，无则为逆，逆则死矣。胃气之见于脉者，如《素问·玉机真脏论》曰："脉弱以滑，是有胃气。""终始篇"曰："邪气来也紧而疾，谷气来也徐而和。"是皆胃气之谓。故四时有四时之脉，四时有四时之病，但土灌溉四旁，虽病态百出，必赖之以为出死入生之机也。比如春令木旺，其脉当弦，但宜微弦而不至太过，是得春胃之冲和。若脉来过于弦者，是肝邪之胜，胃气之衰，而肝病见矣。倘脉来但有弦急，而绝无冲和之气者，乃春时胃气已绝，而见肝家真脏之脉，病必危矣。钩、毛、石俱准此。以此察胃气之多寡有无，而病之轻重存亡，燎然在目矣。故蔡

---

① 春不沉……是谓四塞：引自《素问·至真要大论》篇。谓："帝曰：差有数年？岐伯曰：又凡三十度也。帝曰：其脉应皆何如？岐伯曰：差同正法，待时而去也。《脉要》曰：春不沉，夏不弦，冬不涩，秋不数，是谓四塞。"

② 无疆：无限，没有穷尽。

③ 方：刚刚。

氏曰："不大不小，不长不短，不滑不涩，不疾不迟，应手中和，意思欣欣，悠悠扬扬，难以名状者，胃气脉也。"东垣曰："有病之脉，当求其神。如六数、七极，热也。脉中有力，即有神矣。为泄其热。三迟、二败，寒也。脉中有力，即有神矣。为去其寒。若数极、迟败，脉中不复有力，为无神也。而遽①泄之、去之，神将何根据耶！故经曰：'脉者，气血之先；气血者，人之神也。'"按王宗正诊脉之法，当从心肺俱浮，肝肾俱沉，脾在中州。即王氏之说，而知东垣所谓脉中有力之中，盖指中央戊己土，正在中候也。胃气未散，虽数而至于极，迟而至于败，尚可图也。故东垣之所谓有神，即《内经》之所谓有胃气也。

浮沉迟数

三至为迟，迟则为冷；六至为数，数即热证。

一息而脉仅三至，即为迟慢而不及矣。迟主冷病。若一息而脉遂六至，即为急数而太过矣。数主热病。若一息仅得二至，甚而一至，则转迟而转冷矣。若一息七至，甚而八至九至，则转数而转热矣。凡一二至与八九至，皆死脉也。

迟数既明，浮沉须别。

迟则为寒，数则为热，固一定之理。欲知寒热之所属，又当别乎浮沉耳。

编者按：此两段虽云迟主冷病，数主热病，迟则为热，数则为寒，但亦非一定之理。如若内伤已久，元气将脱，亦可见脉数极之象，此时断不可做热医，当大剂纳气回阳也。又外邪深入，协火而动，闭郁阳气，脉伏难出，亦可见脉迟之象，此时亦不可做寒治，当泄热达郁也。学者须谨记

---

① 遽（jù）：急速，仓促。

阴极似阳、阳极似阴、寒极似热、热极似寒。

内因外因

浮沉迟数，辨内外因。

因则有二，此内外之不可不辨也。

外因于天，内因于人。

外感六淫，因之于天。内伤七情，因之于人。

天有阴阳，风雨晦明；人喜怒忧，思悲恐惊。

《左传》医和云："阴淫寒疾，阳淫热疾，风淫末疾，雨淫腹疾，晦淫惑疾，明淫心疾也。"淫者，淫佚偏胜，久而不复之谓。故阴淫则过于清冷，而阳气不治，寒疾从起，如上下厥逆、中外寒傈之类。阳淫则过于炎燠①，而阴气不治，热疾从起，如狂谵烦渴、血泄吐衄之类。风淫则过于动摇，而疾生秒末②，如肢废、毛落、昏冒、瘈疭③之类。雨淫则过于水湿，而疾生肠腹，如腹满肿胀、肠鸣濡泄之类，晦淫则过于昏暗，阳光内郁而成惑疾，如百合、狐惑、热中、脏燥之类。明淫则过于彰露，阳光外散而成心疾，如恍惚动悸、错妄失神之类。

七情者，人之喜怒忧思悲恐惊也，即所谓七气。喜则气缓，怒则气上，忧则气乱，思则气结，悲则气消，恐则气下，惊则气乱。喜气缓者，喜则气和，营卫通利，故气缓矣。怒气上者，怒则气逆，甚则呕血及食，故气上矣。忧气乱者，忧则抑郁不解，故气乱矣。思气结者，思则身心有所止，气留不行，故气

---

① 炎燠（yù）：炎热。

② 秒（miǎo）末：原义指树的枝梢。这里指人体的四肢、毛发、头部等部位。

③ 瘈疭（chì zòng）：亦作"瘛疭""痸疭"。指手足伸缩交替，抽动不已的病症。《伤寒明理论》卷三："瘈者，筋脉急也；疭者，筋脉缓也。急者则引缩，缓者则纵而伸。或缩或伸，动而不止者，名曰瘈疭。"

结矣。悲气消者，悲则心系急，肺布叶举，使上焦不通，营卫不散，故气消矣。恐气下者，恐则精却，精却则上焦闭，故气还，还则下焦胀，故气下矣。惊则心无所倚，神无所归，虑无所定，故气乱矣。

编者按：故古人立七气汤，以调七气。南宋陈无择《三因极一病证方论》七气汤：半夏、姜制厚朴、桂心、茯苓、白芍药、紫苏叶、橘皮、人参、生姜、大枣。主治喜怒忧思悲恐惊七气郁发，致五脏互相刑克，阴阳反戾，挥霍变乱，吐利交作，寒热眩晕，痞满咽塞。

老弱、少壮、风土之异

老弱不同，风土各异；既明至理，还贵圆通[1]。

老弱之盛衰，与时变迁。风土之刚柔，随地移易。如老弱之人，脉宜缓弱，若过于旺者，病也。少壮之人，脉宜充实，若过于弱者，病也。东极之地，四时皆春，其气暄和，民脉多缓。南极之地，四时皆夏，其气炎蒸，民脉多软。西极之地，四时皆秋，其气清肃，民脉多劲。北极之地，四时皆冬，其气凛冽，民脉多石。

然犹有说焉。老人脉旺而躁者，此天禀之厚，引年[2]之叟也，名曰寿脉；躁疾有表无里，则为孤阳，其死近矣。壮者脉细而和缓，三部同等，此天禀之静，清逸之士也，名曰阴脉；若脉细小而劲直，前后不等，其可久乎？东南卑湿，其脉软缓，居于高巅，亦西北也。西北高燥，其脉刚劲，居于污泽，亦东南也。南人北脉，取气必刚。北人南脉，取气必柔。东西不齐，

---

① 圆通：融会贯通而不偏执。

② 引年：养生术语，延长年寿。

可以类剖。又永年①者天禀必厚，故察证则将绝而脉犹不绝。夭促者天禀必薄，故察证则未绝而脉已先绝。其可执一乎？《左传》曰："土厚水深，居之不疾。"《淮南子》曰："坚土人刚，弱土②人肥，垆土③人大，沙土人细，息土④人美，耗土人丑。山气多男，泽气多女，水气多瘖，风气多聋，林气多癃，木气多伛⑤，湿气多肿，石气多力，阴气多瘿，暑气多夭，寒气多寿，谷气多痹，丘气多狂，野气多仁，陵气多贪。轻土⑥人利，重土人迟；清水音小，浊水音大；湍水人轻，迟水人重；中土多圣。"凡此数端，乃一定之论也。然一地而或妍媸寿夭之各异同者，盖其生虽由于水土之气，而偏全厚薄，又自不同也。

编者按：本段亦有一文眼，"其可执一乎"即是。医贵圆通，不可拘泥，不可执一。遍满一切，方能融通无碍，理路亦是。临证病情千变万化，若为拘执，思维不广，难以辨识。圆则通达，独具慧眼，方能辨脉识证。

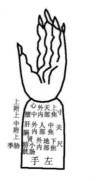
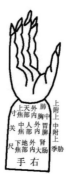

《内经》分配脏腑诊候之图

① 永年：长寿，长久。
② 弱土：柔软之土。
③ 垆土：黑色坚硬而质粗不粘的土壤。
④ 息土：可以自己生长不息的土壤。
⑤ 伛（yǔ）：驼背。《说文解字》："伛，偻也。"
⑥ 轻土：松散的泥土。

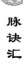
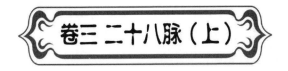

小序

叔和《脉经》，似无遗用。乃长短二脉，缺而不载；牢革二脉，混而不分；未尽厥①旨也。王常辟伪诀七表、八里之陋，是矣，而复增长、数二脉为九表，短、细二脉为十里，又何说哉！脉之动静，固阴阳所生，其变化不皆为名数所限也。是编二十八脉，悉皆即义辨形，衷极理要。至于主病略同者，则不加诠释，引而申之，在于达者。

浮脉阳

体象 浮在皮毛，如水漂木；举之有余，按之不足。

浮之为义，如木之浮水面也。其脉应于皮毛，故轻手可得，如水中漂木，虽按之使沉，亦将随手而起。

主病 浮脉为阳，其病在表。左寸浮者，头痛目眩。浮在左关，腹胀不宁。左尺得浮，膀胱风热。右寸浮者，风邪喘嗽。浮在右关，中满不食。右尺得浮，大便难出。

六腑属阳，其应在表，故浮主表病也。高巅之上，惟风可

---

① 厥：代词，其，他的。

第
三
辑

到，杂乱其清阳之气，痛眩之自来。肝为风木之脏，风胜则木张而肋胀。膀胱受风，风胜热淫，津液自燥，故令小便秘涩。肺受风邪，清肃之令不行，气高而喘嗽。风木乘脾，中气惫①而食减。肾家通主二便，风客下焦，大府②燥而不快。

兼脉　无力表虚，有力表实。浮紧风寒，浮缓风湿。浮数风热，浮迟风虚。浮虚暑惫，浮芤失血。浮洪虚热，浮濡阴虚。浮涩血伤，浮短气病。浮弦痰饮，浮滑痰热。浮数不热，疮疽之兆。

脉非一端，必有兼见之象。或外而偏于六淫，或内而偏于七情，则脉将杂至，然后揆③其轻重，以别④病情。如浮脉当即见于皮毛，而取之无力，此气不能应，表虚之象；如力来太过，表实何疑。紧则紧敛，寒之性也，风中有寒；缓则缓惰，湿之性也，风中有湿。数乃过于鼓动，为风热相搏；迟乃徐徐而至，为风虚无力。暑伤乎气，气泄则脉虚；营行脉中，血失则脉芤。一则浮取之而如无，气外泄也；一则浮取之而则有，血中脱也。炎炎上蒸，火之象也，但浮则有表无里，故曰虚热；衰薄之甚，若无其下，故曰阴虚。脉浮而涩，乃肺脉之应于秋者，若加以身热，则火盛金衰，血日以损；浮涩而短，乃肺家之本脉。其象过短，是真气不能会于寸口以成权衡，气将竭矣。水饮应沉而言浮者，上焦阳不能运，随着停留；若浮而滑者，则非弦敛不鼓之象，寒当化热，饮当成痰。浮数理应发热，其不发热而反恶寒者，若有一定不移之痛处，疮疽之兆矣。

按：浮脉法天，轻清在上之象，在卦为乾，在时为秋，在

①　惫（bèi）：极度疲乏。
②　大府：指大肠腑。
③　揆：揣测，揆度。
④　别：分辨，辨别。

人为肺。《素问·玉机真脏论》曰："其气来毛而中央坚，两旁虚，此谓太过，病在外。其气来毛而微，此谓不及，病在中。"又曰："太过则气逆而背痛；不及则喘，少气而咳，上气见血。"《素问·平人气象论》曰："平肺脉来，厌厌聂聂，如落榆荚，曰肺平。病肺脉来，不上不下，如循鸡羽，曰肺病。死肺脉来，如物之浮，如风吹毛，曰肺死。"然肺掌秋金，天地之气，至秋而降，况金性重而下沉，何以与浮脉相应耶？不知肺金虽沉，而所主者实阳气也。乃自清浊肇分①，天以气运于外而摄水，地以形居中而浮于水者也。是气也，即天之谓。人形象天，故肺主气，外应皮毛。阳为外卫，非皮毛乎，此天之象也。其包裹骨肉腑脏于中，此地之象也。血行于皮里肉腠，昼夜周流无端，此水之象也。合三者而观，非水浮地、天摄水、地悬于中乎？所以圣人作易，取金为气之象。盖大气至清至刚至健、属乎金者也。非至刚不能摄此水，非至健不能营运无息，以举地之重，故以气属金，厥有旨哉！王叔和云："举之有余，按之不足。"最合浮脉象天之义。黎氏以为如捻②葱叶，则混于芤脉矣。崔氏云："有表无里，有上无下。"则脱然无根，又混于散脉矣。伪诀云："寻之如太过。"是中候盛满，与浮之名义，有何干涉乎？须知浮而盛大为洪，浮而软大为虚，浮而柔细为濡，浮弦芤为革，浮而无根为散，浮而中空为芤。毫厘疑似，相去千里矣。

编者按：大凡浮脉主表、主风。寸脉浮，上焦之风，多表证；关脉浮，风在肝脾；尺脉浮，风在肾与大小肠腑。风为百病之长，五脏六腑、四肢百骸无处不到，虽内伤杂病亦多见风邪盘踞，若邪气不去，日久根深

---

① 清浊肇分：清浊，指天地阴阳二气。肇，初始、开始、最初。清浊肇分，即天地初分。

② 捻：拿，捏。

第
三
辑

蒂固，五脏不调，气血失和，则酿生重症痼疾。但浮脉又分有力无力，并兼紧、缓、迟、数、虚、芤、洪、濡、涩、短、弦、滑，因此上有虚实之别。又"水饮应沉而言浮者，上焦阳不能运，随着停留"句，是风邪闭郁肺气、不能宣发、水饮停留上焦，治当宣发上焦之气，肺气一转而水饮消散。

沉脉_阴

体象　沉行筋骨，如水投石；按之有余，举之不足。

沉之为义，如石之沉水底也。其脉近在筋骨，非重按不可得，有深深下沉之势。

主病　沉脉为阴，其病在里。左寸沉者，心寒作痛。沉在左关，气不得申。左尺得沉，精寒血结。右寸沉者，痰停水蓄。沉在右关，胃寒中满。右尺得沉，腰痛病水。

五脏属阴，其应在里，故沉主里病也。心失煦燠①之权，为寒所制则痛。木失条达之性，为寒所遏则结。肾主精血，若有阴而无阳，譬之水寒则凝。肺位高，脉浮，布一身之阴阳者也。倘使倒置，则真气不运，而或痰或水为害。脾胃喜温，不浮不沉，是其候也。脉形偏于近下，则土位无母，何以营运三焦，熟腐五谷，中满吞酸之证至矣。腰脐以下，皆肾主之。右肾真火所寓，而元阳痼冷，则精血衰败，腰脚因之不利。病水者，肾居下焦，统摄阴液，右为相火，火既衰熄，则阴寒之水不得宣泄。

兼脉　无力里虚，有力里实。沉迟痼冷，沉数内热。沉滑痰饮，沉涩血结。沉弱虚衰，沉牢坚积。沉紧冷疼，沉缓寒湿。

---

①　煦燠：温煦，温暖，温热。《说文解字》："燠，热在中也。"《尔雅》："燠，煖也。"

无力里原非实，但气不申；有力有物在里。沉为在里而复迟，虚寒可必；沉为在里而加数，伏热何疑？滑则阴凝之象也，见于沉分，宜有痰饮；涩则血少之征也，按而后得，应为积血。沉为阴，弱为虚，沉弱必主阴虚；沉为里，牢为积，沉牢定为癓冷。沉而紧则寒为敛实，故冷痛也；沉而缓则阳不健行，故湿成焉。按沉脉法地，重浊在下之象，在卦为坎，在时为冬，在人为肾。《素问·玉机真脏论》曰："黄帝曰：'冬脉如营，何如而营？'岐伯对曰：'冬脉肾也，北方之水也，万物所以合藏，其气来沉以软，故曰营。其气如弹石者，此为太过，病在外，令人解①，脊脉痛而少气，不欲言。其虚如数者，此谓不及，病在中，令人心悬如饥，胫②中清，脊中痛，小腹痛，小便黄赤。'"《素问·平人气象论》曰："平肾脉来，喘喘累累如钩，按之而坚，曰肾平。冬以胃气为本。病肾脉来，如引葛③，按之益坚④，曰肾病。死肾脉来，发如夺索，辟辟如弹石，曰肾死。"杨氏曰："如绵裹砂，内刚外柔；审度名义，颇不相戾⑤。"伪诀云："缓度三关，状如烂绵。"则是弱脉而非沉脉矣。若缓度三关，尤不可晓：须知沉而细软为弱脉，沉而弦劲为牢脉，沉而着骨为伏脉，刚柔浅深之间，宜熟玩而深思也。

肾之为脏，配坎应冬，万物蛰藏，阳气下陷．洌为雪霜，故脉主沉阴而居里。若误与之汗，则如飞蛾出而见汤矣：此叔和人理之微言⑥，后世之司南⑦也。

---

① 解：《素问·平人气象论》篇："尺脉缓涩，谓之解。"

② 胫：小腿。

③ 引葛：形容脉来如按牵拉之葛藤，沉紧弹指。

④ 益坚：指脉更沉。

⑤ 戾：违背，违逆。

⑥ 微言：精神微妙的言辞。

⑦ 司南：指南，比喻行事的准则和指导。

第三辑

编者按：沉为里，为阴。《金匮》云："脉得诸沉，当责有水。"沉而迟为痼冷，按之愈微；沉而数为郁热，按之不衰。沉而虚为阳气不足，沉而实为阴邪在里。阳气不足者，则生内寒。阴邪在里者，寒湿水饮痰血结也。

迟脉 阴

体象 迟脉属阴，象为不及；往来迟慢，三至一息。

迟之为义，迟滞而不能中和也。脉以一息四至为和平，迟则一息三至。气不振发，行不如度，故曰属阴。

主病 迟脉主脏，其病为寒。左寸迟者，心痛停凝。迟在左关，癥结挛筋。左尺得迟，肾虚便浊，女子不月。右寸迟者，肺寒痰积。迟在右关，胃伤冷物。右尺得迟，脏寒泄泻，小腹冷痛。五脏为阴，迟亦为阴，是以主脏。

阴性多滞，故阴寒之证，脉必见迟也。正如太阳隶[1]于南陆，则火度而行数；隶于北陆，则水度而行迟。即此可以征阴阳迟速之故矣。《难经·九难》曰："迟者，脏也。"又曰："迟则为寒。"《伤寒论》亦曰："迟为在脏。"以阳气伏潜，不能健行，故至数迟耳。其所主病，与沉脉大约相同。但沉脉之病为阴逆而阳郁，迟脉之病为阴盛而阳亏。沉则或须攻散，迟则未有不大行温补者也。

兼脉 有力冷痛，无力虚寒。浮迟表冷，沉迟里寒。迟涩血少，迟缓湿寒。

迟而有力，有壅实不通利之意，痛可想见。迟云阳伏而又无力，岂非虚寒。浮则表之候也，沉则里之候也，兼迟而为寒可必。血得热则行，湿得热则散，迟乃寒象，何以养营而燥湿

---

[1] 隶：属。

乎。按迟脉之象，上中下候皆至数缓慢。伪诀云："重手乃得。"是沉脉而非迟脉矣。又云："状且难。"是涩脉而非迟脉矣。一息三至，甚为分明，而云"隐隐"，是微脉而非迟脉矣。迟而不流利则为涩脉，迟而有歇止则为结脉，迟而浮大且缓则为虚脉。至于缓脉，绝不相类。夫缓以宽纵得名，迟以至数不及为义。故缓脉四至，宽缓和平；迟脉三至，迟滞不前。然则二脉迥别，又安可溷①哉！以李濒湖之通达，亦云小駃②于迟作缓持。以至数论缓脉，是千虑之一失也。叔和曰："一呼一至曰离经，二呼一至曰夺精，三呼——一至曰死，四呼一至曰命绝，此损之脉也。一损损于皮毛，二损损于血脉，三损损于肌肉，四损损于筋，五损损于骨。"是知脉之至数愈迟，此时正气已无，阴寒益甚，不过烬③灯之余焰，有不转眼销亡者乎！

编者按：迟脉三至一息，属阴、为寒、主脏，迟而有力为冷痛，迟而无力为虚寒。左寸迟者，阴寒在心，寒凝心脉，胸阳不振，而心痛停凝，治以瓜蒌薤白白酒、桂枝甘草、附子之类。左关迟者，阴寒在肝，肝主疏泄、藏血、主筋，今肝气阴凝，故癥结挛筋，治当以暖肝、疏肝、散结、解痉。左尺迟者，阴寒在肾，故肾虚便浊，女子不月，治当温阳补肾。右寸迟者，阴寒在肺，肺为贮痰之器，今寒邪伤肺，故寒痰之积，治当温肺化痰，小青龙、射干麻黄、姜辛之类。右关迟者，寒在脾胃，胃伤冷物，治当温中散寒，附子理中、良附之类。右尺迟者，寒在下焦，肾阳虚衰，故脏寒泄泻，小腹冷痛，治当温肾止泻。脉之愈迟，真阳愈惫，至于一呼一至、两呼一至，阳气离散，急当大剂回阳，四逆汤、参附之属，或可挽回一线生机。

---

① 溷（hùn）：混乱，混淆。
② 駃（kuài）：通"快"，迅疾。
③ 烬：烧剩的。

数脉_阳

体象 数脉属阳，象为太过；一息六至，往来越度。

数之为义，躁急而不能中和也。一呼脉再动，气行三寸，一吸脉再动，气行三寸，呼吸定息，气行六寸。一昼一夜，凡一万三千五百息，当五十周于身，脉行八百一十丈，此经脉周流恒常之揆度①。若一息六至，岂非越其常度耶！气行速疾，故曰属阳。

主病 数脉主腑，其病为热。左寸数者，头痛上热，舌疮烦渴。数在左关，目泪耳鸣，左颧发赤。左尺得数，消渴不止，小便黄赤。右寸数者，咳嗽吐血，喉腥嗌②痛。数在右关，脾热口臭，胃反呕逆。右尺得数，大便秘涩，遗浊淋癃。

火性急速，故阳盛之证，脉来必数。六腑为阳，数亦为阳，是以主腑。《难经·九难》曰："数者，腑也。"又曰："数则为热。"《伤寒论》亦曰："数为在腑。"此以迟数分阴阳，故即以配脏腑，亦不过言其大概耳。至若错综互见，在腑有迟，在脏有数，在表有迟，在里有数，又安可以脏腑二字拘定③耶？火亢上焦，清阳扰乱而头痛；舌乃心之苗，热则生疮而烦渴。肝开窍于目，热甚而泪迫于外；耳鸣者，火逞其炎上之虐耳；左颧，肝之应也，热乃赤色见焉。天一之原，阴水用事，热则阴不胜阳，华池之水④不能直达于舌底，故渴而善饮，溲如膏油，便赤

---

① 揆（kuí）度：估量，测度。

② 嗌：咽喉。

③ 拘定：限定。

④ 华池之水：道家养生术语。华池，指口。华池之水，指唾液。道家认为华池之水根源于肾。

又其小者矣。肺属金而为娇脏，火其仇雠，火来乘金，咳嗽之媒也；肺火独炽，则咽喉时觉血腥，咽津则痛，乃失血之渐。脾胃性虽喜燥，若太过则有燥烈之虞①；胃为水谷之海，热甚而酿成秽气，食入则吐，是有火也。肾主五液，饥饱劳役及辛热浓味，使火邪伏于血中，津液少而大便结矣。

兼脉　有力实火，无力虚火。浮数表热，沉数里热。

数而有力，聚热所致；数而无力，热中兼虚。浮脉主表，沉脉主里，兼数则热可知。

按：数脉与迟脉为一阴一阳，诸脉之纲领。伪诀立七表八里而独遗数脉，止歌于心脏，其过非浅。数而弦急则为紧脉，数而流利则为滑脉，数而有止则为促脉，数而过极则为疾脉，数如豆粒则为动脉。非深思不能辨别也。叔和云："一呼再至曰平，三至曰离经，四至曰夺精，五至曰死，六至曰命尽。"乃知脉形愈数，则受证愈热。肺部见之，为金家贼脉；秋月逢之，为克令凶征。

脉之为道，博而言之，其象多端；约而言之，似不外乎浮、沉、迟、数而已。浮为病在表，沉为病在里，数则为病热，迟则为病寒。而又参之以有力无力，定其虚实，则可以尽脉之变矣。然有一脉而兼见数证，有一证而相兼数脉，又有阳证似阴，阴证似阳，与夫至虚有盛候，大实有羸状，其毫厘疑似之间，淆之甚微；在发汗吐下之际，所系甚大。苟偏执四见，则隘焉勿详。必须二十八字字字穷研，则心贯②万象，始而由粗及精，终乃从博反约，称曰善诊，其无愧乎！

---

① 虞：忧虑，忧患。
② 贯：贯通，透彻了解。

滑脉_{阳中之阴}

体象 滑脉替替，往来流利；盘珠之形，荷露之义。

滑者，往来流利而不涩滞也。故如盘中之走珠，荷叶之承露，形容其旋转轻脱之状。

主病 左寸滑者，心经痰热。滑在左关，头目为患。左尺得滑，茎痛尿赤。右寸滑者，痰饮呕逆。滑在右关，宿食不化。右尺得滑，溺血经郁。

滑脉势不安定，鼓荡流利，似近于阳，故曰阳中之阴。不腐不化之物，象亦如之，故主痰液有物之类为多。心主高拱，百邪莫犯，如使痰入包络，未免震邻。东风生于春，病在肝，目者肝之窍，肝风内鼓则热生，邪害空窍。肾气通于前阴，膀胱火迫，故茎痛尿赤。肺有客邪，积为痰饮，则气不宣扬而成呕逆。食滞于胃，脉必紧盛，滑则相近于紧，故脾胃见之，知其宿食。右尺火部，滑为太过，血受火迫而随溺出。经郁者，非停痰则气滞血壅相与为病耳。

兼脉 浮滑风痰，沉滑痰食。滑数痰火，滑短气塞。滑而浮大，尿则阴痛。滑而浮散，中风瘫缓。滑而冲和，娠孕可决。

鼓动浮越，风之象也，故滑而浮者兼风。沉下结滞，食之征也，故滑而沉者兼食。热则生痰，故流利之间而至数加以急疾。郁则气滞，故圆转之际还呈短缩。浮大者膀胱火炽，尿乃作疼。浮散者风淫气虚，行坐不遂。滑伯仁曰："三部脉浮沉正等，无他病而不月者，为有妊也。"故滑而冲和，此血来养胎之兆。夫脉者，血之府也，血盛则脉滑，故妊孕宜之。

凡痰饮、呕逆、伤食等证，皆上、中二焦之病，以滑为水物兼有之象也。设所吐之物非痰与食，是为呕逆，脉必见涩也。

溺血、经闭或主淋痢者，咸内有所蓄，血积类液，瘀凝类痰，须以意求耳。

按《素问·诊要经终》篇曰："滑者，阴气有余。阴气有余，故多汗身寒。"伪诀云："胃家有寒，下焦蓄血，脐下如冰。"与经旨未全违背，第不知变通，禅家所谓死于句下。仲景以翕、奄①、沉三字状滑脉者，翕者合也，奄①者忽也，当脉气合聚而盛之时，奄忽之间，即以沉去，摩写往来流利之状，极为曲至。又曰："沉为纯阴，翕为正阳，阴阳和合，故令脉滑，关尺自平。"此言无病之滑脉也。若云："阳明脉微沉者，当阳部见阴脉，则阴偏胜而阳不足也。少阴脉微滑者，当阴部见阳脉，则阳偏胜而阴不足也。三部九候，各自不同。"伪诀云："按之即伏，不进不退"，是不分浮滑、沉滑、尺寸之滑矣。仲景恐人误认滑脉为沉，下文又曰："滑者，紧之浮名也。"则知沉为翕奄之沉，非重取乃得一定之沉也。而伪诀云"按之即伏"，与翕奄之沉，何啻千里；云"不进不退"，与滑之象尤为不合。夫血盛则脉滑，故肾脉宜之；气盛则脉滑，故肺脉宜之。此皆滑中之平脉。叔和言"关滑胃热"，乃指与数相似，正《内经》所云"诸过者切之"之滑也。要之②，兼浮者毗③于阳，兼沉者毗于阴。是以或寒或热，从无定称。惟衡④之以浮沉，辨之以尺寸，始无误耳。故善于读书，则如伪诀"胃家有寒"诸说，亦可通之于经；不善读书，《内经》"阴气有余"一语，适足以成刻舟求剑之弊。脉岂易言也哉！

编者按：滑而有力为阳为实，其中有物，痰火、宿食、血液蓄积不化

---

① 奄：忽然，突然。
② 要之：表示下文是总括性的话。
③ 毗（pí）：损坏，败坏。
④ 衡：衡量，评定。

也。滑而无力为阴为虚，元气不能统摄阴火，气血痰食郁而化火，元气浮越也。两寸滑实而数者，痰火宿食在上，宿食在上宜吐之，痰火在上宜开泄，实火老痰亦可吐之，所谓"其上者，因而越之"。两关滑实者，痰火宿食在中，在左关先防风火痰气上扰，在右关宜消导攻泄。两尺滑实者，火热壅滞，血中有热，治宜清泄。六部滑而无力皆应补虚，元气充盛而阴火自消，气血痰食白化。

涩脉阴

体象　涩脉蹇滞，如刀刮竹；迟细而短，三象俱足。

涩者，不流利之义。《素问·三部九候》篇曰："参伍不调者病。"谓其凝滞而至数不和匀也。《脉诀》以轻刀刮竹为喻者，刀刮竹则阻滞而不滑也。通真子以如雨沾沙为喻者，谓雨沾金石则滑而流利，雨沾沙土则涩而不流也。时珍以病蚕食叶为喻者，谓其迟慢而艰难也。

主病　涩为血少，亦主精伤。左寸涩者，心痛怔忡。涩在左关，血虚肋胀。左尺得涩，精伤胎漏。右寸涩者，痞气自汗。涩在右关，不食而呕。右尺得涩，大便艰秘，腹寒胫冷。

中焦取汁①变化而赤，是谓血。壅遏营气，令无所避，是谓脉。两者同质异名。况血为阴液，多则滑利，少则枯涩，势所然也。精也，血也，皆属于阴，故共主之。借以供神明之用者血也，血少则不能养心而痛作，积久而加以惊疑，则怔忡至矣。肝为血海，血少则不能自荣，而所部作痛。肾伤则精无余蓄，男子溲淋，妇人血败胎漏，真阳丧矣。肺家真气既亏，胸中不能营运，则为痞塞；不能卫外而为固，则汗时自出；出则液耗，谓之脱液；漏而不止，卫气散失四肢厥寒，谓之亡阳；阳亡液

---

①　取汁：提取其中的汁液精微。

脱，故亦主涩。血少则脾阴弱而食减呕作，甚而朝食暮吐，暮食朝吐，或随食随吐。胃无余液，血少则津液枯，无由下致，而大便艰。腹寒胫冷，皆缘血少不获随真阳之气以营运耳。

兼脉　涩而坚大，为有实热；涩而虚软，虚大炎灼。

涩本血少而再得坚大之形，乃邪火炽甚，阴不胜阳。若仅见虚软，此属无根之火熏灼耳。或因忧郁，或因浓味，或因无汗，或因妄补，气腾血沸，清化为浊，老痰宿饮，胶固杂糅，脉道阻涩，不能自至，亦见涩状。若重取至骨，似有力而带数，以意参之于证，验之形气，但有热证，当作痼热可也。

按：一切世间之物，濡润者则必滑，枯槁者则必涩。故滑为痰饮，涩主阴衰，理有固然，无足辨者。肺之为脏，气多血少，故右寸见之为合度之诊。肾之为脏，专司精血，故右尺见候。不问男妇，凡尺中沉涩者，必艰于嗣①，正血少精伤之确证也。故女人怀子而得涩脉，则血不足养胎；如无孕而得涩脉，将有阴衰髓竭之忧。伪诀云："指下寻之似有，举之全无。"则是微脉而非涩脉矣。叔和谓其"一止复来"，亦有疵②病。盖涩脉往来迟难，有类乎止而实非止也。又曰："细而迟，往来难，且散者。"乃浮分多而沉分少，有类乎散，而实非散也。须知极细极软、似有若无为微脉，浮而且细且软为濡脉，沉而且细且软为弱脉。三者之脉，皆指下模糊，有似乎涩，而实有分别也。然一脉涩也，更有外邪相袭，使气分不利而成滞涩；卫气散失，使阳衰不守而成虚涩；肠胃燥渴，津液亦亡，使血分欲尽而成枯涩。在诊之者自为灵通③耳。

编者按：滑则流利，涩则滞涩，涩为脉道不利之象。《说文解字》云：

---

① 嗣：生育，延续后代。
② 疵：本义为小毛病，引申为缺点、过失。
③ 灵通：敏捷，迅速。

"涩，不滑也。"脉道不滑利者，缘由四端：一者血瘀阻滞，脉道不畅而涩；二则血少精枯，不能充养而涩；三者中有燥热，灼伤阴血，津亏液耗，不能濡润而涩。四者血中有寒，实寒收引，虚寒阳衰，气血得寒凝滞而涩。

虚脉 阴

体象 虚合四形，浮大迟软；及乎寻按，几不可见。

虚之为义，中空不足之象，专以软而无力得名者也。

主病 虚主血虚，又主伤暑。左寸虚者，心亏惊悸。虚在左关，血不营筋。左尺得虚，腰膝痿痹。右寸虚者，自汗喘促。虚在右关，脾寒食滞。右尺得虚，寒证蜂起。

《脉经》曰："血虚脉虚。"而独不言气虚者何也？气为阳，主浮分，血为阴，主沉分。今浮分大而沉分空，故独主血虚耳。若夫肺脉见之，又主气怯①者，肺与乾天合德②，不浮而沉，气分欲竭之兆也。血少则不足以济心主高拱之权，而动见章皇③。肝为血海而主筋，虚则筋失其养。腰者，肾之府也，膝者，骨之屈申开阖④处也，虚则不为我用。阳气虚则不能卫外而自汗，真气虚而喘促者，盖由机缄⑤不相接续。食滞者脾胃虚寒，乾健坤顺，两失其职。真火衰而诸证毕集，非转阳和之令，事何克济⑥乎！

虚脉又主伤暑者，盖暑为阳邪，其势足以烁石流金，干于

---

① 怯：虚弱。
② 合德：犹同德。
③ 章皇：仓皇，慌张。这里指惊悸。
④ 开阖：开启与闭合。
⑤ 机缄：亦指气数，气运。
⑥ 克济：能成就。

脾则吐利，干于心则烦心，并于上则头重，并于下则便秘；其见于脉也，不洪数而反见虚者，因暑性炎热，使人表气易泄，故脉必虚耳。

按《脉经》曰："迟大而软，按之豁豁然空。"此言最为合义。虽不言浮字，而曰按之豁然空，则浮字之义已包含矣。崔紫虚以为"形大力薄，其虚可知"，但欠迟字之义耳。伪诀云："寻之不足，举之有余。"是浮脉而非虚脉矣。浮以有力得名，虚以无力取象，有余二字，安可施之虚脉乎？杨仁斋曰："状为柳絮，散漫而迟。"滑伯仁曰："散大而软。"二家之言，俱是散脉而非虚脉矣。夫虚脉按之虽软，犹可见也；散脉按之绝无，不可见也。虚之异于濡者，虚则迟大而无力，濡则细小而无力也。虚之异于芤者，虚则愈按而愈软，芤则重按而仍见也。夫虚脉兼迟，迟为寒象，大凡证之虚极者必夹寒，理势然也。故虚脉行于指下，则益火之原，以消阴翳。更有浮取之而且大且数，重按之而豁然如无，此名内真寒而外假热，古人以附子理中汤冰冷与服，治以内真热而外假寒之剂也。

编者按：《脉经》之前，《内经》《金匮》诸书所论虚脉仅指脉来无力。《脉经》之后，虚脉渐为特指脉大而软、迟。虚脉主虚，不言而喻。脉大而软迟之虚是脉之虚，血流不能鼓动脉搏。血流不能鼓动，一者固因血虚，二者亦应有气虚因素。气能生血，血虚者，补其气而血自生，未有明医补血而不及补气者。故《脉经》虚脉虽言血虚不言气虚，实已言气虚。虚脉又主伤暑，暑邪易伤津耗气，气泄而脉虚故也。文末脉浮取而大、数，重按而豁然如无者，是阴盛格阳也。阳气浮越而外见脉大、数，其实阳气衰竭，内真寒而外假热，故重按如无。治以附子理中汤冰冷与服者，冷服不为浮越阳气所拒，而热药乘此入里温孙阳气，是反佐之义。

实脉_阳

体象　实脉有力，长大而坚；应指愊愊①，三候皆然。

实为邪盛有余之象，既大而且兼长，既长大而且有力，既长大有力而且浮中沉三候皆然，则诸阳之象，莫不毕备。

主病　**血实脉实，火热壅结。左寸实者，舌强气壅，口疮咽痛。实在左关，肝火胁痛。左尺得实，便秘腹疼。右寸实者，呕逆咽痛，喘嗽气壅。实在右关，伏阳蒸内，中满气滞。右尺得实，脐痛便难，相火亢逆。**

脉实必有大邪、大热、大积、大聚。故《脉经》云："血实脉实。"又曰："气来实强，是谓太过。"由是测之，皆主实热。其所主病，大约与数脉相类，而实则过之，以其蕴蓄之深也。

按《素问·大奇论》曰："肝满、肾满、肺满皆实，即为肿。"如肝雍②两胠③满，卧则惊，不得小便；肾雍胠下至少腹满，胫有大小，髀胻④大跛，易偏枯；肺之雍喘而两胠满之类。皆实脉也。实主邪气有余，易于体象，所以叔和有"尺实则小便难"之说。乃伪诀谬以尺实为"小便不禁"，何适相反。又妄谓"如绳应指来"，则是紧脉之形，而非实脉之象矣。夫紧脉之与实脉，虽相类而实相悬。但紧脉弦急如切绳，而左右弹人手；实脉则且大且长，三候皆有力也。紧脉者，热为寒束，故其象绷急而不宽舒；实脉者，邪为火迫，故其象坚满而不和柔。以

---

① 愊愊（bì bì）：胀满的样子。此指实脉指下盈实感。
② 雍：同"壅"，闭塞，壅塞。
③ 胠（qū）：腋下。
④ 髀胻（héng）：髀，大腿。胻，胫骨上部，小腿。

证合之，以理察之，便昭昭①于心目之间。

又按：张洁古惑于伪诀实主虚寒之说，而遂以姜附施治，此甚不可为训。或实脉而兼紧者，庶乎②相当；苟非紧象，而大温之剂施于大热之人，其不立毙者几希③！以洁古之智，当必是兼紧之治法无疑耳。夫阴阳对耦，不可稍偏。阳气过旺，不戢④有自焚之虞。今世宗丹溪者，以为阳常有余，喜用寒凉，乃致杀人如麻，恬⑤不之怪。又有有激之论，为刘朱之言不息，则轩岐⑥之泽不彰，三吴两浙，翕然⑦成风，以姜附为茶饭，其流毒更不可言。执一一舍一，祸害相寻，可胜叹哉！

编者按：实脉，主实证也，必有邪、热、聚、积。实脉固然实热证者多，但若实而兼紧，亦见实寒。实脉所治宜攻邪，热者攻热，寒者攻寒，邪气去而正气安。本段文末批驳偏执寒热者，于今亦有实际意义。喜用寒凉，损人阳气。以姜附为茶饭，其流毒更深。当今医界，亦偏重寒热。主西医炎毒之说者，抬手便是银花、连翘、石膏、板蓝根清热解毒，遂致阳虚者生机陨灭。又有所谓火神之学者，本为纠偏，不善学者竟执为干姜、附片、桂枝，反至热毒流溢。李氏于此指出"阴阳对耦，不可稍偏"之理，非为警醒我辈后学者手？望中医学者能执定阴阳，辨证论治，莫为寒热偏见所惑，方为实事求是之学。

长脉阳

体象　长脉迢迢⑧，首尾俱端，直上直下，如循长竿。

---

① 昭昭：明白，清楚，显著。
② 庶乎：犹言庶几乎，近似，差不多。
③ 几希：不多，极少。
④ 戢（jí）：收藏。
⑤ 恬：泰然。
⑥ 轩岐：指医术。
⑦ 翕（xī）然：形容一致认同。
⑧ 迢迢：远的样子。此引申为脉长之意。

首尾相称①，往来端直也。

主病 长主有余，气逆火盛。左寸长者，君火为病。长在左关。木实之殃。左尺见长，奔豚冲竞②。右寸长者，满逆为定。长在右关，土郁胀闷。右尺见长，相火专冷。

长脉与数脉、实脉皆相类。而长脉应肝，肝属木而生火，如上诸证，莫非东方炽甚，助南离之焰，为中州之仇，须以平木为急耳。

按《素问·平人气象论》曰："肝脉来软弱招招，如揭长竿末梢，曰肝平。肝脉来盈实而滑，如循长竿，曰肝病。"故知长而和缓，即合春生之气，而为健旺之征。长而硬满，即属火亢之形，而为疾病之应。长脉在时为春，在卦为震，在人为肝。肝主春生之令，天地之气至此而发舒③。《素问·脉要精微论》曰："长则气治。"李月池曰："心脉长者，神强气壮。肾脉长者，蒂固根深。"皆言平脉也。如上文主病云云，皆言病脉也。旧说过于本位名为长脉，久久审度，而知其必不然也。寸而上过则为溢脉，寸而下过即为关脉；关而上过即属寸脉，关而下过即属尺脉；尺而上过即属关脉，尺而下过即为覆脉。由是察之，然则过于本位，理之所必无，而义之所不合也。惟其状如长竿，则直上直下，首尾相应，非若他脉之上下参差，首尾不匀者也。凡实、牢、弦、紧四脉皆兼长脉，故古人称长主有余之疾，非无本之说也。

编者按：长而有度为平脉，气血充盛。长而过于本位为病脉，邪气有余。

---

① 称：相当。

② 竞：《说文解字》谓"竞，逐也。"

③ 发舒：扩散，发散。此指天地之气当春令而升发。

短脉 阴

体象 短脉涩小，首尾俱俯；中间突起，不能满部。

短之为象，两头沉下，而中间独浮也。

主病 短主不及，为气虚证。左寸短者，心神不定。短在左关，肝气有伤。左尺得短，少腹必疼。右寸短者，肺虚头痛。短在右关，膈间为殃。右尺得短，真火不隆。

《素问·脉要精微论》曰："短则气病。"盖以气属阳，主乎充沛，若短脉独见，气衰之确兆也。然肺为主气之脏，偏与短脉相应，则又何以说也。《素问·玉机真脏论》谓肺之平脉，厌厌聂聂，如落榆荚。则短中自有和缓之象，气仍治也。若短而沉且涩，而谓气不病可乎？

按：一息不运则机缄穷，一毫不续则穹壤①判。伪诀以短脉为中间有，两头无，为不及本位。据其说则断绝不通矣。夫脉以贯通为义，若使上不贯通，则为阳绝；下不贯通，则为阴绝；俱为必死之脉。岂有一见短脉，遂致危亡之理乎。戴同父亦悟及于此，而云"短脉只当见于尺寸，若关中见短，是上不通寸，下不通尺，为阴阳绝脉而必死"。同父之说，极为有见。然尺与寸可短，依然落于阴绝阳绝矣。殊不知短脉非两头断绝也，特两头俯而沉下，中间突而浮起，仍目贯通者也。叔和云："应指而回，不能满部。"亦非短脉之合论也。时珍曰："长脉属肝宜于春，短脉属肺宜于秋。但诊肺肝，则长短自见。"故知非其时、非其部，即为病脉也。凡得短脉，必主气血虚损，伪诀指为气壅者何也？洁古至欲以巴豆神药治之，良不可解。

---

① 穹壤：穹，天空。

第
三
辑

编者按：短为气病。李氏云短主不及，为气虚证。又云凡得短脉，必主气血虚损。实际并非完全如此。短亦有虚实之分，虚则固为气虚，实证亦有也，其实者为脉气不利。若气机不畅，三焦壅滞，痰浊瘀阻，酒客中满，宿食内停而气壅于内，皆可致短脉。故短脉未必皆主虚。

洪脉 阳

体象 洪脉极大，状如洪水；来盛去衰，滔滔满指。

洪脉，即大脉也。如洪水之洪，喻其盛满之象也。

主病 洪为盛满，气壅火亢。左寸洪者，心烦舌破。洪在左关，肝脉太过。左尺得洪，水枯便难。右寸洪者，胸满气逆。洪在右关，脾土胀热。右尺得洪，龙火燔灼。

按：洪脉在卦为离，在时为夏，在人为心，时当朱夏，天地之气，酣满畅遂①，脉者得气之先，故应之以洪。洪者，大也，以水喻也。又曰钩者，以木喻也。夏木繁滋②，枝叶敷布，重而下垂，故如钩也。钩即是洪，名异实同。《素问·玉机真脏论》以洪脉为来盛去衰，颇有微旨③。大抵洪脉只是根脚阔大，却非坚硬。若使大而坚硬，则为实脉而非洪脉矣。《素问·脉要精微论》曰："大则病进。"亦以其气方张也。"玉机真脏论"曰："'夏脉如钩，何如而钩？'岐伯曰：'夏脉，心也，南方火也，万物所以盛长也，其气来盛去衰，故曰钩。反此者病。'黄帝曰：'何如而反？'岐伯曰：'其气来盛去亦盛，此谓太过，病在外。其气来不盛去反盛，此谓不及，病在中。太过则令人身热而肤痛，为浸淫。不及则令人烦心，上见咳唾，下为气泄。'"

---

① 酣满畅遂：酣，浓、盛、充足。满，充盛。
② 繁滋：繁殖滋生。
③ 微旨：精深微妙的意旨。

叔和云："夏脉洪大而散，名曰平。若反得沉濡而滑者，是肾之乘心，水之克火，为贼邪，死不治。反得大而缓者，是脾之乘心，子之扶母，为实邪，虽病自愈。反得弦细而长者，是肝之乘心，母之归子，为虚邪，虽病易治。反得浮涩而短者，是肺之乘心，金之陵火，为微邪，虽病即瘥。"凡失血、下利、久嗽、久病之人，俱忌洪脉。《素问·三部九候论》曰："形瘦、脉大、多气者死。"可见形证不与脉相合者，均非吉兆。

编者按：洪脉者，阳气满张，气壅火亢。然亦有虚实之辨，太过与不及之别。其实者，邪火亢盛，阳气盛满，当抑阳泻火，如白虎汤证。其虚者，多因阴盛格阳，阳气浮越，而虚满于外；或因中州脾虚，元气外越，阴火内盛。治当温阳潜降、引火归元，或当补中益气、升阳散火。如当归补血汤证，血虚阳浮而脉见洪大、发热烦渴，证象白虎，只当补气生血，人称类白虎证。故李氏云"凡失血、下利、久嗽、久病之人，俱忌洪脉"，是阳气浮越，脉与证不相合，均属危象。

微脉 阴

体象　微脉极细，而又极软；似有若无，欲绝非绝。

微之为言，近于无也。仲景曰："瞥瞥①如羹上肥。"状其软而无力也。"萦萦②如蚕丝。"状其细而难见也。古人"似有若无，欲绝非绝"八字，真为微脉传神。

主病　微脉模糊，气血大衰。左寸微者，心虚忧惕。微在左关，寒挛气乏。左尺得微，髓竭精枯。右寸微者，中寒少气。微在右关，胃寒气胀。右尺得微，阳衰寒极。

按：算数者以十微为一忽，十忽为一丝，十丝为一毫，十

① 瞥瞥：形容闪烁不定，飘忽浮动。
② 萦萦：缠绕的样子。

毫为一厘。由是推之，则一厘之少，分而为万，方始名微，则微之渺小难见可知。世俗未察微脉之义，每见脉之细者，辄以微、细二字并称，是何其言之不审耶？轻取之而如无，故曰阳气衰；重按之而欲绝，故曰阴气竭。若细脉则稍稍较大，显明而易见，非如微脉之模糊而难见也。虽其证所患略同，而其形亦不可不辨。时珍云："微主久虚血弱之病，阳微则恶寒，阴微则发热。"自非峻补，难可回春。而伪诀所云："漩之败血小肠虚。"何以置之微脉乎？若不兼他象，虽微而来去未乱，犹可图存于百一。卒病得之，犹或可生者，谓邪气不至深重也。长病得之，多不可救者，正气将次①绝灭，草木之味难借以支持耳。

在伤寒证惟少阴有微脉，他经则无。其太阳膀胱为少阴之腑，才见脉微恶寒，仲景早从少阴施治，而用附子、干姜矣。盖脉微恶寒，正阳气衰微所至。诗云："彼月而微，此日而微；今此下民，亦孔之哀。"在天象之阳且不可微，然则人身之阳顾②可微哉！肾中既已阴盛阳微，寒自内生，复加外寒斩关③直入，其人顷刻云亡。故仲景以为卒病，而用辛热以回一线真阳于重泉之下也。卒中寒者，阳微阴盛，最为危急。《素问·调经论》篇曰："阴盛生内寒。因厥气上逆，寒气积于胸中而不泄，则温气去，寒独留，留则血凝，血凝则脉不通，其脉盛大以涩，故中寒。"夫既言阴盛生内寒矣，又言故中寒者，岂非内寒先生，外寒内中之耶！经既言血脉不通矣，又言其脉盛大以涩者，岂非以外寒中，故脉盛大，血脉闭，故脉涩耶！此中深有所疑，请申明之。一者，人身卫外之阳最固，太阳卫身之背，阳明卫身之前，少阳卫身之两侧，今不由三阳而直中少阴，岂真从天

---

① 将次：逐渐。
② 顾：反而，却。
③ 斩关：形容突破关隘，破除阻碍，势不可挡。

而下？盖厥气上逆，积于胸中，则胃寒；胃寒则口食寒物，鼻吸寒气，皆得入胃。肾者，胃之关也，外寒斩关直入少阴肾脏，故曰中寒也。此经隐而未言者也。一者，其脉盛大以涩，虽曰中寒，尚非卒病，卒病中寒，其脉必微。盖经统言伤寒、中寒之脉，故曰盛大以涩。仲景以伤寒为热病，中寒为寒病，分别言之。伤寒之脉，大都以大浮数动滑为阳，沉涩弱弦微为阴。阳病而见阴脉且主死，况阴病卒病，必无反见阳脉盛大之脉。若只盛大以涩，二阳一阴，亦何卒急之有哉！此亦经所隐而难窥者也。

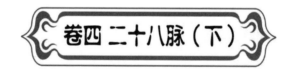

紧脉 阴中之阳

体象 紧脉有力，左右弹人；如绞转索，如切紧绳。

紧者，绷急而兼绞转之形也，多枭动夭矫①之势。《素问》曰："往来有力，左右弹人手。"② 则刚劲之概可掬。

主病 紧主寒邪，亦主诸痛。左寸紧者，目痛项强。紧在左关，胁肋痛胀。左尺紧者，腰脐作痛。右寸紧者，鼻塞膈壅。紧在右关，吐逆伤食。右尺得紧，奔豚疝疾。

紧为收敛之象，犹天地之有秋冬，故主寒邪。阳困阴凝，故主诸痛。

兼脉 浮紧伤寒，沉紧伤食。急而紧者，是谓遁尸。数而紧者，当主鬼击。

浮紧有力，无汗，发热，恶寒，头项痛，腰脊强拘急，体痛，骨节疼，此为伤寒邪在表也。独右关紧盛为饮食内伤，两手脉俱紧盛即是夹食伤寒。遁尸鬼击③者，皆属阴邪之气卒中于人，邪正交争，安得不急数乎？中恶祟乘之，脉而得浮紧，谓

---

① 枭动夭矫：枭，原指一种与鸱鸺相似的鸟，此指勇健之义。形容姿态的伸展屈曲而有气势。

② 往来有力，左右弹人手：今本《素问》不见此句。

③ 遁尸鬼击：遁尸指突然发作、以心腹胀满刺痛、喘急为主症的危重病症。

邪方炽而脉无根也；咳嗽虚损之脉而得浮紧，谓正已虚而邪方痼也。咸在不治。

按：天地肃杀之气，阴凝收敛，其见于脉也为紧。较之于弦，更加挺劲之异。仲景曰："如转索无常。"叔和曰："数如切绳。"① 丹溪曰："如纫箪②线，譬如以二股三股纠合为绳，必旋绞而转，始得紧而成绳。"可见紧之为义，不独纵有挺急，抑且横有转侧也。不然，左右弹手及转索诸喻，将何所取义乎！古称热则筋纵，寒则筋急，此惟热郁于内而寒束其外，崛强③不平，故作是状。紧之与迟，虽同主乎寒，迟则气血有亏，乃脉行迟缓而难前，紧则寒邪凝袭，乃脉行夭矫而搏击。须知数而流利则为滑脉，数而有力则为实脉，数而绞转则为紧脉。形状画一，不可紊也。崔氏但言如线，亦窥见梗概，第未言之透快耳。紧之一字，已经古人工于摹写，而伪诀妄曰："寥寥入尺来。"思之几同寱语④。夫紧脉犹之行路，不惟足高气扬，履声接踵，抑且⑤左右恣意，而竟比之一龙钟衰老举步不前之态，其比拟失伦⑥，肆口无忌，何至于此！庸工犹以为金针也。吁！可怪矣！

编者按：紧者，如绳转索，刚劲且硬，不柔和也。言脉拘急而紧张度高，甚则弹手。寒主收引，脉为之紧缩，故可见紧脉。外寒里热，阳热鼓荡而寒邪束缚，则紧而有力。阳衰气虚，阴寒内盛，亦见收引，但紧而无力。另寒瘀、宿食、水邪内阻，脉来不畅，亦可见拘紧。里热炽盛，胶结于内，脉亦收引，可见沉紧。如《伤寒论》云："结胸热实，脉沉而紧。"

---

① 数如切绳：《脉经·脉形状指下秘诀》谓"紧脉，数如切绳状。"

② 纫箪（pái）：纫，捻线、搓绳。箪，大的竹筏或木筏。

③ 崛强：刚强，僵硬，生硬。

④ 寱语：梦话。

⑤ 抑且：况且，而且。

⑥ 失伦：失去应有的条理次序。

又有久病重病，或如癌症患者，唯贵于脉象柔和，而脉来刚劲拘紧，硬而弹指不柔和者，是邪盛瘤结而正气衰微，病为难治，再甚则为真脏之脉，预后不佳。

缓脉 阴

体象　缓脉四至，来往和匀；微风轻飐①，初春杨柳。

缓脉以宽舒和缓为义，与紧脉正相反也。故曰：缓而和匀，不浮不沉，不大不小，不疾不徐，意思欣欣，悠悠扬扬，难以名状者，此真胃气脉也。

兼脉　主病　缓为胃气，不主于病。取其兼见，方可断证。浮缓伤风，沉缓寒湿。缓大风虚，缓细湿痹。缓涩脾薄，缓弱气虚。左寸涩缓，少阴血虚。左关浮缓，肝风内鼓。左尺缓涩，精宫不及。右寸浮缓，风邪所居。右关沉缓，土弱湿侵。右尺缓细，真阳衰极。

《素问·玉机真脏论》："岐伯曰：脾者，土也，孤脏以灌四旁②者也。善者不可见，恶者可见。"是故缓脉不主疾病。惟考其兼见之脉，乃可断其为病。浮而且缓，风上乘也；沉而且缓，湿下侵也。缓而且大，风虚内盛；缓而且细，湿痹外乘。缓而且涩，脾不能统血也；缓而且弱，肺不能主气也。

按：缓脉在八卦为坤，在五行为土，在时为四季之末，在人身为足太阴脾。若阳寸阴尺上下同等，浮大而软无偏胜者，和平之脉也。故张太素又比之"如丝在经，不卷其轴；应指和缓，往来甚匀。"盖土为万物之母，中气调和，则百疾不生，缓之于脉大矣哉！

---

① 飐（zhǎn）：风吹摇曳颤动的样子。
② 四旁：四脏也。

《素问·玉机真脏论》曰："其来如水之流者，此为太过，病在外；如鸟之喙，此谓不及，病在中。太过则令人四肢沉重不举，不及则令人九窍壅塞不通。"《脉经》云："脾王之时，其脉大阿阿①而缓，名曰平脉。反得弦细而长者，是肝之乘脾，木之克土，为贼邪，死不治。反得浮涩而短者，是肺之乘脾，子之扶母，为实邪，虽病自愈。反得洪大而散者，是心之乘脾，母之归子，为虚邪，虽病易治。反得沉濡而滑者，是肾之乘脾，水之陵土，为微邪，虽病即瘥。"伪诀以缓脉主脾热、口臭、反胃、齿痛、梦鬼诸证，似乎缓脉主实热有余之证，杜撰如此。

编者按：缓而从容柔和，是为平脉。缓而偏盛偏衰，是为病脉。缓而滑大多实热，缓而无力为气衰。缓而浮者为有风，缓而沉者阳不足。缓而脉大，气虚受风；缓而脉细，阳虚兼湿。

芤脉 阳中之阴

体象 芤乃草名，绝类慈葱；浮沉俱有，中候独空。

芤草状与葱无异。假令以指候葱，浮候之，着上面之葱皮，中候之，正当葱中空处；沉候之，又着下面之葱皮。

主病 芤状中空，故主失血。左寸芤者，心主丧血。芤在左关，肝血不藏。左尺得芤，便红为咎②。右寸芤者，相傅阴亡。芤在右关，脾血不摄。右尺得芤，精漏欲竭。

卫行脉外，营行脉中，凡失血之病，脉中必空，故主证如上。

按：芤之为义，两边俱有，中央独空之象。刘三点云："芤脉何似？绝类慈葱；指下成窟，有边无中。"叔和云："芤脉浮

---

① 阿阿（ē ē）：垂长柔美貌。阿，通"婀"。
② 咎：灾祸。

大而软，按之中央空，两边实。"二家之言，已无遗蕴①。戴同父云："营行脉中，脉以血为形。芤脉中空，脱血之象。"伪诀云："两头有，中间无。"以头字易叔和之边字，则是上下之脉划然中断，而成阴绝阳绝之诊矣。又云："寸芤积血在胸中，关内逢芤肠里痛。"是以芤为蓄血积聚之实脉，非失血虚家之空脉矣。时珍亦祖述其言，岂曾未精思耶！伪诀又云："芤主淋沥，气入小肠。"与失血之候，有何干涉。即叔和云："三部脉芤，长病得之生，卒病得之死。"然暴失血者脉多芤，而谓卒病得之死可乎？其言亦不能无疵也。至刘肖斋所引诸家论芤脉者，多出附会，不可尽信。若周菊潭谓生平诊脉，未有芤象者，抑何其言之不审耶！虞德恒治一人，潮热微似疟，小腹右边一块，大如鸡卵作痛，右脚不能申缩。虞诊其脉，左寸芤而带涩，右寸芤而洪实，两尺两关俱洪数。曰："此大小肠之间欲作痈耳。"虞说仍沿伪诀，以寸尺相为表里耳。然芤者，中空之象，带涩犹可并，曰带洪实，实则不芤，而芤则不实，岂虞之辨证，乃别有据，姑托于脉以明其术耶？否则于理亦不可解矣。

　　编者按：《内经》未论及芤脉，而《伤寒杂病论》首见，《脉经》继之首论。芤为葱之别名，按之中空。所谓芤脉即轻取浮大而软，按之两边实而中央空。芤脉之成，脉道不充。充脉道者，气血也。故血失精亏，气血虚不能充盈，可见此脉。而瘀血内阻、积血在胸，不充于脉道，脉道不通，亦有见芤脉者。故滑寿《诊家枢要》有"右寸芤，胸中积血"论，李时珍亦从"寸芤积血在于胸"一说，李𫟷《医学入门》亦有"芤主瘀血不通"。因此，血瘀也有得芤脉者，本篇非一定之论。

---

① 遗蕴：谓遗漏而未被阐发的深奥涵义。

弦脉 阳中之阴

体象 弦如琴弦，轻虚而滑；端直以长，指下挺①然。

弦之为义，如琴弦之挺直而略带长也。弦脉与长脉皆主春令，但弦为初春之象，阳中之阴，天气犹寒，故如琴弦之端直，而挺然稍带一分之紧急也。长为暮春之象，纯属于阳，绝无寒意，故如木干之迢直以长，纯是发生②气象也。

主病 弦为肝风，主痛主疟，主痰主饮。左寸弦者，头痛心劳。弦在左关，痰疟癥瘕。左尺得弦，饮在下焦。右寸弦者，胸及头疼。弦在右关，胃寒膈痛。右尺得弦，足挛疝痛。

胆为甲木，肝为乙木。自北而东，在肝为厥阴而阴尽，在胆为少阳而阳微。初春之象，逗③气尚少，升如一缕，有弦义焉。风属木而应春，弦是其本脉，生于风则象风，故脉自弦。弦寒敛束，气不舒畅，故又主痛疟之作也。邪正交争，或寒而热，热而寒，寒热往来，正邪出入，枢主于中。《素问·阴阳离合论》曰："少阳为枢"，故脉亦当弦。饮者，痰之类也。弦直而敛，无鼓荡之力，故饮留焉。头乃六阳所聚，阳虚不能张大，或致外邪所乘，安得不痛。疟疾寒热往来，常在少阳经，故曰"疟脉自弦"，又曰"无痰不成疟"。瘕处于其地，则邪正不敌，小腹沉阴之位，受寒乃痛。肺家阳气衰微，更受阴寒，或右边头痛，或胸次④作疼。木来乘土，胃寒不化，真火不足，无以温暖肝木，挛痛之自来也。

---

① 挺：笔真，突出。
② 发生：萌发，滋长。
③ 逗：停留。
④ 胸次：次，中间。胸次，胸间，亦指胸怀。

兼脉　浮弦支饮，沉弦悬饮。弦数多热，弦迟多寒。阳弦头疼，阴弦腹痛。单弦饮癖，双弦寒痼。

饮停在上不在胃，而支留于心胸；饮停在下不在胃，而悬留于腹胁。故一弦而浮，一弦而沉也。数则为热，弦而兼数者，病亦兼热。迟则为寒，弦而兼迟者，病亦兼寒。阳弦者，寸弦也。邪在三阳，三阳走头，故头疼。阴弦者，尺弦也。邪在三阴，三阴走腹，故腹痛。单弦则止为饮癖。若脉见双弦，已具纯阴之象，若不能食，为木来克土，必不可治。

按：弦脉在八卦为震，在五行为木，在四时为春，在五脏为肝。《素问·玉机真脏论》曰："春脉，肝也，东方木也，万物之所以始生也。故其气来软弱，轻虚而滑，端直以长，故曰弦。反此者病。其气来而实强，此为太过，病在外；其气来不实而微，此为不及，病在中。太过则令人善怒，忽忽眩冒而巅疾；不及则令人胸胁痛引背，两胁胜满。"《素问·平人气象论》曰："平肝脉来，软弱招招，如揭长竿末梢，曰肝平。春以胃气为本。病肝脉来，盈实而滑，如循长竿，曰肝病。死肝脉来，急益劲，如新张弓弦，曰肝死。"戴同父云："弦而软，其病轻。弦而硬，其病重。"深契《内经》之旨。《素问·玉机真脏论》云："端直以长。"叔和云："如张弓弦。"巢氏云："按之不移，察察①如按琴瑟弦。"戴同父云："从中直过，挺然指下。"诸家之论弦脉，可谓深切着明。而伪诀乃言"时时带数"，又言"脉紧状绳牵"，则是紧脉之象，安在其弦脉之义哉！弦亦谓其主痰。然以饮较痰尚未结聚，所以弦不似滑之累累替替之有物形也。

编者按：弦脉生于木气。木曰曲直，弦脉亦得木气之象。木能曲则

① 察察：明辨，清楚，洁净的样子。

柔，平直则不舒，太过不及皆为病脉。弦如琴弦，端直挺然，而稍带一分之紧急，气机不畅而失于条达也。诊弦之要，如候木气，如察生机，详辨曲、直、软、硬、柔、刚，而柔弱胜刚强，故柔和软弱为吉，刚硬为凶，重病弦脉而硬者，已失生机。又木有甲乙，少阳厥阴，少阳主气，厥阴主血，共为气血升降出入之枢机。弦之为脉，枢机不利，治以疏解为宜、和法为先。

革脉 阳中之阴

体象 革大弦急，浮取即得；按之乃空，浑如鼓革。

恰如鼓皮，外则绷急，内则空虚也。故浮取于鼓面而已即得，若按之则虚而无物矣。

主病 革主表寒，亦属中虚。左寸革者，心血虚痛。革在左关，疝瘕为祟。左尺得革，精空可必。右寸革者，金衰气壅。革在右关，土虚而疼。右尺得革，殒命为忧。女人得之，半产漏下。

脉如皮革，表邪有余，而内则不足。惟表有寒邪，故弦急之象先焉；惟中亏气血，故空虚之象显焉。男人诸病，多由精血不足之故。女人半产①漏下者，亦以血骤去，故脉则空也。

按：革者，皮革之象也。浮举之而弦急，非绷急之象乎？沉按之而豁然，非中空之象乎？仲景曰："脉弦而大，弦则为减，大则为芤；减则为寒，芤则为虚；虚寒相搏，此名为革。"此节正革脉之注脚也。革如皮革，急满指下。今云"脉弦而大"，只此四字可以尽革脉之形状矣。"弦则为减"以下，又发明所以为革之义也。叔和云："三部脉革，长病得之死，新病得之生。"时珍云："此芤、弦二脉相合，故为亡精失血之候。诸

---

① 半产：即小产、流产。

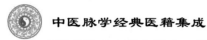

家脉书皆以为即牢脉也。故或有革无牢，或有牢无革，混淆莫辨。不知革浮牢沉，革虚牢实，形与证皆异也。《甲乙经》曰：'浑浑革革，至如涌泉，病进而色弊；绵绵其去如弦绝者死。'谓脉来混浊革变，急如泉涌，出而不返也。"观其曰"涌泉"，则浮取之不止于弦大，而且数、且搏、且滑矣。曰"弦绝"，则重按之不止于豁然，而且绝无根蒂矣。故曰"死"也。王贶以为溢脉者，因《甲乙经》有"涌泉"之语，而附会其说也。不知溢脉者，自寸而上贯于鱼际，直冲而上，如水之沸而盈溢也，与革脉奚涉乎？丹溪曰："如按鼓皮。"其于中空外急之义，最为切喻。伯仁以革为变革之义，误矣。若曰变革，是怪脉也，而革果怪脉乎？则变革之义何居耶？

　　编者按：革脉之涵义，经历了一个历史发展过程。《素问·脉要精微论》云："浑浑革至如涌泉。"《伤寒论》则云："脉弦而大，弦则为减，大则为芤；减则为寒，芤则为虚；虚寒相搏，此名为革。"《脉经》则云："革脉，有似沉伏，实大而长，微弦。"故而《内经》之革脉，《伤寒论》之革脉，《脉经》之革脉，各有差异。而后世所云革脉"恰如鼓皮，外则绷急，内则空虚"的说法，与《伤寒》之说贴近，多为外急内空。外急者，寒主收引，脉体紧绷；内虚者，精血不足，脉道不充。此仲景所谓"虚寒相搏"。

牢脉 阴中之阳

体象 牢在沉分，大而弦实；浮中二候，了不可得。

深居在内之象也。故树本以根深为牢，盖深入于下者也；监狱以禁囚为牢，深藏于内者也。仲景曰："寒则牢固。"又有坚固之义也。

主病 牢主坚积，病在乎内。左寸牢者，伏梁为病。牢在左关，肝家血积。左尺得牢，奔豚为患。右寸牢者，息贲可定。

牢在右关，阴寒痃癖。右尺得牢，疝瘕痛甚。

牢脉所主之证，以其在沉分也，故悉属阴寒；以其形弦实也，故咸为坚积。积之成也，正气不足，而邪气深入牢固。心之积，名曰伏梁①；肝之积，名曰肥气②；肾之积，名曰奔豚；肺之积，名曰息贲③；脾之积，名曰痞气。及一切按之应手者曰癥；假物成形者曰瘕；见于肌肉间者曰疵；结于隐癖者曰癖。经曰："积之始生，得寒乃生，厥乃成积。"故牢脉咸主之。若夫失血亡精之人，则内虚而当得革脉，乃为正象；若反得牢脉，是脉与证反，可以卜短期矣。

按沈氏曰："似沉似伏，牢之位也。实大弦长，牢之体也。牢脉不可混于沉脉、伏脉，须细辨耳。沉脉如绵裹砂，内刚外柔，然不必兼大弦也。伏脉非推筋至骨，不见其形。在于牢脉，既实大，才重按之便满指有力，以此为别耳。"叔和云："似沉似伏。"犹不能作画一之论④也。吴草庐曰："牢为寒实，革为虚寒，安可混乎？"伪诀云："寻之则无，按之则有。"但依稀仿佛，却不言实大弦长之形象，是沉脉而非牢脉矣。又曰："脉入皮肤辨息难。"更以牢为死亡之脉，其谬可胜数哉！

编者按：李中梓云："牢有两义，坚牢固实之义，又深居在内之义。"牢之为脉，沉弦而实大，深藏于内，轻取不应，沉取方得，得之有力，弦

---

① 伏梁：心之积证。以心下悸动，腹痛，从心下至脐有包块突起为常见症的积证。

② 肥气：病名，即肝积。以其似覆杯突出，如肉肥盛之状，故名肥气。《灵枢·邪气脏腑病形》："肝脉……微急为肥气，在胁下，若复杯。"《难经·五十六难》："肝之积，名曰肥。在左胁下，如覆杯，有头足。久不愈，令人发咳逆，疟，连岁不已。"

③ 息贲：指肺积。《灵枢·邪气脏腑病形》："肺脉……滑甚为息贲，上气。"《难经·五十四难》："肺之积，名曰息贲。在右胁下，覆舌如杯，久不已，令人洒淅寒热，喘咳，发肺壅。"

④ 画一之论：画一，一致、一律。画一之论，一致之论、统一之论。

长而实。为里邪郁滞气机，或癥瘕积聚，或沉疴痼疾，或顽痰，或瘀血，或痛疽。验之现今临床，部分癌症患者可见牢脉，乃邪气为物，气血痰瘀成毒，痼结于内而成。

濡脉 阴中之阴

体象 濡脉细软，见于浮分；举之乃见，按之即空。

濡者，即软之象也。必在浮候见其细软，若中候沉候，不可得而见也。叔和比之"帛浮水面"，时珍比之"水上浮沤"，皆状其随手而没之象也。

主病 濡主阴虚，髓竭精伤。左寸濡者，健忘惊悸。濡在左关，血不荣筋。左尺得濡，精血枯损。右寸濡者，腠虚自汗。濡在右关，脾虚湿侵。右尺得濡，火败命倾。

按：浮主气分，浮取之而可得，气犹未败；沉主血分，沉按之而如无，此精血衰败。在久病老年之人，尚未至于必绝，为其脉与证合也；若平人及少壮及暴病见之，名为无根之脉，去死不远。叔和言"轻手相得，按之无有"。伪诀反言"按之似有举之无。"悖戾一至此耶！且按之则似有，举之则还无，是弱脉而非濡脉矣。濡脉之浮软，与虚脉相类，但虚脉形大而濡脉形小也。濡脉之细小，与弱脉相类，但弱在沉分而濡在浮分也。濡脉之无根，与散脉相类。但散脉从浮大而渐至于沉，濡脉从浮小而渐至于不见也。从大而至沉者全凶，从小而之无者为吉凶相半也。又主四体骨蒸，盖因肾气衰绝，水不胜火耳。

编者按：濡脉者，浮而细软，按之即无，脉无根也。孙思邈《千金翼方》云："按之无有，举之有余，或帛衣在水中，轻手与肌肉相得而软，名曰濡。"滑伯仁《诊家枢要》云："濡，无力也。虚软无力，应指散细，如棉絮之浮水中，轻手乍来，重手即去。"濡脉主气血两伤、精亏阴损，又主湿淫伤气，在尺则水火无根。《濒湖脉学》云："濡为亡血阴虚病，髓海丹田暗已亏。汗雨夜来蒸入骨，血山崩倒湿侵脾。寸濡阳微自汗多，关中其奈气虚何。尺伤精血虚寒甚，温补真阴可起病。"

弱脉_阴

体象 弱脉细小，见于沉分；举之则无，按之乃得。

沉而且细且小，体不充，势不鼓也。

主病 弱为阳陷，真气衰弱。左寸弱者，惊悸健忘。弱在左关，木枯挛急。左尺得弱，涸流可征。右寸弱者，自汗短气。弱在右关，水谷之病。右尺得弱，阳陷可验。

夫浮以候阳，阳主气分，浮取之而如无，则阳气衰微，确然可据。夫阳气者，所以卫外而为固者也，亦以营运三焦、熟腐五谷者也。柳氏曰："气虚则脉弱。寸弱阳虚，尺弱阴虚，关弱胃虚。弱脉呈形，而阴霾已极，自非见睍，而阳何以复耶？"《素问·玉机真脏论》曰："脉弱以滑，是有胃气。脉弱以涩，是为久病。"愚谓弱堪重按，阴犹未绝；若兼涩象，则气血交败，生理灭绝矣。仲景云："阳陷入阴，当恶寒发热。久病及衰年见之，犹可维援；新病及少壮得之，不死安待！"

按《脉经》曰："弱脉极软而沉细，按之乃得，举手无有。"何其彰明详尽也。伪诀谓"轻手而得"，明与叔和相戾，且是濡脉之形，而非弱脉之象。因知伪诀误以濡脉为弱，弱脉为濡，其卤莽特甚。即黎氏浮沤之譬，亦踵高阳之弊，不可不详加考据也。

编者按：弱脉沉小而细软，轻取不应，重取乃得，脉不能鼓动，阳气弱也。《诊宗三昧》云："弱为阳气衰微之候。"《濒湖脉学》云："寸弱阳虚，尺弱阴虚，关弱胃虚。"阳为上，阴为下，所云阳虚即上虚，阴虚即下虚，此乃指部位而言，并非特指阳气阴精之虚也。

散脉_阴

体象　散脉浮乱，有表无里；中候渐空，按则绝矣。

自有渐无之象，亦散乱不整之象也。当浮候之，俨然大而成其为脉也；及中候之，顿觉无力而减其十之七八矣；至沉候之，杳然不可得而见矣。

主病　散为本伤，见则危殆。左寸散者，怔忡不卧。散在左关，当有溢饮。左尺得散，北方水竭。右寸散者，自汗淋漓。散在右关，胀满蛊坏。右尺得散，阳消命绝。

按：渐重渐无，渐轻渐有，明乎此八字，而散字之象恍然①矣。故叔和云："散脉大而散，有表无里。"字字斟酌。崔氏云："涣漫②不收。"盖涣漫即浮大之义，而不收即无根之义；虽得其大意，而未能言之凿凿也。柳氏云："无统纪，无拘束，至数不齐，或来多去少，或去多来少，涣散不收，如杨花散漫之象。"夫杨花散漫，即轻飘而无根之说也。其言至数不齐，多少不一，则散乱而不能整齐严肃之象也。此又补叔和未备之旨，深得散脉之神者也。戴同父云："心脉浮大而散，肺脉短涩而散，皆乎脉也。心脉软散为怔忡，肺脉软散为汗出，肝脉软散为溢饮，脾脉软散为胕肿，皆病脉也。肾脉软散，诸病脉代散，皆死脉也。"古人以代散为必死者，盖散为肾败之征，代为脾绝之征也。肾脉本沉，而散脉按之不可得见，是先天资始之根本绝也。脾脉主信，而代脉歇至不愆③其期，是后天资生之根本绝也。故二脉独见，均为危殆之候；而二脉交见，尤为必死之符。

---

①　恍然：猛然领悟的样子。
②　涣漫：散失，淹没。
③　愆：超过。

编者按：散脉者，浮而无根，脉之散也。轻取则浮大而散乱；中取则弱减如飞花逐蝶散漫而去，如扬花散漫、如落叶漫飞；重取则杳然不见无踪迹。滑伯仁《诊家枢要》云："散为气血耗散，脏腑气绝，在病脉主虚阳不敛，又主心气不足。"散脉乃元气浮散于外，先天之本绝，亦无根也，亟当固气。

细脉 阴

体象 细直而软，累累萦萦；状如丝线，较显于微。

小也，细也，状如丝也。比之于微，指下犹尚易见，未至于举按模糊也。

主病 细主气衰，诸虚劳损。左寸细者，怔忡不寐。细在左关，肝血枯竭。左尺得细，泄痢遗精。右寸细者，呕吐气怯。细在右关，胃虚胀满。右尺得细，下元冷惫。

细脉、微脉俱为阳气衰残之候。夫气主煦①之，非行温补，何以复其散失之元乎？常见虚损之人，脉已细而身常热，医者不究其元，而以凉剂投之，何异于恶醉而强酒？遂使真阳散败，饮食不进，上呕下泄，是速之使毙耳。《素问·阴阳别论》云："壮火食气，少火生气。"人非少火，无以营运三焦，熟腐五谷。未彻乎此者，安足以操司命②之权哉！然虚劳之脉，细数不可并见，并见者必死。细则气衰，数则血败，气血交穷，短期将至。叔和云："细为血少，亦主气衰。有此证则顺，无此证则逆。"故吐利失血，得沉细者生。忧劳过度之人，脉亦多细，为自戕其气血也。春夏之令，少壮之人，俱忌细脉。谓其不与时合，不与形合也。秋冬之际，老弱之人，不在禁忌之例。

---

① 煦：同"煦"，温煦。
② 司命：掌管人生命之神。

按：丝之质最柔，丝之形最细，故以形容细脉。王启玄曰："状如莠蓬。"正于柔细之态，善摩巧拟，恍在目前。伪诀失其柔软之意，而但云极细则可移于微脉，而岂能独标细脉之体象乎！微、细二脉，或有单指阳衰，或有单指阴竭，或有兼阴阳而主病，则非画一之论矣。大都浮而细者属之阳分，则见自汗、气急等证；沉而细者属之阴分，则见下血、血痢等证。

编者按：微、细二脉有程度之差别。微脉依稀，若有若无，细微欲绝，生机大衰；细脉萦萦，犹如丝线，虽细不绝，尚有生机。《濒湖脉学》所谓："细来累累细如丝，应指沉沉无绝期。"细脉多主于虚，气血不足，脉道不盈。亦有因邪其困阻而气化衰弱，气机不利，不能鼓动脉道者。

伏脉 阴

体象　伏为隐伏，更下于沉；推筋着骨，始得其形。

伏之为义，隐伏而不见之谓也。浮中二候，绝无影响；虽至沉候，亦不可见；必推筋至骨，方始得见耳。

主病　伏脉为阴，受病入深。左寸伏者，血郁之愆[1]。伏在左关，肝血在腹。左尺得伏，疝瘕可验。右寸伏者，气郁之殃。伏在右关，寒凝水谷。右尺得伏，少火消亡。

其主病多在沉阴之分，隐深之地，非轻浅之剂所能破其藩垣[2]也。诸证莫非气血结滞，惟右关、右尺责其无火。盖火性炎上，推筋至骨而形始见，积衰可知。更须以有力无力细为分辨，则伏中之虚实燎然[3]矣。

按：《伤寒论》中以一手脉伏为单伏，两手脉伏曰双伏，不

---

① 愆：超过。
② 藩垣：藩篱和垣墙。泛指屏障。
③ 燎然：明了。

可以阳证见阴脉为例也。火邪内郁，不得发越，乃阳极似阴。故脉伏者，必有大汗而解，正如久旱将雨，必先六合阴晦①一回，雨后庶物咸苏也。又有阴证伤寒，先有伏阴在内，而外复感冒寒邪，阴气壮盛，阳气衰微，四肢厥逆，六脉沉伏，须投姜、附及灸关元，阳乃复回，脉乃复出也。若太豀、冲阳皆无脉者，则必死无疑。刘玄宾云："伏脉不可发汗。"为其非表脉也，亦为其将自有汗也。乃伪诀云："徐徐发汗。"而洁古欲以附子细辛麻黄汤发之，皆非伏脉所宜也。伪诀论形象则妄曰"寻之似有，定息全无"，是于中候见形矣，于伏之名义何居乎？

编者按：伏者，伏藏于内也，故推筋至骨方而得见。伏之为脉，多因气机闭郁，或阴寒闭厥，或火邪闭塞，或痰气宿食闭阻，或霍乱阳气内闭，或癥瘕癖积，邪伏幽深，终致气机壅塞，脉遂隐而不出，伏藏于内。治当宣通气机、祛邪开闭，气机流畅，脉方得出。亦有真火不足而脉伏者，其脉必伏而细微，多见脾肾两部，正气衰微，生机难复。滑伯仁《诊家枢要》论曰："伏为阴阳潜伏，关格闭塞之候，为精聚，为瘕疝，为食不消，为霍乱，为水气，为荣卫气闭而厥逆。关前得之为阳伏，关后得之为阴伏。左寸伏，心气不足神不守，常沉忧抑郁；关伏血冷腰脚痛，及胁下有寒气；尺伏肾寒精虚，疝瘕寒痛。右寸伏胸中气滞，寒痰冷积；关伏中脘积块作痛，及脾有停滞；尺伏脐下冷痛，下焦虚寒，腹中痼冷。"

动脉 阳

体象 动无头尾，其形如豆，厥厥动摇，必兼滑数。

动脉厥厥动摇，急数有力，两头俯下，中间突起，极与短脉相类。但短脉为阴，不数、不硬、不滑也；动脉为阳，且数、且硬、且滑也。

---

① 六合阴晦：六合，天地上下四方。阴晦，昏暗、阴暗。

主病 动脉主痛，亦主于惊。左寸动者，惊悸可断。动在左关，惊及拘挛。左尺得动，亡精失血。右寸动者，自汗无疑。动在右蓑；心脾疼痛。右尺得动，龙火奋迅。

阴阳不和，气搏击则痛，气攒迸①则惊。动居左寸，心主受侮，惊悸至矣。肝胆同居，肝主筋而胆主震定，动则皆病。人之根蒂在尺，动则阳不能卫，阴不能守，亡精失血，可立而待。肺家主气。动则外卫不密，汗因之泄。阴阳相搏，心脾不安，动乃痛作。右尺真阳潜伏之所，而亦见动象，则阳气不得蛰藏，必有非时奋迅之患。

按：关前为阳，关后为阴。故仲景云："阳动则汗出。"分明指左寸之心，汗为心之液；右寸之肺，肺主皮毛而司腠理，故汗出也。又曰："阴动则发热。"分明指左尺见动，为肾水不足；右尺见动，谓相火虚炎，故发热也。因是而知旧说言动脉只见于关上者，非也。且《素问》曰："妇人手少阴心脉动甚者，为妊子也。"然则手少阴明隶于左寸矣，而谓独见于关可乎？成无己曰："阴阳相搏而虚者动。故阳虚则阳动，阴虚则阴动。以关前为阳主汗出，关后为阴主发热。"岂不精妥。而庞安常强为之说云："关前三分为阳，关后二分为阴，正当关位半阴半阳，故动随虚见。"是亦泥动脉只见于关之说也。伪诀云："寻之似有，举之还无。"是弱脉而非动脉矣。又曰："不离其处，不往不来，三关沉沉。"含糊谬妄无一字与动脉合义矣。詹氏曰："如钩如毛。"则混于浮大之脉，尤堪捧腹。王宇泰曰："阳生阴降，二者交通，上下往来于尺寸之内，方且冲和安静，焉睹所谓动者哉！惟夫阳欲降而阴逆之，阴欲升而阳逆之，两者相搏，不得上下，击鼓之势，陇然高起，而动脉之形着矣。"

---

① 攒迸（cuān bèng）：此处形容气机逆乱。

此言不啻与动脉写照。

　　编者按《伤寒论》云："若数脉见于关上，上下无头无尾，如豆大，厥厥动摇者名曰动也。"许多医家拘泥于此，认为动脉仅见于关部，而李氏认为寸关尺三部皆可见动脉，从临床实际来看，实应如此。动者其形如豆，局限一部，滑数摇摇，是气机郁滞某部，甚则气郁化火者。或因此失血亡精汗出。或有瘀血痰饮癥积，气机困守一处，可凭脉判断在何处何部。亦有因惊恐，或因疼痛，阴阳逆乱、升降失常、气机紧缩而见动摇者。

促脉阳

　　体象　促为急促，数时一止；如趋而蹶①，进则必死。

　　促之为义，于急促之中，时见一歇止，为阳盛之象也。黎氏曰："如蹶之趋，徐疾不常。"深得其义。叔和云："促脉来去数，时一止，复来。"亦颇明快。

　　主病　促因火亢，亦因物停。左寸促者，心火炎炎。促在左关，血滞为殃。左尺得促，遗滑堪忧。右寸促者，肺鸣咯咯。促在右关，脾宫食滞。右尺得促，灼热为定。

　　按：人身之气血贯注于经脉之间者，刻刻流行，绵绵不息，凡一昼夜当五十营，不应数者，名曰狂生。其应于脉之至数者，如鼓应桴②，罔或有忒也。脏气乖违，则稽留凝泣，阻其营运之机，因而歇止者，其止为轻；若真元衰惫，则阳弛阴涸，失其揆度之常，因而歇止者，其止为重。然促脉之故，得于脏气乖违者十之六七，得于真元衰惫者十之二三。或因气滞，或因血凝，或因痰停，或因食壅，或外因六气，或内因七情，皆能阻

---

　　① 蹶：竭尽，枯竭。
　　② 桴（fú）：击鼓的槌。

遏其营运之机，故虽当往来急数之时，忽见一止耳。如止数渐稀，则为病瘥；止数渐增，则为病剧。所见诸症，不出血凝气滞，更当与他脉相参耳。促脉随病呈形，伪诀但言"并居寸口"，已非促脉之义；且不言时止，犹为瞆瞆①矣。

编者按《伤寒论》云："脉来去数，时一止复来者，名曰促。"此数中一止有两因。一为脉因壅遏止住，气血痰火食郁诸邪阻结；一为元气虚极，数中应至不至，时一至复来。

结脉 阴

体象 结为凝结，缓时一止；徐行而怠，颇得其旨。

结而不散，迟滞中时见一止也。古人譬诸徐行而怠，偶鸛一步，可为结脉传神。

主病 结属阴寒，亦由凝积。左寸结者，心寒疼痛。结在左关，疝瘕必现。左尺得结，痿躄②之疴。右寸结者，肺虚气寒。结在右关，痰滞食停。右尺得结，阴寒为楚③。

热则流行，寒则停凝，理势然也。夫阴寒之中，且夹凝结，喻如隆冬天气严肃，流水冰坚也。少火衰弱，中气虚寒，失其乾健之运，则血气痰食，互相纠缠，浮结者外有痛积，伏结者内有积聚。故知结而有力者，方为积聚；而无力者，是真气衰弱，违其运化之常，唯一味温补为正治。越人云："结甚则积甚，结微则气微。"是知又当以止歇之多寡，而断病之重轻也。

按：营运之机缄不利，则脉应之而成结。仲景云："累累如

---

① 瞆瞆：昏瞆糊涂。
② 躄（bì）：仆倒。
③ 楚：痛苦。

循长竿，曰阴结。蔼蔼①如车盖，曰阳结。"叔和云："如麻子动摇，旋引旋收，聚散不常为结。"则结之体状，有非浅人所领会也。夫是三者，虽同名为结，而义实有别。浮分得之为阳结，沉分得之为阴结。止数频多，三五不调，为不治之症。由斯测之，结之主症，未可以一端尽也。伪诀云："或来或去，聚而却还。"律以缓时一止之义，全无相涉。岂欲仿佛叔和旋引旋收之状，而词不达意乎？此着述之所以不可易易②也。

　　编者按：结而不散，迟滞中时一止复来，为脉之结。此缓中一止有邪结，有郁结，有正气不足、脉来不续之结。前者为阳，后者为阴。有力为阳，无力为阴。甚者为阳，微者为阴。

代脉阴

体象　代为禅代③，止有常数；不能自还，良久复动。

代亦歇止之脉。但促、结之止，内有所碍，虽止而不全断，中有还意；代则止而不还，良久复止，如四时之禅代，不愆其期也。又促、结之止，止无常数；代脉之止，止有定期。

主病　代主脏衰，危恶之候。脾土败坏，吐利为咎。中寒不食，腹疼难救。

止有定期者，盖脾主信④也。故《内经》以代脉一见，为脏气衰微，脾气脱绝之诊。

按：代脉之义，自各不同。如《素问·宣明五气》篇曰："脾脉代。"《灵枢·邪气脏腑病形》篇曰："黄者其脉代。"皆

---

①　蔼蔼（ǎi ǎi）：形容草木茂盛，众多的样子。
②　易易：很容易。
③　禅代：交替。
④　脾主信：以仁义礼智信五常配属五脏，肝主仁，心主礼，脾主信，肺主义，肾主智。

言脏气之常候，非谓代为止也。《素问·平人气象论》曰"长夏胃微软弱曰平，但代无胃曰死"者，盖言无胃气而死，亦非以代为止也。若脾王四季，而随时更代者，乃气候之代，即"宣明五气"等篇所云者是也。若脉平匀，而忽强忽弱者，乃形体之代，即"宣明五气"等篇所云者是也。脉无定候，更变不常，则均为之代，须因变察情。如云五十动而不一代者，是乃至数之代。大抵脉来一息五至，则肺、心、脾、肝、肾五脏之气皆足，故五十动而不一止，合大衍之数，谓之平脉。反此则止乃见焉。肾气不能至，则四十动一止；肝气不能至，则三十动一止；脾气不能至，则二十动一止；心气不能至，则十动一止；肺气不能至，则四五动一止。至当自远而近，以次而短，则由肾及肝，由肝及脾，由脾及心，由心及肺。故凡病将死者，必气促以喘，仅呼于胸中数寸之间。此时真阴绝于下，孤阳浮于上，气短已极，医者犹欲平之散之，未有不随扑而灭者。戴同父云："三部九候，候必满五十动。"出自《难经》。而伪诀"五脏歌"中，皆以四十五动准，乖于经旨。又云："四十一止一脏绝，却后四年多命没。"荒疵尤甚。夫人岂有一脏既绝，尚活四年。叔和亦曰："脉来四十动而一止者，一脏无气，却后四岁春草生而死。"未知《灵枢·根结》篇但言动止之数，以诊五脏无气之候，何尝凿言死期耶？滑伯仁曰："无病而羸瘦、脉代者，危候也。有病而气血乍损，只为病脉。"此伯仁为暴病者言也。若久病而得代脉，冀其回春，万不得一矣。

伤寒心悸，有中气虚者，停饮者，汗下后者。中气虚则阳陷，阳受气于胸中，阳气陷则不能上充于胸中，故悸。停饮者，饮水多而停于心下也。水停心下，水气上凌，心不自安，故悸。汗后则里虚矣，况汗乃心液，心液耗则心虚，心虚故悸。诸悸者，未必皆脉代；若脉代者，正指汗后之悸，以汗为心液，脉为心之合耳。女胎十月而产，腑脏各输真气资以培养。若至期当养之经虚实不调，则胎孕为之不安，甚则下血而堕矣。当三月之时，心包络养胎。《灵枢·经脉》篇云："心包主脉。"若分气及胎，脉必虚代。在《灵枢·五脏生成》篇曰："心合脉。"盖心与心包，虽分二经，原属一脏故耳。代脉主病，但标脾脏虚衰，而不及他症，故附列焉。

编者按：古之医家大多认为代脉乃一脏无气，他脏代至，为脏气衰败、危亡之兆。《脉诀》云："代者阴也，主形容羸瘦，口不能言。代脉时时动若浮，再而复起似还无，三元正气随风去，魂魄冥冥何所拘。"齐德之《外科精义》云："代者气衰也，诸病见之不详。"但若暴病、气血乍损，或风家、痛家而见代脉者，则非脏气衰败之代。又有妊娠，气血养胎，母体不足而见代脉者，亦非衰败之代。李梴《医学入门》："代脉必死脏气绝，本人见此大不祥。惟有风家并痛极，三月妊孕却无妨。又有暴伤气血者，古人立有炙甘汤。"徐春甫《古今医统》："代为气衰，其死可卜。宜于风家、痛家、妊妇。"

疾脉阳

体象　疾为疾急，数之至极；七至八至，脉流薄疾。

六至以上，脉有两称，或名曰疾，或名曰极。总是急速之形，数之甚者也。

主病　疾为阳极，阴气欲竭。脉号离经，虚魂将绝。渐进渐疾，旦夕殒灭。毋论寸尺，短期已决。

阴阳相等，脉至停均。若脉来过数而至于疾，有阳无阴，其何以生！是惟伤寒热极，方见此脉，非他疾所恒有也。若痨瘵虚惫之人，亦或见之，则阴髓下竭，阳光上亢，可与之决短期矣。阴阳易病者，脉常七八至，号为离经，是已登鬼绿者也。至夫孕妇将产，亦得离经之脉，此又非以七八至得名。如昨浮今沉，昨大今小，昨迟今数，昨滑今涩，但离于平素经常之脉，即名为离经矣。心肺诸证，总之真阴消竭之兆。譬如繁弦急管，乐作将终；烈焰腾空，薪传欲尽。夫一息四至，则一昼一夜约一万三千五百息，通计之当五十周于身，而脉行八百一十丈，此人身经脉流行之常度也。若一息八至，则一日一夜周于一身者，当一百营，而脉遂行一千六百余丈矣，必至喘促声嘶，仅呼吸于胸中数寸之间，而不能达于根蒂，真阴极于下，孤阳亢于上，而气之短已极矣。夫人之生死由于气，气之聚散由乎血，凡残喘之尚延者，只凭此一线之气未绝耳。一息八至之候，则气已欲脱，而犹冀以草木①生之，何怪其不相及也。

编者按：脉一息六至为数，一息七八至为疾，又称极脉。若孕妇无病见此脉者，为临产脉象，不作病脉。而其主病则分两端，一阴一阳。一者，阳气极盛、阴气欲绝。滑伯仁《诊家枢要》："疾，盛也。快于数而疾，呼吸之间脉七至，热极之脉也。在阳犹可，在阴为逆。"李中梓《诊家正眼》："左寸居疾，弗戢自焚。右寸居疾，金被火乘。左关疾也，肝阴已绝。右关疾也，脾阴消竭。左尺疾兮，涸辙难濡。右尺疾兮，赫曦过极。"二者，真阳大衰，元气上越，阳光浮露于外，而见极脉者，是阴极似阳，当回阳纳气，亟拯欲绝之阳气。郑钦安《医法圆通·辨脉切要》云："若内伤已久，元气将脱之候，脉象有极洪、极长、极实、极数、极劲之类。"故脉之阴阳可不察乎？二十八脉皆以阴阳为绳墨。

---

① 草木：指药物。

小序

病有不尽凭于脉者，然凭脉以断者，十居其九，乃取其宜忌者而标示焉，使不啻①影之随形，以戒世之侥幸于万一，遗师其咎者也。

脉证总纲

脉之主病，有宜不宜；阴阳顺逆，吉凶可知。

有是病则有是脉，与病相宜则顺，不相宜则逆。逆之与顺，何从区别，是又在阴阳耳。如表病见表脉，里病见里脉，实病见实脉，虚病见虚脉，阳病见阳脉，阴病见阴脉之类，皆顺而相宜者也。反此则逆。逆顺一分，而病之吉凶从可推矣。

编者按：阴阳二字，亦是脉法总纲。

中风脉证

中风之脉，却喜浮迟；数大急疾，兼见难支。

---

① 啻（chì）：副词，但，只，仅。

中风之脉，各有所兼。盖新风夹旧邪，或外感，或内伤，其脉随之忽变。兼寒则脉浮紧，兼风则脉浮缓，兼热则脉浮数，兼痰则脉浮滑，兼气则脉沉涩，兼火则脉盛大，兼阳虚则脉微亦大而空，兼阴虚则脉数亦如细丝，阴阳俱虚则微数或微细。虚滑为头中痛，缓迟为营卫衰。大抵阳浮而数，阴濡而弱，浮滑沉滑，微虚散数，皆为中风。风性空虚①，中之于表，虚浮迟缓，虽为正气不足，犹可补救。急大数疾，邪不受制，必死无疑。可见大数而犹未至急疾者，尚不可谓其必死也。

编者按：中风之脉，急大数疾，邪不受制，恐立见亡阴亡阳。

外感病脉证

伤寒热病，脉喜浮洪；沉微涩小，证反必凶；汗后脉静，身凉则安；汗后脉躁，热甚必难。阳证见阴，命必危殆；阴证见阳，虽困无害。

《素问·热论》曰："今夫热病者，皆伤寒之类也。"又曰："人之伤于寒也，则为病热，热虽甚不死。"观此则知伤寒虽是阴寒之邪袭人，正气与之抗拒，郁蒸成热，亦理势之必然者。抗拒在表故脉浮，郁蒸成热故脉洪。热病得此阳脉，知正气不陷缩而能鼓发，胜邪必矣，故喜焉。若沉微涩小，是皆阴类，证阳脉阴，表病见里，证与脉反，邪盛正衰，凶之兆也。至若汗后邪解正复，此时脉躁盛者亦应宁静，身体自然凉和。设脉仍躁而热加甚，是正气已衰，邪气更进，必难乎其为生矣。即《素问·评热论》所谓"有病温者，汗出辄复热，而脉躁疾不为汗衰，狂言，不能食，病名阴阳交"也。阳证见阴者，见阴脉

---

① 风性空虚：风为虚邪，常乘表腠空虚犯人，故云风性空虚。

也，即上文所云热病而得沉微涩小之类，言证与脉反，故亦危殆。阴证见阳者，见阳脉也，亦似与证相反，惟伤寒则不然。伤寒自表入里，从阳之阴，刻刻侵搏，层层渐入。今阴病得阳脉，是转寒凛而变温和，起深沉而出浮浅，死阴忽作生阳，病虽困笃，自当无害。故仲景云："阴病见阳脉者生，阳病见阴脉者死。"

编者按：伤寒热病，脉浮洪者，病在三阳；脉沉微涩小者，病在三阴。三阳发热，正邪相争，气机闭郁，郁蒸咸热；三阴发热，正气已衰，阴邪内盛，真阳外越。伤寒发热不为汗解，乃病邪入里，或化火，或伤阳；或兼夹湿浊邪气，虽汗出而气机未得疏利。

伤暑脉虚，弦细芤迟；若兼滑实，别证当知。

经曰："脉虚身热，得之伤暑。"《甲乙经》曰："热伤气而不伤形，所以脉虚者是也。"若《难经·四十九难》曰："其脉浮大而散。"殊有未然。夫脉大而散，乃心之本脉，非病脉也。故仲景不言，但补其偏曰："弦细芤迟。"芤即虚豁也。弦、细、迟即热伤气之应也。统而言之曰虚，分而言之曰弦、细、芤、迟，其不以浮大之脉混入虚脉之中，称为病暑之脉，虑何周耶。若面垢身热，伤暑之证已见，而脉反滑实，将兼痰与食矣。

编者按：暑邪易耗气伤津，故脉见虚豁，气津不充脉道也。若面垢身热，伤暑之证已见，而脉不虚者，是暑邪夹痰、夹食，或兼夹湿浊也。仲景太阳中暍（《说文解字》："暍，伤暑也。"）用白虎加人参汤，重在热与气津。东垣《脾胃论》中有清暑益气汤方（黄芪、苍术、升麻、人参、泽泻、炒曲、橘皮、白术、麦门冬、当归身、炙甘草、青皮、黄柏、葛根、五味子），重在气与湿、痰、食。王孟英《温热经纬》清暑益气汤（西洋参、石斛、麦冬、黄连、竹叶、荷梗、知母、甘草、粳米、西瓜翠衣），重在气与津。

内伤杂病脉证

劳倦内伤，脾脉虚弱；汗出脉躁，死证可察。

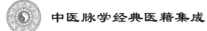

动而生阳，身固不宜太逸。东垣论升阳益胃汤方后云："小役形体，使胃气与药得以转运升发。"此即动而生阳之义也。若烦扰而过于劳，则肢体转旋，四肢举动，阳气张乱，无徃①非脾气之伤，故脾脉虚弱为顺也。如汗出而脉反躁疾，则为逆矣，安得不死。

疟脉自弦，弦数者热，弦迟者寒，代散者绝。

《素问·疟论》曰："夫痎疟皆生于风。"故疟因风暑之邪，客于风木之府，木来乘土，脾失转输，不能运水谷之精微，遂多停痰留饮。弦应风木，又主痰饮，无痰不成疟，故曰"疟脉自弦"。数热、迟寒，自然之理。独见代散之脉，则正气虚脱，不续不敛之象，邪盛正衰，定主凶折②。

泄泻下痢，沉小滑弱；实大浮洪，发热则恶。

泄痢见于下部，无论因之内外，总属伤阴耗里之虚证，沉小滑弱，乃为相宜。若实大浮洪则恶矣。实大与虚反，浮洪与里反，邪盛正衰，不言可喻。再加发热，则阴气弥伤，而里气弥耗，不至躁亡不已。

呕吐反胃，浮滑者昌；弦数紧涩，结肠者亡。

呕吐反胃，上焦之病也。浮为虚，滑为痰，是其正象，可以受补，故曰昌也。脉弦者，虚也。木来乘土，胃气无余，土将夺矣。数则为热，热当消谷，而反吐谷，乃知数为虚数，虚则不运，数则气促，呕吐不止，胃将渐败。《金匮要略》云："阳气微，膈气虚，脉乃数。"紧则为寒，无阳以运，故上出而呕吐。涩脉枯涩，吐亡津液之所致。水谷之海枯，遂致粪如羊屎，必死不治。

霍乱之候，脉代勿讶；厥逆迟微，是则可嗟。

---

① 徃：古同"往"。无徃，无论，常与"不""非"连用，表示肯定。
② 凶折：短命、夭折，此指病为凶兆难治。

霍乱之证，挥霍撩乱，不能自持，因一时清浊混乱，卒吐暴下，临时不能接续，非死脉也。厥逆而舌卷囊缩，脉至迟微，阳衰阴盛，真元渐绝之象。暴脱者能渐生，而渐绝者又何能暴起哉！

编者按：舌卷囊缩，即舌体卷曲不能伸直、阴囊向上引缩不能垂降。《难经·第二十四难》云："足厥阴气绝，即筋缩引卵与舌卷。"若寒邪直中厥阴，下利清谷，四肢厥逆，舌卷囊缩而润泽，脉沉细迟微，是阳衰阴盛，真元渐绝，当以四逆汤回阳救逆。又《医学心悟》卷二："肝主周身之筋，热邪内灼，则津液枯，不能荣养于筋，故舌卷而囊缩，宜急下之。"此为厥阴肝经热盛伤津，舌卷囊缩当同时兼见烦渴唇焦，治宜急下存阴，可予承气汤类。

嗽脉多浮，浮濡易治；沉伏而紧，死期将至。

嗽乃肺疾，脉浮为宜。兼见濡者，病将退也。沉则邪已入里，紧则寒邪不散，均主病危。

喘息抬肩，浮滑是顺；沉涩肢寒，皆为逆证。

喘证无非风与痰耳。浮为阳，为表，为风；滑为阳中之阴，而为痰，为食。若能散其邪，则机关可利；推其物，则否塞可通。故曰顺。脉沉为阴，为里，为下部；涩为阴，为虚。乃元气不能接续，岂能充四肢乎？是以喘息抬肩，而四肢又寒也。若更见散脉，则元真将随喘而散，死亡必矣。故曰逆。

编者按：喘证脉浮滑者为阳，脉沉涩者为阴。阳者风痰盛于上，肺道不利，故病轻。阴者元气衰于下，肾水上泛，故病重。

火热之证，洪数为宜；微弱无神，根本脱离。

病热而有火证，火则脉应洪数。若得沉微之阴脉，是无火矣。无火而仍病热则知为无根之阳，虚见热象也。故主危殆。

编者按：阳病宜见阳脉，见阴脉则危殆，是为本元根气外露。

骨蒸发热，脉数为虚；热而涩小，必殒其躯。

骨蒸者，肾水不足，壮火僭①上，虚、数二脉，是其本然。蒸热而见涩小之脉，涩则精血少，小则元气衰，真阴日损，邪火日增，所谓发热脉静，不可救药耳。

劳极诸虚，浮软微弱；土败双弦，火炎则数。

劳极损伤，气血日耗，形体渐衰，所见之脉，随病呈象，如空虚之浮，不鼓之软，欲绝之微，无力之弱，虽云病脉，然与病犹相宜也。至若双弦乃知土败，急数定为火炎。盖弦为肝木，双弦则木太盛，久病之土，何堪其侮，故知其必败也。数已为热，急数则躁疾直强，略无半点和柔，邪火炎炎，真阴自绝，六至以上，便不可治。

编者按：土败木贼，中气脱陷，必主死也。虚极火炎，脉为躁急，真阴已绝。

失血诸证，脉必现芤；缓小可喜，数大堪忧。

芤有中空之象，失血者宜尔②也。缓小脉顺为可喜。脉数而大，邪盛正衰，为火烁真阴，诚为可忧。

蓄血在中，牢大却宜；沉涩而微，速愈者希。

血蓄于内，瘀凝不行，瘀凝则脉大，不行则脉牢，亦因病呈象也。逐之使去，巢穴一空，而致新不难矣。设脉沉小涩微，是病有余而脉反不足，病有物而脉若无物，既不能自行其血，又难施峻猛之剂，安望其速愈耶？

编者按：血蓄瘀凝而脉沉微涩者，为元气不足，气虚血瘀。治之当重在补虚，不可破血而使劫夺太过，气壮而血自行也。

三消之脉，浮大者生；细微短涩，形脱堪惊。

三消皆燥热太过，惟见浮大之脉为吉耳。若脉细微短涩，则气血之虚衰枯槁，不言可知。再加身体瘦悴，是谓形脱，即

---

① 僭：下犯于上曰僭。此为肾水不足，阴不制阳，相火虚亢上炎，故云僭上。

② 尔：这样，如此。

戴人所云"燔木则为炭，燔金则为液，燔石则为灰，煎海水则为盐，鼎水形气两败"，岂直可惊已哉！

编者按：入水之物，无物不长；入火之物，无物不消。消渴日久，燥热耗竭，真阴干涸，气血枯槁，则形脱而脉细微短涩。

小便淋闭，鼻色必黄；数大可疗，涩小知亡。

热乘津液，则水道不利。水道不利而有热，必郁蒸而外发黄色，见于鼻者，以鼻为肺窍耳。数大为火象，火证见之，又何妨乎？若逢涩小，为精血败坏，死亡将亟①矣。

编者按《诊家正眼》云："鼻色黄者，小便难。独鼻尖青黄者，其人必为淋也。"

癫乃重阴，狂乃重阳；浮洪吉象，沉急凶殃。

癫狂既分阴阳，而脉皆取浮洪者，盖浮洪者属阳，在阳狂者得之，固与证相宜；即阴癫者得之，亦将从阴转阳，自里达表之象，故均为吉兆。若沉而急，沉则入阴迫里，急则强急不柔，是无胃气之脉也。不论狂癫，凶殃立至。

痫宜虚缓；沉小急实，或但弦急，必死不失。

痫本虚痰，脉来虚缓，自应然也。若沉小急实，或虚而弦急者，肝之真脏脉见矣，安望其生耶？

疝属肝病，脉必弦急。牢急者生，弱急者死。

疝为肝病，弦急，肝脉之常也。况弦敛急直，气不鼓畅者，弦主痛胀，疝则未有不痛不胀者，故弦急而牢，见积聚之有根，亦见原本之壮实。疝系阴寒之咎，牢主里寒之脉，最为相合。若急则邪盛，弱则正衰，必有性命之忧矣。

编者按：《素问·长刺节论》："病在少腹，腹痛不得大小便，病名曰疝，得之寒，刺少腹两股间。"明示疝系阴寒之咎。张子和《儒门事亲》则云："诸疝皆归肝经。"指出疝为肝病，后世医家多宗之。

---

① 亟：形容急切，迫切义。

胀满之脉，浮大洪实；细而沉微，岐黄无术。

胀满属有余之证，宜见有余之脉，浮大洪实是也。沉细而微，知元气已衰，证实脉虚，无复他望矣。

编者按：胀满而元气衰者，气化不行，升降停息，是为虚胀虚满。万物之始皆气化，气化者，化生也。气化失者，已失生机。

心腹之痛，其类有九；细迟速愈，浮大延久。

心腹痛而脉见细迟，是气减舒徐，厥邪欲退，理应从吉。设或浮大，重则邪气方张，里证而得表脉，大非所宜，轻亦为中虚之证，不能收捷得之效也。

头痛多弦，浮紧易治；如呈短涩，虽救何及。

弦为阴脉，乃阳虚不能张大，或致外邪所乘。况头乃诸阳之府，而为邪束于外，使阳气遏郁，故脉多近弦。或浮或紧，不出风寒，初起者散之则愈。若短则阳脱于上，涩则阴衰于下，至于手足厥寒至节者，与真心痛①无异，必死不治。

编者按：头痛脉短涩，甚至手足厥寒至节者，是为真头痛。《灵枢·厥痛》："真头痛，头痛甚，脑心痛，手足寒至节。"正如李氏所云，短则阳脱于上，涩则阴衰于下，治当大剂回阳，急灸百会穴，当服黑锡丹与大剂参附汤。

腰痛沉弦，浮紧滑实；何者难疗，兼大者失。

足三阴从足入腹，脉来沉弦者，沉为在里，弦为主痛。然何以又兼浮象乎？乃沉弦者，中有泛泛欲上之势，因风厥阴所谓腰中如张弓弦者是也。故状其风邪虚浮之性，非言在表之浮也。紧则兼寒，滑为痰聚，实因闪挫，本乎外因，虽困无害。如房室过度，烦劳不节，以致精力耗竭，腰脊②空虚。夫腰者，

---

① 真心痛：中医病证名。是胸痹进一步发展的严重病证，其特点为剧烈而持久的胸骨后疼痛，伴心悸、水肿、肢冷、喘促、汗出、面色苍白等症状，甚至危及生命。

② 脊：指脊梁骨。

肾之府，力出于脊，而腰者脊所系，其为痛也，转侧呻吟，屈伸不得，膝酸胫冷，腰寒面黑，行则伛偻，不能久立，此肾脏虚衰之极，无可收敛，反见空松，故按之豁然而大，自不作靖，咎将谁执。壮盛者犹可挽回，中年以后，最为难治。

脚气有四，迟数浮濡；脉空痛甚，何可久持。

脚气发于三阳者轻，发于三阴者重。以三阴属脏，经络居里，若非脏气大虚，邪不易及。陈无择谓风寒暑湿四邪，皆能成病，则迟数浮濡，犹与证合。痛则日盛而脉乃空虚，邪盛正衰，比之伤寒身凉脉躁，势则相反，而咸非吉兆，总以病脉背驰耳。

五脏为积，六腑为聚；实强可生，沉细难愈。

积也，聚也，皆实证也。实脉强盛，邪正相搏，一以征元本之壮实，从腑从阳，故曰可生。其脉沉细者，阴脉也，一以征邪气之深入，故曰难愈。

中恶腹胀，紧细乃生；浮大维何，邪气已深。

人之正气，自内达表，自胸腹而达四肢者，其常也。卒中外邪，则正气不能达外，而反退缩于中，则气机敛实，而紧细之脉象见矣，腹安得不胀？药力一助，正气必张，邪气必散，紧者仍舒，细者仍充，而本来之面目可还也，故知其生。若脉浮大，则正先散越，散越于外则里更虚，里更虚则邪必深入，而欲为之治，不亦难乎？

鬼祟之脉，左右不齐；乍大乍小，乍数乍迟。

鬼祟犯人，左右二手脉象不一，忽大忽小，忽数忽迟，无一定之形也。

五疸实热，脉必洪数；过极而亢，渴者为恶。

五疸实热，湿与热郁，外不得通，内不得泄，窨①蒸成黄，故曰实热。脉来固应洪数，然洪数太过，则必发渴。黄为表蒸，渴为里热，表里亢热，阴何以堪？况疸为湿郁，而汗溺不通，渴则更加之饮，愈增其病矣。

编者按：五疸之说，最早见于《金匮要略·黄疸病脉证并治》，仲景将黄疸、谷疸、酒疸、女劳疸、黑疸称之为五疸。疸为湿郁，但泄其湿郁，当以通利小便、宣通气机为治。仲景云："诸病黄家，但利其小便。"

水病之状，理必兼沉；浮大出厄，虚小可惊。

水病有阴有阳，诸种不一，而沉则在在②皆兼，即气水、风水之在表，而脉应浮者，亦必有沉沉欲下之势。盖沉下者，水之性也。此则专以状言。如指浮者，则以位言耳。水脉浮大，知水气渐散，灾厄将出之象。若脉虚小，则正衰邪存，诚可惊也。

外科脉证

痈疽之脉，浮数为阳，迟则属阴，药宜酌量。痈疽未溃，洪大为祥；若其已溃，仍旧则殃。

其脉浮数者，以血泣③而气复从之，邪与正郁，郁则化热，故数也。在表、在阳，故浮也。正为邪搏，则宣畅外卫之力薄，故复恶寒。据脉证似与伤寒表证无异，但伤寒虽有痛，或在头，或在身体，或在骨节，未有痛止于一处者。今痛止一处而脉数，此处必化热为脓，正痈疽所发之处也。即《伤寒论·辨脉法》所谓"诸脉浮数，当发热而洒淅恶寒，若有痛处，饮食如常者，

---

① 窨（tǐn）：密闭、封闭之义。

② 在在：处处，到处，各方面。

③ 血泣：泣通"涩"，闭塞之意。

蓄积有脓"是也。如此者，乃为阳毒。若脉不数，身不热，所患之处不疼，是邪客阴分，不能鼓发，多致内陷。然必兼有烦懊呕逆、胸膈不安等证，否则不热不疼，脉又不数，是一不病患也，何得谓之阴疮，而反重于阳证耶？方痈疽之未溃也。无论成脓与否，热邪郁蓄，外不疏通，脉之鼓涌洪大，是其宜也。至于已溃，则热泄邪解，而洪大之脉宜衰矣。溃而不衰，一派热邪，正从何复，诚为"大可惧者。与《素问·评热病论》所谓"病温者，汗出辄复热，而脉躁疾，不为汗衰，病名阴阳交"而阳飞越，虽治无益。

肺痈已成，寸数而实；肺痿之形，数而无力。肺痈色白，脉宜短涩，浮大相逢，气损血失。肠痈实热，滑数可必；沉细无根，其死可测。

肺痈而寸口数实，知脓已成矣。肺叶焦痿，火乘金也，是以数而无力。肺痈既作，则肺气虚损。白者西方本色，所谓一脏虚则一脏之本色见也。短涩者，秋金之素体。若逢浮大，是谓火来乘金，克我者为贼邪，血气败坏之证也。肠痈，实也。沉细，虚也。证实脉虚，死期将至矣。

喉痹①之脉，迟数为常；缠喉、走马，微伏则难。

十二经脉与经别多过于此，即不然亦在其前后左右。其脉多数，数则为热故耳。间迟脉者，乃是外邪袭经，经气不利，郁滞于所过之处，故亦为痹。脉来或迟，亦与病合。若肿痛麻痒之缠喉风，须臾闭绝之走马疳②，二者俱火中夹风，凶暴急烈，脉应浮大洪数，而反见微伏，是正衰邪盛，补泻罔从，不

---

① 喉痹：中医病名。是指以咽部红肿疼痛，或干燥，异物感，或咽痒不适，吞咽不利等为主要临床表现的疾病。

② 走马疳：疳蚀之极也。乃五脏蒸热上攻，甚即偏沿作崩沙候，牙边肉肿烂，口内气臭，身微潮热，吃食不得，牙缝出鲜血，常动摇似欲脱，肉烂自漏落。

亦难乎?

中毒之候，尺寸数紧；细微必危，旦夕将殒。

数紧者，因毒气盘郁而搏击也。一见细微，知其正气已虚，毒邪深入，其能久乎?

编者按：数者为热，紧者为寒，寒热相搏，郁滞气血，酿生毒邪。脉转细微，正气已虚，邪气深入，郁滞转为正衰，由实转虚。

金疮出血，脉多虚细，急实大数，垂亡休治。

受创血去已多，脉空白宜沉细，而反见急数，阴欲尽矣，治之何用。

女科脉证

妇人之脉，以血为本；血旺易胎，气旺难孕。少阴动甚，谓之有子；尺脉滑利，妊娠可喜。滑疾不散，胎必三月；但疾不散，五月可别。左疾为男，右疾为女；女腹如箕，男腹如釜。

此言女人胎前之脉也。女为阴，阴主血，故女人以血为本，本足而成胎亦易；气旺则血反衰，是为本不足，未有理失常而能孕者也。少阴动甚者，心手少阴之脉动甚也。心主血，动甚则血旺，血旺易胎，故云有子，即《素问·平人气象论》所谓"妇人手少阴脉动甚者，妊子也"。心脏主血，故胎结而动甚，乃往来流利之义，非厥厥如豆之动也。尺脉者，左右肾脉也。肾为天一之水，主子宫以系胞，孕胎之根蒂也。滑利则不枯涩，而且有替替含物之象，故喜其妊娠，即《素问·阴阳别论》所谓"阴搏阳别，谓之有子"。盖寸为阳，尺为阴，言尺阴之脉搏指而动，与寸阳之脉迥然分别也。即此滑利之脉，应指滑而不散，滑为血液疾，而不散乃血液敛结之象，是为有胎三月矣。若但疾而不散，是从虚渐实，从柔渐刚，血液坚凝，转为形体，故不滑耳，此妊娠五月之脉。

其疾左胜于右，是为男孕，以男属阳居左，胎气钟于阳，故左胜。右胜于左，是为女孕，以女属阴居右，胎气钟于阴，故右胜。胜者，甚不甚之谓，非左疾右不疾也。更视其腹如箕者为女胎，如釜者为男胎。盖男女之孕于胞中，女则面母腹，男则面母背，虽各肖父母之形，亦阴阳相抱之理。女面腹则足膝抵腹，下大上小故如箕；男面背则背脊抵腹，其形正圆故如釜。按男女之别，叔和《脉经》曰："左疾为男，右疾为女。"又曰："左手沉实为男，右手浮大为女。"又曰："尺脉左偏大为男，右偏大为女。"又曰："得太阴脉为男，得太阳脉为女。太阴脉沉，太阳脉浮。"自后凡言妊脉者，总不出此。及滑伯仁则曰："左手尺脉洪大为男，右手沉实为女。"近代徐东皋则曰："男女之别，须审阴阳。右脉盛，阴状多，俱主弄瓦[1]。左尺盛，阳状多，俱主弄璋[2]。"备察诸义，固已详尽，然多彼此矛盾，难为凭据。若其不易之理，则在阴阳二字。以左右分阴阳，则左为阳，右为阴。以脉体分阴阳，则鼓搏沉实为阳，虚浮沉涩为阴。诸阳实者为男，诸阴虚者为女，乃为一定之论。更当察孕妇之强弱老少，及平日之偏左偏右，尺寸之素强素弱，斯足以尽其法耳。

欲产之脉，散而离经。新产之脉，小缓为应；实大弦牢，其凶可明。

此言产中之脉也，其脉与十月怀妊平常见者忽异。假如平日之脉原浮，临产则脉忽沉；平日之脉迟，临产则脉忽数；至

---

① 弄瓦：指中国民间对生女的古称，周代即有使用。《诗·小雅·斯干》："乃生女子，载寝之地，载衣之裼，载弄之瓦。"

② 弄璋：指中国民间对生男的古称，周代即有使用。《诗·小雅·斯干》："载寝之床。载衣之裳，载弄之璋。"

如大小滑涩，临产皆忽然而异。盖十月胎气安定，一旦欲落，气血动荡，胞胎迸裂，自与经常离异，而脉亦非平昔之状貌矣。及其已产也，气血两虚，其脉宜缓滑。缓则舒徐，不因气夺而急促，滑则流利，不因血去而涩枯，均吉兆也。若脉实大弦牢，非产后气血俱虚者所宜。实为邪实，大为邪进，弦为阴敛而宣布不能，牢为坚着而瘀凝不解，是皆相逆之脉，设外有证，又岂能顺乎？

儿科脉证

小儿之脉，全凭虎口；风、气、命关，三者细剖。

虎口者，食指内侧连大指作虎口形，故曰虎口。此处肌皮嫩薄，文色显明，即肺手太阴经脉之尽处，诸脉大位之地也。虽无五部之分，而有三关之别。指初节曰风关，二节曰气关，三节曰命关，男左女右侧看之。文色见风关者轻；再进则上气关为重；再进则直透命关为最重，甚则主死。由风邪而干正气，正气不能胜而迫及于命，渐进渐深之象也。

编者按：看小儿指纹，亦同脉法，以阴阳为纲。看浮沉以辨表里、淡滞以辨虚实、纹色以辨脏腑寒热、三关部位以辨轻重。

其色维何？色赤为热，在脉则数；色白为寒，在脉则迟；色黄为积，在脉则缓；色青黑痛，在脉沉弦。

三岁以下小儿，纯阳之体，形质小，脉之周行駃①而应指疾。故若大法则以七至为平，其太过为数为热。不及为迟为寒，此其大较②矣。然而脉至七八，来往速而数息难，恐医者一时不能得病之情状。在五脏之列于面，各有定部，如左腮属肝，右

---

① 駃（kuài）：通"快"，迅疾。

② 大较：大致，大略。

腮属肺，额上属心，鼻属脾，颏属肾是已。诸邪之见于三关，亦各有定色，如上所列。识本知源，错综体认①，存乎其人耳。

紫热伤寒；青则惊风；白为疳病；黄乃脾困；黑多赤痢，有紫相兼，口必加渴。虎口纹乱，气不调和。红黄隐隐，乃为常候，无病之色，最为可喜。至夫变态，由乎病甚。因而加变，黄盛作红，红盛作紫，紫盛作青，青盛作黑，黑而不杂，药又何及！

此以色合病也。

编者按：故以色辨脏腑寒热虚实，调和红活为顺，深滞不畅为逆。

三岁以上，便可凭脉。独以一指，按其三部，六至七至，乃为常则，增则为热，减则为寒。脉来浮数，乳痫风热；虚濡惊风；紧实风痫；弦紧腹痛；弦急气逆；牢实便秘；沉细为冷；乍大乍小，知为祟脉；或沉或滑，皆由宿食；脉乱身热，汗出不食，食已即吐，必为变蒸；浮则为风；伏结物聚；单细疳劳；气促脉代；散乱无伦，此所最忌，百难必一。

三岁以上，便可切脉断证。但小儿正属纯阳，阳盛必数，故以六七至为常也。小儿三部狭小，故以一指诊之。

所有死证，虽治无成。眼上赤脉，下贯瞳神。

赤脉属心，瞳神属肾，乃心火胜肾水，水干则不生木，致肾肝皆绝也。

囟门肿起，兼及作坑②。

颅囟者，精神之门户，关窍之囊篱，气实则合，气虚则开。诸阳会于首，外生风邪而乘诸阳，所以肿起。风气乘于阳，阳极则散，散则绝，所以陷者死。

鼻干黑燥。

---

① 错综体认：错综，交错综合。
② 作坑：谓囟门凹陷如坑。

鼻者肺之窍，肺金燥则不能生肾水，故鼻干黑燥则死。

肚大青筋。

土被木克，以致脾虚而欲绝，故腹胀现青筋者死。

目多直视，睛不转睛。

戴眼①者，精不转而返视，此是太阳已绝。

指甲青黑。

肝之合筋也，其荣爪也。爪甲乃肝之华，肝绝而不能荣，故色黑。

忽作鸦声。

人之言语出于肺，肺属金，扣之则响。肺金既绝，故欲语而不成声，但如鸦鸟之哑哑而已。

虚舌出口。

舌者，心之苗。心气已绝，故舌纵而不收。

啮齿咬人。

齿者，骨之余也。肾藏精而主骨。肾气已绝，齿多咬啮。心为阳，肾为阴，阴阳相离，安得不死。

鱼口气急，啼不作声。

鱼口，张而不合也，是谓脾绝。气急作喘，哭而无声，是谓肺绝。

蛔虫既出，必是死形。

蛔虫生于胃，藉谷食以养。胃绝而谷食不食，虫乃出也。

按《素问·通评虚实论》："帝曰：'乳子而病热，脉悬小者，何如？'岐伯曰：'手足温则生，寒则死。'"（此统言小儿之内外证也。病热脉悬小者，阳证阴脉，本为大禁。但小而缓者，阳之微也，其愈则易；小而急者，邪之甚也，为可虑耳。脉虽小而手足温者，以四肢

---

① 戴眼：目睛上视，不能转动。多因正气耗竭，藏精之气不能上荣于目，太阳经气衰竭所致。亦可见于小儿急惊风、厥阴风痰闭阻等病证。

为诸阳之本，阳犹在也，故生。若四肢寒冷，则邪胜其正，元阳去矣，故死）。帝曰：'乳子中风热，喘鸣肩息者，脉何如？'岐伯曰：'喘鸣肩息者，脉实大也。缓则生，急则死。'"（此言小儿之外感也。风热中于阳分，为喘鸣肩息者，脉当实大。但大而缓，则胃气存，邪渐退，故生；实而急，则真脏见，病日进，故死）。

经文二节之义，可见古人之诊小儿者，未尝不重在脉，即虽初脱胞胎，亦自有脉可辨。何后世幼科，如《水镜诀》及《全幼心鉴》等书，别有察三关之说。及遍考《内经》并无其名，惟《灵枢·经脉》篇有察手鱼之色者，若乎近之，乃概言诊法，非独为小儿也。然则三关之说，特后世之别名耳。夫三关又为手阳明之浮络，原不足以候脏腑之气。且凡在小儿，无论病与不病，此脉皆紫白而兼乎青红，虽时有浓淡之异，而四色常不相离，何以辨其紫为风、红为寒、青为惊、白为疳，又何以辨其为雷惊、人惊、水惊、兽惊之的确乎？此说自正。但余见富贵之家，儿女娇弱，一见医者，动辄喊哭，若将握手诊视，势必推阻百端，宛转悲啼，汗流浃背。父母姑息，惟恐因哭受伤，不觉从旁蹙额。况因近来止看虎口一法，相沿成俗，则病家反以诊脉为迂①。总之，幼科大者曰痘、曰疹，杂证曰吐、泻、惊、疳之类，其发也莫不先有昭然之形证可据，不须布指切脉，而用药未致悬殊，则虎口一说，原可借用，正不以古今为限也。因备录虎口之说，以通诊法旁门云耳。

脉证取舍

脉之指趣，吉凶先定，更有圆机，活泼自审。从证舍脉，

---

① 迂：指拘泥保守，不切实际。

第三辑

从脉舍证，两者画然，药无不应。

　　脉之合证，是其常也。又有不当执者，更不可不知，于伤寒尤为吃紧。如脉浮为表，治宜汗之，是其常也，而亦有宜下者焉。仲景云："若脉浮大，心下硬，有热，属脏者，攻之，不令发汗"是也。脉沉为里，治宜下之，是其常也，而亦有宜汗者焉。"少阴病，始得之，反发热，而脉沉者，麻黄附子细辛汤微汗之"是也。脉促为阳，当用葛根芩连清之矣。若脉促厥冷为虚脱，非灸非温不可，此又非促为阳盛之脉也。脉迟为寒，当用干姜附子温之矣。若阳明脉迟，不恶寒，身体濈濈汗出，则用大承气。此又非迟为阴寒之脉矣。四者皆从证不从脉也。世有切脉而不问证，其失可胜言哉！表证汗之，此其常也。仲景曰："病发热，头痛，脉反沉，身体疼痛，当救其里，用四逆汤。"此从脉之沉也。里证下之，此其常也。"日晡发热者，属阳明，脉浮虚者，发汗，用桂枝汤。"此从脉之浮也。结胸证具，当以大小陷胸下之矣。"脉浮大者，不可下，下之则死。"是宜从脉而治其表也。身疼痛者，当以桂枝、麻黄解之矣。然"尺中迟者，不可汗，以营血不足故也。"是宜从脉而调其营矣。此皆从脉不从证也。世有问证而忽脉者，得非仲景之罪人乎？

　　编者按：脉法之要，在于阴阳，在于不拘泥，此即是圆机，所谓活泼泼之心法。从证舍脉，从脉舍证，全在四诊合参，拘执一端则谬。

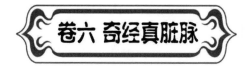

小序

奇经为十二经之总持①，故云，医不知此，罔探病机，诚重之也，诚难之也。兹编洞若观火，学者能精求之，进乎技矣。倘曰，吾问病而发药，称良工焉，毋暇论脉，又何有于奇经？则非予所知者。予知有其道而已。

奇经

别有奇经，常脉之外；无与配偶，所当细察。

奇经者，在十二经脉之外，无脏腑与之配偶，故曰奇。夫脏腑之脉，寸关尺有定位，浮中沉有定体，弦钩毛石有定形，此则另为一脉，形状固异，而隧道亦殊，病证不同，而诊治自别。

编者按：五脏禀五行之气而生，其脉位、数、形、势均有律可循。奇经八脉无脏腑配属，故在五行之外，而别有其貌。

奇经之数，共得其八。阴维、阳维、阴跷、阳跷，冲、任、督、带，诸脉所决。

---

　① 总持：佛教梵语陀罗尼之译义，指佛教中的若干重要法门，总一切法和持一切义，此处借喻奇经八脉的重要性。

时珍云："人身二十七气，相随上下，如泉之流，不得休息，终而复始，其流溢之气，入于奇经，转相灌溉。而奇经八脉，阴维也，阳维也，阴跷也，阳跷也，冲也，任也，督也，带也，不拘制于十二经。正经之脉隆盛，则溢于奇经，故秦越人比之天雨降下，沟渠溢满，霶沛妄行，流于湖泽。医而知乎八脉，则十二经十五络之大旨得矣。仙而知乎八脉，则虎龙升降①、玄牝②幽微之窍妙得矣。阴维起于诸阴之交，由内踝而上行于营分；阳维起于诸阳之会，由外踝而上行于卫分，所以为一身之纲维③也。阴跷起于跟中，循内踝上行于身之左右；阳跷起于跟中，循外踝上行于身之左右，所以使机关之跷捷④也。冲脉起于会阴，夹脐而行，直冲于上，为诸脉之冲要⑤，故曰十二经脉之海。任脉起于会阴，循腹而行于身之前，为阴脉之承任⑥，故曰阴脉之海。督脉起于会阴，循背而行于身之后，为阳脉之总督。带脉则横围于腰，状如束带，所以总约诸脉。是故阳维主一身之表，阴维主一身之里，以乾坤言也；阳跷主一身左右之阳，阴跷主一身左右之阴，以东西言也；督主身后之阳，任、冲主身前之阴，以南北言也；带脉横束诸脉，以六合⑦言也。"

编者按：表里乾坤，东西南北，方位词也。人身一小天地，奇经八脉应乎四方六合，居天地正位，揆度权衡，溢则承之，夺则予之，所以调二十七气之虚实盈亏。

---

① 虎龙升降：针刺手法名，见《针灸问对》，又称虎龙升腾。虎龙指左右捻转，升降指气行上下，《针灸大成》所载略有不同。

② 牝：雌性的鸟或兽。

③ 纲维：总纲和四维，比喻法度，有纲领、维系、护持之意。

④ 跷捷：轻健机巧。

⑤ 冲要：重要的地理或交通位置。

⑥ 承任：承担、护持。

⑦ 六合：天地上下两极，东西南北四方，合称六合，泛指天下或宇宙。

尺外斜上，至寸阴维。尺内斜上，至寸阳维。胸胁刺痛，寒热眩仆。

从右手手少阳三焦斜至寸上手厥阴心包络之位，是阴维脉也。从左手足少阴肾经斜至寸上手太阳小肠之位，是阳维脉也。斜上者，不由正位而上，斜向大指，名为尺外，斜向小指，名为尺内。阴维为病，心痛、胸腹刺筑者，以阴维维络一身之阴，阴主营、主里，不能维阴，则阴无约束，而营气因之不和，故在里则心痛。又营主血，血合心，故心痛也。其脉气所发，阴维之郄，名曰筑宾（足少阴，内踝上），与足太阴会于腹哀（足太阴，乳下），又与足太阴、厥阴会于府舍足太阴，少腹下、期门足厥阴，乳下，与任脉会于天突（任脉，喉下）、廉泉。观此，则知本脉之维于胸腹诸阴，无一不到。其脉不荣，则不能维。在胸胁失所维，则动筑而刺痛矣。阳维维络一身之阳，阳主卫、主气、主表，病则不能维阳，是阳无护持，而卫气亦因之不固，故在表则生寒热。其脉气所发，别于金门（在足太阳外踝下），以阳交为郄（足少阳，外踝上），与手足太阳及跷脉会于臑俞（手太阳，肩后），与手足少阳会于阳白（足少阳，眉上），上于本神及临泣俱在足少阳眉上，上至正营（足少阳，目窗上）及脑空（足少阳，枕骨下），下至风池（足少阳，颞颥后），与督脉会于风府（督脉，项后发际）、哑门（督脉，风府后）。观此，则知本脉之维于头目手足颈项肩背诸阳，无一不到。其脉不荣，则不能维。在头目无维则眩，在颈项肩背无维则僵，在手足无维则仆矣。

尺左右弹，阴跷可别，阳缓阴急。寸左右弹，阳跷可决，阴缓阳急。二跷同源，病亦互见。癫痫瘈疭，寒热恍惚。

《难经·二十八难》曰："阳跷脉起于跟中，阴跷亦起于跟中，而又同终于目。"①《灵枢·脉度》篇曰："跷脉者，少阴之别，起于然骨之下，上内踝之上，直上循阴股，入阴，上循胸里，入缺盆，上出入迎之前，入顺②属目内眦，合于太阳、阳跷而上行。气并相还，则为濡目（濡润荣养于目）。"又曰："男子数其阳，女子数其阴。当数者为经，不当数者为络。"观此，则知二跷之脉，虽以男女分阴阳，而实则迭为经络，是一本也，故其为病，亦不似他经逐经分属。本文以癫痫、瘈疭、寒热、恍惚，总系二经之下，以二经均可病此。证虽云四，而病机可分为八，阴阳缓急之义，自是显然。夫人之身，背为阳，腹为阴；开为阳，阖为阴；外为阳，内为阴；热为阳，寒为阴。癫则目闭俯首，阳缓而阴急也。痫则目直僵仆，阴缓而阳急也。筋脉掣向里拘，阳缓而阴急也。筋脉纵从外弛，阴缓而阳急也。寒则气收敛，从里从阴，阳缓而阴急也。热则气散漫，从表从阳，阴缓而阳急也。《素问·谬刺论》曰："邪客于足阳跷之脉，令人目痛从内眦始。"且合太阳上行而并濡于目，病属目而从外，阳跷之病，阴缓而阳急也。惚者，胸中悾惚，若有所失。《灵枢·脉度》篇曰："跷脉者，少阴之别，起于然骨之后，循阴股，入阴，上循胸里，入缺盆。""二十八难"曰："阴跷脉者，亦起于跟中，循内踝上行，至咽喉，交贯冲脉。"病属胸腹而从内，阴跷之病，阳缓而阴急也。二脉一为经，一为络，病在经则经急络缓，病在络则经缓络急。总之皆可言经，皆可言络，但以男女分阴阳之所属缓急，证病邪之所在，则得其义矣。

---

① 阳跷脉……终于目：与今本《难经》有所出入。《难经·第二十八难》："阳跷脉者，起于跟中，循外踝上行，入风池。阴跷脉者，亦起于跟中，循内踝上行，至咽喉，交贯冲脉。"

② 顺（qiú）：即颧部。《灵枢·经筋》：足太阳之筋……其支者，为目上网，下结于顺。

直上直下，尺寸俱牢；中央坚实，冲脉昭昭。胸中有寒，逆气里急；疝气攻心，支满溺失。

冲脉起于胞中，后行于背，前行于腹，上行于头，下行于足，以至溪谷肌肉，无处不到，诚十二经内外上下之要冲也，为经络之海，亦名血海。其浮而外者，亦循腹上行，会于咽喉，别而络唇口，强半与任脉同。《素问·骨空论》曰："冲脉者，起于气冲，并足少阴之经，夹脐上行，至胸中而散。"①《难经·二十八难》则曰："起于气冲，并足阳明之经，夹脐上行，至胸中而散。""痿论"亦曰："冲脉者，经脉之海，主渗灌溪谷，与阳明合于宗筋。"二论所并，虽有少阴、阳明之不同，要知自脐至胸，与阳明则并于前，与少阴则并于后也，故与阳明皆得称五脏六腑之海。脉来直上直下，弦长相似，尺寸俱牢，亦兼弦长。气不顺，血不和，则胸腹之气循经壅逆而里急矣。疝气攻心，正逆急也。支满者，胀也。溺失者，冲脉之邪干肾也。按督、任、冲三脉，直行上下，发源最中，故见于脉亦皆直上直下也。直上直下者，即三部俱长透之义。若直上下而浮，则气张扬，阳象也，故属督。若直上下而紧，则势敛束，阴象也，故属任。若直上下而牢，则体坚实，有余之象也，故属冲。

编者按：脉为气血之先，脉象为气机升降出入的直接体现。冲脉弦直长透，气血充盈奔涌，有余之象也，故病多气机冲逆，既可逆上，亦可冲下。逆于上者，人所易知，冲于下者，乃冲气击荡，下干于肾，气机开而不合，不只溺失，凡遗溺经带等津精不固之证，若见此脉象，皆可从此辨治，非徒虚一端。

寸口丸丸，紧细实长；男疝女瘕，任脉可详。

任脉总诸阴之位，其脉起于胞中，循腹里，为经络之海。

---

① 冲脉者……至胸中而散：与今本《素问》略有出入。《素问·骨空论》篇："冲脉者，起于气街，并少阴之经，夹脐上行，至胸中而散。"

其浮而外者，循腹里上行于咽喉，别而络唇口。《难经》亦云："起于中极之下，以上毛际，循腹里，上关元，至咽喉。"盖七疝①之发，多起于前阴少腹之间，任脉所经之地，即或属他经，未有不以任脉为原者。瘕乃女子之病，发亦在任脉界分。此云寸口者，统寸关尺三部言也。丸丸，动貌。紧细实长，寒邪盛而实也。男疝女瘕，则苦少腹绕脐下引阴中切痛等证。

直上直下，尺寸俱浮；中央浮起，督脉可求。腰背僵痛，风痫为忧。

洁古云："督者，都也，为阳脉之都纲。其脉起于少腹以下骨中央，女子入系庭孔之端，络阴器，绕篡②，绕臀，至少阴。其男子循茎下至篡，与女子等。其少腹直上者，贯脐中央，上贯心，入喉，上颐环唇，上系两目之下中央。其脉之别，名曰长强，夹脊上项，散上头，下当肩脊，抵腰中，入循膂，络肾。自目内眦上额，下循膂，络肾，皆合太阳而并行者也。与太阳、少阴合入股内，贯脊，属肾。与太阳起目内眦，上额交巅，上入络脑，还出别下项，循肩膊内，夹髀左右，别走太阳，入贯臀。""二十八难"亦曰："督脉者，起于下极之俞，并于脊里，上至风府，入属于脑。"由是观之，则督亦与太阳合行者十九，故邪客则脊强，以其贯脊也。督与太阳皆主表，而督为诸阳之总，太阳为诸阳之长，又曰巨阳③。风邪从类伤阳，表必先受，故留则为癫痫疾也。癫痫时发时止，或筋脉牵引，或项背反张，虽云风伤督脉，亦太阳主筋故耳。脉来直上直下，则弦长矣。

---

① 七疝：七种疝病的合称。

② 篡：中医学上的人体部位名，与"会阴穴"部位相当，位于人体肛门和生殖器的中间凹陷处。

③ 巨阳：《素问·热论》谓"巨阳者，诸阳之属也，其脉连于风府，故为诸阳主气也。"

尺寸俱浮，中央亦浮，则六部皆浮，又兼弦长，故其见证皆属风家。大抵冲脉主里，督脉主表也。

编者按：太阳之为诸阳之长，一身之藩篱，功能卫外，乃根于少阴阳气。盖因督脉为诸阳之总纲，起于少阴，而与太阳并行于背脊，故能启少阴阳气而实太阳之表也。柯韵伯曰："太阳之根即是少阴。"又曰："太阳阳虚，不能主外，内伤真阴之气，便露少阴底板。"故太阳表证，病颈项肩背不舒，径以麻桂剂开之，若太少两感，则须附子鼓舞阳气以助之。若病太阳里证，膀胱气化不利，蓄水蓄血，则又非督脉所主也。

带脉周回，关左右弹。带下脐痛，精失不安。

带脉起于季胁，回身如带，在人腰间，故应于关。脏腑十二经络，皆过于此。或湿热下流，或风入胞宫，带脉不任，与邪俱陷，则赤白之证见。《素问·痿论》曰："带脉起于季胁章门，前则当脐上。"[①] 故或为脐痛。《灵枢·经别》篇曰："肾足少阴当十四椎出属带脉。"盖肾主藏精，带固腰脊，虚则一不能藏，一不能固，而精有自失者矣。

喻嘉言曰："人身有经脉络脉，直行曰经，旁支曰络。络者，兜络之义，即十二经之外城也。经凡十二，手之三阴三阳、足之三阴三阳是也。络乃有十五者，因十二经各有一别络，《难经》以阳跷、阴跷及脾之大络足成之。后世遂为定名，反遗《内经》'胃之大络，名曰虚里，贯膈络肺'，吃紧一段。人知之而不敢翻越人之案，遂曰宜增为十六络，是十二经有四大络矣。尝谓《难经》以二跷为络之名原误，当是胃之一大络，脾之一大络，共指奇经八者为一大络，配为十五络，始为确耳。如十二经既各有一络，共十二络矣。此外有胃之一大络，系胃下直贯膈肓，统络诸络脉于上。复有脾之一大络，系脾外横贯胁腹，统络诸络脉于中。复有奇经之一大络，系奇经环贯诸经

***

① 带脉……当脐上：今本《素问·痿论》篇无该条原文。

之络于周身上下。总之，十二络以络其经，三大络以络其络也。何以知阳跷、阴跷之不当言络也。盖尝推奇经之义，督脉督诸阳而行于背，任脉任诸阴而行于前，不相络也。冲脉直冲于胸中，带脉横束于腰际，不相络也。阳维、阴维一起于诸阳之会，一起于诸阴之交，名虽曰维，乃是阳自维其阳，阴自维其阴，非交相维络也。至于阳跷、阴跷同起于足跟，一循外踝，一循内踝，并行而斗其捷，全无相络之意。设阳跷、阴跷可言二络，则阳维、阴维何不可言二络乎？推广之，而督、任、冲、带，何不可言八络乎？况《难经》有云：'奇经之脉，如沟渠满溢，流于深湖，故圣人不能图。'细推其意，乃则以奇经明等之一大络。不然，夫岂有大经如江如湖之水，而反拟之沟渠者哉？又云：'人脉隆盛，入于八脉而不环周，故十二经亦不能拘。'此全是经盛入络，而其溢蓄者止在于络，不能环溉诸经也。合两说而通会其意，奇经乃自共为一大络，更复何疑！若时珍以任、督二络为据者，恐亦未当。"

张紫阳①云："冲脉在风，府穴下，督脉在脐后，任脉在脐前，带脉在腰，阴跷脉在尾闾前阴囊下，阳跷脉在尾闾后二节，阴维脉在顶前一寸三分，阳维脉在顶后一寸三分。凡人有此八脉，俱属阴神②，闭而不开，惟神仙以阳气冲开，故能得道。八脉者，先天大道之根，一气之祖，采之惟在阴跷为先，此脉纔③动，诸脉皆通。阴跷一脉，散在丹经，其名颇多，曰天根，曰

---

① 张紫阳：原名伯端，字平叔（984—1082 年），北宋道士，天台（今属浙江）人，精三教典籍。著有《悟真》篇。

② 阴神，以及下论天根、死户、桃康等，皆道教练丹修真术语。

③ 纔：才。

死户，曰复命关，曰生死根，有神主之，名曰桃康[1]，上通泥丸[2]，下彻涌泉。倘能知此，使真气聚散，皆从此关窍，则天门常开，地户永闭，尻脉周流于一身，和气自然上朝，阳长阴消，水中火发，雪里花开，身体轻健，容衰返壮，昏昏嘿嘿，如醉如痴。要知西南之乡，在坤地尾闾之前，膀胱之后，小肠之下，灵龟之上，乃天地逐日所生气根，产铅之地也，医家不知有此。"按丹书论阳精、河车，皆以任、冲、督脉、命门、三焦为说，未有专指阴跷者，而紫阳《八脉经》所载经脉，稍与医家不同，然内景惟返观者能知，或不谬也。

脉有反关，动在臂后，别由列缺，移于外络，兄乘弟位。

反关者，非无脉也，谓寸口脉不应指，而反从尺旁过肺之列缺、大肠之阳溪，刺斜出于外络。其三部定位，九候浅深，俱与平常应见于寸口者无异，若兄固有之位，弟窃而乘之。以其不行于关上，故曰反关，在十万中仅见一二人，令人覆手诊之，方可见耳。一说男左女右，得之者贵，试之勿验也。

真脏脉

病脉既明，吉凶当别。常脉之外，又有真脉。真象若见，短期可决。

以上正文之论脉，首先源派，次及流行；次则左右，男女定位；次则五脏，阴阳合时。寒热则属之迟数，内外则别之浮沉，以至虚实异形，正邪各状，因脉知病，因病识脉。病则该于疮疡女幼，脉则穷于奇经反关，可谓明且详矣。然而诸脉之

---

[1] 桃康：道教修真术语，指下元神。

[2] 泥丸：道教修真术语，脑神的别名。道教以人体为小天地，各部分皆赋以神名。

外，更有所谓真脉者，大关生死，故又审别于卷末焉。夫人禀五行而生，则五行原吾身之固有，外与天地通，内与谷神①合，得以默运潜行，而不显然彰露。设五脏之元真败绝，谷神不将②，则五行之死形各随脏而见矣，死亡之期，可计日而断。

编者按：下五条分论五脏真脏脉。《素问·玉机真脏论》篇："五脏者，皆禀气于胃，胃者，五脏之本也，脏气者，不能自至于手太阴，必因于胃气，乃至手太阴也。"故五脏平脉，以胃气为本，脏真之气，因而含蓄内敛，隐藏不露，指下从容和缓。若胃气衰绝，脏真之气败露外泄，是为真脏脉，病趋危笃。《素问·平人气象论》篇："人绝水谷则死，脉无胃气亦死。所谓无胃气者，但得真脏脉，不得胃气也。"

心绝之脉，如操带钩；转豆躁疾，一日可忧。

《素问·平人气象论》曰："死心脉来，前曲后居，如操带钩，曰心死。"前曲者，谓轻取则坚强而不柔；后居者，谓重取则牢实而不动。如持革带之钩，全失冲和之气。但钩无胃，故曰心死。转豆者，即《素问·玉机真脏论》所谓"如循薏苡子累累然"，状其短实坚强，真脏脉也。又曰："心绝一日死。"又曰："壬日笃，癸日死。死于亥子时，水能克火也。"

编者按：十干以应日，一日之统十二时。甲阳乙阴，寅阳卯阴，曰木；丙阳丁阴，午阳巳阴，曰火；戊阳己阴，辰戌阳丑未阴，曰土；庚阳辛阴，申阴酉阴，曰金；壬阳癸阴，子阳亥阴，曰水。五行之中，心属丁火，壬为阳水，水来克火，幸一阳未灭，尚不至死。延至癸日，阴水正旺，阴乘阳亡，故危在壬日，死在癸日。以时辰计，一日之中，亥子水气主时，心火不任克伐，故死。死，指病情危重。胃气败绝，真脏脉出，一行之气独见寸口，结合五脏五行干支配属，估量转归预后，得天时之助则生，受天时之伐则笃，但不必拘于既定日数，旨在明乎阴阳消长，五行生克，天人相应之理。下篇诸脏以此类推。

---

① 谷神：即养生之神，生化之本源。
② 谷神不将：生化之源败绝。

肝绝之脉，循刀责责；新张弓弦，死在八日。

《素问·玉机真脏论》曰："真肝脉至，中外急如循刀刃。"《素问·平人气象论》曰："脉来急益劲，如新张弓弦，曰肝死。"又曰："肝绝八日死。"① 又曰："庚日笃，辛日死。死于申酉时，金能克木也。"②

脾绝雀啄，又同屋漏；一似水流，又同杯覆。

《素问·平人气象论》曰："死脾脉来，锐坚如乌之喙，如屋之漏，如水之流。"谓歇歇而再至，如乌喙之啄，状其硬也。或良久一至，有如屋漏，状其不能相接。至如水流杯覆，则精气已脱，往而不返，倾而不扶，其可生乎？又曰："脾绝，四日死。"③ 又曰："甲日笃，乙日死。死于寅卯时，木能克土也。"④

肺绝维何？如风吹毛，毛羽中肤，三日而号。

《素问·平人气象论》曰："死肺脉来，如风吹毛，曰肺死。"《素问·玉机真脏论》曰："真肺脉至，如以毛羽中人肤。"皆状其散乱无绪，但毛而无胃气也。又曰："肺绝三日

---

① 《素问·玉机真脏论》篇无此原文。相关条文见《脉经·诊五脏六腑气绝证候》："病人肝绝，八日死，何以知之？面青，但欲伏眠，目视而不见人，汗出如水不止。"

② 《素问·玉机真脏论》篇无此原文。相关条文见《难经·第二十四难》之"足厥阴气绝，即筋缩引卵与舌卷。厥阴者，肝脉也。肝者，筋之合也。筋者，聚于阴器而络于舌本，故脉不营，则筋缩急，即引卵与舌；故舌卷卵缩，此筋先死。庚日笃，辛日死。"及《脉经·热病五脏气绝死日证》之"热病，肝气绝，僵仆，足不安地，呕血，恐惧，洒淅恶寒，血妄去，遗屎溺，死。魂与筋血俱去，故肝先死，庚日笃，辛日死。"

③ 《素问·玉机真脏论》篇无此原文。相关条文见《脉经·诊五脏六腑气绝证候》之"病人脾绝，十二日死。"

④ 《素问·玉机真脏论》篇无此原文。

第三辑

死。"① 又曰:"丙日笃,丁日死。死于午未时,火能克金也。"②

肾绝伊何?发如夺索,辟辟弹石,四日而作。

《素问·平人气象论》曰:"死肾脉来,发如夺索,辟辟如弹石,曰肾死。"索如相夺,其劲必甚;辟辟弹石,其坚必甚。又曰:"肾绝四日死。"③ 又曰:"戊日笃,己日死。死于辰戌丑未时,土能克水也。"④

命脉将绝,鱼翔虾游;至如涌泉,莫可挽留。

浮时忽一沉,譬鱼翔之似有似无;沉时忽一浮,譬虾游之静中一跃;状类如泉之涌,浮数于肌肉之上,而乖违其就下之常;神已欲脱,何恃而能生乎?统而论之,使其在心,则前曲后居,柔滑全无,如转豆躁疾,则所谓累累如连珠、如循琅玕者无有也。使其在肝,则强劲弦急,按之切手,如循刀责责,则所谓软弱轻虚而滑、端直以长者无有也。使其在脾,则坚锐连属如雀啄粒,许久一滴,二脉乍数乍疏,如屋之漏,去而不返,如水之流,止而不扬,如杯之覆,所谓和柔相离、如鸡践

---

① 《素问·玉机真脏论》篇无此原文。相关条文见《脉经·诊五脏六腑气绝证候》之"病人肺绝,三日死,何以知之?口张,但气出而不还。"

② 《素问·玉机真脏论》篇无此原文。相关条文见《难经·第二十四难》之"手太阴气绝,即皮毛焦。太阴者,肺也,行气温于皮毛者也。气弗营,则皮毛焦;皮毛焦,则津液去;津液去,则皮节伤;皮节伤,则皮枯毛折;毛折者,则毛先死。丙日笃,丁日死。"及《脉经·热病五脏气绝死日证》:"魄与皮毛俱去,故肺先死,丙日笃,丁日死。"

③ 《素问·玉机真脏论》篇无此原文。相关条文见《脉经·诊五脏六腑气绝证候》之"病人肾绝,四日死,何以知之?齿为暴枯,面为正黑,目中黄色,腰中欲折,白汗出如注流水。"

④ 《素问·玉机真脏论》篇无此原文。相关条文见《难经·第二十四难》之"足少阴气绝,则骨枯。少阴者,冬脉也,伏行而濡于骨髓。故骨髓不濡,即肉不着骨;骨肉不相亲,即肉濡而却;肉濡而却,故齿长而枯,发无润泽;无润泽者,骨先死。戊日笃,己日死。"及《脉经·热病五脏气绝死日证》之"热病,肾气绝,喘悸,吐逆,踵疽,尻痛,目视不明,骨痛,短气,喘满,汗出如珠,死。精与骨髓俱去,故肾先死,戊日笃,己日死。"

地者无有也。使其在肺，上则微茫下则断绝，无根萧索，所谓厌厌聂聂、如落榆荚者无有也。使其在肾，解散而去，欲藏无人，去如解索弹搏而来，所藏尽出，来如弹石，则所谓喘喘累累如钩、按之而坚者无有也。在命门右肾与左肾同，但内涵相火，故其绝也，忽尔静中一跃，如虾之游，如鱼之翔，火欲绝而忽焰之象也。在膀胱泛滥不收，至如涌泉，以其藏津液而为州都之官，故绝形如此。盖脉之和柔得体者，胃气与之俱耳。胃气若少，即已成病；何况于无，则生生之根本先绝，而五脏其能持久哉！再察色证以决之，理当不爽也。见真脏之脉可决短期者是矣。而《素问·玉机真脏论》曰："急虚身中卒至，五脏绝闭，脉道不通，气不往来，譬于堕溺，不可为期。其脉绝不来，若人一息五六至，其形肉不脱，真脏虽不见，犹死也。"乃知有急病不必真脏脉见而卜其死者，可拘于时日哉！

按：《难经·十五难》所载平脉、死脉，与本经互有异同。如以厌厌聂聂，如循榆叶为春平；如鸡举足为夏病；蔼蔼如车盖，按之而益大曰秋平；按之萧索，如风吹毛曰秋死；上大下兑，濡滑如雀之啄曰冬平；啄啄连属，其中微曲曰冬病；来如解索，去如弹石，曰冬死；此皆与本经之不同者也。至于如引葛，如夺索，如乌之喙，如鸟之距，软弱招招如揭长竿末梢，喘喘累累如钩而坚之类，又皆不载。《难经》之义，原出本论，而异同若此，意者必有误欤。

医之诊脉，将决死生。展转思维，务欲其精。穷搜博采，静气凝神。得心应手，泽及后昆①。勉哉同志，相与有成。熟读深思，如见古人。

夫人命至重，故医者非仁爱不可托也，非聪明不可任也，

---

① 后昆：后嗣，子孙。

非淳良不可信也。古之为医，必上通天道，使五运六气变化郁复之理，无一不精；中察人身，使十四经络，内而五脏六腑之渊涵，外而四肢百骸之贯串，无一不彻；下明物理，使昆虫草木之性情气味，无一不畅。及乎诊视之际，涤除嗜欲，虚明活泼，贯微达幽，不失细小，其智能宣畅曲解既如此，其德能仁恕博爱又如彼，而犹不敢以为是，谛察深思，务期协中，造次之际，罔敢或肆者也。学人肯虚衷求益，则承蜩①运斤，许入岐黄之室矣。当共勉其志，以克底于大成也。

---

① 承蜩（tiáo）：以竿取蝉。承，通"拯"。

卷七 望、闻、问三诊

小序

　　望闻问切，古所谓四诊也。知切矣而略于三者，犹欲入户而阖①门，其可得哉！扁鹊称圣医，见齐桓而却步，先得于望也。予本于经而条晰之，附以仲景之说，四诊之法始全。学人尤当熟玩而深味焉。

望诊

善诊察色，变化相移；得失在望，断之不疑。

　　《素问·阴阳应象大论》曰："善诊者，察色按脉。"《素问·移精变气论》曰："理色脉而通神明，变化相移，以观其妙。"《素问·玉机真脏论》曰："凡治病察其形气色泽。形气相得，谓之可治；色泽已浮，谓之易已；形气相失，谓之难治；色夭不泽，谓之难已。"大都气盛形盛，气虚形虚，是相得也，故可治。气色明润，血气相营，故易已。若形与气两不相得，色夭枯而不明润，何以图存乎？视色之道，积神属意；往今新故，可以自必。《灵枢·五色》篇曰："积神于心，以知往今，故相

――――――――――

①　阖：关闭。

第
三
辑

气不微，不知是非，属意勿去，乃知新故。"凡已往来今新病故疾，先本乎视色，不过凝静精一，扁鹊岂有他技乎。

合色脉之法，圣神所最重，治病之权舆也。色者目之所见，脉者手之所持，而两合之，下合五行休旺，上副①四时往来，要未可与中人以下者道也。合之维何？五脏之色在王时②见者，春苍，夏赤，长夏黄，秋白，冬黑。五脏所主外荣之常，白当肺当皮，赤当心当脉，黄当脾当肉，青当肝当筋，黑当肾当骨。五脏之脉，春弦，夏钩，秋毛，冬石，强则为太过，弱则为不及。四时有胃曰平，胃少曰病，无胃曰死。有胃而反见所胜之脉，甚者今病，微者至其所胜之时而病，此非显明易推者乎？

编者按：凡诊治疾病，当察形气色泽，脉之盛衰。色脉之法，色之明润，脉之有胃，则病易治。色、脉之变，皆与四时阴阳变化相应。

五脏六腑，各有部分，额至阙庭，上属咽喉。阙循鼻端，五脏之应。内眦③夹鼻，下至承浆④，属于六腑。表里各别。自颧下颊，肩背所主，手之部分。牙车下颐，属股膝胫，部分在足。

《灵枢·五色》篇曰："自额而下阙庭上，属咽喉之部分也。自阙中循鼻而下鼻端，属五脏之部分也。自内眦夹鼻而下至承浆，属六腑之部分也。自颧而下颊，属肩背手之部分也。自牙车以下颐⑤，属股膝足之部分也。"

编者按《灵枢·邪气脏腑病形》："十二经脉，三百六十五络，其气血皆上于面而走空窍。"故面部分候五脏六腑。《黄帝内经》关于面部分候，

---

① 副：相称，符合。
② 王时：旺盛之时。
③ 眦（zì）：眼眶。
④ 承浆：即承浆穴，是任脉与足阳明胃经的交会穴，在面部，当颏唇沟的正中凹陷处。
⑤ 颐：下巴。

有两种不同分法。一见于《灵枢·五色》篇，适用于杂病辨证；一见于《素问·刺热》篇："肝热病者，左颊先赤；心热病者，颜先赤；脾热病者，鼻先赤；肺热病者，右颊先赤；肾热病，颐先赤。"适用于外感热病辨证。

脏腑色见，——可征。庭者首面。阙上咽喉。阙中者肺。下极为心。直下者肝。肝左为胆。肝下属脾。方上者胃。中央大肠。夹大肠者，北方之肾。当肾者脐。面王以上，则为小肠。面王以下，膀胱、子处。

《灵枢·五色》篇曰："庭者，首面也。阙上者，咽喉也。阙中者。肺也。下极者，心也。直下者，肝也。肝左者，胆也。下者，脾也。方上者，胃也。中央者，大肠也。夹大肠者，肾也。当肾者，脐也。面王以上者，小肠也。面王以下者，膀胱、子处也。"

庭者，颜也，额也，天庭也，位最高危，见于此者，上应首面之疾。阙在眉心，眉心之上，其位亦高，故应咽喉。眉心，中部之最高者，故应肺。下极者，在两目之间，心居肺之下，故下极应心。下极之下为鼻柱，肝在心之下，故直下应肝。胆附于肝之短叶，故肝左应胆，在鼻柱左右。鼻柱之下，即准头也，是为面王，亦曰明堂。准头属土，居面之中央，故以应脾。准头两旁迎香之上，鼻隧是也。脾与胃为表里，脾居中而胃居外，故方上：应胃。面肉之中央，迎香之外，颧骨之下，大肠之应也。夹大肠，颊之上也。四脏皆一，惟肾有两：四脏居腹，惟肾附脊。故四脏次于中央，而肾独应于两颊。肾与脐对，故当肾之下应脐而主鼻准也。小肠为腑，应夹两颧。故面王之上，两颧之内，小肠之应也。面王以下者，人中也，是为膀胱、子处之应。

更有肢节，还须详察。颧应乎肩。颧后为臂。臂下者手。

目内眦上，属于膺①乳。夹绳②而上，为应乎背。循牙车下，为股之应。中央者膝。膝下为胫。当胫下者，应在子足。巨分者股。巨屈膝膑。

《灵枢·五色》篇曰："颧者，肩也。颧后者，臂也。臂下者，手也。目内眦上者，膺乳也。夹绳而上者，背也。循牙车③以下者，股也。中央者，膝也。膝以下者，胫也。当胫以下者，足也。巨分④者，股里⑤也。巨屈⑥者，膝膑也。此五脏六腑肢节之部也。"

编者按：内而脏腑，外而肢节，皆能分属颜面各部，故望面能知其病位。面、眼、耳、舌、寸口、尺肤等局部，也都能反映生命个体内在脏腑经络气血的异常变化。这一思想充分体现了中医学的整体观念。即生命体的任何一部分，都是整个生命体的缩影。

部分已精，须合色脉。五色外见，为气之华。如帛裹朱，赤色所尚。若使如赭，其凶难治。白如鹅羽，不欲如盐。青如苍璧，蓝色可憎。罗裹雄黄，中央正色。设如黄土，败绝之应。黑如重漆，所虑地苍。五色吉凶，求之勿失。

夫气由脏发，色随气华。如青、黄、赤、白、黑者，色也。如帛裹朱，如鹅羽，如苍璧，如罗裹雄黄，如重漆，或有鲜明外露，或有光润内含者，皆气也。气至而色彰，故曰欲，曰生。若赤如赭，白如盐，青如蓝，黄如土，黑如地苍；甚则青如草

---

① 膺：胸。
② 绳：耳廓根部前面谢着在侧头部的边缘部位。
③ 牙车：下腭骨，即下牙床。
④ 巨分：口角两侧大纹处。
⑤ 股里：大腿内侧。
⑥ 巨屈：指颊下曲骨处。

兹①，黄如枳实，黑如炲②，赤如衃血③，白如枯骨，或晦黯不泽，或悴槁不荣，败色杂呈，气于何有？故曰不欲，且曰死。由此观之，则色与气固不可须臾离也。然而外露者不如内含，内含则气藏，外露则气泄。亦犹脉之弦钩毛石，欲其微，不欲其甚。故如上文所云，正取五色之微见，方是五脏之外荣。否则过于彰露，与弦钩毛石之独见而无胃气，名曰真脏者，何以异乎！

编者按：气由脏发，色随气华。色为脏腑气血的外荣，故五脏各有所主之色。任何一色，须明润含蓄，方为有神之色。清代名医程钟龄曰："大抵五色中须以明润为主，而明润中须有蕴蓄，若五色之精华尽发越于外，而无所蓄，亦非佳兆也。"故李氏强调，若面色过于彰露，则脏气外泄，乃无胃气之征。病色又有善恶之分。所谓善色，指色光明润泽，虽病而脏腑精气未衰，胃气尚能上荣。所谓恶色，指色枯槁晦暗，也是脏腑精气已衰，胃气不能上荣。故诊病必望五色善恶，判病之吉凶。

白当肺辛，赤当心苦，青当肝酸，黄当脾甘，黑当肾咸。白则当皮，赤则当脉，青则当筋。黄则当肉，黑则当骨。

此"五脏生成篇"所载，以五色分配五脏及皮、脉、筋、肉、骨也。白则当皮者，以肺色属白，肺主皮毛。余仿此。

五脏之色，皆须端满；如有别乡，非时之过。

《灵枢·五色》篇曰："青黑赤黄白，皆端满有别乡。别乡赤者，其色赤大如榆荚，在面王为不日。"此言五色之正端满合时日者，是谓无邪。有别乡者，犹言王色之外，别部又见一色也。如赤见于面王，则非其部；不当见而见，又非其时矣。

编者按：张景岳《类经·色脏部位脉病易难》注曰："色者，言正色

---

① 兹：草木茂盛。明·张景岳《类经·五脏五色死生》："兹，滋同。如草滋者，纯于青而色深也。"

② 炲（tái）：同"炱"，烟气凝积而成的黑灰，俗称"烟子"或"煤子"。

③ 衃血（pēi xuè）：凝固呈赤黑色的败血。

第三辑

也。正色凡五，皆宜端满。端谓无邪，满谓充足。有别乡者，言方位时日各有所主之正向也。别乡赤者，又言正向之外，而有邪色之见也。赤如榆荚见于面王，非其位也。不当见而见者，非其时也，是为不日。不日者，失其常度之谓。此单举赤色为喻，而五色之谬见者，皆可类推矣。乡，向同。"五色，应该出现在其所属部位，若出现在其他部位，则为病色。病色、本色相生，则疾病向愈；病色、本色相克，则预后不良。

其色上锐①，首空上向；下锐下向，左右如法。

《灵枢》论从色观向。凡邪随色见，各有所向，而尖锐之处，即其乘虚所进之方。故上锐者，以首面正气之空虚，而邪则乘之上向也。下锐亦然。其在左在右，皆同此法。

编者按：从色观向，从病色尖端所指方向，是正气亏虚之处，即是病邪发展方向。

五脏五色，皆见子面；相应于脉，寸尺是践。

《难经·十三难》曰："色之与脉，当参相应，为之奈何？然，五脏有五色，皆见于面，亦当与寸口、尺内相应。"

假令色青，脉当弦急。如色见赤，浮大而散。色黄缓大。色白之征，浮涩而短。其色黑者，沉濡而滑。

"十三难"曰："假令色青，其脉当弦而急。色赤，其脉浮大而散。色黄，其脉中缓而大。色白，其脉浮涩而短。色黑，其脉沉涩而滑。"此言见其色而知其脉也。脏位于内，色见于面，脉见于寸口、尺内。夫医者之言诊视也，视者视其色，诊者诊其脉，二者当参相应。

色青浮涩，或大而缓，名为相胜。浮大而散，若小而滑，名为相生。

青者，肝色也。浮涩而短者，肺之脉也。大而缓者，脾之脉也。浮大而散者，心之脉也。小而滑者，肾之脉也。假令肝

---

① 锐：尖端。

之色而得肺之脉，脉胜色矣；得脾之脉，色胜脉矣；得心之脉，色生脉矣；得肾之脉，脉生色矣。一脏之色，其相胜相生，有如是夫余仿此。

编者按：色脉相参，通过色脉相生相克，能更为全面地把握病情。《灵枢·邪气脏腑病形》篇："色青者，其脉弦也。赤者，其脉钩也。黄者，其脉代也。白者，其脉毛。黑者，其脉石。见其色而不得其脉，反得其相胜之脉，则死矣；得其相生之脉，则病已矣。"对于色脉相参的重要性，正如《丹溪心法》说："诚能察其精微之色，诊其微妙之脉，内外相参而治之，则万举万全之功，可坐而收矣。"

沉浊为内，浮泽为外。

内为脏，外为腑，以沉浮别之。然在色上看，非心领不能得。

察其浮沉，以知浅深。察其泽夭①，以观成败。察其散抟②，以知远近。视色上下，以知病处。

浮则病浅，沉则病深。泽则成全，夭则败亡。散解者新近，抟聚者久远。上则在上，下则在下。皆以色形知病也。

色明不显，沉夭为甚；若无沉夭，其病不甚。

明泽不粗显而但见沉夭，病必甚也。若无沉夭，虽不明泽，病亦不甚。

编者按：以色之沉浮、明润枯槁、聚散知病之深浅、吉凶、远近。

黄赤为风，青黑为痛，白则为寒，黄则为膏③，润④则为脓，赤甚为血。

此以五色合病也。然《灵枢·五色》篇曰："其色散，驹驹然未有聚，其病散而气痛，聚未成也。"盖言驹为小马奔逸不

---

① 夭（yǎo）：通"杳"，昏暗。

② 抟（tuán）：把东西捏聚成团。

③ 膏（gāo）：溶化的油脂。

④ 润：雨水下流。

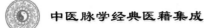
定，其色散无定所，气虽聚而痛未成形。故凡诊视者，病之浅深或殊，则色之聚散靡①定，万不可轻视妄言也。

面部

面上白点，腹中虫积。如蟹爪路②，一黄一白，食积何疑。两颧时赤，虚火上炎。面无血色，又无寒热，脉见沉弦，将必衄血。病患黄色，时现光泽，为有胃气，自必不死；干黄少润，凶灾立应。赤现两颧，大如拇指，病虽小愈，必将卒死。黑色出庭，拇指相似，不病卒亡。冬月面惨③，伤寒已至。紫浊时病。色白而肥，气虚多痰。黑而且瘦，阴虚火旺。

> 编者按：面色紫浊，论述较少，易于忽视。清代汪宏《望诊遵经·黑色主病条目》曰："紫浊者，时疫也。惨黑带紫者，邪气盛也。"故见紫色，病邪为深重。

目部

目赤色者，其病在心。白病在肺。青病在肝。黄病在脾。黑病在肾。黄而难名，病在胸中。白睛黄淡，脾伤泄痢。黄而且浊，或似烟熏，湿盛黄胆。黄如橘明，则为热多。黄兼青紫，脉来必芤，血瘀胸中。眼黑颊赤，乃系热痰。眼胞上下，有如烟煤，亦为痰病。眼黑步艰，呻吟不已，痰已入骨，遍体酸痛。眼黑面黄，四肢痿痹，聚沫风痰，随在皆有。目黄心烦，脉大

---

① 靡：无，没有。

② 蟹爪路：形容面色如蟹爪。《丹溪心法·卷二·咳嗽》："有食积人，面青黄色不常，面上有如蟹爪路，一黄一白者是。"

③ 惨：阴暗；暗淡无光。

病进；目黄心烦，脉和病愈。目睛晕黄，衄则未止。目睛黄者，酒疸已成。黄白及面，眼胞上下，皆觉肿者，指为谷疸，心下必胀。明堂眼下，青色多欲，精神劳伤，不尔未睡。面黄目青，必为伤酒。面无精光，齿黑者危。瘰疬①赤脉，贯瞳者凶；一脉一岁，死期已终。目间青脉，胆滞挛痛。瞳子高大，太阳不足。病患面目，俱等无疴。面黄目青，面黄目赤，面黄目白，面黄目黑，此有胃气，理皆不死。面赤目白，面膏目黑，面黑目白，面赤目青，此无胃气，皆死何辞。眼下青色，伤寒挟阴。目正圆者，太阳经绝，痉病不治。色青为痛。色黑为劳。色赤为风。色黄溺难。鲜明留饮。（鲜明者，俗言水汪汪也。俱指白珠。）目睛皆钝，不能了了②，鼻呼不出，吸而不入，气促而冷，则为阴病。目睛了了，呼吸出入，能往能来，息长而热，则为阳病。

编者按：望目不离神、色、形、态，但更重要的是要四诊相参。如目黄心烦，脉大病进；目睛了了，呼吸出入等等。本条着重强调了面色和目色相参，面有黄色，则胃气在而不死；若面无黄色，则胃气已绝。

鼻部

鼻头微黑，为有水气。色见黄者，胸上有寒。色白亡血。微赤非时，见之者死。

察色精微，莫先于目下之精明，鼻间之明堂。经谓"精明五色者，气之华也"，是五脏之精华，上见为五色，变化于精明之间，某色为善，某色为恶，可先知也。仲景更出精微，尤要在中央鼻准，毋亦以鼻准在天为镇星，在地为中狱，木金水火

① 瘰疬：是好发于颈部淋巴结的慢性感染性疾病，因其结核累累如贯珠之状，故名瘰疬。

② 了了：明白，清楚。

四脏，气必归并于中土耶！其谓"鼻头色青，腹中苦冷者死"，此一语独创千古。后人每恨《卒病论》亡，莫由仰溯渊源，不知此语正其大者。盖厥阴肝木之青色，夹肾水之寒威，上征于鼻，下征于腹，是为暴病，顷之亡阳而卒死耳。其谓"鼻头色微黑者，有水气"，又互上句之意，见黑虽为肾阴之色，微黑且无腹病，但主水气而非暴病也。谓"色黄者，胸上有寒"，寒字《伤寒论》中多指为痰，言胸有积痰也。谓"色白者亡血"，白者肺之色，肺主上焦以行营卫，营不充则鼻色白，故知亡血也。谓"设微赤，非时者死"，火之色归于土，何遽①主死？然非其时而有其气。则火非生土之火，乃克金之火，又主脏燥而死矣。

编者按：本条引用《金匮要略·脏腑经络先后病脉证第一》："问曰：病人有气色见于面部，愿闻其说。师曰：鼻头色青，腹中痛，苦冷者死；鼻头色微黑色，有水气；色黄者，胸上有寒；色白者，亡血也。设微赤，非时者死。其目正圆者痉，不治。又色青为痛，色黑为劳，色赤为风，色黄者便难，色鲜明者有留饮。"来说明望鼻色的重要性。关于这条条文，学者有不同认识，有认为"色黄者，胸上有寒；色白者，亡血也。设微赤，非时者死"不是指鼻头之色，而是指面色。"色黄者，胸上有寒"，"色黄"，指面部和鼻呈黯黄色。"寒"指寒饮。因中焦阳虚，水聚为饮，寒饮上干于胸。"色白者，亡血也。设微赤，非时者死。"面色枯白，是血虚不能上荣于面。若失血之后，微赤之色出现于两颧，此乃血去阴伤，阴不涵阳，虚阳上浮之象，且不在夏季火令之时。若在夏季炎热之时出现，则不主死。清·尤怡就持此观点，其在《金匮要略心典·卷上·脏腑经络先后病脉证第一》曰："色黄者，面黄也，其病在脾。脾病则生饮，故胸上有寒。寒，寒饮也。色白亦面白也。亡血者不华于色，故白。血亡则阳不可更越。设微赤而非火令之时，其为虚阳上泛无疑，故死。"此与笔者认识不同，供参考。

鼻头色黄，小便必难。鼻头黄色，又主胸中有寒，寒则水

---

① 遽：立刻，马上。

谷不运，故小便难。余处无恙，鼻尖青黄，其人必淋。鼻青腹痛，舌冷者死。鼻孔忽仰，可决短期。鼻色枯槁，死亡将及。鼻冷连颐，十无一生。（鼻者属土，而为肺气之所出入。肺胃之神机已绝，故枯槁而冷，顾其能活乎！）

血脉

诊血脉者，多赤多热；多青多痛；多黑久痹；赤黑青色，皆见寒热。（血脉即络脉，肌皮嫩薄者，视之可见。臂多青脉，则曰脱血。络中血脱，故不红而多青）。

毛发

发枯生穗，血少火盛。毛发堕落，卫疏有风；若还眉堕，风证难愈。头毛上逆，久病必凶。（血枯不荣，如枯草不柔顺而劲直，小儿疳病多此，亦主有虫。）

形体

大体为形，形充者气。形胜气者，必主夭亡。肥白而气不充。气胜形者，寿考①之征。（修长黑色有神。）气实形实，气虚形虚。形盛脉细，气难布息，已濒于危。形瘦脉大，胸中多气，可断其死。肥人中风，形厚气虚；痰壅气塞，火冲暴厥。瘦人阴虚，血液衰少；相火易亢，故多劳嗽。病人形脱，气盛者死。（正虚则形脱，邪实则气盛。）形体充大，皮肤宽缓。定

---

① 寿考：年高，长寿。

臻①耄耋②；形体充大，皮肤紧急，当为夭折。形盛气虚，气盛形虚，形涩脉滑，形大脉小，形小脉大，形长脉短，形短脉长，形滑脉涩，肥人脉细，羸人脉躁，俱为凶候。（言反常也。）血实气虚，则体易肥；气实血虚。则体易瘦。肥者能寒。（能读耐。）瘦者能热。美髯及胸，阳明有余；髯少而短，阳明不足。坐垂一脚，因有腰痛。行迟者痹，或表素强，或腰脚痛，或有麻木，渐成风疾。里实护腹，如怀卵物，心痛之证。持脉而欠，知其无病。（经云，阳引而上，阴引而下，则欠。阴阳相引，故云无病，病亦即愈。）息摇肩者，心中坚急。息引胸中，上气者咳。息而张口，必乃短气，肺痿吐沫。掌寒腹寒，掌热阴虚。诊时病人，叉手扪心，闭目不言，心虚怔忡。仓廪不藏，门户不要。水泉不止，膀胱不藏。头倾视深，精神将夺。背曲肩随，府将坏矣。腰难转摇，肾将惫矣。膝为筋府，屈伸不能，行则偻俯③，筋将惫矣。骨为髓府，不能久立，行则振掉，骨将惫矣。眼胞十指，肿必久咳。

编者按："持脉而欠，知其无病"引自张仲景《伤寒论·平脉法第二》："师持脉，病人欠者，无病也。"《灵枢·口问》："阳引而上，阴引而下，阴阳相引，故数欠。"张景岳《类经·口问十二邪之刺》注曰："欠者，张口呵吸，或伸臂展腰，以阴阳相引而然也。夫阳主昼，阴主夜；阳主升，阴主降。凡人之寤寐，由于卫气。卫气者，昼行于阳，则动而为寤；夜行于阴，则静而为寐。故人于欲卧未卧之际，欠必先之者，正以阳气将入阴分，阴积于下，阳犹未静，故阳欲引而升，阴欲引而降，上下相引，而欠由生也。今人有神疲劳倦而为欠者，即阳不胜阴之候。"故欠者，引阳气而入阴，其阴阳相交为和，则无病。

---

① 臻（zhēn）：到，达到。《说文解字》："臻，至也。"
② 耄耋（mào dié）：犹高龄，高寿。
③ 偻俯（lǚ fǔ）：弯下身子。

死证

尸臭舌卷，囊缩肝绝。口闭脾绝。肌肉不滑，唇反胃绝。发直齿枯，遗尿肾绝。毛焦面黑，直视目瞑[①]，阴气已绝。眶陷系[②]倾，汗出如珠。阳气已绝。病后喘泻，脾脉将绝。目若正圆，手撒戴眼，太阳已绝。声如鼾睡，吐沫面赤，面黑唇青，人中肿满，唇反[③]出外，发眉冲起，爪甲肉黑，手掌无纹，脐凸跗肿，面青欲眠，目视不见，汗出如油，肝绝之期，在于八日。眉倾胆死，手足甲青，或渐脱落，呼骂不休，筋绝之期，亦如于肝。肩息直视，心绝立死。发直如麻，不得屈伸，自汗不止，小肠绝也，六日而死。口冷足肿，腹热胪[④]胀，泄利无时，乃为脾绝，五日而死。脊痛身重，不可反覆，乃为胃绝，五日而死。耳干背肿，溺血屎赤，乃为肉绝，九日而死。口张气出，不能复返，乃为肺绝，三日而死。泄利无度，为大肠绝。齿枯面黑，目黄腰折，自汗不休，乃为肾绝，四日而死。齿黄枯落，乃为骨绝。

五脏绝证

五脏已夺，神明不守，故作声嘶。循衣摸床，谵语不休，阳明已绝。妄语错乱，不语失音，则为热病，犹或可生。脉浮

---

① 目瞑：目昏眩。

② 系：指目系。

③ 唇反：为症状名，口唇外翻的症状。指口唇向上或向外翻起。唇反是危重病证的表现。

④ 胪（lú）：肚腹。

而洪，身汗如油，喘而不休，乃为肺绝。（汗腻不流，脉洪而喘不休，真气外散。）阳反独留，形如烟熏，直视摇头，乃为心绝。（心为火脏，故阳热独存。烟熏，火极焦灼之象。）唇吻反青，漐漐①汗出，乃为肝绝。（唇吻属脾，而青色属木，木乘土，故曰反。）环口黎黑，柔汗发黄，乃为脾绝。水色凌土，冷汗身黄，脾真散越。溲便遗失，狂言直视，乃为肾绝。（溲便，二阴肾脏所司。遗失则门户不闭，水精败绝，目背瞳人。）阴气先绝，阳气后竭，临死之时，身面必赤，腋温心热。（阴先脱，阳绝于后，故赤色见。余阳未即尽，故腋温心热。）水浆不下，形体不仁，乍静乍乱，乃为胃绝。（胃纳水谷，合肌肉故。）六腑气绝，足冷脚缩。五脏气绝，便利不禁，手足不仁。

手太阴绝，则皮毛焦。

太阴者，肺也，行气温于皮毛者也。故气不荣，则皮毛焦而津液去，津液去则皮节伤，皮节伤则皮枯毛折，毛折者则毛先死，丙日笃，丁日死。

手少阴绝，则脉不通。

手少阴，心也。心主脉，故手少阴气绝则脉不通，脉不通则血不流，血不流则色泽去，故面色黑如黧。此血先死，壬日笃，癸日死。

足太阴绝，口唇不荣。

口唇者，肌肉之本也。脉不荣，则肌肉不滑泽，肌肉不滑泽则肉满，肉满则唇反，唇反则肉先死，甲日笃，乙日死。

足少阴绝，则骨髓枯。

少阴者，冬脉也，伏行而温于骨髓。故骨髓不温，则肉不着骨，骨肉不相亲，则肉濡而却，肉濡而却，故齿长而垢，发

---

① 漐漐（zhé）：形容微汗出如毛毛雨。

无润泽，无润泽者则骨先死，戊日笃，己日死。

足厥阴绝，筋缩引卵，渐及于舌。

厥阴者，肝也；肝者，筋之合也；筋者，聚于阴器而络于舌本；故脉不荣则筋缩急，筋缩急则引卵与舌，故舌卷囊缩。此筋先死，庚日笃，辛日死。

三阴俱绝，眩转瞀①目。

瞀者为失志，失志则志先死，死则目瞀也。

六阳俱绝，阴阳相离；腠理泄绝，汗出如珠；旦占②夕死，夕占旦死。

编者按：中医学的整体观念，是以五脏为中心的理论体系。五脏在内，以经脉而外连体窍。故有肺合皮毛，心合脉，脾主肌肉、外荣口唇，肾主骨，齿为骨之余、外荣头发，肝主筋，其经循阴器而连舌本，五脏之精气皆上注于目。若经脉运行受阻，则内外断绝，必现病危之象。故绝证，体现中医学对于疾病不仅强调精气血等不足，还强调气血运行通畅。张仲景《金匮要略·脏腑经络先后病脉证第一》；"若五脏元真通畅，人即安和。"强调了这一思想。关于笃死之日，主要依据五行生克规律进行推衍，重在强调已病之脏，遭遇过克之因素，病情易于恶化。

诊病新久

诊其脉小，色不夺③者，乃为新病。其脉不夺，其色夺者，乃为久病。脉色俱夺，乃为久病。俱不夺者，乃为新病。

---

① 瞀：盲，目失明。

② 占（zhān）：征兆。

③ 夺：丧失。

诈病

向壁而卧，闻医惊起，而目眕①视，三言三止，脉之嚥②唾，此为诈病。（若脉和平，当言此病须针灸数处，服吐下药，然后可愈。欲以吓其诈，使彼畏惧，不敢言病耳。）

声诊

肝呼应角，心言应徵，脾歌应宫，肺哭应商，肾呻应羽。五脏五声，以合五音。

《素问·阴阳应象大论》曰："视喘息，听音声，而知所苦。"盖病苦于中，声发于外，有不可诬者也。故《难经·六十一难》曰："闻其五音，以别其病。"此之谓也。

大笑不止，乃为心病。喘气太息，乃为肺病。怒而骂詈③，乃为肝病。气不足息，乃为脾病。欲言不言，语轻多畏，乃为肾病。前轻后重，壮厉有力，乃为外感。倦不欲言，声怯而低，内伤不足。攒眉呻吟，必苦头痛。叫喊呻吟，以手扪心，为中脘痛。呻吟身重，转即作楚，乃为腰痛。呻吟摇头，攒眉扪腮，乃为齿痛。呻吟不起，为腰脚痛。诊时吁气，为属郁结。（凡人吁则气郁得以少伸也。）摇头而言，乃为里痛。喉中有声，谓之肺鸣；火来乘金，不得其平。形羸声哑，咽中有疮，肺被火囚。肺主声故耳。声音暴哑，风痰伏火；曾系喊伤，不可断病。声嘶色败，久病不治。气促喉声，痰火哮喘。中年声浊，痰火之

---

① 眕（xì）：恨视，怒视。
② 嚥（yàn）：同"咽"。
③ 詈（lì）：责骂。

殊。独言独语，言谈无绪，思神他寄，思虑伤神。伤寒坏证，哑为狐惑①，上唇有疮，虫食其脏；下唇有疮，虫食其肛。

风滞于气，机关不利。出言蹇涩，乃为风病。气短不续，言止复言，乃为夺气。衣被不敛，骂詈亲疏，神明之乱，风狂之类；若在热病，又不必论。欲言复寂，忽又惊呼，病深入骨。

语声寂寂然②者，不欲语而欲默也。则病本缄默③，而何以忽又惊呼，知其专系厥阴所主，何也？静默统属之阴，而厥阴在志为惊，在声为呼，况骨节中属大筋，筋为肝合，非深入骨节之病，不如此也。

声音低渺，听不明彻，必心膈间有所阻碍。

空能传声，气无阻碍，碍则声出不扬，必其胸中大气不转，出入升降之机艰而且迟，可知病在胸膈间矣。细心静听，其情乃得。

啾④然细长，头中之病。

啾啾然细而长者，谓其声自下焦阴分而上，缘足太阳主气，与足少阴为表里，所以肾邪不剂颈而还，得从太阳部分达于巅顶。肾之本病为呻吟，肾气从太阳经脉直攻于上，则肾之呻并从太阳变动而啾唧细长，为头中病也。大都湿气混其清阳之气所致耳。仲景只此三段而上中下三焦受病之处，妙义可彻。盖声者，气之从喉舌而宣于口者也。新病之人声不变，小病之人声不变，惟久病苛病其声乃变。古人闻隔垣之呻吟而知其病，岂无法乎？

---

① 狐惑：病名。语出张仲景《金匮要略·百合狐惑阴阳毒病脉证并治》之"状如伤寒，默默欲眠，目不得闭，卧起不安。蚀于喉为惑，蚀于阴为狐"。

② 寂寂然：形容安静地状态。

③ 缄默：闭口不言。

④ 啾（jiū）：小声。如"秋虫啾啾"。

第三辑

编者按：语声虽发于喉，实则关于五脏。清·林之翰《四诊抉微》曰："五脏安畅，则气藏于心肺，声音能彰。"正常人语声虽有不同，但不离发音自然，声音均匀和畅，一有反常，便是病音。仲景《金匮要略·脏腑经络先后病脉证第一》云："师曰病人语声寂然喜惊呼者，骨节间病；语声喑喑然不彻者，心膈间病；语声啾啾然细而长者，头中病。"李氏强调仲景只此三段而上中下三焦受病之处，妙义可彻，然殊未备，当举一反三。

息

桑榆子曰："精化为气，气化而神集焉。故曰，神能御气，则鼻不失息。"谭紫霄曰："神犹母也，气犹子也。以神召气，如以母召子。凡呼吸有声者，风也，非息也。守风则散。虽无声而鼻中涩滞者，喘也，非息也。守喘则结。不声不滞，而往来有迹者，气也，非息也。守气则劳。所谓息者，不出不入之义。绵绵密密，若存若亡，心不着境，无我无人，更有何息可调？至此则神自返，息自定，心息相依，水火相媾，息息归根，金丹之母。"丘长春云："息有一毫之未定，命非己有。"以此言之。息之所关于人大矣哉！故较之于声，尤所当辨也。

气来短促，不足以息，呼吸难应，乃为虚甚。素无寒热，短气难续，知其为实。

无寒热则阴阳和平，而亦短气不能布息，此中焦有碍，或痰火为害。

吸而微数，病在中焦。

中实吸不得入，还出复入，故脉来微数，亦系实证，非痰即食，可以攻下。

实则可生，虚者不治。

实则可下。中虚吸不尽入而微数者，肝肾欲绝，焉能救乎？

上焦吸促，下焦吸远，上下暌违，何以施疗？

病在上焦，气宜通下；病在下焦，气宜达上。上下交通，病斯愈矣。今上焦者吸促而不能通下，下焦者吸远而不能达上，上下不交通，病岂易治乎！至于呼吸动摇，振振而气不载形者，必死之证矣。

天积气耳，地积形耳，人气以成形耳。惟气以成形，气聚则形存，气散则形亡，气之关于形也，岂不钜①哉！然而身形之中，有营气，有卫气，有宗气，有脏腑之气，有经络之气，各为区分。其所以统摄营卫脏腑经络，而令充周无间，环流不息，通体皆灵者，全赖胸中大气主持。夫脏腑大经小络，昼夜循环不息，必赖胸中大气斡旋其间。大气一衰，则出入废，升降息，神机化灭，气立孤危矣。若夫息出于鼻，其气布于膻中。膻中宗气主上焦息道。恒与肺胃关通，或清而徐，或短而促，足以占宗气之盛衰。所以《素问·平人气象论》曰："乳之下其动应衣，宗气泄也。"人顾可奔迫无度，令宗气盛喘数急，有余反成不足耶！此指呼出为息之一端也。其谓"起居如故，而息有音，此肺之络脉逆也。不得卧而息有音者，是阳明之逆也。"盖见布息之气，关通肺胃，又指呼出为息之一端也。呼出心肺主之；吸入肾肝主之；呼吸之中，脾胃主之。故惟脾胃所主中焦为呼吸之总持。设气积贲门不散，两阻其出入，则危急存亡非常之候。善养生者，使贲门之气传入幽门，幽门之气传二阴之窍而出，乃不为害。其上焦下焦，各分呼出吸入，未可以息之一字统言其病矣。此义惟仲景知之。谓"息摇肩者，心中坚。息引胸中上气者，咳。息张口短气者，肺痿唾沫。"分其息专主乎呼，而不与吸并言，似乎创说。不知仲景以述为作，无不本之

---

① 钜：同"巨"，大。

《内经》，即前所拟呼出为息，二端不足尽之。盖心火乘肺，呼气奔促，势有必至。呼出为心肺之阳，自不得以肝肾之阴混之耳。息摇肩者，肩随息动，惟火故动也。息引胸中上气咳者，肺金收降之令不行，上逆而咳，惟火故咳也。张口短气、肺痿唾沫，又金受火刑不治之证。均以出气之粗名为息耳。然则曷不径以呼名之耶？曰：呼中有吸，吸中有呼，剖而中分，圣神所不出也。但以息之出者主呼之病，而息之入者主吸之病，不待言矣。《素问·通评虚实论》谓："乳子中风热，喘鸣肩息。"以及息有音者不一而足，惟其不与吸并言，而吸之病转易识别。然尚恐后人未悉，复补其义云："吸而微数，其病在中焦实也，当下之即愈，虚者不治。在上焦者其吸促，在下焦者其吸远，此皆难治。呼吸动摇振振者不治。"见吸微且数，吸气之往返于中焦者速，此必实者下之，通其中焦之壅而即愈。若虚则肝肾之本不固，其气轻浮，脱之于阳，不可治矣。前所指贲门幽门不下通，为危急存亡非常之候者，此也。在上焦者其吸促，以心肺之道近，其真阴之虚者，则从阳火而升，不入于下，故吸促。是上焦未尝不可候其吸也。下焦者其吸远，肝肾之道远，其元阳之衰者，则因于阴邪所伏，卒难升上，故吸远。此真阴元阳受病，故皆难治。若呼吸往来振振动摇，则营卫往返之气已索，所存呼吸一线耳，尚可为哉！学人先分息之出入，以求病情。既得其情，合之不爽。若但统论呼吸，其何以分上中下三焦所主乎？意微矣。

编者按：息，一呼一吸也，乃人体气机升降出入的具体表现。《难经·第四难》曰："呼出心与肺，吸入肾与肝，呼吸之间，脾也。"息之出者主呼之病，而息之入者主吸之病。然病位不离上、中、下三焦，不离虚实之辨。实者，邪在上焦，气不得入而速还，吸必短；邪在中焦，肺胃不降，吸多呼少以自救；邪在下焦，气欲归而不能及，吸必远。虚者，则责于气虚，肺气虚则气无所主，中气虚则输转无力，肾气虚则摄纳无权，均为难治之证。

问诊

入国问俗，何况治病？本末之因，了然胸臆；然后投剂，百无一失。

医，仁术也。仁人笃于情，则视人犹己，问其所苦，自无不到之处。《灵枢·师传》篇曰："入国问俗，入家问讳，上堂问礼，临病人问所便。"使其受病本末，胸中洞然，而后或攻或补，何愁不中乎！

人品起居

凡诊病者，先问何人，或男或女。

男女有阴阳之殊，脉色有逆顺之别，故必辨男女而察其所合也。

或老或幼。

年长则求之于腑，年少则求之于经，年壮则求之于脏。

或为仆妾。

在人下者，动静不能自由。

寡妇师尼。

遭逢不偶，情多郁滞。

形之肥瘦。

肥人多湿，瘦人多火之类，此宜在望条。然富贵之家，多处重帏，故须详问。若不以衣帛覆手，则医者见其手，亦可得其形之大略矣。

次问得病，起于何日。

病之新者可攻，病之久者可补。

饮食胃气。

肝病好酸，心病好苦，脾病好甘，肺病好辛，肾病好咸。内热好冷，内寒好温。安谷则昌，绝谷则亡。

梦寐有无。

阴盛则梦大水恐惧，阳盛则梦大火燔灼，阴阳俱盛则梦相杀毁伤。上盛则梦飞，下盛则梦堕。甚饱则梦予，甚饥则梦取。肝气盛则梦怒，肺气盛则梦哭。短虫①多则梦聚众，长虫②多则梦自击毁伤。

编者按：中医学认为梦乃睡眠过程中，即心当静、神当蛰时，在内外各种因素之刺激下而表现为心神浮越、魂魄不安的心理活动现象。《灵枢·淫邪发梦》云："正邪从外袭内，而未有定舍。反淫于藏，不得定处，与营卫俱行，而与魂魄飞扬，使人卧不得安而喜梦。"故梦可以反映身体的功能状态，从而预测、诊断疾病。总的来说，分析梦境离不开阴阳、五行学说等中医基础理论。但要注意，一般来说，经常、连续一段时间出现多梦、相似的梦，才能作为病理现象。此梦才能反应脏腑气血阴阳的盛衰，对于诊断疾病有一定意义。

嗜欲苦药

问其嗜欲，以知其病。

物性不齐，各有嗜欲。声色臭味，各有相宜。

好食某味，病在某脏。当分顺逆，以辨吉凶。

清阳化气出乎天，故天以五气食人者，臊气入肝，焦气入心，香气入脾，腥气入肺，腐气入肾也。浊阴成味出乎地，故地以五味食人者，酸先入肝，苦先入心，甘先入脾，辛先入肺，

---

① 短虫：蛲虫。
② 长虫：蛔虫。

咸先入肾也。凡脏虚必求助于味，如肝虚者欲食酸是也。此谓之顺应者，易治。若心病而受咸，肺病而欲苦，脾弱而喜酸，肝病而好辣，肾病而嗜甘，此谓之逆候；病轻必危，重者必死。

心喜热者，知其为寒；心喜冷者，知其为热。好静恶动，知其为虚；烦躁不宁，知其为实。伤食恶食，伤风恶风，伤寒恶寒。

此显然可证者，尤须详问。惟烦躁不宁者亦有属虚，然必脉来无神，再以他证参之。

或常纵酒。

纵酒者，不惟内有湿热，而且防其乘醉入房。

或久斋素。

清虚固保寿之道，然亦有太枯槁而致病者。或斋素而偏嗜一物，如面筋、熟栗之类，最为难化，故须详察。

始终境遇，须辨三常。

《素问·疏五过论》曰："诊有三常。"谓常贵贱、常贫富、常苦乐也。

封君败伤，及欲侯王。

封君败伤者，追悔已往。及欲侯王者，妄想将来。皆致病之因也。

常贵后贱，虽不中邪，病从内生，名曰脱营。

常贵后贱者，其心屈辱，神气不伸，虽不中邪，而病生于内。营者，阴气也。营行脉中，心之所主。心志不舒，则血无以生，脉日以竭，故为脱营。

常富后贫，名曰失精；五气流连，病有所并。

常富后贫者，忧煎日切，奉养日廉，故其五脏之精，日加消败，是谓失精。精失则气衰，气衰则不运，故为留聚而病有所并矣。

常富大伤，斩筋绝脉；身体复行，令泽不息。

大伤，谓甚劳甚苦也。故其筋如斩，脉如绝，以耗伤之故也。虽身体犹能复旧而行，然令泽不息矣。泽，精液也。息，生长也。

故伤败结，留薄归阳，脓积寒炅①。

故，旧也。言旧之所伤，有所败结，血气留薄不散，则郁而成熟，归于阳分，故脓血蓄积，令人寒热交作也。

暴乐暴苦，始乐后苦，皆伤精气。精气竭绝，形亦寻败。

乐则喜，喜则气缓。苦则悲，悲则气消。故苦乐失常，皆失精气，甚至竭绝而形体毁阻矣。

暴怒伤阴，暴喜伤阳。

怒伤肝，肝藏血，故伤阴。喜伤心，心藏神，故伤阳。

厥气上行，满脉去形。

厥气，逆气也。凡喜怒过度而伤其精气者，皆能令人气厥逆而上行。气逆于脉故满脉，精脱于中故去形。

形乐志苦，病生于脉，治以灸刺。

形乐者身无劳，志苦者心多虑。心主脉，深思过虑，则脉病矣。脉病者当治结络，故当随其宜而灸刺之。

形乐志乐，病生于肉，治以针石。

形乐者逸，志乐者闲。饱食终日，无所运动，多伤于脾。脾主肌肉，故病生焉。肉病者或为卫气留，或为脓血聚，故当用针石取之。

形苦志乐，病生于筋，治以熨引。

形苦者身多劳，志乐者心无虑。劳则伤筋，故病生于筋。

---

① 炅：热。

熨以药熨，引谓导引①。

形苦志苦。病生咽嗌②，调以甘药。

形苦志苦，必多忧思。忧则伤肺，思则伤脾。脾肺气伤，则虚而不行，气必滞矣。脾肺之脉上循咽嗌，故病生焉。如人之悲忧过度，则喉咙咽哽，食饮难进；思虑过度，则上焦否隔，咽中核塞；即其征也。《灵枢·邪气脏腑病形》篇有"调以甘药"。"终始篇"曰："将以甘药，不可饮以至剂。"若《素问·血气形志》篇则曰"治之以甘药"者，误也。

编者按：形苦者身多劳，劳则耗气，气为阳。志苦者心多虑，则耗血，血为阴。故形苦志苦，为阴阳两虚。故《素问·血气形志》篇："形苦志苦，病生于咽嗌，治之以百药。""百"当作"甘"。张景岳《类经·形志苦乐病治不同》也指出："病在嗌者，因损于脏，故当以甘药调补之。甘，旧作百，灵枢九针论作甘药者是，今改从之。"

形数惊恐，经络不通，病生不仁，按摩醪药。

形体劳苦，数受惊恐，则亦不乐，其经络不通，而不生之病生，如痹③重不知寒热痛痒也。当治以按摩，及饮之酒药，使血气宣畅。

起居何似？

起居，凡一切房室之燥湿，坐卧之动静，所包者广。如肺病好曲，脾病好歌，肾病好吟，肝病好叫，心病好妄言之类，当一一审之。

曾问损伤。

或饮食不当，或劳欲不时，或为庸医攻补失宜。

便利何如？

---

① 导引：古代一种健身方法，由意念引导动作，配合呼吸，由上而下或由下而上的运气。相当于现在的气功或体育疗法。

② 嗌（yì）：咽喉塞住。

③ 痹（wěi）：病。

热则小便黄赤，大便硬塞；寒则小便澄白，下利清谷之类。

曾服何药？

如服寒不验，服热不灵，察证与脉，思当变计。

有无胀闷？

胸腹胀闷，或气，或血，或食，或寒、或虚，皆当以脉合之。

性情常变，一一详明。

病者大都喜怒改常。

编者按：嗜欲苦药，即询问病人的喜恶。其包括饮食（药物）、精神情志、气候、生活环境等。通过了解病人喜恶，而把握五脏经络气血的状态。《难经·六十一难》说："问而知之，问其所欲五味，以知其病所起所在也。"体现中医学重视人的主观感觉，强调人体具有自我调节能力，以适应病气对机体的影响。故不可忽略病人喜恶。正如《素问·微四失论》指出："不适贫富贵贱之居，坐之薄厚，形之寒温，不适饮食之宜，不别人之勇怯，不知比类，足以自乱，不足以自明，此治之三失也。"

病证

问病不答，必系耳聋。即当询之，是素聋否？不则病久，或经汗下，过伤元气。问而懒答，唯点头者，是中气虚。昏愦不知，问是暴厥，抑是久病。妇女僵厥①，多是中气，须问怒否。妇人凡病，当问月水，或前或后。师尼寡妇，气血凝滞，两尺多滑，不可言胎，室女亦同。心腹胀痛，须问旧新。产后须问，坐草②难易，恶露多少，饮食迟早，生子存亡，饮食失节。若问病处，按之而痛止者为虚。按之而痛甚者为实。痛而

---

① 僵厥：突然昏倒，肢体不能活动的病证。
② 坐草：妇女临产，分娩。

不易，知为死血。痛无定者，知其为气。凡问百病，昼则增剧，夜则安静，气病血否；夜则增剧，昼则安静，血病气否。昼热夜静，阳气独旺，入于阳分；昼静夜热，阳气下陷，入于阴中。昼夜俱热，重阳无阴，亟①泻其阳，而补其阴；昼夜俱寒，重阴无阳，亟泻其阴，而补其阳。四肢作痛，天阴转甚，必问以前，患徽疮②否？

编者按：病证当因人而异，性别、年龄、婚否、既往史以及病证加重缓解等因素，妇人尤其当问胎产情况。临证均当细细辨问。

附：辨舌

张三锡曰："《金镜录》载三十六舌，辨伤寒之深浅吉凶，可称详备。然细讨究，不过阴阳、表里、寒热、虚实而已。"陶节庵曰："伤寒邪在表，则舌无苔。热邪在表，则苔渐生，自白而黄，黄而黑，甚则黑裂矣。黑苔多凶。若根黑或中黑或尖黑，或属里热，全黑则热极而难治。常见白苔燥渴，虚而微热，或不得汗，或胃中少有饮而不行，宜温解。"

白滑苔　虚寒冒寒，阳气不振，宜温。

白苔起芒刺　津液不足，胃中有物，宜运动。

黄苔　微热，热渐入里，或燥渴之象，宜清解。

灰色苔　胃中有物，中气虚热，渴而不能消饮者，宜温解。

黑色苔　热入里实燥浓者，宜下。滑润者，水困火，宜温。虽黑而润，所谓水极似火也，不燥为异。

凡伤寒辨舌者，以舌属心而主火，寒为水也。水寒凌火，外感夹内伤，宿食重而结于心下者，五六日舌渐黄，或中干而

---

① 亟（jí）：急切。

② 徽疮：霉疮，即梅毒。

边润，名中焙舌。此则里热尚浅。若全干，无论黄黑，皆属里证，分轻重下之。若曾经下或屡下不减，乃宿滞结于中宫也。询其脉之虚实及中气何如。实者润而下之。虚人神气不足，当生津固中气，有用生脉散对解毒汤而愈者，有用附子理中汤冷服而愈者。一则阴极似阳，一则阳极似阴，不可不辨。

白苔属寒，外证烦躁，欲坐卧于泥水中，乃阴寒逼其无根失守之火而然。脉大不鼓，当从阴证治。若不大躁，呕吐者，从食阴治之。

产后辨舌者，以心主血也。经云："少阴气绝，则血不行。"故舌紫黑者，为血先死。

凡见黑舌，要问曾食酸甜咸物否？能染成黑色。凡视舌色，虽有成见，亦必细审兼证及脉之虚实。不尔，恐有毫厘千里之谬。

编者按：苔之白灰黄黑，均可见寒热虚实。临证当结合苔之润燥、舌色等，详加辨别。

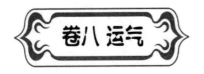

小序

运气之说微矣，得其指归①者，不数见焉。是编撮其大纲，为初学人阶梯云耳。第曰某年为某政，执某药以治之，是守株而待兔也。呜呼！麒麟凤凰不常有，世治则见；日月薄蚀有常度，德盛则免。通于其说者，可以论运气矣。

干支

运气之教，先立其年。干分五运，支立司天。

五运者，金木水火土也。六气者，风寒暑湿燥火也。南北二政，运有不同。上下阴阳，脉有不应。先立其年者，如甲子、乙丑之类，左右应见，乃可以言死生之逆顺也。其法合十干为五运，对十二支为六气。六气者，有主有客。天以六气动而不息，上应乎客；地以五行静而守位，下应乎主。经曰："先立其年，以明其气。"是知司天在泉，上见下临，为之始也。

编者按："运气"即五运六气之简称。言天体运行规律对气候、物候、病候之影响，属于古代之医学气象学和时间医学范畴。

---

① 指归：主旨，意向。

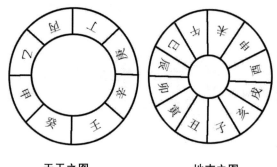

天干之图　　　　　　地支之图

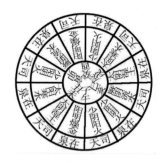

司天在泉图

五运

土运甲己，金运乙庚，水运丙辛，木运丁壬，火运戊癸，土君余臣。

太古占天之始，察五气，纪五天，而所以立五运也。谓望气之时，见黅天之土气，经于心、尾、角、轸四宿之上，下临甲己之方，此甲己之所以合为土运也。素天之金气，经于亢、氐、昴、毕四宿之上，下临乙庚之方，此乙庚之所以合为金运也。见玄天之水气，经于张、翼、娄、胃四宿之上，下临丙辛之方，此丙辛之所以合为水运也。见丹天之火气，经于牛、女、壁、奎四宿之上，下临戊癸之方，此戊癸之所以合为火运也。惟土运为南政，盖土位居中，面南行令故也。金木水火四运，皆以臣事之，北面受令，故为北政。土之与金木水火，犹之有君臣之分耳。风寒暑湿燥火者，天之阴阳，三阴三阳上奉之。

金水者，地之阴阳，生长化收藏下应之。戊己，土也。然化气必以五，故甲己化土而居其首。土生金，故乙庚次之。金生水，故丙辛次之。水生木，故丁壬次之。木生火，故戊癸次之。此化气之序也。

编者按：古人观天空五色之气，以定五运；视其气经二十八宿之方位，与天干化合，创"五气经天"之说，成为岁运推导的依据。五运之中以"土"为君，系五行重"土"思想之反映，盖因中国自古以农耕为主，土地孕育生命、长养万物，是众人安身立命之本。

《素问·天元纪大论》曰："甲己之岁，土运统之。乙庚之岁，金运统之。丙辛之岁，水运统之。丁壬之岁，木运统之。戊癸之岁，火运统之。"

《素问·五运行大论》义亦同。

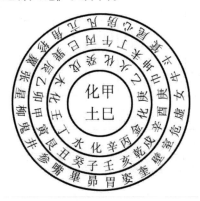

天之五运化图

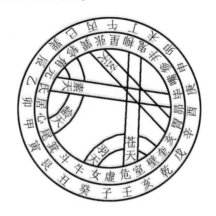

五天五运图

五天歌

木苍危室柳鬼宿，火丹牛女壁奎边，土龄心尾轸角度，金素亢氏昴毕前，水玄张翼娄胃是，下为运气上经天。

六气

司天分例。六化图推。少阳之右，阳明治之。阳明之右，太阳治之。太阳之右，厥阴治之。厥阴之右，少阴治之。少阴之右，太阴治之。太阴之右，少阳治之。

此言客气阴阳之次序也。如上乃少阳司天，则下乃厥阴在泉，自南面而观之，则太阴在左，而阳明在右。余仿此。司天在泉，迭为迁转，故上下异而左右殊也。

《素问·天元纪大论》曰："夫五运阴阳者，天地之道也。"又曰："在天为气，在地成形，形气相感，而化生万物矣。"又曰："神在天为风，在地为木。在天为热，在地为火。在天为湿，在地为土。在天为燥，在地为金。在天为寒，在地为水。"夫六气之合于三阴三阳者，分而言之，则天地之化，有气有形；

合而言之，则阴阳之理，标由乎本。（所谓标本者，六气为本，三阴三阳为标。有本标中气图。）如主气①之交司于四时者，春属木为风化，夏初君火为热化，盛夏相火为暑化，长夏属土为湿化，秋属金为燥化，冬属水为寒化，此六化之常，不失其序，即所谓当其位则正也。如客气之有盛衰逆顺者，则司天主上，在泉主下，左右四间，各相专王，不时相加，以为交合②，此六化之变，变有不测，即所谓非其位则邪也。故正则为德化政令，邪则为灾变眚伤，大者③之至徐而常，少者④之至暴而亡，而凡为淫胜邪胜、相胜相复等变，亦何莫非天地六化之气所致欤！

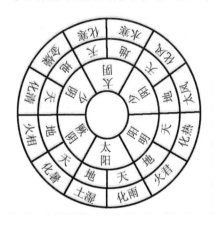

天地六气之图

子午之上，少阴君火。丑未之上，太阴湿土。寅申之上，少阳相火。卯酉之上，阳明燥金。辰戌之上，太阳寒水。巳亥之上，厥阴风木。

如子与午对，俱为君火。丑与未对，俱为湿土。寅与申对，

---

① 主气：主要反映一年六个季节的常规气候变化，其更迭变化规律是固定的。因其恒居不变，静而守位，年年如此，犹如主人不随客人离开本宅，故称主气。

② 交合：即"客主加临"之意，就是将每年轮转的客气加于固定的主气之上，用来推测该年四时气候的常变情况。其方法是将司天之气加临于主气的三之气上，在泉之气加于主气的终之气上，其余的四间气分别依次加临。

③ 大者：指"岁会"，即岁运与岁支的五行属性及其所示的五方正位相同。若岁会年感邪发病，其病势徐缓而持久。

④ 少者：指"太乙天符"，即岁运之气与司天之气以及岁支的五行属性及其所示五方正位相同。若太乙天符年感邪发病，其病势急剧而有死亡的危险。

俱为相火。卯与酉对，俱为燥金。辰与戌对，俱为寒水。巳与亥对，俱为风木是也。运则五年一周，气则六期环会。

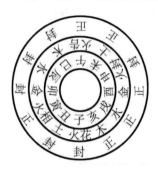

六气正化对化之图

六气分上下左右而行天令，十二支分节令时日而司地化。然以六气而加于十二支，则有正化对化之不同。如厥阴之所以司于巳亥者，以厥阴属木，木生于亥，故正化于亥，对化于巳也。少阴所以司于子午者，以少阴为君火，当正南离位，故正化于午，对化于子也。太阴所以司于丑未者，以太阴属土居中，王于西南，故正化于未，对化于丑也。少阳所以司于寅申者，以少阳属相火，位卑于君火，生于寅，故正化于寅，对化于申也。阳明所以司于卯酉者，以阳明属金，酉为西方金位，故正化于酉，对化于卯也。太阳所以司于辰戌者，太阳为水，辰戌属土，然水行土中，而戌居西北，为水渐王乡，是以洪范五行以戌属水，故正化于戌，对化于辰也。一曰正司化令之实，对司化令之虚。一曰正化从本生数，对化从标成数。皆以言阴阳之衰盛，合于十二辰以为动静消息者也。此说详具《玄珠》①，今录之以备参考。

编者按：本段讲"司天之气"的推算方法及"正化""对化"之由来。

少阴正化午，对化子。太阴正化未，对化丑。少阳正化寅，对化申。阳明正化酉，对化卯。太阳正化戌，对化辰。厥阴正化亥，对化巳。

---

① 玄珠：书名，即《玄珠密语》。

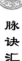

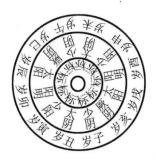

标气

《素问·天元纪大论》云："子午之岁，上见少阴。丑未之岁，上见太阴。寅申之岁，上见少阳。卯酉之岁，上见阳明。辰戌之岁，上见太阳。巳亥之岁，上见厥阴。少阴所谓标也，厥阴所谓终也。"标者，犹所谓上首也。

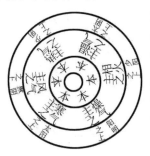

本气

《素问·天元纪大论》曰："厥阴之上，风气主之。少阴之上，热气主之。太阴之上，湿气主之。少阳之上，相火主之。阳明之上，燥气主之。太阳之上，寒气主之。所谓本也。是谓六元。"

南北二政，其面不同。司天在泉，移位相从。甲己之岁，

是为南政。三阴司天，则寸不应。三阴在泉，则尺不应。乙庚丙辛，丁壬戊癸，斯八岁者，皆曰北政。三阴司天，则尺不应。三阴在泉，则寸不应。

南北政者，即甲己为南政，余为北政是也。《素问·至真要大论》曰："阴之所在，寸口何如？岐伯曰：'视岁南北可知之矣'。"谓南政之年，南面行令，其气在南，所以南为上而北为下，司天在上，在泉在下。人气应之，故寸为上而尺为下，左右俱同。北面受令，其气在北，所以北为上而南为下，在泉应上，司天应下，人气亦应之，故尺应上而寸应下。司天应两尺，在泉应两寸。地之左间为右寸，右间为左寸。天之左间为左尺，右间为右尺。正与男子面南受气，女子面北受气之理同也。

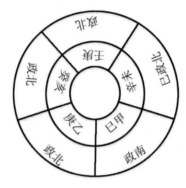

南北政图

南政之岁，厥阴司天，则右不应；太阴司天，则左不应。

脉有不应者，谓阴之所在，脉乃沉细，不应本脉也。天地之间五行，金木水火土而已。经所谓二火者，君相二火也。君火以名，相火以位。君火不用事，相火代君行令者也。故南政厥阴司天，则君火在右，故右寸不应；太阴司天，则君火在左，故左寸不应。

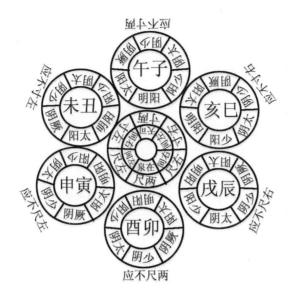

南政年脉不应图

甲己年为南政。

北政之岁，厥阴在泉，则右不应；太阴在泉，则左不应。

厥阴在泉，则君火在右，故右寸不应；太阴在泉，则君火在左，故左尺不应。

编者按《素问·至真要大论》曰："尺寸反者死，阴阳交者死。"即指南北政的运气与脉象结合预测患者疾病预后的方法，但仅可作为参考，运用时要灵活变通，不可生搬硬套。正如《类经》言："凡此脉之见，尤于时气为病者最多，虽其中有未必全合者，然遇有不应之脉，便当因此以推察其候。"临证察觉不应之脉，当分析其病机，而不宜完全归咎于运气。

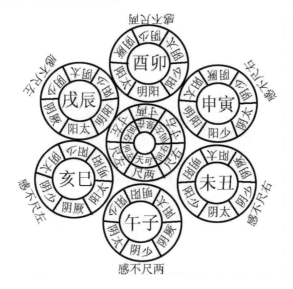

北政年脉不应图

乙、丁、辛、癸、丙、戊、庚、壬年为北政。

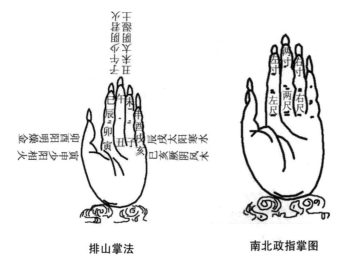

排山掌法　　　　　　　南北政指掌图

其法以南政子年起中指端，北政子年起中指根，俱逆行轮之。凡年辰所值之处，即其不应之位。如南政子起中指端，即两寸不应。丑年左寸，寅年左尺，右数到底，皆南政不应之位。北政子年起中指根，如前右数到底，皆北政不应之位。

司天为上，其位在南，则面必北；其分左右，左西右东。

司天在上，故位南面北，而命其左右之见。左，西也。右，东也。

在泉为下，其位在北，则面必南；其分左右，左东右西。

下者即言在泉，故位北面南，而命其左右之见，是为在泉之左右间也。左，东也。右，西也。司天在泉，上下异而左右殊也。

按：上二节，阴阳六气，迭为迁转。如巳亥年厥阴司天，明年子午则左间少阴来司天矣。又如初气厥阴用事，则二气少阴来相待矣。六气循环无已，此所以上下左右阴阳逆顺有异，而见气候之变迁也。

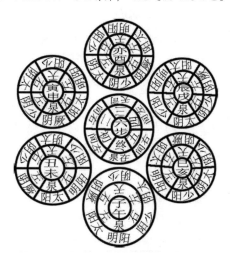

司天在泉左右间气图

司天歌

子午少阴为君火，丑未太阴临湿土，寅申少阳相火王，卯酉阳明燥金所，辰戌太阳寒水边，巳亥厥阴风木主。初气起地①之左间，司天在泉对面数。

不应之位，皆少阴也。诸部不应，反诊较之。

脉来不应者，沉细而几于不可见也。不应之脉，皆在两寸两尺，一为手少阴心经，一为足少阴肾经也。凡南政之应在寸者，则北政应在尺；北政之应在寸者，则南政应在尺。反其诊者，谓南北相反而诊之，则或尺或寸之不应者，皆可见矣。或为覆病者之手而诊之则脉见，未尽其解也。值此不应之脉，乃岁运合宜，命曰天和之脉，不必求治。若误治之，反伐天和矣。

阴之所在，其脉不应。诸家之注按，谓六气以少阴为君，君象无为，故少阴所至，其脉不应。此说殊谬。夫少阴既为六气之一，又安有不主气乎？盖因《素问·至真要大论》言少阴不司气化，殊不知所言不司气化者，言君火不主五运之化，非言六气也。如子午之岁，上见少阴，则六气分主，天地各有所司，何谓不立岁气乎？且君为大主，岂寄空名于上者乎？夫三阴三阳②者，天地之气也。如《素问·太阴阳明论》曰："阳者，天气也，主外；阴者，地气也，主内。故阳道实，阴道虚。"自然之道也。第以日月证之，则日为阳，其气常盈。月为阴，其光常缺，是以潮汐之盛衰，随月消长，此阴道当然之义，为可知矣。人之经脉，即天地之潮汐也。故三阳所在者，脉无不应，气之盈也。三阴所在，脉有不应者，以阳气有不及，气之虚也。而三阴之中，又惟少阴独居乎中，又阴中之阴也。所

---

① 地：指在泉。初之气位于在泉的左间。

② 三阴三阳：是表示阴阳之气多少不同的称谓。

以少阴所在为不应，盖亦应天地之虚耳。

编者按：李延昰从天地、人身阴阳气之盛衰论"三阴所在，脉有不应"之理，实有见地，其理易明。较之以"少阴为君，君象无为"之理解释脉不应之理，自然更胜一筹。

南政

少阴司天，甲子、甲午二年，两寸脉不应。

少阴在泉，己卯、己酉二年，两寸脉不应①。

太阴司天，己丑、己未二年，左寸脉不应。

太阴在泉，甲辰、甲戌二年，左尺脉不应。

厥阴司天，己巳、己亥二年，右寸脉不应。

厥阴在泉，甲寅、甲申二年，右尺脉不应。

北政

太阴司天，（乙丁辛癸）丑未八年，左尺脉不应。

太阴在泉，（丙戊庚壬）辰戌八年，左寸脉不应。

厥阴司天，（乙丁辛癸）巳亥八年，右尺脉不应。

厥阴在泉，（丙戊庚壬）寅申八年，右寸脉不应。

少阴司天，（丙戊庚壬）子午八年，两尺脉不应。

少阴在泉，（乙丁辛癸）卯酉八年，两寸脉不应。

《灵枢·禁服》篇曰："寸口主内，人迎主外，两者相应，俱往俱来，若引绳大小齐等，春夏人迎微大，秋冬寸口微大，如是者名曰平人。"夫曰微大，则脉之和可知矣。《素问·至真要大论》曰："帝曰：阴之所在，寸口何如？"夫使阴脉来现沉而不应，则与大小齐等之义拂矣。五运以甲己土运为尊，六气以少阴君火为尊。凡脉之司天在泉不应者，皆以少阴而论之。

---

① 原文为"两寸脉不应"，根据文义及医理，此处当写作"两尺脉不应"为宜。

故北政之岁，人气面北，而寸北尺南，地左间之气在右寸，右间之气在左寸；天左间之气在右尺，右间之气在左尺。故乙卯、乙酉、丁卯、丁酉、辛卯、辛酉、癸卯、癸酉乃少阴在泉也，则两寸之脉俱不应。而北政少阴在泉亦两寸不应者，乃从君不从臣也。故不以尺为主，而以寸为主耳。《运气全书》所谓依南政而诊尺寸者是也。北政之岁，丙寅、丙申、戊寅、戊申、庚寅、庚申、壬寅、壬申乃厥阴在泉，其左间则少阴，右间则太阳也，宜右寸之脉不应。北政厥阴在泉亦右寸之脉不应者，亦从君而不从臣也。故不以尺为主，而以寸为主耳。北政之岁，丙辰、丙戌、戊辰、戊戌、庚辰、庚戌、壬辰、壬戌太阴在泉，其左间则少阳，右间则少阴也，宜左寸之脉不应。南政太阴司天，则左寸不应，北政太阴在泉而亦左寸不应者，从君而不从臣也。若使北政三阴司天而不在泉。则其不应者不在寸而在尺矣。故曰："北政之岁三阴在下，则寸不应；若三阴在上，则尺不应"者此也。南政之岁，如甲子、甲午乃少阴司天，则两寸之脉俱不应，如前所云者是也。南政之岁，如己巳、己亥乃厥阴司天，其左间则少阴，右间则太阳，宜右寸之脉不应，如前所云者是也。南政之岁，如己丑、己未乃太阴司天，其左间则少阳，右间则少阴，宜左寸之脉不应，如前所云者是也。若使南政三阴在泉而不司天，则其不应者不在寸而在尺矣。故曰："南政之岁，三阴在天，则寸不应；若三阴在泉。则尺不应"者此也。所谓诸不应者，即南北二政而相反以诊之，则南政主在寸者北政主在尺，而南政主在尺者北政主在寸，则其脉自明矣。

编者按：南北二政看似复杂，实可简化。先明南政脉象，则北政可知。北政三阴司天与南政三阴在泉之脉象相同；反之，北政三阴在泉与南政三阴司天之脉象相同。南政三阴司天，不应之脉位皆在寸；三阴在泉则不应在尺。北政反之。

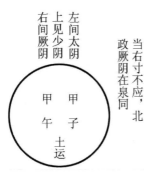

右间厥阴　上见少阴　左间太阴
当右寸不应，北政厥阴在泉同

甲午　甲子　土运

南政少阴司天脉图

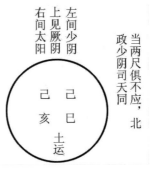

右间太阳　上见厥阴　左间少阴
当两尺俱不应，北政少阴司天同

己亥　己巳　土运

南政厥阴司天脉图

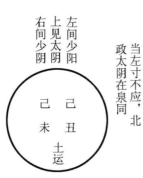

右间少阴　上见太阴　左间少阳
当左寸不应，北政太阴在泉同

己未　己丑　土运

南政太阴司天脉图

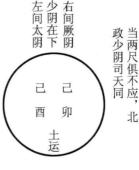

右间厥阴　少阴在下　左间太阴
当两尺俱不应，北政少阴司天同

己酉　己卯　土运

南政少阴在泉脉图

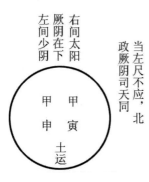

右间太阳　厥阴在下　左间少阴
当左尺不应，北政厥阴司天同

甲申　甲寅　土运

南政厥阴在泉脉图

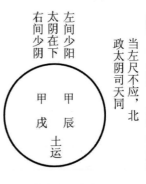

右间少阳　太阴在下　左间少阴
当左尺不应，北政太阴司天同

甲戌　甲辰　土运

南政太阴在泉图

第三辑

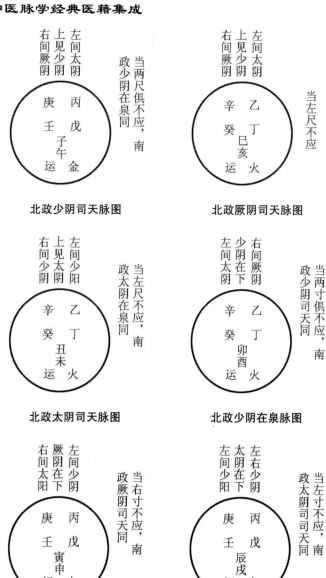

北政少阴司天脉图　　　　　北政厥阴司天脉图

北政太阴司天脉图　　　　　北政少阴在泉脉图

北政厥阴在泉脉图　　　　　北政太阴在泉脉图

《素问·五运行大论》曰："不当其位者病，迭移其位者病止。"南政少阴司天在泉，北政少阴司天在泉，曰"失守其位者危。"论南北二政内行运法甲己为南政，余四运为北政。南政司天在泉，皆行土运。其余北政，皆以在泉行运。如北政巳亥厥阴司天，则行在泉少阳火运；又如寅申，少阳司天，则行在泉厥阴木运。余仿此。惟有北政，辰戌年太阳司天，当行在泉土运，缘北政以臣不敢行君之令，故行金运，是土之子，以足木火金水之四运焉。

尺寸反死，阴阳交①危。谓之反者，不应而应，应而不应，尺寸反也。谓之交者，隔位相交，阴当在左，交之于右；阳当在右，交之左也。

如尺当不应而反浮大，寸当浮大而反沉细；寸当不应而反浮大，尺当浮大而反沉细；是谓尺寸反。《素问·五运行大论》曰："尺寸反者死。"如右当不应而反浮大，左当浮大而反沉细；左当不应而反浮大，右当浮大而反沉细。经曰："左右交者死。"如其年少阴在左，当左脉不应，而反见于右；阳脉本在右，而反互移于左；是少阴所易之位，非少阳则太阳脉也。故曰："阴阳交，交者死。"惟辰戌丑未寅申巳亥八年有之。如其年少阴在尺，当尺不应，而反见于寸；阳本在寸，而反移于尺。故曰："尺寸反，反者死。"惟子午卯酉年有之。然必也尺寸俱反，阴阳俱交，始为危殆。若但本位当应而不应者，乃阴气之不应也，止疾而已，不在阴阳交、尺寸反之例，不可胶柱鼓瑟也。

---

① 阴阳交：在《内经》中含义有二：一指病证，见《素问·评热病论》篇，即热病汗出后复发热，汗出，脉躁，狂言的危证。因阳邪入于阴分，交结不解所致。二指脉象。此处指脉象。

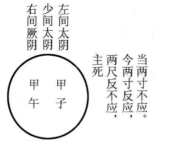

南政少阴司天尺寸反者图

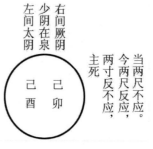

南政少阴在泉尺寸反者图

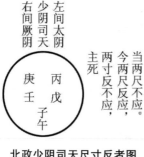

北政少阴司天尺寸反者图

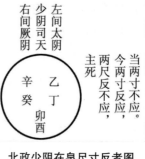

北政少阴在泉尺寸反者图

《素问·天元纪大论》曰:"尺寸反者死。"止以南北二政少阴司天在泉论①。

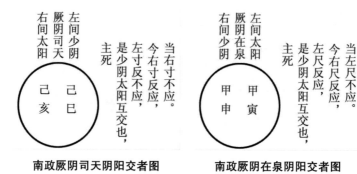

南政厥阴司天阴阳交者图　　　南政厥阴在泉阴阳交者图

---

① 即前所言,尺寸反"惟子、午、卯、酉年有之"。

当右寸不应。
今右寸不应，
左寸反应，
是少阳少阴互交也，
主死

左间少阳
太阴司天
右间少阴

己　己
未　丑

南政太阴司天明阳交者图

当右尺不应。
今右尺反应，
左尺反应，
是少阳少阴互交也，
主死

左间少阳
太阴在泉
右间少阴

甲　甲
戌　辰

南政太阴在泉阴阳交者图

当左尺不应。
今左尺反应，
右尺反应，
是少阴太阳互交也，
主死

左间少阴
厥阴司天
右间太阳

辛　乙　丁
癸　巳　亥

北政厥阴司天阴阳交者图

当右寸不应。
今左寸反应，
右寸反应，
是少阴太阳互交也，
主死

左间少阴
厥阴在泉
右间太阳

庚　丙　戊
壬　寅　申

北政厥阴在泉阴阳交者图

当右尺不应。
今右尺反应，
左尺反应，
是少阳少阴互交也，
主死

左间少阳
太阴司天
右间少阴

辛　乙　丁
癸　丑　未

北政太阴司天阴阳交者图

当左寸不应。
今左寸反应，
右寸反应，
是少阳少阴互交也，
主死

右间少阴
太阴在泉
大间少阳

庚　丙　戊
壬　辰　戌

北政太阴在泉阴阳交者图

第三辑

《素问·五运行大论》曰："阴阳交者死。"除少阴司天在泉，止以厥阴、太阴司天在泉论①。详按后世诸图，悉宗仲景，然多不合经旨，未知果出仲景否也。若他书有图无说，其义益晦，余一以经旨为主而补之。

运气相合

太过有余之岁

土运甲岁；水运丙岁，火运戊岁，金运庚岁，木运壬岁。

不及不足之纪

水运辛岁，火运癸岁，土运己岁，金运乙岁，木运丁岁。

天符说

天符者，假如丙戌岁，丙辛水运，岁之本位辰戌，太阳寒水司天，司天是水，又合水运，故曰天符②。

岁会说

岁会③者，谓运与岁相会。假如甲己化土运，而遇辰戌丑未岁是也。余仿此推之。

---

① 如前所述，阴阳交"惟辰、戌、丑、未、寅、申、巳、亥八年有之"。

② 天符：凡值年大运之气与同年司天之气在五行属性上相同者，便称作天符。在甲子六十年中逢天符者，计有己丑、己未、戊寅、戊申、戊子、戊午、乙卯、乙酉、丁巳、丁亥、丙辰、丙戌十二年。

③ 岁会：凡值年大运与同年年支之气的五行属性相同，便叫岁会。在甲子六十年中，逢岁会者，计有甲辰、甲戌、己丑、己未、乙酉、丁卯、戊午、丙子八年。其中，己丑、己未、乙酉、戊午四年既属岁会，又属天符，所以单纯岁会的年份，实际上只有四年。

同天符

太过之运，加地气曰同天符①。假如庚子、庚午年、运同阳明燥金。

同岁会

不及之运，加地气曰同岁会②。假如辛丑、辛未年，运同太阳寒水。

顺化诀

天气生运曰顺化。假如甲子年甲己化土，子午少阴君火，火下生土运。余仿此推之。

天刑诀

天气克运曰天刑。假如庚子年乙庚化金，子午少阴君火，火下克金运。余仿此推之。

小逆诀

运生天气曰小逆。假如壬子、壬午年丁壬化木，子午少阴君火，木上生下火。余仿此推之。

不和诀

运克天气曰不和。假如丙子、丙午、丙丁，俱是三江水，③子午君火，水上克下火。余仿此推之。

---

① 同天符：凡年干与年支均属阳（阳年），同时值年大运又与同年在泉之气的五行属性相同，便叫做同天符。六十甲子中，逢同天符者，计有甲辰、甲戌、庚子、庚午、壬寅、壬申六年。

② 同岁会：凡年干于与年支都属阴（阴年），同时值年大运又与同年在泉之气的五行属性相同，称为同岁会。六十年甲子中，逢同岁会者，计有辛未、辛丑、癸卯、癸酉、癸巳、癸亥六年。

③ 此处"丙子、丙午、丙丁，俱是三江水"疑为"丙子、丙午、丙辛，俱是三江水"之误，丙辛化水。

太乙天符

天符岁会相合曰太乙天符①。戊午、乙酉、己未、己丑，六十年有此四年太乙天符。

支德符

运与四孟月同，曰支德符。假如寅属木，春孟月也，壬寅岁水运临之。巳属火，夏孟月也，癸巳年火运临之。六十年有此四年。余仿此。

干德符

运与交司曰相合，曰干德符。甲与己、乙与庚之类。一年遇此二干，天地德合，则为平气之岁也。

编者按：在六十甲子年变化中，客气加于主运之上，主气临于客气之下，因而天时变化各有不同。若气候变化过于异常，疬疾时降，民病由生。主运和客运，主气和客气，互为生克，互有消长外，还有同化关系。据运气之盛衰，可推算各年运气变化之主次：运盛气衰之年，分析当年气候变化，以运为主，以气为次；反之，气盛运衰之年，分析当年气候变化，便以气为主，以运为次。运气相临盛衰之格局有顺化、天刑、小逆、不和、天符五种。运气同化，则是运与气属于同类而化合之意，如木同风化，火同暑化，土同湿化，金同燥化，水同寒化。由于运有太过不及，气有司天在泉之不同，因而便有天符、岁会、同天符、同岁会、太乙天符之分别。运气之变化，气相得则和，不相得则病。亦有相得而病者，以下临上不当位也。五行相生者为相得，相克者为不相得。上临下为顺，下临上为逆。

---

① 太乙天符：既逢天符，又为岁会，便是太乙天符。在六十年甲子中，逢太乙天符者，计有己丑、己未、乙酉、戊午四年。这四年，天符十二年中有之，岁会八年中亦有之，都是大运、年支、司天之气三者相同，所以叫太乙天符。

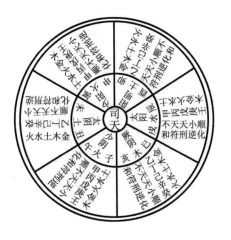

六十年气运相临之图

六十年中纪运歌，运克气者为不和，气如生运名顺化，运被气克天刑多，小逆见之运生气，气运合则天符过。

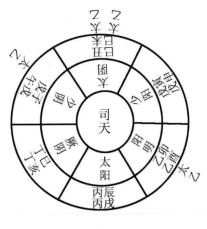

天符之图

天符者，中运①与司天相符也。如丁年木运，上见厥阴风木司天，即丁巳之类共十二年。

太乙天符者，如戊午年以火运火支，又见少阴君火司天三合为治也，共四年。

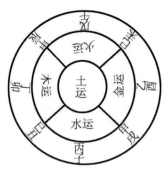

岁会之图

岁会者，中运与年支同其气化也。如木运临卯木，火运临午火之类共八年。

按：八年之外，有四年壬寅皆木，庚申皆金，是二阳年，癸巳皆火，辛亥皆水，是二阴年，亦是运与年辰相会，而不为岁会者，谓不当四年正中之会②故也。除二阳年，则癸巳、辛亥二阴年虽不名岁会，亦上下五行相佐，皆为平气之岁，物在脉应，皆必合期，无先后也。

---

① 中运：又称"大运"，指主管每年全年之岁运，又称"岁运"。中运用以说明全年气候之变化；同时中运又是推算客运之基础。

② 四方正位为东方卯、南方午、西方酉、北方子。寅虽位东方而不属正位，申位西方、巳为南方、亥位北方，皆不当正位，故壬寅、庚申、癸巳、辛亥不能算"同岁会"，但皆为平气年。

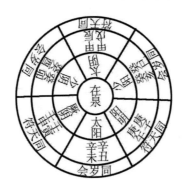

同天符同岁会图

同大符同岁会者，中运与在泉合其气化也。阳年曰同天符，阴年曰同岁会。如甲辰年阳土运而太阴在泉，则为同天符；癸卯年阴火运而少阴在泉，则为同岁会；共十二年。

六气加临上下

五运六气，相摩相荡，上加下临，六十年之纪不能齐①。

太过②之纪有五：木曰发生，火曰赫曦，土曰敦阜，金曰坚成，水曰流衍。

不及③之纪有五：木曰委和，火曰伏明，土曰卑监，金曰从革，水曰涸流。

平气④之纪有五：木曰敷和，火曰升明，土曰备化，金曰审

---

① 齐：相同、整齐、同样之义。

② 太过：即运气盛而有余。甲、丙、戊、庚、壬为五阳干。凡逢阳干之年，均属运气有余，属"太过之纪"。

③ 不及：即运气衰而不足。乙、丁、己、辛、癸为五阴干。凡逢阴干之年，均属运气不足，属"不及之纪"。

④ 平气：指该年岁运之气平和，无太过或不及等情况。

平,水曰静顺。

太过则乘己所胜而侮所不胜,侮反受邪,寡于畏也。不及则胜己者来欺之,子必为母复仇也。

编者按:五运六气乃天地阴阳运行升降之常道。五运流行,有太过不及之异;六气升降,则有逆从胜复之差。据天干确定该年中运之气,据地支确定司天在泉之气和客主加临,再以干支的制约关系来确定大运之太过不及和运气同化,最后进行综合分析,可推算该年的气候变化特点。

太过之纪

木曰发生之纪(生气宣发)

谓壬子、壬午、壬寅、壬申、壬辰、壬戌六年也。岁木太过,风气流行,脾土受邪,偃木飞砂,草木早生,岁星明见。民病腹痛,濡泄饮食,上走两胁,膈噎不通,胃脘当心而痛,甚则忽忽眩冒巅疾。

火曰赫曦之纪(阳光盛明)

谓戊子、戊午、戊寅、戊申四年也。岁火太过,热气流行,肺气受邪阳焰沸腾,山川赤地,荧惑星明见。民病咳逆喘嗽,肺痿寒热,血溢血泄,甚则身热肤痛。

土曰敦阜之纪(土余高厚)

谓甲子、甲午、甲寅、甲申、甲辰、甲戌六年也。岁土太过,湿气流行,肾水受邪,淫雨水潦,田蚊土驹,镇星明见。民病七疝鹜溏,甚则腹大肿满。

金曰坚成之纪(气爽成物)

谓庚辰、庚戌二年也。岁金太过,燥气流行,肝木受邪,草木晚生,不时霜降,太白星明见。民病胁痛善恐,如人将捕之状,甚则皮肤皱揭。

水曰流衍之纪（流行洋溢）

谓丙子、丙午、丙寅、丙申、丙辰、丙戌六年也。岁水太过，寒邪流行，心火受邪，雪霜凛冽，水泽冰坚，辰星明见。民病心悬如病饥，坚痞甚痛，甚则厥逆禁固。

编者按：五运六气可用于预测某年的大致发病规律。凡该年运气不合于德化政令者，则为变眚，皆易令人发病。太过，则时气有余而为病。阳年为太过之纪，太过则己强而气胜，主胜客也，故不胜者受邪，传所不胜而乘所胜。例如，木运太过则风为病，肝木有余，则反侮肺金而乘脾土。

不及之纪

木曰委和之纪（委屈少用）

谓丁丑、丁未、丁卯、丁酉四年也。岁木不及，燥气妄行，肝反受邪，草木晚生，黄落凋陨，太白光芒。民病胁痛支满；复则火令大举，肺气受制，民病咳逆唾血。

火曰伏明之纪（阳气潜藏）

谓癸丑、癸未、癸卯、癸酉四年也。岁火不及寒气妄行，心反受邪，雪霜时降，寒气凛冽，辰星光芒。民病吐痢腥秽，食已不饥；复则温令大举，肾水受制，民病膝痛胫肿。

土曰卑监之纪（监化权弱）

谓己卯、己酉、己巳、己亥四年也。岁土不及，风气妄行，脾反受邪，雨水愆期，大风数举，肝木受制。民病胁痛。

金曰从革之纪（从顺革易）

谓乙巳、乙亥二年也。岁金不及，热气妄行，肺反受邪，草木焦黄，天暑地热，荧惑光芒。民病肺痿寒热咳血；复则寒令大举，心火受制，民病厥心痛。

水曰涸流之纪（流注干涸）

谓辛丑、辛未、辛巳、辛亥四年也。岁水不及，湿气妄行，肾反受邪，阴雨淋溃，雪霜晚降，镇星光芒。民病膝痛胫肿；复则风令大举，脾土受制，腹痛濡泄。

编者按：不及，则气衰而为病。阴年为不及之纪，己弱而气衰，客胜主也，故胜己者来克，被克之后必待时而复。不及之纪，所胜妄行而所生受病。例如，肝木不及，则燥气妄行，肝反受邪；土无所畏，乃凌肾水；复气至则火令大举，肺气受制。

平气之纪

木曰敷和之纪（布和荣物）

谓丁巳、丁亥二年也。木本不及，上逢天符助之，得其平也。气化均，民病少。

火曰升明之纪（火气高明）

谓戊辰、戊戌二年也，火本太过，上逢天刑克之，而得其平也。癸巳、癸亥二年，火本不及，上逢顺化，天气生之，助而得其平也。气化均，民病少。

土曰备化之纪（广被化气）

谓己丑、己未二年也。上逢太乙天符助之，得其平也。气化均，民病少。

金曰审平之纪（气清平定）

谓庚子、庚午二年也，上逢君火；庚寅、庚申二年，上逢相火，天刑克之，减而得其平也。乙丑、乙未二年，上逢顺化生之；乙卯年逢天符；乙酉年逢太乙天符助之，得其平也。气化均，民病少。

水曰静顺之纪（体清顺物）

谓辛卯、辛酉二年也。上逢顺化生之，得其平也。气化均，民病少。

编者按：平气之年，无太过不及，气候平和，疫病较少。其推算方法有多种，古今各位医家论述不尽相同。据《古今医统大全》所述，若年运为不及之岁，逢岁会、同岁会则为平气；不及之岁，若大寒交司日，时干与年干相合，为干德符，亦为平气；若年运为太过之岁，被司天之气所克者，亦为平气。

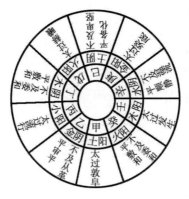

太过不及平运之图

发生、委和、敷和角①，

赫曦、伏明、升明徵②，

敦阜、卑监、备化宫③，

流衍、涸流、静顺羽④，

坚成、从革、审平商⑤，

太过不及平气纪。

编者按：此歌述"五音建运"。五音，即五行之声音。土音"宫"，其位甲己之岁；金音"商"，其位乙庚之岁；水音"羽"，其位丙辛之岁；木

---

① 角：古代五音之一，相当于简谱"3"。
② 徵：古代五音之一，相当于简谱"5"。
③ 宫：古代五音之一，相当于简谱"1"。
④ 羽：古代五音之一，相当于简谱"6"。
⑤ 商：古代五音之一，相当于简谱"2"。

音"角"，其位丁壬之岁；火音"徵"，其位戊癸之岁。

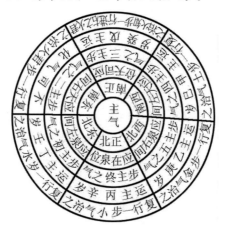

地理之应六节图

此图上者右行，下者左行，自初至终，乃为地之主气，静而守位者也。

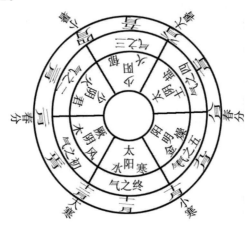

逐年主气图

此逐年主气之位次也。六气分主四时，岁岁如常，故曰主气。

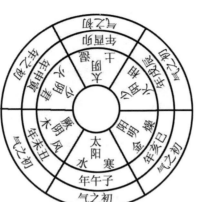

逐年客气图

此逐年客气也。如子午年则太阳为初气，厥阴为二气，少阴为司天为三气，太阴为四气，少阳为五气，阳明为在泉为六气；丑未则厥阴为初气，以次而转。余可仿此类推也。

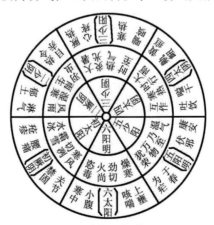

子午二年客气定局热化之图

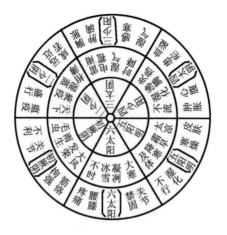

丑未二年客气定局湿化之图

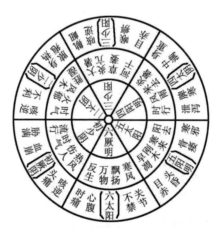

寅申二年客气定局火化之图

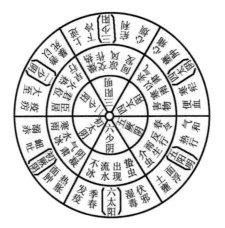

卯酉二年客气定局燥化之图

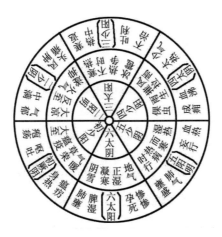

辰戌二年客气定局寒化之图

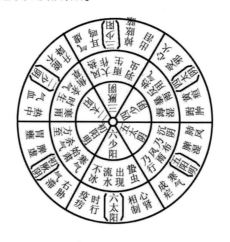

巳亥二年客气定局风化之图

此六气分合六部时日诊候之图，家先生所自定者也，实具六气至理，乃古今未发之秘，须精思而熟玩之。

以平治之纪为例。若太过之纪，其气未至而至，从节前十三日为度。不及之纪，其气至而未至，从节后十三日为度。太过之岁，从左尺浮分起立春，不及之岁，从左关中分起立春，依次而推之，清心调息，逐部细究，则时令之病，可以前知①。诊得六部俱平则已，若有独大独小，独浮独沉，独长独短，与各部不同，依图断之，无不验者。假如左关中候脉独弦大，已知雨水后惊蛰边②有风热之病，盖弦主风而大主热也，且左关又为风木之令故也。如右尺沉分脉独缓滞而实大，已知芒种后夏至边有湿热之病，盖缓滞主湿，而实大主热。若缓滞而虚大，乃湿热相火为患，盖缓滞为湿，而虚大为相火也；且在沉分，

————————

① 太过之年，气化运行先天，故脉气未至而春气早至；不及之年反之，脉气已至而春气未至。

② 边：靠近。"惊蛰边"，即惊蛰节气前后。

沉亦主湿，又在相火之位故也。久病之人六脉俱见浊滞，惟右寸中候脉来从容和缓，清净无滞，已知霜降后冬至边必愈，盖中候而从容和缓，为胃气之佳脉；且右寸为肺金之位，土来生金故也。余仿此而精推之，百不失一矣。

右尺			右关			右寸		
沉	中	浮	沉	中	浮	沉	中	浮
芒种十五日	夏至十日	小暑十日	大暑十五日	立秋十五日	处暑十日	白露十日	白露五日	秋分十五日
寒露十五日	霜降十五日	霜降十日	立冬十日	立冬五日	小雪十五日			
三元气少阳相火			四之气太阴湿土			五之气阳明燥金		

六气分合六部时日诊候之图（右）

左寸			左关			左尺		
浮	中	沉	浮	中	沉	浮	中	沉
小满十五日	立夏十日	谷雨十日	谷雨十五日	清明十五日	春分十五日	惊蛰十日	雨水十五日	雨水十日
立春十五日	大寒十五日	小寒十日	小寒十日	冬至十日	冬至五日	大露十五日		
火若阴少气之二			木风阴厥气之初			水寒阳太气之终		

六气分合六部时日诊候之图（左）

小序

医之有案，如弈者之谱，可按而覆①也。然使失之晦与冗，则胡取乎？家先生之医案等身矣，语简而意明，洵②足以尽脉之变。谨取数十则殿③之，由此以窥轩岐之诊法焉，千百世犹旦暮也。

真寒假热案

新安吴文邃，眩晕者三载，战慄恶寒，居帏帐之内，数妾拥之，当五月而向火。姜、桂屡投，病势日剧。千里延余。为诊其脉，浮之细小，沉之搏坚。是郁火内伏，不得宣越也。以山栀三钱，黄连二钱，黄柏一钱五分，柴胡一钱，甘草五分，生姜五片，乘热亟饮之。移时而恶寒少减，再剂而辍④去火炉，逾月而起。更以六味丸加知、柏，人参汤送，两月全安。所以知文邃病者，虽恶寒而喜饮热汤，虽脉细而按之搏指，灼然为

---

① 按而覆：即按覆，审查核实、参照之义。
② 洵：实在，确实。
③ 殿：最后。
④ 辍：撤除，撤销。

内真热而外假寒，热极反兼胜己之化。以凉药热饮者，内真寒而外假热之剂也。

编者按：此真热假寒也。热邪郁结于内，闭阻阳气，阳气郁闭而不得外达，故见战慄恶寒，五月向火。治以栀子、黄连、黄柏清解热邪，合柴胡、生姜宣散火郁，火郁解而阳气外达，恶寒自解。栀子为清解火郁要药，仲景栀子豉汤用之，丹溪越鞠丸亦用之。柴胡则升解透邪，若四逆散辈，气不宣通而逆冷者宜用。本证"虽恶寒而喜饮热汤，虽脉细而按之搏指"，是为"证眼"。

胫膝肿痛案

制台张石林，胫膝肿痛，赤如涂丹①。用槟榔、木通、牛膝、苡仁等药，继用苍术、黄柏，毫末无功②。余诊之曰："尺大而软，责在少阴。"遂用人参、地黄各三钱，麦冬二钱，丹皮、牛膝、枸杞各三钱，沉香一钱。连服四剂瘥减，二月而康复。

编者按：尺大而软，气阴不足，虚火灼伤阴血，营分有热，故见胫膝肿痛、赤如涂丹。人参、地黄、麦冬益气养阴；丹皮凉血清营；牛膝、枸杞补肝肾健筋骨；沉香引入少阴，性味辛温而行气暖肾，与养阴药相配，阴柔翻为灵动，犹如春风送雨，泉源不绝。证非下焦湿热，故二妙、四妙、槟榔、木通无功。

气湿下陷案

苏松道尊高玄圃，神气不充，两足酸软。或与安神壮骨，

---

① 丹：朱砂。
② 毫末无功：无毫末之功。毫末，毫毛的末端，比喻极其细微。

第
三
辑

或与补肾养阴，或与清热去湿，卒不效也。召余诊之。六脉冲和，独有中州①涩而无力。是土虚不能制水，湿气注于下焦。以补中益气汤加苍术，旬日即愈。夫脉虚下陷之证，误服牛膝、苡仁、黄柏等下行之剂则愈陷，此前药所以无功也。

编者按：本证关部脉涩而无力，是中气不足，土陷于下。脾不升清，水湿内聚，与虚土共陷，气与湿下注，故见两足酸软。治当以东垣益气升阳除湿之法，补中益气汤加苍术。

臂痛案

车驾郎赵讳昌期，两臂痛甚，两手灼热。诸医皆谓脾主四肢，与之清胃健脾，至三日而溺色如泔②。余曰："六脉俱涩，喉有喘呼。《内经》云'肺所生病者，上气喘满，臂痛，掌中热，溺色变。'今诸证咸显，若合符节。"遂与枳壳、桔梗各三钱，茯苓、知母各二钱，甘草一钱。一剂而痛减，再剂而溺清，三剂且霍然③矣。

编者按：本证即《内经》所云"臂厥"，见《灵枢经·经脉》篇。手太阴肺经从肺系横出腋下，下循臑④内，行少阴心主之前，下肘中，循臂内上骨下廉，入寸口，上鱼，循鱼际，出大指之端。故肺气盛而见喉中喘呼、臂痛、掌中热。肺为水之上源，故肺气盛而溺色变。治以枳壳、桔梗宣降肺气，茯苓利水，知母清肺。

痰气胶固案

太常卿胡慕东，形神俱劳，十昼夜目不得瞑。自服归脾汤

---

① 中州：此处指脾胃部脉，右手关部。

② 溺色如泔：小便颜色如同淘米水。溺，小便；泔，淘米水。

③ 霍然：突然。这里指疾病很快痊愈。

④ 臑（nào）：上臂肩至肘处称臑。

数剂，中夜见鬼，更服苏合丸无功。余曰："脉大而滑，痰气胶固也。"二陈汤加枳实、苏子，两日进四剂，未获痊可。更以人参汤送滚痰丸，下痰积甚多，因而瞑眩①，大剂六君子汤，服一月乃安。

编者按：是证为痰邪与气胶固于内，心神不宁所致。脾为生痰之源，故其痰本脾虚而生。治之先去邪气，以人参汤送滚痰丸，攻逐胶着之痰。邪气解，转而补气健脾化痰，大剂六君子。

食厥案

内臣赵荣庵，忽然昏仆，胸腹硬满，气口独强，此食厥也。以枳实、橘红二两，煎汤四碗，加食盐少许，探吐颇多。更用香砂平胃散，数剂始安。

编者按：本证乃食厥，气机逆乱而昏仆。胸腹硬满，中有积滞；气口独强，邪气在上。《内经》云："在上者，因而越之。"张子和云："凡在上者，皆可吐。"故气口独强者皆可用吐法，邪气吐出，中气得安。食滞暴急甚者在上，宜吐。食滞入中者，宜消宜下。

女子之疝案

沔阳州学宪钱长玉夫人，腹痛肠鸣，或以怒伤肝气治，或以虫积血积治。余往视之身伛偻②而气喘呼，脉弦而细，此女子之疝也。青木香、广木香各一钱五分，川楝子、木通、肉桂、茴香各一钱，当归、甘草各八分。一剂知，四剂已。

编者按：本证为肝经寒凝气滞。寒邪中伤肝脉，收引痉挛，故腹痛肠

---

① 瞑眩：指用药后而产生的头晕目眩的强烈反应。
② 伛偻（yǔ lǚ）：腰背弯曲。

鸣，伛偻气喘，脉弦而细。治以暖肝行气散寒。

肝肾两亏案

新安吴声宏，荒于酒色，起立辄眩仆。余诊之，两尺如烂绵，左关弦且急。病得之立而使内①，筋与骨并伤也。声宏鼓掌曰："先生胸中有镜，指下有神②，古之扁仓勿是过也，幸善以救吾。"与萆薢蠲痹汤加龟版、虎骨、鹿茸，服两旬而痛若失。

编者按：病家荒于酒色，日久伤及肝肾，精血髓海空虚，起辄眩仆。两尺如烂绵，肾所伤；左关弦而急，肝所伤。肾主骨而肝主筋，肾藏精而肝主血，故云筋与骨并伤，是为肝肾不足。故以补肝益肾，强筋健骨，填精补血为法。然此亦不过权宜之剂，要在戒除酒色，清心调养，否则精血日损，髓海渐消，终至膏肓。

呕血案

维扬孝廉王伟然，喜读书，不以寒暑废。忽呕血碗许，不药而愈。偶坐谈次，乞余诊视。余曰："尊恙虽愈，元本日亏，须兢兢保任③，过长夏乃安耳。"伟然不以余言为意。余谓其弟张甫曰："今长公神门欲脱，水不胜火，炎赫之令，将不禄④矣。"张甫曰："尚可图否？"余曰："阳躁而不鼓，阴衰而欲绝，虽有智者，靡所适从⑤。"果至六月十九日呕血而绝。

---

① 使内：即房中术。古代道士、方士节欲养生保气之术。

② 胸中有镜，指下有神：指明察秋毫，诊脉如神。

③ 兢兢保任：兢兢，小心谨慎；保任，保持、保养。

④ 不禄：士死的讳称。天子死曰崩，诸侯死曰薨，大夫死曰卒，士曰不禄，庶人曰死。

⑤ 靡所适从：不知何所依从。

编者按：读书至勤，劳伤心脾。心血耗伤而脾不统血，元气浮越无根，虚火内炎伤气，以至呕血。长夏炎赫，阳气外浮，阴阳两伤，水不胜火，故至不救。若病家早能醒悟，朝服归脾汤，暮服六味丸，静思宁神，谨慎养性，未尝不能身登寿域。

伤寒汗后案

丹阳邑尊王维凝，染患伤寒，汗下后邪已解矣，时时灼热。或曰："汗后不为汗衰，邪气深重。"禁其饮食，且与清剂。困倦已极，求治于余。诊其脉小，按其腹濡①。此邪气已尽，正气未复，谷气不加，阳明失养，非病也，饥也。病者不能言，但首肯不已。以糜粥徐徐进之，日进五六次。居五日，弗药而愈。

编者按：病退邪尽，当扶胃气。汗下后正气虚耗，糜粥益胃和中，调养为佳。

昏倦不食案

吴门金宪郭履台，春秋已高，少妾入房，昏倦不食。医者咸知其虚，投补中汤加姜、桂，不效。遣使迎余。兼夜而往视之，目不能瞬②，口不能言，肌体如烙。或谓此人参、姜、桂之毒也。余捧腹曰："脉大而鼓，按之如无，真气欲绝，正嫌病重而药轻耳。"遂以人参三两、熟附三钱煎液，半日饮尽，目乃大开。再作剂如前，至旦日饮尽，口能言矣。数日而神气渐复，更以大剂补中，兼服八味丸计五十日而起。

编者按：病家春秋既高，房劳后昏倦不食，脉大而鼓，按之如无，故

---

① 濡：通"软"，柔软。
② 瞬：眨眼，眼球一动。

能判定真气欲绝。本证肌体如烙，并非热毒，乃元气外脱。故以两大剂参附汤大补元气，回阳救逆。医者胸有主见，临证不乱，方能抱定温补大法。

足疮浸淫案

相国方禹修，足疮浸淫①，绵延三载。若解毒，若燥湿，若清热祛风，靡不遍尝，而势不少衰。余曰："脉大无力，气虚之候也。气虚则下陷，日与疏利，有愈趋而愈下矣。"以补中益气加萆薢、苍术服，外以当归白术膏和二妙散涂之，脓水渐干，更以六味丸加苍术、黄柏，间服一载而愈。

编者按：本证气虚下陷，湿邪浸淫，脉候有征。凡脓水日久不干，当从虚治。萆薢利湿祛风，解毒排脓，而不苦寒，虚实疮疡皆可配伍用之。土茯苓亦与萆薢有同功之妙。

木郁化火案

新安吴修予令侄，烦躁发热，肌体骨立，沉困着床，目不得瞑者已三年矣。大江以南，迎医几遍，求一刻安卧，竟不可得也。余诊其肝脉沉而坚，此怒火久伏，木郁宜达也。以柴胡五钱，白芍药、丹皮、栀子各三钱，甘草、桂枝各五分。日晡方进剂，未抵暮而熟寐，至旦日午后未寤。伊兄衷伯大为忧惧。余曰："卧则魂归于肝，三岁不归，疲劳已极，譬如久热得凉，乐而忘返，无庸②虑也。"至夜分方醒，喜不自禁。遗书致谢曰："积患沉深，揣无生理，三年之疾，一剂而起之，人非木石，刻

---

① 浸淫：逐渐蔓延扩展、迁延不愈，又指脓水流溢。
② 无庸：无须，不必。

骨感衷，当与江河俱永耳。"

编者按：肝藏魂，木有郁火，则魂不能归舍于肝，阴阳不能交故不寐。肝脉沉而坚，是为"脉眼"。柴胡、白芍疏达郁气，柴胡并能辛凉解热；丹皮、栀子凉解肝热，清而不滞；桂枝少许，交通阴阳，亦奏疏散之功。丹栀逍遥散加桂枝。

目眩案

相国方禹修夫人，触于惊恐，身霭霭①如在车船，开目则眩，起立欲仆。众议补虚化痰，屡投弗效。余为察脉，左独沉牢。是惊气入心，蓄血为祟。用大黄、穿山甲、归尾、桃仁、降真、苏木、郁金，一剂而血下，再剂而复下数升，寻愈。

编者按：左手心肝，右手肺脾，故左属血而右属气。脉沉而牢，蓄血在中，下血乃安。

心脾耗伤案

邵武邑宰何金阳令郎，久耽②书癖，昕③夕穷神，而不自节。气暴阴伤，形瘁④于劳，精摇于梦，汗出乎寐，而柴栅⑤其中。饵药历岁，毫末无功。不远数千里，以乞刀圭⑥，余比至而病益进矣。诊其脉，大而数，按之极软。此中气积虚，反为凉剂所苦。乃以归脾汤入桂一钱、人参五钱，当晚得熟寐。居二

---

① 霭霭：昏沉。
② 耽：沉溺，入迷。
③ 昕：早晨太阳将出之时。
④ 瘁：憔悴，枯槁。
⑤ 柴栅：原指栅栏，这里指困顿其中。
⑥ 刀圭：原指中药的量器名。这里指药物、治疗。

十日而汗敛精藏。更以还少丹与补中益气间服，数月而康。

编者按：如前王伟然案。苦读劳神，用心过度，耗伤心脾。汗为心之液，神为精之守，心神不宁而遗精盗汗。其脉大而数，按之极软，元气亏损。故以归脾汤加参、桂补心脾为法。读书人用心劳神，心脾易伤，平素须善为静养。

肺绝案

南都许轮所孙女，十八岁，患痰喘羸弱。四月初诊之，手太阴脉搏指，足少阴脉如烂绵，水衰而火乘金也。余曰："金以火为雠，今不浮涩而反洪大，贼脉见矣。肾水不能救，秋令可忧。至八月初五日诊之，肺之洪者变而为细，肾之软者变而为大。岁在戊午，君火司天，法当两尺不应。今尺当不应而反大，寸当浮大而反细。经曰：'尺寸反者死。'况肺脉如丝，悬悬①欲绝。经云：'脉至悬绝，十二日死。'予之短期，当在十六日。然安谷者逾期，不安谷者不及期，以食不断，故当逾期。况十六、十七二日皆金。助其一线之气，安得遽绝！十八日交寒露节，又值火日。经曰：'手太阴气绝，丙日笃，丁日死。'寅时乃气血注肺之时，不能注则绝，必死于十八日寅时矣。"轮所闻之，潸然泪下，以为能食，犹不肯信。果至十八日未晓而终。

编者按：四月初肺脉搏指，肾脉如烂绵，已为元气无根之证，肾不纳气，肾水泛为痰喘。八月初肺脉变细，肾脉变大，此时已是肾水耗尽、下元空虚。肺脉如丝，悬悬欲绝，浮越之元气悬于一线。故不可治。

胀满案

闽中周东志，形羸善饭，忽胀满。众皆泥其食太多，不能

---

① 悬悬：将要断绝貌。

运化，治以槟、枳、楂、芽、神曲、浓朴，胀势转增。余以其右手洪滑，知为胃火，用石膏、黄连、山栀、木香、陈皮、酒蒸大黄，二剂而胀止。

编者按：应为中焦湿热气滞，治当泻火而导滞。枳实导滞丸亦可。

泄泻案

闽中太学张仲辉，纵饮无度，兼嗜瓜果，忽患泄泻，自中夜至黎明，洞下二十余次。先与分利，不应。继与燥剂，转见沉剧。余以其六脉俱浮，因思经云："春伤于风，夏生飧泄。"非大汗之，不能解也。麻黄、升麻、干葛、甘草、生姜煎服。原医者笑云："书生好奇，妄行险峻①。麻黄为重剂，虽在伤寒，且勿轻用，斯何证也，而以杀之耶！"仲辉惑之。已而困甚，叹曰："吾命将尽，姑服此剂，以冀万一。"遂服而取汗，泄泻顿止。

编者按：泄泻而脉浮，胃肠中有风邪。风邪善行而数变，自表而内，无处不到，至胃肠则洞泻不止。且表卫不开，肺气不宣，津液下迫，风邪入胃，邪气留连。故治泄有升提，有祛风，有解表，有逆流挽舟②。

痨瘵案

白下姚越甫，乙卯秋二子俱以痨瘵毙，悲痛不已。蒸热咳嗽，两目不明，腰肢无力，口吐清涎，唇有白点。或与滋阴，或与开郁，或与补中，或与清火，药无遗用，病日益深。夜梦

---

① 险峻：指药性猛烈、偏性较大的药物。
② 逆流挽舟：中医的一种治法，治疗外邪陷里而之痢疾，意即疏散外邪，使表气疏通，里滞亦除，其痢自止，代表方为荆防败毒散。

亡父语之曰，汝病已深，时医束手，非士材先生不能疗也。醒时漏下四鼓①，张灯扣门乞治。余诊视之，左脉数大无伦，右脉沉缓无力。此为传尸，有恶虫蚀脏，若不取去，决无生理。为治加味芎归血余散加甘遂、天灵盖，共为末，以东引桃枝煎汤。于八月初二天未明时，空心调服。至辰巳时，下虫如小鼠者三枚，两头尖者数枚。以病者困顿，亟与人参一两煎服。薄暮又服参一两。明日四鼓，更以末药减半服，又下两头尖虫数枚。所下之虫，烈火煅过，雄黄末研匀，入瓶封固，埋于僻地绝人行处。另用峻补，半载渐瘥。

编者按：痨瘵一病，类似于现代医学所谓结核病。古人认为痨瘵与干血化虫有关，称之为痨虫，治疗多用"杀痨虫"之药。又因痨瘵多具传染，亲朋虽亡，活人被染，甚而灭门，故古人又谓之传尸、鬼注，治疗亦多用"灵异"之药。

腹痛案

江右给谏晏怀泉如夫人②，盛暑腹痛，自汗淋漓。治之以清火行气，俱无当也。余诊其左脉涩，右脉濡。此气弱不能营运，血因以阻耳。与参、芪、姜、桂、桃仁、归尾、苏木、玄胡索、郁金，二剂而痊。当盛暑而行姜、桂，舍时从证也。

编者按：左脉涩，血行不畅；右脉濡，中气不足。故以益气活血为治。

视歧案

吏部少宰蒋恬庵，目中歧视，手足麻痹。或滋阴，或补土，

---

① 漏下四鼓：即夜里四更时分，大致相当于现在后半夜两点左右。
② 如夫人：妾的别称。

或化痰，汤液屡更，迄无功验。余诊其寸口独大，两尺独清，是心肾不交也。以六味地黄丸料配补心丹作煎液，计进六剂而岐视收，一月而麻痹释然。更以十全大补丸服数斤，遂不复发。

编者按：岐视者，即视歧，视一为二也。目中神光，根源于肾，发出于心，神光照视方能视物。左右者，阴阳之道路也。心肾不交，水火未济，阴阳淆纷，神光散乱，故为岐视。治当交通心肾，收摄神光。

肌体痒麻案

给谏章鲁斋，肌体痒且麻，逾三日乃发黑块如博棋子，大便痛楚，呕恶。一岁之中，必四五发。医者以热毒治之，绝不取效。余诊其脉，举之则大，按之则缓，湿与风俱也。荆芥、防风、羌活、独活、苍术、白术、茯苓、木通、川芎、当归、黄芪、桔梗、甘草，十剂旋效。更以酒糊为丸，人参汤送，以杜其根蒂①。

编者按：本证肌体痒且麻，发黑块如博棋子，类似荨麻疹。李氏平脉辨证，诊为"湿与风俱"。风胜则痒，湿胜则麻。故败毒散合四君子汤之类，祛风胜湿，且中气足则湿气化，卫气强则风邪不干。

积聚案

襄阳郡侯于鉴如，酒后腹痛，久而痛处渐坚。余曰："脉大而长，且搏指矣，必有坚积。然两尺濡软，不敢峻攻。"先以四君子汤补完胃气，然后与攻积丸，下十数行，皆黑而韧②者，腹中之痛犹未尽也。经曰："大积大聚，其可犯也，衰其半而止。"

---

① 根蒂：病根。
② 韧：坚硬。韧，柔而固也。

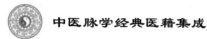

第
三
辑

但以补中益气加蓬术为丸，服两月而霍然。

编者按《医宗必读》有云"积之成也，正气不足，而后邪气踞之，如小人在朝，由君子之衰也。正气与邪气势不两立，若低昂然，一胜则一负。邪气日昌，正气日削，不攻去之，丧亡从及矣。然攻之太急，正气转伤，初、中、末之三法，不可不讲也。初者，病邪初起，正气尚强，邪气尚浅，则任受攻；中者，受病渐久，邪气较深，正气较弱，任受且攻且补；末者，病魔经久，邪气侵凌，正气消残，则任受补。盖积之为义，日积月累，匪伊朝夕，所以去之亦当有渐，大疝则伤正气，正气伤则不能运化，而邪反固。"此中之语，堪为积证治疗大法，攻补指南。李中梓创有新制阴阳攻积丸，谓治五积、六聚、七癥、八瘕、痃癖、虫积、痰食，不问阴阳皆效。方以吴茱萸、干姜、官桂、川乌、黄连、半夏、橘红、茯苓、槟榔、厚朴、枳实、菖蒲、玄胡索、人参、沉香、琥珀、桔梗、巴豆霜诸味为末，皂角煎汁合丸而成，每服以生姜汤送下。

伤寒狂躁案

休邑吴文哉，伤寒发躁，面赤足冷，时时索水，却不能饮。伊弟日休问余决短期。手扬足掷，难以候脉。五六人制之，方得就诊。脉大而无伦，按之如无。余曰："浮大沉小，阴证似阳，谓之阴躁。与附子理中汤，当有生理。"日休骇曰："医者十辈至，不曰柴胡、承气，则曰三黄、石膏，今反用热剂，乌乎敢哉！"余曰："内真寒而外假热，服温补犹救十中之七，若用寒凉，立见败坏矣。"日休卜之吉。遂用人参四钱，熟附一钱，白术二钱，干姜一钱，甘草八分，煎成，冰冷与饮。甫一时许，而狂躁稍定。数剂而神清气爽。

编者按：阴盛格阳，阳气欲脱，故发烦躁。《伤寒论》少阴病发烦躁者，即阴躁，阴躁多死，多为危候。本证"面赤足冷""时时索水，却不能饮""脉大而无伦，按之如无"，皆是辨明内真寒而外假热之凭藉。治以附子理中丸温补脾肾，以固元气。

血厥案

京卿须日华，暴怒伤阴，吐血甚多。余思《内经》云："大怒则血菀于上，令人薄厥。"今血厥而呕数升，金气大虚，而木寡于畏①也。以人参一两，培养金宫。且木欲实，金当平之。又况血脱益气，治其母也。以沉香三钱制肝木，更以炮姜少许为向导之兵。再进而血始定。然脉法则已违度②矣。经云："至如颓土，按之不得，是肌气予不足，白藁发而死。"言木克土也。及期果验。

编者按：今肺脾两脏已败，子母之气皆已耗竭，而木气虚亢，故至不救。

肺热癃闭案

江右袁启莘，居恒劳心，遇事沉滞。时当仲夏，溲便不通。五苓、六一，累进无功。诊其两寸洪大，知为心火刑金，故气化不及州都也。黄连、知、柏、麦冬、牛膝、茯苓、人参，两剂而小便如泉。

编者按：两寸洪大，上焦心肺间有热。热邪壅滞上焦，肺失肃降。肺为水之上源，上源闭阻，下源亦不通。水道通调不利，邪热下移膀胱，膀胱气化不利，闭阻三焦，三焦决渎失司。

痿废案

金陵朱修之，八年痿废，更医殆遍，卒无中病者，千里招

---

① 木寡于畏：木所畏，金也。木寡于畏，即金不制木，而木无所畏。
② 违度：失度，反常。

余。诊其六脉有力，按之搏指，犹是强饭。此心阳独亢，壮火炎蒸，古称脉痿者是也。以承气下数行，右足展舒。再下之，手中可以持物。更以芩、连、山栀、酒蒸大黄蜜丸，以参汤送。一月之内，积滞尽去，四肢皆能屈伸。余曰："今积滞既袪，真元虚惫。"与三才膏十斤，尽剂而康复。如是元气之实，如是治法之峻，如是相信之专，皆得未曾有，不可以为训也。

编者按：八年痿废，易误辨作虚证，从虚而补之。然诊其六脉有力，按之搏指，犹是强饭，非虚证也。《内经》云："治痿独取阳明。"痿证有阳明之虚，有阳明之实。此六脉有力而强饭，是阳明积滞，故以承气汤类独下阳明。积滞得下，则阳明经气通利，四肢而能屈伸。积滞尽去，元气衰惫，虚证则见，再以三才膏补之。三才者，天地人，天冬、地黄、人参。天冬补上，地黄补下，人参补中，俾使三焦元气津液得复，阳明冲和，方为全功。

胸痛案

文学顾六吉，胸中有奇痛，不吐则不安者，已历两载。偶为怒触，四十日不进浆粥，三十日不下溲便，面赤如绯，神昏如醉。终事①毕备，以为旦夕死矣。余视其脉，举之则濡，按之则滑。是胃中有火，膈上有痰，浸淫不已，侵犯膻中，壅遏心窍，故迷昧乃尔。以沉香、海石、胆星、瓦楞子、牛黄、雄黄、天竺黄、朱砂、冰、麝为细末，姜汁、竹沥和沸汤调送。初进犹吐其半，继进乃全纳矣。随服六君子加星、香、姜、沥，两日而溲便通，三日而糜饮进。调摄百余日，遂复其常。

编者按：胸中有痰火，故以清火涤痰开窍法治之。

---

① 终事：临终之事。

疟疾案

征君陈眉公，患三日疟，浃气未瘳。素畏药饵，尤不喜人参。余诊其脉，浮之则濡，沉之则弱，营卫俱穷，故绵延不已。因固请曰："素不服参者，天畀①之丰也。今不可缺者，病魔之久也。正气虚惫，脉如悬丝，而可拘以常乎？变通趋时，不得失也。"先服钱许，口有津生，腹无烦满，乃色喜云："素所胶而不化者，今日发吾覆矣。敢以性命委重，惟兄所命耳。"遂以人参一两，何首乌一两，煎成，入生姜汁一钟。甫一剂而势减七八，再进而疟遂截。

编者按：疟邪日久，气血两虚，主以何人饮，人参益气扶正，何首乌补益精血，气血双补为治。本案诊脉，脉如悬丝，浮取则濡，沉取则弱，浮以候卫，沉以候营，卫者主气，营者主血，浮沉俱虚，故主气血两衰。

腹满案

给谏许霞城，悲郁之余，陡发寒热，腹中满闷。医者谓为外感风而内夹食也。余独以为不然。举之无浮盛之象，按之无坚搏之形，安在其内伤外感乎？不过郁伤中气耳。以补中益气加木香、白蔻，十剂而复其居处之常。

编者按：腹中满闷，有虚有实。补中益气汤证亦可发寒热，此即是东垣内外伤辨惑而制方之义。

---

① 畀（bì）：给予，赋予。

双足肿痛案

别驾施笠泽，两足肿重，痛若虎啮①，叫号彻于户外。自用四物汤加槟榔、木通、牛膝、苡仁，数饮之，病不少杀。余曰："阴脉细矣，按之至骨则坚，未可竟以虚责也。况两膝如绯，扪之烙手。当以黄柏五钱为君，木通四钱为佐，槟榔一钱为使，日进两剂，可使遄②已。"笠泽颔③余言，遂遵服之。十余剂后，竟安适如常矣。

编者按：本证乃实证，湿热流注下肢为患。前方虽槟榔、木通、牛膝、苡仁对证，然四物汤胶着湿热，故用药杂然不效。李氏平脉为实，兼见两膝如绯，扪之烙手，独用黄柏、木通、槟榔，日进两剂，可谓心明眼亮。

痰祟身痛案

文学朱文哉，遍体如虫螫，口舌糜烂，寅卯时必见二鬼执盘餐以献。向余恸哭曰："余年未满三十，高堂有垂白之亲，膝下无承欢之子，一旦抱疴，二鬼来侵，决无生理。倘邀如天之赐，得以不死，即今日之秦越人矣。"遂叩头流血。诊其寸脉，乍大乍小，亦意其为祟矣。细察两关，弦滑且大，遂断定为痰饮之疴。投滚痰丸一服，微有所下，而病患如故。更以小胃丹下痰及积，身痛减半，至明日而鬼亦不见矣。更以参、术煎汤送小胃丹，复下数行，病若失矣。

---

① 虎啮（niè）：形容疼痛异常，如老虎用牙咬一样。

② 遄（chuán）：迅速。

③ 颔：点头同意。

编者按：鬼祟之脉，左右不齐，乍大乍小，乍数乍迟。《伤寒论》云："脉乍大乍小，乍静乍乱，见人惊恐者，为祟发于胆，气竭故也。"所谓鬼祟，多为痰邪作祟，所谓怪病多痰。十二时辰中，寅卯为肺与大肠所主。其脉则寸脉乍大乍小，两关弦滑而大。以下痰祟为治。先以滚痰丸而微下，病患如故，病重药轻也。故以小胃丹峻下，痰积方得而出。小胃丹，方出《丹溪心法》，由甘遂、大戟、芫花、大黄、黄柏诸味组成，峻下力猛。

阳虚腹痛案

内侄陆文蔚之内，自上脘抵少腹奇痛欲绝，有以山栀、枳、朴为治者，痛反弥[①]甚。余曰："脉诚数矣，独不察其沉则软乎？不第土惫，抑且火衰。"六君子加姜、桂大剂饮之，痛且应手减矣。而原医者犹曰："是火证也，复以火助之，痛得劫而暂伏，未几将不可知已。"文蔚鄙其言，竟信余勿疑。调治一月，而康复如常。

编者按：脘腹为脾胃地界，少腹为肝肾地界。脉数而沉软，主虚而阳气不足。故本证为脾肾阳衰，以六君子加姜、桂大剂治之。

小肠痈案

门人薛昙孚之内，十五岁，腹痛异甚，面黄体瘦。幼科与之清热，女科与之通经疏气，大方与之补血养气，越一月而腹痛转剧。余察其皮肤甲错，左尺独数，是小肠有痈。今脉数，知脓已成，当以药溃之。与葵根[②]一两，皂角刺二钱，陈皮三

---

① 弥：更加。
② 葵根：性味甘味寒，能利水、散瘀、消肿解毒。《本草纲目》："治痈肿，利小便，五淋，水肿，产难，通乳汁。"

钱，两剂而脓血大下。更以太乙膏为丸，参芪汤送，一月而愈。

编者按：《诸病源候论·肠痈候》"肠痈者，由寒温不适，……血气蕴积，结聚成痈，热积不散，血肉腐坏，化而为脓。其病之状，小腹重而微强，抑之即痛，小便数似淋，时时汗出，复恶寒，其身皮皆甲错，腹皮急，如肿状"。左尺独数，皮肤甲错，下焦有热，化生痈脓。太乙膏方出《太平惠民和剂局方》，由玄参、白芷、当归、肉桂、大黄、赤芍药、生干地黄诸味组成，功能清热解毒、消肿生肌。

大肠痈案

光禄卿吴玄水夫人，腹满而痛，喘急不能食。或以中满治之，无效。余诊其脉，右尺偏大，皮肤甲错。余曰："此大肠痈也。"先与黄芪、白术、陈皮、当归、白芷托里，三日而脉始数，数则脓已熟矣。用黄芪、皂刺、白芷、穿山甲加葵根五钱，连投两剂而脓溃如注，昏晕不能支。即饮独参一两，更以八珍汤补养一月始康。

编者按：尺脉数大，皮肤甲错，断为肠痈。而左尺数大为小肠痈，右尺数大为大肠痈。盖左寸属心，心与小肠相表里，故左尺数大为小肠痈；右寸属于肺，肺与大肠相表里，故右尺数大为大肠痈。脓大溃久溃之后，易大损气血，宜以气血之药补之。

喘促神昏案

邑宰夏彝仲太夫人，年届八袠①。因彝仲远任闽中，忧思成疾，忽发热头疼。诸医误作伤寒，夺其饮食，恣行发散。才一剂而汗出如洗，气促而喘，神昏而倦，业已治凶具矣。始问治

---

① 八袠：八十。

于余，诊其脉，大而无力。余曰："即令进食而投参芪，犹惧或失之；反夺其食而攻之，未遽①绝者幸耳。"用人参、黄芪各五钱，白术三钱，橘、半各一钱五分，甘草六分，煨姜三钱。诸医皆曰："喘为气壅，参芪入口，即不可救。"余百口陈辨。赖许霞城至，力赞决之。甫一剂而喘汗差减。倍用参、术至一两，证愈七八，惟食未强耳。此火衰不能生土，加熟附二钱，干姜一钱，服二月乃痊。

编者按：病家年老体虚，脉大无力，本为气虚发热头疼，以补中益气汤之类为宜。诸医辨为外感，而行汗法，伤及阳气，犯虚虚实实之戒。致使真元大亏而浮越，故见气促而喘，神昏而倦，元气将脱也。急当益气固脱，纳气归原。

谵狂案

儒者吴君明，伤寒六日，谵狂笑语，头痛有汗，大便不通，小便自利。众议承气下之。余诊其脉，浮而大；察其腹，不硬不痛。因思仲景云："伤寒不大便六七日，头疼有热，小便清，知不在里，仍在表也。"方今仲冬②严寒，宜与桂枝汤。众皆咋舌云：谵狂为阳盛，桂枝入口必死。余笑曰："汗多神昏，故有妄语。虽不大便，腹无所苦，和其营卫，必自愈耳。"遂违众用之。及夜而笑语皆止，明日大便自通。故夫病变多端，不可胶执。既有谵语，而能察为表证者，百不得一也。向使病家狐疑，误行下剂，其不立毙者几希。

编者按：脉浮而大，知其在表；察腹不硬不痛，知不在阳明之腑。表气郁闭，气机不宣，肺与大肠相表里，故大便不通。营卫不和，汗多神

---

① 遽：立刻，马上。
② 仲冬：指旧历十一月。

昏，兼表郁而气闭，故见谵狂。今以桂枝汤，表气和而气机通利，犹闭塞之室开通户牖，则虽不泻下而大便下，谵狂亦止。

热结旁流案

医者王月怀，伤寒五六日以来，下利日数十行，懊侬①目胀。一时名医共议以山药、苡仁补之，且曰："不服是药，泻将脱矣。"余独曰："脉沉且数，按其腹便攒眉作楚，此协热自利，谓之旁流，非正粪也，当有燥屎。"饮以承气汤，果得结粪数枚，利乃止，懊乃定。

编者按：本案下利日数十行，易误诊为中气不固、元气滑脱。然病家脉沉且数，是里有热结。所谓热结旁流，中有结粪，肠中津液旁流而出，下利臭秽清水无度者。治以承气汤，结粪出而气化复旧，津液行而下利止。另，据笔者临证所见，热结旁流之外，尚有"食积旁流"一证。常于伤食之后，食积结滞于内，脾胃肠道功能紊乱，津液不能吸收，自食积旁而流出。当此之时，病家进食即腹鸣而泻。甚则有饮水入胃，即刻胃肠间漉漉水鸣立泻者。泻下纯水如浑浊小便，日数十行不止。此为"食积旁流"，治当保和丸之类消其食积，重者亦可攻消并用。食积化，则津液行，往往药甫入胃，而泻下立止。此与热结旁流虽病因不同，程度不同，而机理相似。

背心痛案

明经俞元济。背心一点痛，久而渐大。每用行气和血，绝不取效。余问之曰："遇天阴觉痛增否？"元济曰："天阴痛即甚。"余曰："脉既滑而遇阴辄甚，其为湿痰无疑。"以胃苓汤加

---

① 懊侬（ào nóng）：指心胸烦热，闷乱不宁之状。

半夏三钱，数剂而不知痛所在矣。

编者按：腰背痛而移易不定，渐渐扩大或走窜，或麻木不仁，或牵掣附着，常于阴天复发或加重，脉滑者，多为积痰停饮阻滞于经络之间。治当化痰，甚或逐痰攻下。笔者曾遇一病例，时阴雨连绵一周，病家自觉腰背胀痛，如有物附着压之。先予柴胡疏肝散加川断、杜仲、独活、台乌、苍术两剂，腰痛稍减。但觉腰背如物压痛处散开渐大，走窜满背。因思有湿痰停滞，阻碍气道作痛，行气而湿痰流注腰背经络间，即以柴胡疏肝散加禹功散（牵牛子、小茴香）、酒制大黄、白芥子、法半夏一剂，两服大便下而腰背痛立止，物压附着感如失。

汗出昏倦案

刑部主政徐凌如，劳与怒并，遂汗出昏倦，语言错乱，危笃殆甚。迎余视之，脉滑而软，为气大虚而痰上涌，以补中益气汤加半夏、附子，四日而稍苏。更以六君子加姜汁、熟附，几两月而病乃却。

编者按：脉滑为痰，脉软为虚，故为气虚生痰。今劳与怒并，劳则气耗，怒则气上，元气欲脱而痰随气涌也。以补中益气益气固脱。盖痰为虚痰，过用消痰药劫之，则有耗气之虞，故唯少加半夏、陈皮于参、附、芪、术之间。甚若亡阳脱气而痰水上泛之危重证者，消痰药亦可一概不用，独以回阳固脱、纳气归元亟亟用之，气回则痰消。

癫狂案

文学张方之，久忧暴惊，遂发颠妄。或补心神，或逐痰涎，均无裨①也。求治于余。余曰："六脉结而有力，非大下其痰，

---

① 无裨：无补，无济于事。

无由痊也。"先服宁志膏三日，遂以小胃丹下之。三月之内，服小胃丹数次，去痰积始尽。更以归脾、妙香加牛黄、龙骨为丸，剂毕而康。向使不与下之，或虽下之未必屡屡下之，以尽其痰，遂成痼疾矣。

编者按：忧思伤脾，久则痰结，暴惊气乱，则痰气扰乱心神，故发癫狂。痼结之痰宜用攻逐之法，或吐或下，涌吐、倒仓、峻下，俱是荡涤陈垢，先破而后立之义。宁志膏，益气养心、安神定志，方出《太平惠民和剂局方》，酸枣仁、人参、辰砂、乳香诸味共成。妙香散，益气养心、宁神解郁，亦出《太平惠民和剂局方》，麝香、木香、山药、茯神、茯苓、黄芪、远志、人参、桔梗、甘草。

痰瘀噎膈案

邑侯张孟端夫人，忧愤交乘，食下辄噎，胸中隐隐痛。余诊曰："阳脉滑而阴脉搏，痰血互凝之象也。"以二陈汤加归尾、桃仁、郁金、五灵脂，连进四剂，证犹未衰。因恩人参与五灵脂同剂，善于浚①血。即以前剂入人参二钱，倍用五灵脂，再剂而血从大便出，十剂而噎止，弥月而竟安矣。

编者按：痰生于气，瘀生于血，气属阳而血属阴。故阳脉滑而阴脉搏，痰瘀互结之象也。十九畏中，人参畏五灵脂，而两药同用，益气活血而推血行，浚通之力倍增。今生脉、四君子常与失笑散共用，亦同此例。前案尚有十八反半夏、附予同用温化痰饮者，可知李氏善于用药矣。

虚寒噎膈案

金元之之内患噎，胸腹有奇痛。以经阳，故，诸医咸以瘀

---

① 浚：疏通。

血处疗。余察其脉，细为气衰，沉为寒痼，反与攻血，岂非加霜于雪乎？况自上及下处处皆痛，明征非血矣。参、芪、术各二钱，木香、姜、桂各一钱，煎成，和醇酒进之。甫入口便快，半月而痛去如扫矣。自是岁服理中汤，数年弗辍。

编者按：此证为虚寒，其脉沉细，故以益气温阳散寒为治。

躁热头痛案

顾淡之，劳神之后，躁热异甚，头角掣痛，时作时止。医者夺其食而与之解表，越四日而热不衰，议将攻里。余细视之，脉不浮紧，安得表耶？又不沉实，安得里耶？只有少阴大而无力，为劳神太过，乃虚烦类伤寒也。若禁其食，即益其疾耳。便以糜粥与之，且与大剂归脾汤，不十日安矣。

编者按：故立法必有凭据方不致误，欲解表必有表邪之凭据，欲攻里必有里邪之凭据，法无凭据不啻盲人摸象。"少阴大而无力"之少阴，即左寸少阴心部之脉。本证为劳神太过，心气外浮，血不濡养，而见燥热头痛，当益气养血、宁心安神。

类中风案

钱台石年近六秩，肢体不能转侧，昏倦不能语言，鼻窍不利，二便俱秘。是心肺俱虚，为类中风也。日伐其气，并攻其痰，已濒于危矣。比余诊之，六脉洪盛，按之搏指。此至虚有盛候，以形色验之灼然①也。法当从证不从脉，补中为主，方可回生。举家惑于他言，两日不决。余曰："今日不进药，将为性命忧矣。若补之而病进，余独任其咎。"乃以补中益气加秦艽、

---

① 灼然：明显貌。

天麻、竹沥、姜汁，再剂而神清，十日而转侧利便。珍摄半载，始获全愈。

编者按：气虚生痰，郁久化热，酿生痰火。故本证以元气虚竭为本，痰火炽盛为标。六脉洪盛、按之搏指，乃应痰火标证之象。日伐其气，并攻其痰，气愈虚而痰愈盛，则臻于危候，元气欲脱。以补中益气为主，辅以清痰火为治。

吐血蒸热案

大宗伯董玄宰少妾，吐血喘嗽，蒸热烦心。先与清火，继进补中，药饵杂投，竟无少效，而后乞治于余。余曰："两尺沉且坚，小腹按之即痛，此有下焦瘀血，法当以峻剂行之。若与平和之剂行血，则坚血不得行也。"以四物汤加郁金、穿山甲、虫、大黄，武火煎服。一剂而黑血下二碗。而痛犹未去。更与一服，又下三四碗而痛方止。遂以十全大补丸四斤，而康复如常。

编者按：两尺沉且坚，小腹按之即痛，瘀血在里，血不循经而见吐血。瘀血阻滞，日久郁热，耗伤阴血，致生瘀热，故见蒸热烦心。治之不当止血，而当化瘀，瘀血去而血归经，出血自止。即缪希雍所云"宜行血不宜止血"之意。

痰气哮喘案

文学顾明华，十年哮喘，遍治无功，始向余叩首乞哀，泪潸然下。余诊其两寸俱涩，余部俱实。涩者痰凝之象，实者气壅之征。非吐利交行，则根深蒂固之痰，何能去耶？幸其恪遵余言，半载之间，吐者五次，下者七次，更以补中之剂加鸡子、秋石，朞年①而永绝其根。

编者按：其脉两寸俱涩，余部俱实，三焦气壅而津液不行，痰阻上焦而气血不畅之象。脉征为实，故以痰气实证治之，吐下之后再建中州。

风痰哮喘案

王邃初，老于经商，患哮喘者二十年矣。偶值舟次②谈及，问余尚可治否？余曰："年望六旬，困顿日久，恐不可治。姑与诊之，喜其脉尚有神，右寸浮滑，是风痰胶固于太阴之经。"以杏仁、防风、甘、桔、白芥子、麻黄，连进三剂，而病状大减。因以丹溪治哮丸与之，仍日进六君子汤。喜其不畏药饵，连服无间，经岁而瘥。

编者按：患者老于经商，舟车劳顿，正气虚而易受邪。此证虽已历经二十年，仍见右寸浮滑。浮者为风，滑者为痰，乃风痰胶固于肺，治之以辛温疏利，祛风化痰而逐邪气。故临证识病，虽云内伤杂病，亦必先查有邪无邪。即数十年，亦有风邪痼结不去，而仍需治外风者。

虫咳久嗽案

张远公，久嗽。得药如水，委命待尽。一日以他事晤谈，自谓必不可治，姑乞诊之。余曰："饥时胸中痛否？"远公曰："大痛。"视其上唇有白点，痛发则口角流涎，此虫啮其肺，故咳嗽耳。用百部、乌梅煎膏与服。居十日而痛如失，嗽竟止矣。令其家人从净桶中索之，得寸白虫数十条，自是永不复发。

编者按：此证为虫咳。百部杀虫，乌梅伏虫，厥阴病乌梅丸主之。寸

---

① 朞（jī）年：朞，同"期"，指时间周而复始。朞年，即三百六十五日。

② 舟次：次，止、停留之意。舟次，指在乘船的路上。

白虫，即绦虫。

心疝案

上舍宋敬夫，心腹大痛，伛偻不可以仰。日与行气和血，无益也。余诊其左寸滑而急，视其气不能以息，偶得一咳，攒眉欲绝。此为心疝无疑。亟令其以酱姜①进粥。乃取小茴香、川楝子、青木香、广木香、茱萸、木通、玄胡索、归身、青皮，一服而痛减，五日而安。

编者按：心疝，诸疝之一。病名出《素问·脉要精微论》："帝曰：诊得心脉而急，此为何病，病形何如？岐伯曰：病名心疝，少腹当有形也。帝曰：何以言之？岐伯曰：心为牡脏，小肠为之使，故曰少腹当有形也。"疝者，痛也。《诸病源候论》云："由阴气积于内，寒气不散，上冲于心，故使心痛，谓之心疝也。其痛也，或如锥刀所刺，或阴阳而痛，或四肢逆冷，或唇口变青，皆其候也。"《圣济总录》云："世之医者，以疝为寒湿之疾，不知心气之厥，亦能为疝。心疝者，当兼心气以治之。"心疝多因心经为寒邪所袭而发，本案以心腹大痛、左寸心部脉滑而急等症情得之，治以行气散寒止痛。茱萸，当指吴茱萸。

气滞癃闭案

先兄念山，谪官浙江按察，郁怒之余又当炎暑，小便不通，气高而喘。以自知医，频服胃苓汤不效。余曰："六脉且大且结，乃气滞也。"但以盐炒枳壳八钱，木通三钱，生姜五大片，急火煎服。一剂遂通，四剂霍然矣。

编者按：此证当为郁怒而气机逆乱不畅，湿热气机郁闭所致。故以枳

---

① 酱姜：腌制过的生姜。

壳行气下气，木通清热利湿而通利窍道，生姜辛散开郁。胃苓汤虽化湿利湿，但其乃针对水湿停聚者，行气疏利之功不及，故不效。

心脾痛案

邑宰章生公，南都应试。时八月初五日，心脾痛甚，食饮皆废。诊其两寸，涩而无力。与大剂归脾汤加人参三钱、官桂二钱。生公曰："尝闻痛无补法，骤补实所不敢，得无碍场期乎？"余曰："第能信而服之，敢力保其无碍。若误投破气与寒凉，其碍也必矣。"遂煎服之，不超时而痛减；续进一剂，痛竟止，而场事获峻。

编者按：痛有虚实，有不通而痛，有不荣而痛，痛无补法大谬矣。病家心脾部位痛甚，食饮皆废，然其两脉涩而无力，是心脾两亏、脾胃虚弱、气血不足，虚而不养作痛。治以大剂归脾汤加人参、官桂补之。故医者临证治痛，必先辨虚实。

脱发案

陈邃玄令郎，年十六岁，发尽脱落，无一茎存者。其脉数而大。余曰："肾之合骨也，其荣发也。多食甘则骨痛而发落，此《内经》之言也。"揣其股髀间骨，果觉大痛。遂以还少丹加生地、当归作丸，日服一两。兼进清胃汤。半载之间，发尽出矣。

编者按：一者，多食甘则土克水，肾水亏则骨痛发落。二者，多食甘则湿热痰火内生于脾胃，湿热郁蒸而发落，痰火流注而骨痛。故以还少丹加生地、当归补肾水、安心神，兼进清胃汤泻脾胃湿热。还少丹：大枣、杜仲、牛膝、远志、石菖蒲、肉苁蓉、巴戟天、小茴香、山萸肉、五味子、茯苓、山药、熟地黄、枸杞、楮实。清胃汤：升麻、黄连、生地、山栀、甘草、干葛、石膏、犀角。

发热神昏呕吐案

孝廉俞彦直，肌肤灼热，神气昏闷，闻食即呕，强进即吐，困惫不能支。医者欲与温补，而众论挠①之。彼告彦直云："必延李士材商之。"比余至，按之热处在骨间，脉亦沉而搏，此伏火也。不敢徇情面而违至理。乃以黄连一钱五分，山栀、黄柏各一钱，枳壳、陈皮各二钱，甘草五分，煎成入姜汁三匙。服之四剂而痊。更以六味丸加生脉散，调摄浃岁②。

编者按：医者欲用温补而众人阻挠，其以为李中梓重视脾肾、长于温补，此时应能援己温补之见，故告病家延请李氏商之。其意实乃欲请士材先生作说客也。不意士材先生平脉辨证，实事求是，不以徇情面而违至理，当清则清，当补则补。可知李氏长于温补而非拘泥于温补。故凡高明医家临证，必定辨证论治，非执着一端也。明告于学者，不审势则宽严皆误，后来临证要深思！本例，按之热在骨间，脉沉而搏指，是热邪在里，即伏火也。火邪在里熏蒸，则肌肤灼热、神气昏闷、闻食即吐。治之以黄连、山栀、黄柏制火，黄连长于泻中焦之火而利枢机，山栀长于清利火邪而宣郁热，黄柏长于泻骨中之热而补阴分。枳壳、陈皮、姜汁则行气疏散，使伏邪无所藏匿。愈后以六味丸加生脉散，是养脾肾之阴。

谵妄案

章仲舆令爱，未出阁③时，困于邪祟，终日谵妄。日与安神、化痰、祛邪、辛香之剂，已无遗用，病不少间也。余曰：

---

① 挠：阻止，阻挠。
② 浃岁：浃，周匝。浃岁，一整年。
③ 阁：同"阁"。

"六脉忽大忽小，忽浮忽沉，确为祟象。"内服八毒赤丸。外以帛紧拴两臂，复以二拇指相并扎定，以小艾炷于两介甲侧肉处灼之。甫十壮而乞哀愿去。更与四壮，旦日复报七壮，而祟遂绝矣。

编者按：案中艾炷者，乃烧鬼眼穴。鬼眼穴又名鬼哭、四鬼哭。约位于少商穴和隐白穴处，共四穴。《针灸大成》："鬼眼四穴，在大拇指去爪甲角如韭叶，两指并起，用帛缚之，当两指歧缝中是穴。又二穴在足大趾，取穴亦如在手者同。"主治癫狂、谵妄、癫痫、邪祟、晕厥等。

八毒赤丸，别名李子豫赤丸、八毒丸、杀鬼杖、斩鬼丹、杀鬼杖子，方源《古今录验》引《胡录》，见于《外台》卷十三。由雄黄、真珠、礜石、牡丹皮、巴豆、附子、藜芦、蜈蚣八味组成。功能祛邪避秽，主治五尸癥积，及恶心痛、蛊疰、鬼气，无所不疗，鬼疰病。

元·罗天益《卫生宝鉴》有两则八毒赤丸医案载："入国信副使许可道至雄州，请予看脉。予诊之，脉中乍大乍小，乍短乍长。此乃血气不匀，邪气伤正。本官说：在路到邯郸驿中，夜梦一妇人，着青衣，不见面目，用手去胁下打了一拳，遂一点痛，往来不止，兼之寒热而不能食，乃鬼击也。予曰：可服八毒赤丸。本官言：尝读《名医录》中，见李子豫八毒赤丸，为杀鬼杖。予遂与药三粒，临卧服。明旦下清水二斗，立效。"

"又进白海青陈庆玉第三子，因昼卧于水仙庙中，梦得一饼食之，心怀忧思，心腹痞满，饭食减少。约一载有余，渐渐瘦弱，腹胀如蛊。屡易医药及师巫祷之，皆不效，又不得安卧。召予治之。予诊之，问其病始末。因思之：此疾既非外感风寒，又非内伤生冷，将何据而医？予思李子豫八毒赤丸，颇有相当，遂合与五七九服之，下清黄涎斗余，渐渐气调。而以别药理之，数月良愈，不二年身体壮实如故。故因录之。此药可谓如神。合时宜斋戒沐浴、净室，志心修合。"

明·徐春甫《古今医统大全》中亦有医案载："戊午秋，甫在杭城过，遇饭店一妇，年三十，颇姿，因往神庙烧香，被热，途中饮凉水一碗，归而腹胀不食，渐觉昏闷，遂至妄言妄见，皆云附邪，巫祷不效。余带有八毒赤丸，因与七粒，令服下，遂下黑汁一桶，其妇遂软而伏卧不言。复进四君子汤，一剂而愈。"

离魂证案

鞠上舍，有所抑郁，蒸热如焚，引饮不休。奄奄床褥，喃喃呓语。每言户外事，历历如见。始则指为伤寒，继则疑为鬼祟。药饵日投，病且日进，方来乞治于余。诊得肝脉浮濡，肺脉沉数。余曰："木性虽浮，肝则藏血藏魂，而隶于下焦，脉当沉长而弦。金性虽沉，肺则主气藏魄，而居乎至高，脉当浮短而涩。肺燥而失其相傅之权，则肝为将军之官，无所畏制，遂飞扬而上越，不能自藏其魂耳。尝闻魄强者魂安，今魄弱而魂不肯退藏，乃逐虚阳而放荡，此名离魂。魂既离矣，则出入无时，故户外事皆能闻且见也。当急救肺金之燥，使金气足而肝木有制，则归魂不难耳。"因以清燥汤加减，人参、黄芪、天冬、麦冬、五味子、当归以润肺养气，芍药、枣仁、栀子、甘草以摄肝归魂，橘红、沉香使九天之阳下降，升麻、柴胡使九地之阴上升。两剂而呓语顿止，十剂而烦渴皆除。摄治一月，而病魔永遁。

编者按：本病中医谓之"离魂证"，又名"离魂症"。《杂病源流犀烛·不寐多寐源流》："有神气不宁，每卧则魂魄飞扬，觉身在床而神魂离体，惊悸多魇，通夕不寐者，此名离魂症。……宜前后服真珠母丸、独活汤。"《辨证录·离魂门》："人有心肾两伤，一旦觉自己之身分而为两，他人未见而己独见之，人以为离魂之症也；谁知心肾不交乎。"本案中，肺属金而肝属木，肺藏魄而肝藏魂，魂为阳而魄为阴，肺气阴不足而不能制肝，阴不制阳，以见神魂飞扬而外越。案中参、芪、二冬、五味补肺中气阴；芍药、枣仁、栀子、甘草清肝柔肝养血以益肝阴；橘红、沉香以降气，升麻、柴胡以升阴。使阳入于阴，则魂归舍于肝，奇症可瘥。临证失眠一证有阴阳不交、肝不藏魂者，亦可参看本方原理。

促脉案

　　燕都王湛六兄，以脾泄求治，神疲色瘁。诊得促脉，或十四五至得一止，或十七八至得一止。余谓其原医者曰：法在不治。而医者争之曰："此非代脉，不过促耳，何先生之轻命耶？"余曰："是真元败坏，阴阳交穷，而促脉呈形。与稽留、凝泣而见促者，不相侔也。"医者唯唯①。居一月而果殁。

　　编者按：促脉为急促之中时见一止，多见邪气阻滞，脉来不利。所谓稽留、凝泣者，邪气稽留、寒邪凝泣也。然亦有真元衰惫而见促脉者。如李氏所云："促脉之故，得于藏气乖违者十之六七，得于真元衰惫者十之二三。"要断定促脉是否主真元败坏，还需从患者整体情况来看。卷四言："如趋而蹶，进则必死。"黎民寿云："如蹶之趋，徐疾不常。"亦可参考。

代脉案

　　善化令黄桂岩，心疼夺食②，脉三动一止，良久不能自还。原医云：五脏之气不至，法当旦夕死。余曰："古人谓痛甚者脉多代。周梅屋云：'少得代脉者死，老得代脉者生。'今桂岩春秋高矣，而胸腹负痛，虽有代脉，安足虑乎？"果越两旬而桂岩起矣。故欲穷脉之变者，非博学人不能也。

　　编者按：老人五脏精气正当日日亏减，若四诊查精气未夺者，则虽代脉尚可斡旋。少年人五脏精气当盛，反见代脉者，虽外证不显，亦乃脏气衰败，为难治。故诊脉者不可拘泥。李氏云："欲穷脉之变者，非博学人不能也。"谆谆嘱咐，真叮咛之语。

---

① 唯唯：应答而不置可否。
② 夺食：不能食。夺，丧失、消除。

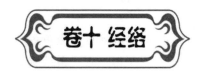

小序

经络藏象，稍关诊法者，靡不疏解于前矣。又恐初学记诵为难，乃悉摹其形于右，使一览无遗，亦古人左图右史之意也。若脏腑之轻重，悉准之经文。至人之大小不齐，未可执一而论，要不过示其大略耳。折衷前贤之说以释焉，间附臆见，惟识者鉴之。

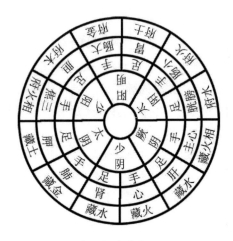

十二经脏腑图

十二经歌

太阳小肠足膀胱，阳明大肠足胃当；少阳三焦足胆配，太阴手肺足脾乡；少阴心经足为肾，厥阴包络足肝方。

此歌上者为手①。

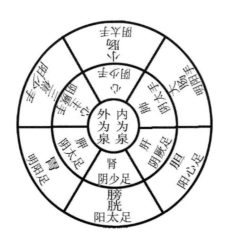

十二经脏腑表里图

十二经纳甲歌

此歌诸腑配阳，诸脏配阴。甲胆乙肝丙小肠，丁心戊胃己脾乡，庚属大肠辛属肺，壬属膀胱癸肾脏。三焦阳府须归丙，包络从阴丁火旁。

---

① 上者为手：上者，是对竖排版而言，在此指前者。手，即手三阴三阳经之简称。

旧云："三焦亦向壬中寄，包络同归入癸方。"虽三焦为决渎，犹可言壬；而包络附心主，安得云癸？且二脏表里皆相火也。今改正之。

十二经气血多少歌

多气多血惟阳明，少气太阳同厥阴，二少太阴常少血，六经气血须分明。

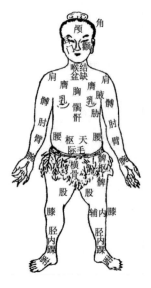

仰人骨度部位图

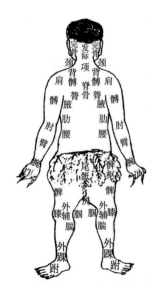

伏人骨度部位图

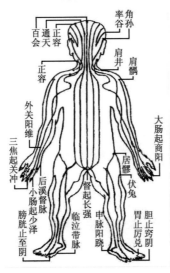

仰人全图

伏人全图

经络周流解

人身正脉，十有二经。每于平旦寅时，营气始于中焦，上注手太阴肺经，自胸中而出于中府，至于少商。以次行于手阳明大肠等十二经，终于足厥阴肝经，而复始于太阴之肺也。凡手之三阴，从脏走手；手之三阳，从手走头；足之三阳，从头走足；足之三阴，从足走腹。周流不息，如环无端。前三图者，诵后十二经营行次序逆顺歌，则其首尾一贯，按图可悉矣。

十二经营行次序逆顺歌

肺大胃脾心小肠，膀肾包焦胆肝续；手阴脏手阳手头，足阴足腹阳头足。（此脏腑相传之序，及上下所行之次也。）

编者按：十二经脉流注次序从手太阴肺经始，肺所对的地支为寅，寅时相当于3：00－5：00，依次类推；丑时终于足厥阴肝经，即23：00－1：00。

经络次序 出《十四经发挥》

十二经络，始于手太阴。其支者，从腕后出次指端，而交于手阳明。手阳明之支者，从缺盆上夹口鼻，而交于足阳明。足阳明之支者，从跗上出大指端，而交于足太阴。足太阴之支者，从胃别上膈，注心中，而交于手少阴。手少阴无支者，直自本经少冲穴而交于手太阳。手太阳之支者，别颊上至目内眦，而交于足太阳。足太阳之支者，从髆①内左右别下合腘中，下至

---

① 髆：古同"膊"，用同"胛"。指肩膀、胳臂。亦泛指身体的上部。

小指外侧端，而交于足少阴。足少阴之支者，从肺出注胸中，而交于手厥阴。手厥阴之支者，从掌中循小指次指出其端，而交于手少阳。手少阳之支者，从耳后出至目锐眦，而交于足少阳。足少阳之支者，从跗上①入大指爪甲，出三毛，而交于足厥阴。足厥阴之支者，从肝别贯膈，上注肺，入喉咙之后，上额循巅，行督脉，络阴器，过毛中②，行任脉，入缺盆，下注肺中，而复交于手太阴也。

　　编者按：此段所述为营气运行之次序，从手太阴肺开始，循"肺大胃脾心小肠，膀肾包焦胆肝续"之序依次流注，而后要通过督脉、任脉方进入下一周期的循行。当营气运行到足厥阴肝经之后，从巅顶下项中入督脉，行至尾骶前络阴器，又循任脉而上行，至缺盆而下注手太阴肺经。由是可见，虽言"十二经营行次序"实则包含十四经脉矣。

十二经脉起止歌

　　经始太阴，而厥阴最后。穴先中府，而终则期门。原夫肺脉，胸中始生，出腋下而行于少商，络食指而接乎阳明。大肠起自商阳，终迎香于鼻外。胃历承泣而降，寻厉兑于足经。脾自足之隐白，趋大包于腋下。心由极泉而出，注小指之少冲。小肠兮起端于少泽，维肩后上络乎听宫。膀胱穴自睛明，出至阴于足外。肾以涌泉发脉，通俞府于前胸。心包起乳后之天池，络中冲于手中指。三焦始名指之外侧，从关冲而丝竹空。胆从瞳子髎穴，连窍阴于足之四指。肝因大敦而上，至期门而复于太阴肺经。

---

　　①　跗上：即脚背之上。
　　②　过毛中：即上过阴毛中。

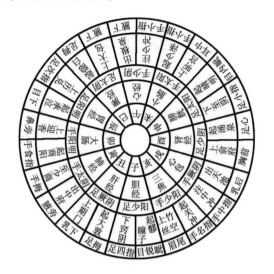

十二经脉起止图

周身经络部位歌

　　脉络周身十四经，六经表里督和任。阴阳手足经皆六，督总诸阳任总阴。诸阳行外阴行里，四肢腹背皆如此。督由脊骨过龈交，脐腹中行任脉是。足太阳经小趾藏，从跟入腘会尻旁，上行夹脊行分四，前系睛明脉最长。少阳四指端前起，外踝阳关、环跳里，从胁贯肩行曲鬓，耳前耳后连眦尾。大趾、次趾足阳明，三里、天枢贯乳行，腹第三行通上齿，环唇侠鼻目颧迎。足有三阴内联廉，厥中少后太交前。肾出足心从内踝，侠任胸腹上廉泉。太厥两阴皆足踇，内侧外侧非相联。太阴内侧冲门去，腹四行兮挨次编。厥阴毛际循阴器，斜络期门乳肋间。手外三阳谁在上，阳明食指肩髃向，颊中钻入下牙床，相逢鼻外迎香傍。三焦名指阳明后，贴耳周回眉竹凑。太阳小指下行低，肩后盘旋耳颧遘①。还有三阴行臂内，太阴大指肩前配，厥从中指腋连胸，极泉小内心经位。手足三阳俱上头，三阴穴止乳胸游；唯有厥阴由颡②后，上巅会督下任流。经脉从来皆直行，络从本部络他经。经凡十四络十六，请君切记须分明。

十六络者，自十五络之外，复有胃之大络，名曰虚里也。

十二经流注时序歌

肺寅大卯胃辰宫，脾巳心午小未中，膀申肾酉心包戌，亥三胆子丑肝通。

此歌出子午流注等书及张世贤等注释。其以十二时分发十二经，似乎近理。然而经之长短，穴之多寡，大相悬绝，又安能按时分发？且失五十周于身之义。今亦录之，以俟辨正。

编者按：人身之气血周流出入皆有定时，《针灸大成》有"刚柔相配，阴阳结合，气血循环，时穴开阖"之说。中医倡导天人合一之道，人生于天地，其生活起居、气血运行必受自然规律影响。昼夜阴阳消长，随时辰变更，经脉气血也出现相应之兴衰。掌握十二流注时序规律，对养生、用药皆大有益处。又岂能因其不合《灵枢》营卫运行一昼夜五十周之说而弃之不用哉。

手太阴肺

手太阴肺经，左右共二十二穴。以下十四经，共六百七十穴。

---

① 遘（gòu）：相遇。
② 颡（sǎng）：喉咙；嗓子。

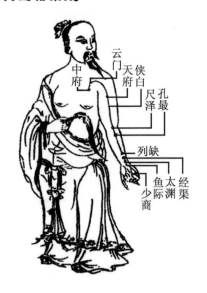

手太阴肺经

　　肺者，相傅之官，治节出焉。其形四垂，附着于脊之第三椎中，有二十四空，行列分布，以行诸脏之气，为脏之长，为心之盖。是经常多气少血。其合皮也。其荣毛也。开窍于鼻。《难经》曰："肺重三斤三两，六叶两耳，凡八叶，主藏魄。"华元化曰："肺者，生气之原，乃五脏之华盖。"肺叶白莹，谓为华盖，以覆诸脏。虚如蜂窠，下无透窍，吸之则满，呼之则虚，一呼一吸，消息自然，司清浊之运化，为人身之橐籥①。肺者，市也，百脉朝会之处所也。凡饮食入胃，不敢自专，地道卑而上行，上朝于肺；肺乃天道，下济而光明，水精四布，五经并行，下输膀胱，小便自利。岂以肺如都市，聚他处之物，

　　① 橐籥（tuó yuè）：指的是古代冶炼时用以鼓风吹火的装置，比喻肺主气，司呼吸，调节气机的功能。《道德经·第五章》："天地之间，其犹橐籥乎？虚而不屈，动而愈出。"

而仍散之他处，故字从肉从市。

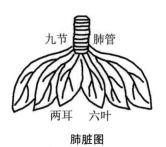

肺脏图

手阳明大肠

手阳明大肠经，左右共四十穴。

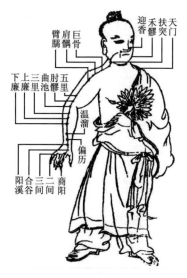

手阳明大肠经

大肠者，传道之官，变化出焉。回肠当脐左回十六曲，大四寸，径一寸寸之少半，长二尺一寸。受谷一斗，水七升半。广肠傅脊以受回肠，乃出滓秽之路。大八寸，径二寸寸之大半，长二尺八寸。受谷九升三合八分合之一。是经多气多血。《难经》曰："大肠重二斤十二两，肛门重十二两。"按回肠者，以其回叠也。

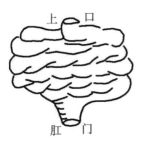

大肠腑图

广肠者，即回肠之更大者。直肠者，又广肠之末节也，下连肛门，是为谷道后阴，一名魄门。总皆大肠也。

大肠为传道之官，有变易之义，上受胃家之糟粕，下输于广肠，旧谷出而新谷可进，故字从肉从易。又畅也，通畅水谷之道也。

大肠上口，即小肠下口。

足阳明胃

足阳明胃经，左右共九十穴。

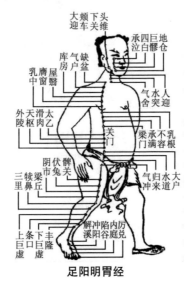

足阳明胃经

脾胃者，仓廪之官，五味出焉。胃者，水谷气血之海也。胃大一尺五寸，径五寸，长二尺六寸，横屈。受水谷三斗五升。其中之谷常留二斗，水一斗五升而满。是经多气多血。《难经》曰："胃重二斤一两。"

胃者汇也，饮食汇聚于此，而为谷之府也。

胃之上口，名曰贲门。饮食之精气，从此上输于脾肺，宣播于诸脉。胃之下口，即小肠上口，名幽门。

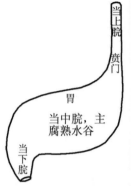

胃腑图

足太阴脾

足太阴脾经，左右共四十二穴。

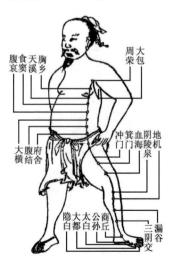

足太阴脾经

脾者，仓廪之官，五味出焉，形如刀镰，与胃同膜，而附其上之左俞，当十一椎下。闻声则动，动则磨胃而主运化。其合肉也，其荣唇也。开窍于口。是经常多气少血。《难经》曰："脾重二斤三两，广扁三寸，长五寸，有散膏半斤。主裹血，温五脏，主藏意与智。"滑氏曰："掩乎太仓。"华元化曰："脾主消磨五谷，养于四傍。"

脾者，卑也。在胃之下，裨助胃气以化谷也。

脾脏图

《遗篇·刺法论》曰："脾为谏议①之官，知周出焉。"

手少阴心

手少阴心经，左右共十八穴。

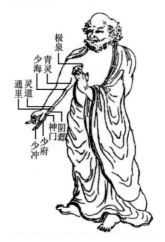

手少阴心经

---

① 谏议：官名。秦代置谏议大夫之官，专掌论议。

心者，君主之官，神明出焉。心居肺管之下，膈膜之上，附着脊之第五椎。是经常少血多气。其合脉也。其荣色也。开窍于耳，又曰舌。《难经》曰："心重十二两，中有七孔三毛，盛精汁三合，主藏神。"心象尖圆，形如莲蕊，其中有窍，多寡不同，以导引天真之气；下无透窍，上通乎舌。共有四系，以通四脏。心外有赤黄裹脂，是为心包络。心下有膈膜，与脊胁周回相着，遮蔽浊气，使不得上熏心肺，所谓膻中也。

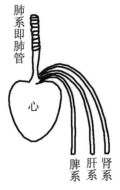

心脏图

心字移右之一点于下之左，即火字也。心主火。

四脏皆系于心。心者，惺也。言心气旺，则能惺惺而运其神明也。

手太阳小肠

手太阳小肠经，左右共三十八穴。

小肠者，受盛之官，化物出焉。小肠后附于脊，前附于脐，上左回叠积十六曲，大二寸半，径八分分之少半，长二丈二尺。受谷二斗四升，水六升三合合之大半。小肠上口在脐上二寸，近脊，水谷由此而入。复下一寸，外附于脐，为水分穴①，当小肠下口，至是而泌别清浊，水液渗入膀胱，滓秽流入大肠。是经多血少气。《难经》曰："小肠重

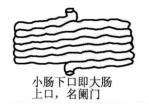

小肠下口即大肠上口，名阑门

小肠腑图

① 水分穴：任脉穴。在上腹部，前正中线上，当脐中上1寸。

二斤十四两。"

　　小肠上口即胃之下口。小肠下口即大肠上口，名阑门。

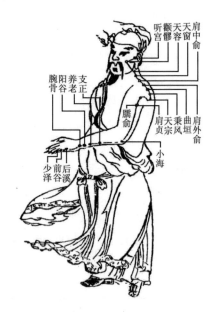

手太阳小肠经

足太阳膀胱

　　足太阳膀胱经，左右共一百三十四穴。

　　膀胱者，州都之官，津液藏焉，气化则能出矣。膀胱当十
九椎，居肾之下，大肠之前，有下口无上口。当脐上一寸水分
穴处，为小肠下口，乃膀胱上际，水液出此，别回肠，随气泌
渗而入。其出其入，皆由气化。入气不化，则水归大肠而为泄
泻；出气不化，则闭塞下窍而为癃肿。后世诸书有言其有上口
无下口，有言上下俱有口者，皆非。是经多血少气。《难经》

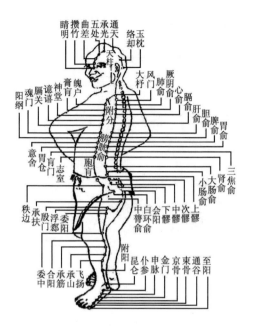

足太阳膀胱经

曰："膀胱重九两二铢，纵广九寸，盛溺九升九合；口广二寸半。"

膀者，言其横于前阴之旁以通水也。胱者，言其质之薄而明也。合而言之，以其由虚而实，旁通水道也。下联前阴，溺之所出。

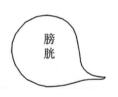

膀胱腑图

足少阴肾

足少阴肾经，左右共五十四穴。

肾者，作强之官，伎巧出焉。肾附于脊之十四椎下。是经常少血多气。其合骨也，其荣发也。开窍于二阴。《难经》曰：

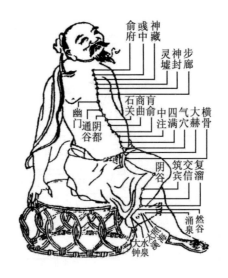

足少阴肾经

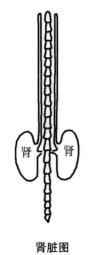

肾脏图

"肾有两枚，重一斤二两。主藏精与志。"华元化曰："肾者。精神之舍，性命之根。"肾有两枚，形如豇豆，相并而曲附于脊之两傍，相去合一寸五分。外有黄脂包裹。各有带二条，上条系于心，下条趋脊下大骨，在脊骨之端如半手许，中有两穴，是肾带经过处，上行脊髓，至脑中，连于髓海。

肾，任也。主骨而任周身之事。故强弱系之。

手厥阴心包络

手厥阴心包络经，左右共一十八穴。

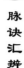

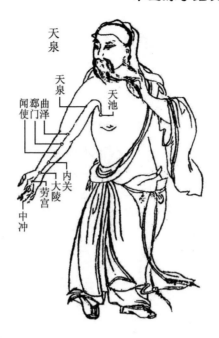

手厥阴心包络经

心包一脏，《难经》言其无形。滑伯仁曰："心包一名手心主，以脏象揆之，在心下横膜之上，竖膜之下，其与横膜相粘而黄脂裹者，心也。脂漫之外，有细筋膜如丝，与心肺相连者，心包也。"此说为是。凡言无形者非。又按"灵兰秘典论"有十二官，独少心包一官，而多"膻中者，臣使之官，喜乐出焉"一节。今考心包脏居膈上，经始胸中，正值膻中之所；位居相火，代君行事，实臣使也。此一官者，其即此经之谓欤。

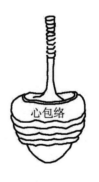

心包络图

包络者，护卫心主，不使浊气干之，正由君主云有宫城也。

手少阳三焦

手少阳三焦经，左右共四十六穴。

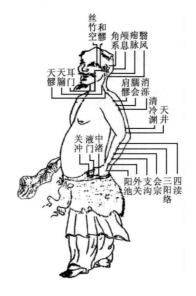

手少阳三焦经

三焦者，决渎之官，水道出焉。是经少血多气。

《中藏经》曰："三焦者，人之三元①之气也，总领五脏六腑、营卫经络、内外左右上下之气。三焦通则内外左右上下皆通，其于周身灌溉，和内调外，营左养右，导上宣下，莫大于此。"三焦者，统上中下而言，故曰三；切近于脏腑，故曰焦。

上焦出于胃上口，主内而不出。中焦当胃之中脘，主腐熟水谷，蒸津液，化精微，上注于肺，化而为血，以奉生身。下

---

① 三元：泛指人体上、中、下各部。

焦起阑门之下，主出而不内。

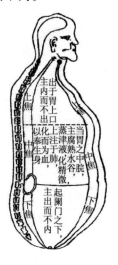

三焦腑图

足少阳胆

足少阳胆经，左右共八十八穴。

胆者，中正之官，决断出焉。《难经》曰："胆在肝之短叶间，重三两三铢，长三寸，盛精汁三合。"是经多血少气。华元化曰："胆者，中清之府，号曰将军。"主藏而不泻。

胆者，担也。言其有力量，善担当者也。

"六节藏象论"曰："凡十一脏，皆取决于胆也。"

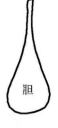

胆腑图

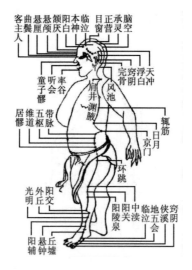

客曲悬悬颔阳本临　目正承脑
主鬓厘颅厌白神泣　窗营灵空
人

童听率　　　完窍浮天
子会谷　眉　风　骨阴白冲
髎　　　井　池
　　　　渊腋

居维五带　　　　辄筋
髎道枢脉　　　　日月
　　　　　　　京门

　　　　　环跳

光外阳阳　　　阳阳中临地侠窍
明丘交　　　陵关渎泣五溪阴
　　　　　泉　　　　会

阳悬丘
辅钟墟

足少阳胆经

足厥阴肝

足厥阴肝经，左右共二十八穴。

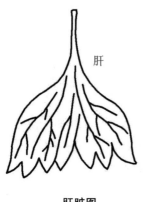

肝

肝脏图

肝者，将军之官，谋虑出焉。肝居膈下，上着脊之九椎下。是经常多血少气。其合筋也，其荣爪也。主藏魂。开窍于目。其系上络心肺，下亦无窍。《难经》曰："肝重二斤四两，左三叶，右四叶，凡七叶。""刺禁论"曰："肝生于左。"滑氏曰："肝之为脏，其治在左；其脏在右胁，右肾之前，并胃，着脊之第九椎。"

肝者，干也。其性多动而少静，好干犯他脏者也。

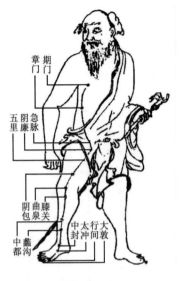

足厥阴肝经

任督解

任督二脉，为人身阴阳之纲领。任行于腹，总诸阴之会，故为阴脉之海。督行于背，统诸阳之纲，故为阳脉之海。二脉皆起于会阴；启玄子曰："《甲乙经》《图经》以任脉循背者，谓之督脉；自少腹上者，谓之任脉，亦谓之督脉。则是以背腹阴阳别为名目耳。然冲脉亦起于胞中，并足少阴而上行，是任脉、督脉、冲脉，乃一源而三岐者。故人身之有腹背，犹天地之有子午；任督之有前后，犹二陆之分阴阳也。"

编者按：任督两脉原属奇经八脉，为人体经络主脉，因具有明确穴位，医家将其与十二正经脉合称十四正经脉。任督二脉在中医诊脉与道家导引养生上相当重要，任脉主血，为阴脉之海；督脉主气，为阳脉之海。任督两脉分别对十二正经脉中的手足六阴经与六阳经脉起着主导作用，当十二正经脉气血充盈，就会流溢于任督两脉；反之，若任督两脉气血旺盛，也会循环作用于十二正经脉，故有"任督通则百脉皆通"之说。

任脉，二十四穴。

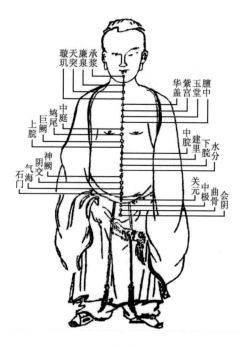

任脉

督脉，二十八穴。

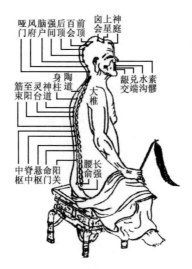

督脉

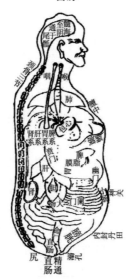

命门图

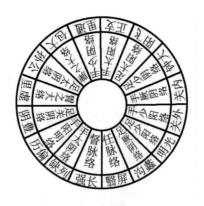

十六络穴图

"经脉篇"止十五络。"平人气象论"曰："胃之大络，名曰虚里。"是共十六络也。然足太阴络曰公孙，而复有脾之大络曰大包；足阳明络曰丰隆，而复有胃之大络曰虚里；故诸经之络皆一，而惟脾胃之络皆二。

宗营卫三气解

宗气积于胸中，出于喉咙，以贯心脉而行呼吸。"决气篇"曰："上焦开发，宣五谷味，熏肤充身泽毛，若雾露之溉者，是谓宗气。"宗之为言大也。

营气者，阴气也，水谷之精气也。其精气之行于经者，为营气。营气出于中焦，并胃中，出上焦之后，上注于肺，受气取汁，化而为血，以奉生身，莫贵于此。其行始于太阴肺经，渐降而下，而终于厥阴肝经，随宗气而行于十二经隧之中。故曰："清者为营，营行脉中。"

卫气者，阳气也，水谷之悍气也。其浮气之慓疾滑利而不循于经者，为卫气。卫气出于下焦，渐升而上，每日平旦阴尽，阳气出于目之睛明穴，上行于头，昼自足太阳始，行于六阳经，以下阴分；夜自足少阴始，行于六阴经，复注于肾。昼夜各二十五周，不随宗气而自行于各经皮肤分肉之间。故曰："浊者为卫，卫行脉外。"

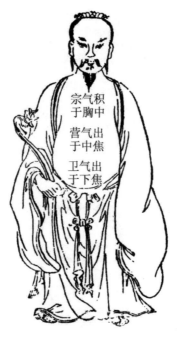

宗荣卫三气图

面部图

"五色篇"曰："明堂者，鼻也。阙者，眉间也。庭者，颜也。蕃者，颊侧也。蔽者，耳门也。其间欲方大，去之十步皆见于外，如是者寿必中百岁。"

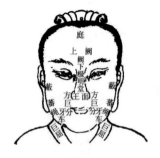

面部图

明堂骨高以起，平以直，五脏次于中央，六腑夹其两侧，首面上于阙庭，王宫在于下极，五脏安于胸中。真色以致，病色不见，明堂润泽以清，五官恶得无辨乎！

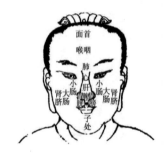

脏腑色见面部图

庭者，首面也。阙上者，咽喉也。阙中者，肺也。下极者，心也。直下者，肝也。肝左者，胆也。下者，脾也。方上者，胃也。中央者，大肠也。夹大肠者，肾也。当肾者，脐也。面王以上者，小肠也。面王以下者，膀胱、子处也。

男子色在于面王，为小腹痛，下为卵痛，其圆直为茎痛；在女子为膀胱、子处之病。散为痛，抟为聚。

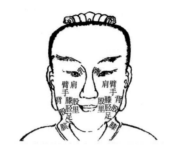

肢节色见面部图

颧者，肩也。颧后者，臂也。臂下者，手也。目内眦上者，膺乳也。夹绳而上者，背也。循牙车以下下者，股也。中央者，膝也。膝以下者，胫也。当胫以下者，足也。巨分者，股里也。巨屈者，膝膑也。此五脏六腑肢节之部也。

脉案图式

脉案者，窃公案之义。凡医者治病察脉，譬诸老吏断狱，一字莫移，使病家洞然信从，始可以接从上之道，塞纷纭之口。吴鹤皋向有此式，余为订定，以质之同志焉。

□□年□□月　书年之干支、月之春秋者，占运气也。

□地　书某地者，占方宜也。

□□岁□形□声□色　书年形声色者，用之以合脉也。

□苦□乐　书苦乐者，占七情也。

□□□日　书始验何日者，占久近也。

□□□药□验□　问其病证药物，内书其验否者，以斟酌己见也。

昼□夜　书昼夜寒热者，辨气血也。

喜恶□物　书喜恶何物者，察阴阳脏腑也。

脉□□　书脉状者，以之合年形声色病证也。

经曰□□□□□□□□□　书经旨者，如法家引律，使不可逃也。

病名□□□□□　书病名者，用药如用兵，师出贵有名也。

□□□□□□□□□□□　书标本者，识轻重也。

□□　书方药君臣之理者，欲病人达而尝也。

□地□人　末书某地某人识，欲病家志之，以验己之工拙也。

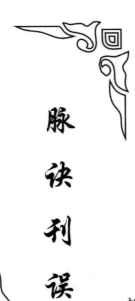

脉诀刊误

元·戴起宗 撰

明·汪 机 补订

吴亚鹏
李向峰
杨可斌 校注
赵玉峰

内容提要

元·戴启宗撰。又名《脉诀刊误集解》。二卷。本书实为戴、汪两人著作的合刊。戴起宗，又作启宗，字同父，金陵（今江苏南京）人，元代医家和内丹家。戴氏为官龙兴路儒学教授，于医理钻研颇深，尤对脉学有较深造诣。上卷论寸关尺三部九候以及七表、八里、九道脉象主病；下卷载内、妇、儿科诸证和治疗。《脉诀》是高阳生托名王叔和所撰，由于便于记诵，传习颇久，但惜语意不明，论理有偏。此书将高阳生《脉诀》原文逐一考核辨妄，采集《素问》《灵枢》、秦越人、张仲景、华佗、王叔和及历代名医之书作为诠释、订正。既纠正《脉诀》之误，又阐述脉学理论。明代汪机复以诸家脉书要语类为一卷，并所撰《矫世惑脉论》一卷，附录于后，以广未尽之旨。特别是"附录，"对《脉诀》的每一脉体、诊法和主病均作评解，诊法尤为简明扼要，便于掌握。

本次整理，以明崇祯六年（1633 年）汪邦铎重刻本作为底本。

目 录

题重镌《脉诀刊误》序

尝闻之医家治病非难，认病为难。余谓认病固难，认病于脉息之诊尤难。何者？其经络有阴阳表里之殊，其部位有脏腑关寸之别，其气候有沉浮逆顺之异，稍或不真，则差毫厘，谬千里，误己误人，当必由之难，何如也？曩①昔予宗伯号石山讳机者，以儒硕兼名医，为一时仁术宗工，其所撰订有《原理》《素问》《理例》《医案》等书，其称述传诵于海宇也，靡一不脍炙人口，无容喙也。独此《脉诀刊误》一册，有补注有附录，虽云集诸氏大成，然经络之参错，部位之分派，气候之变璇，而钩索之，批郄导窾②者，盖括且精也。自是可以豁迷，可以启蔽，可以正讹，可以辩惑，可以惠溉后学而溥济民生，真仁人君子之盛心，医家察病之要诀也。当年海阳许君诚之习其传，吴君子用绣其梓③，曾布满世宇矣。奈年久板坏，行将有销灭无传之患。适伯嫡孙邦铎振玉父素笃绍祖之怀，潜心于医学者，恻然兴思，永祖父之精采，续子用之善成，俾后起法家洞筋擢髓，识诣真诠，不致差错眩乱，而易吾言所难者，非吾子今日输赀重镌，一快举也哉。颛人赍④本哨正于余，余忝宗盟辄欣欣嘉其慈仁，原其巅末于简端，为是篇之证佐云。

时崇祯癸酉孟夏吉旦宗人澹石惟效识

---

① 曩（nǎng）：以往，过去的。
② 批郄导窾（kuǎn）：郄，原作"却"。批郄导窾，语出《庄子·养生主》："批大郄，导大窾。"
③ 绣其梓：即"绣梓"，指精美的刻版印刷。
④ 颛（zhuān）人赍（jī）本：专人送书。颛，同"专"；赍，送，赠送。

《脉诀刊误》汪序

昔朱文公跋郭长阳医书，谓俗间所传《脉诀》，辞最鄙浅，非叔和本书。殊不知叔和所辑者《脉经》也，当叔和时未有歌括，此盖后人特假其名以取重于世耳。摭为韵语，取便讲习，故人皆知口熟《脉诀》以为能，而不复究其经之为理也。元季同父戴君，深以为病，因集诸书之论，正于歌括之下，名曰《脉诀刊误》。乡先正风林朱先生为节抄之。予备重赏，不远数百里，往拜其门，手录以归。然而传写既久，未免脱误，予于是补其缺而正其讹。又取诸家脉书要语及予所撰《矫世惑脉论》附录于后，以扩《刊误》未尽之旨。诚诊家之至要也。将欲秘之以为己有，则有辜作者之盛心；欲梓之以广其传，则又乏赀以供所费。藏之巾笥①，盖亦有年。吾徒许忠因质之休宁师鲁程先生，先生转语其姻郎②吴君子用刻之，以惠久远，且使是书不至于湮没也。自今而后，学人得见是书而用其心，则歌括之谬，一览可见矣。噫！使天下后世举得以由乎正道，则不惑于曲学，未必不由是书之刻也。吴君之心之德何其盛欤！视彼建琳宫③塑佛像，费用于无益者，其相去殆万万矣。是知吴君之心，即仁者之心也。《传》曰仁者寿，又曰仁者必有后，岂欺我哉，必有验于兹矣。

　　　　　嘉靖癸未春三月下浣祁门朴墅汪机题

---

① 巾笥（sì）：巾箱。
② 姻郎（dǎng）：姻，亲戚；郎，同乡。
③ 琳宫：仙宫。

《脉诀刊误》集解序

医流鲜读王氏《脉经》，而偏熟于《脉诀》。《诀》盖庸下人所撰，其疏谬也奚怪哉？戴同父儒者也，而究心于医书，刊《脉诀》之误，又集古医经及诸家说为之解。予谓此儿童之谣，俚俗之语，何足壬以辱通人点窜之笔。况解书为其高深玄奥，不得不借易晓之辞以明难明之义也。今歌诀浅近，夫人能知之，而反援引高深玄奥者为证，则是以所难明解所易晓，得无类奏九韶三夏①之音，以聪折杨皇花②之耳乎？同父曰：此歌诚浅近，然医流仅知习此而已。窃虑因其书之误，而遂以误人也。行而见迷途之人，其能已于一呼哉。予察同父之言，盖仁人之用心。如是而著书，其可也。

临川吴澄序

愚久见此序，而未见此书。岁乙巳秋，得之于金陵郝安常伯，即借而传抄之。慨予光阴有限，故不及全而节其要云。

朱升题

---

① 九韶三夏：上古乐曲名，泛指高雅乐曲。
② 折杨皇花：两首民间俗曲名。

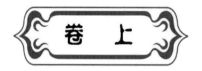

六朝高阳生，剽窃晋太医令王叔和，撮其切要，撰为《脉诀》。蔡西山辨之详矣。世相因，人相授，咸曰"王叔和脉诀"。既不能正其名，又不能辨其非，讹承惑固，是以罔觉。今刊其误，题曰《脉诀》。不以王叔和加其首者，先正其名也。窃取《灵》《素》《内经》、秦越人、张仲景、华佗、王叔和及历代名医之书以证，又述诸家所解，集长辨短。知我者其惟《脉诀》乎，罪我者其惟《脉诀》乎！

诊候入式歌

左心小肠肝胆肾，
右肺大肠脾胃命肾。

十二经动脉循环无端，始于手太阴，终于足厥阴。一昼夜五十周，朝于寸口，会于平旦。《内经》诊以平旦，《难经》独取寸口。寸口者，即手太阴之经渠穴也。上古诊法有三：其一，各于十二经动脉见处，分为三部天地人，以候各脏腑；其二，以寸口与人迎参之，以验阴阳①四时之大小，以决其病；其三，独取寸口，以内外分脏腑，以高下定身形。斯王叔和之所取，

———————————

① 阴阳：原作"引绳"，据周本改。

以为寸口脏腑之位,《脉诀》述之有差。《脉经》两尺并属肾与膀胱,今《脉诀》以命门列右尺,通真子注又以三焦为命门合,并属右尺。是不可以不辩。"十八难"曰手心主少阳火,生足太阴、阳明土。土主中宫,故在中部也,亦未尝言手心主少阳火在何部也。"二十五难"曰心主与三焦为表里,《灵枢》《铜人》并同,又未尝以三焦合命门也。且持脉有道,因动脉而有别。假使以右肾为命门之脏,外无经络,其动脉何在?且命门之说,始于扁鹊,亦不分男女左右。考之《内经》,肾未尝①分为两脏,未尝有命门也。惟《铜人》有命门穴,在十四椎下。《灵枢》言两目为命门。既无动脉,何以为诊?又非正脏,何以列部?肾有两枚,均为肾。尺内以候肾,同列左右尺,斯黄岐之正论。习医者不本《内经》,而信末世昧理之谬论,安能悟其非而造其妙?《三因方》以右肾居②右尺中,属手厥阴经,与三焦手少阳经合,则又差之甚矣。心主非右肾也。手厥阴虽与三焦经合,其经起于心中,出属心包络,终于手小指次指,其经不行尺部之下也,何以列在右尺?黎氏曰:扁鹊以心主与三焦为表里,而《脉诀》以命门与三焦为表里者,以肾为精之舍,三焦为精之府也。命门虽系一脏,外别无经,与肾俱属足少阴经,与足太阳膀胱相为表里。以此推之,三焦之气与命门通,而三焦之经不与命门合也,扁鹊之论为正。然则寸口之部位以何为正也?"脉要精微论"曰:尺内两旁,则季胁也。尺内以候肾,尺外以候腹。中附上,左外以候肝,内以候膈;右外以候胃,内以候脾。上附上,右外以候肺,内以候胸中;左外以候心,内以候膻中。前以候前,后以候后,上竟上者,胸喉中事也;下竟下者,少腹腰股膝胫足中事也。此寸口部之定位也。或曰:

---

① 未尝:周本作"固已"。
② 居:原本作"左",日刻本作"在",据周本改。

必以动脉为诊，则手厥阴少阳二经当列何部也？曰：经云手少阴独无腧乎，其外经病而脏不病也。故治痛者治包络之经，无犯其经，则手厥阴同手少阴经部诊也。手少阳为三焦，则各分于上中下部以诊也，则十二经动脉皆可诊于寸口矣。洁古以地道自古逆行，言脉三部自手少阴君火心始，逆而至厥阴风木肝，逆而至太阳寒水。外应十一月，内应于左尺肾与膀胱，接右手。肺应九月，居右寸，逆至太阴。土为脾，应右关，又逆至手厥阴与三焦。以愚考之，此乃地六气之步位。故岁首于春初之气，亦始厥阴风木，君火不任令，退居二气，而少阳相火当夏为三之气，四气太阴，五气阳明，六气太阳。乃取地之六气，依四时而至，难以言寸口三部之位。且六节气位，乃地理之应也。经曰：显明之右，君火之位；君火之右，退行一步，相火治之。复行一步，土气治之。虽始以君火，亦顺次而行，未尝逆。杨仁斋以右尺其经手厥阴，其脏心包络，其腑三焦，其名命脉，决非右肾之命门。以愚考之，十二经脉，自上古立名。今不悟脉歌非王叔和之本经，又立命脉以扶合之。且本于《内经》尺内以候肾，原不曾分左右，是合左右之尺，皆以候肾，亦无所谓命脉矣。《仁斋直指》于医方发明甚高，惜乎于此未明。

女人反此背看之男女脉形有异同，
尺脉位**第三同断**肾病。

　　歌首二句，只言部位未论脉。女人反此背看云者，原其惑于男左肾右命门，女左命门右肾，故言反此。又继之曰尺脉第三同断病，则反此背看者，只论尺脉耳。

　　男女有异同者，脉形尔。如男脉关上盛，女脉关下盛，男左大右小为顺，女右大左小为顺。男女脉位即无异同也，以十二经脉所行之终始，五脏之定位成形则一也。惟茎户及胞门子户，精血之不同尔。安可言脉位，女人与男子反而背看乎？《脉诀》之误，因于肾与命门有男女之别，不知肾有两，其左为肾，右为命门。《难经》虽有左右之别，亦无男女左右之分，其实皆肾脏，非命门也。至《褚氏遗书》，则又以女人心肺自尺始，倒装五脏，则谬又甚焉。或曰：南政北政，三阴司天在泉，而尺寸亦或易位，褚氏之论或原此乎？曰：不然也。司天在泉，以天之六步为客脉也，故随南北政以分尺寸之不应耳。其地之六步为主脉，即随候以见而不移也。心肺在上，肝肾在下，脾脉在中，自三才分而为人，亘古今何尝异？

无求子曰：所谓反者，男子尺脉常弱，今反盛，女子尺脉常盛，今反弱，故谓之反耳。李晞范因之。虽于反字义明，不同于众论，然反盛反弱，乃男女之病脉。今入式歌，方言部位，而遽以病脉牵解，似非本旨。特作歌者不善行文，故以反此背看传惑于世耳，今刊而改之如上。

> **心与小肠居左寸，**
> **肝胆同居左关定。**
> **肾居尺脉亦如然，**
> **用意调和审安静。**
> **肺与大肠居右寸，**
> **脾胃脉从关里认。**
> **命门还与肾脉同，**
> **用心仔细须寻趁。**

此《脉诀》重分左右寸关尺部所出也。其曰命门还与肾脉同，以此句观之，命门即肾也。既知其非动脉，前何必以命门为脏而列部耶[①]？

《察病指南》以右手尺为命门，却又曰一名手心主包络，则

---

① 耶：底本及周本作"邪"，日刻本作"耶"，当从。

又差以命门为心主也。

心为脏，小肠为腑。以腑配脏者，实以手少阴心经与手太阳小肠经，二经脉相接，故同一部。其余脏腑同部皆同。然脏腑之脉，实以浮沉之位别之。腑，阳也，故因浮而见；脏，阴也，故因沉而见。然以《难经》一脉十变推之，如云心急甚者肝邪干心，心微急者胆邪干小肠，是又以本脏之脉微甚别脏腑也。

《察病指南》以七难六气循甲子旺脉分六腑者，非也。阳明脉浮大而短，安得为胃脉形也？浮大而短，阳明燥金脉也。

若诊他脉覆手看，

要自看时仰手认。

诊脉皆须仰手看，

覆手反诊因①不应。

古人诊病，必仰病人手而诊。医者覆其手，以三部九候菽重之法②取之。惟反其诊者不然。盖南北二政之岁，三阴司天在泉。尺寸或有不应者，反其诊则应矣。不应者，脉沉不应诊也。覆病人手诊之，则脉见也。沉者为浮，细者为大，舍此之外，无覆手之诊。

升按：《脉诀》之言，谓诊他则覆手，自诊则仰手，取手便而已。《刊误》盖误认歌意，以医之覆手诊人，为覆病人之手也。自此以后，有似此者，节去之而不辩。

三部须教指下明，

《难经》曰：脉有尺寸，何谓也？然。尺寸者，脉之大要会

---

① 因：周本作"用"。

② 菽重之法：诊脉之法。初持脉如三菽之重与皮毛相得者，肺部；如六菽之重与血脉相得者，心部；如九菽之重与肌肉相得者，脾部；如十二菽之重与筋平者，肝部。

也。从关至尺，是尺内，阴之所治也。从关至鱼际，是寸口内，阳之所治也。故分寸为尺，分尺为寸。故阴得尺中一寸，阳得寸内九分。尺寸终始，一寸九分，故曰尺寸也。

蔡氏曰：手太阴之脉，自腕中横纹至鱼际，横纹得同身之一尺一寸，自腕中横纹前尽一尺为阴之位，自鱼际后一寸为阳之位。太阴动脉，前不及鱼际横纹一分，后不及腕中横纹九寸。故古人于寸内取九分，尺内取一寸，冥契①阳九阴十自然之数。尺寸之间，谓之关。关者，阴阳之限也。

索氏曰：诸家论脉部位，或曰尺寸，或曰寸关尺，或曰三寸为三部，或尺寸三部通论，其不同者何也？《素问》言脉之部位，止言尺寸，未言关也。至扁鹊《难经》，乃言有关部，在尺寸之交。盖扁鹊假设关位，而寓于尺寸之交，以为三部也，其实只有尺寸而已。逮仲景本论，及王叔和言脉之部位，或以尺寸通论某脏某腑受病者，是确言诸脏腑之脉只一之意也，乃合黄帝之说矣。或以三部分论某脏某腑受病者，是假言诸脏腑之脉各出之意也，乃合扁鹊之说矣。今究仲景、叔和，既宗黄帝言只有尺寸，又从扁鹊三部之说，何哉？盖黄帝言尺寸者，约度之义；扁鹊言三部者，亦约度之义。仲景、叔和所以兼取并用，非疑而两存之也。

《千金》载，黄帝问曰：何谓三部脉也？岐伯曰：寸关尺也。今考黄帝书无此说，思邈假托耳。

通真子曰：《素问·三部九候论》所述三部，言身之上中下部，非谓寸关尺也。

九候了然心里印。

《素问》曰人有三部，部有九候，乃各于动脉现处候之，分

---

① 冥契：犹冥会，自然吻合之意。

九候。今《脉诀》所歌，以寸关尺三部，每三部内有浮中沉三候，浮以候腑，中以候胃气，沉以候脏，通一手三部为九候也。

大肠共_供肺为传送，

《素问》曰：大肠者，传导之官，变化出焉。肺者，相傅之官，治节出焉。传送者，大肠之职，非与肺共也。大肠以肺为脏，供送应副而已。

心与小肠为受盛_{小肠受盛与心应}。

《素问》曰：小肠者，受盛之官，化物出焉。小肠配心脏，与之相应，非心与小肠同受盛也。

脾胃相通五谷消，

《素问》曰：脾与胃以膜相连尔。胃受五谷，脾气磨而消之。

膀胱肾合为津庆_{通精径①}。

肾之所摄者精，胞之所藏者溺。精溺之泄，同为一径窦而出。若曰津庆，膀胱虽为津液之府，然五脏六腑皆有津液，非肾膀胱所专主也。

三焦无状_{为腑}空有名，
寄_分在胸中_腹膈相应。

此段皆以脏腑配合为歌，至三焦却不以命门为配，其以三焦附于尺诊欤？且心主与三焦为表里。心主脉，历络三焦；手少阳脉，遍属三焦。其治各有所。上焦如雾，中焦如沤，下焦如渎，各有法象，不偏在下，安可诊于尺也？且《难经》曰上部法天，主胸以上至头之有疾，即上焦之部。中下部即中下焦，分诊甚明矣。《三因方》之好异也，云三焦有形如脂膜，附于两肾夹脊。若果如此，则《内经》《难经》言之矣，其经脉又何

---

① 精径：精溺之泄，同为一经窦而出。

遍属历络之云乎？

肝胆同为津液府居，

能上**通眼目为清净。**

《素问》曰：膀胱者，州都之官，津液藏焉。则津液府，施于膀胱为当，以为肝胆则非。又，肝脏胆腑。今云同为腑，辞又害意。今改之"同为津液居"，乃言肝胆之津液耳。五脏各有液，肝之液泣，其候目。五腑皆有出入，惟胆无出入。其胆之精气，则因肝之余气溢入于胆，故藏在肝短叶间，相并而居，内藏精汁三合，其汁清净。经曰：胆者，清净之腑。肝藏血，开窍于目，肝受血而能视，故上通眼。人年老目昏者，血衰，肝叶薄，胆汁减也。

智者能调五脏和，

自然察认诸家病。

《素问》曰：常以不病调病人。医不病，故为病人平息以调之为法。陈氏曰，凡欲诊脉，先调自气息，压取病人息，以候其迟数，过与不及。所谓以我医彼，莫之敢违。

掌后高骨号为关①，

骨下关脉形宛然。

以次推排名分**尺泽**寸，

三部还须仔细看。

尺泽者，手太阴之合穴，在肘中约纹②上。其取一寸九分之法，上始鱼际太渊，下终尺泽，一尺一寸。于尺取一寸，于寸取九分，为三部之位。通真子云：三部，寸口在上，关脉在中，尺泽在下。尺泽者，尺脉一寸之外，余脉。所不出不见，如人深泽而穴，故曰尺泽。安可以穴名而言尺部？今改之。

---

① 关：底本版蚀缺字，据周本、日刻本补。

② 约纹：即横纹。

无求子于三部，每部以浮中沉及四旁，分为七候，先浮按消息之，次中按消息之，次重按消息之，次上竟消息之，次下竟消息之，次推指外消息之，次推指内消息之。此无求子合经中诸法，以为定法也。凡诊平人之脉，常以平旦；凡诊病脉，则不以昼夜，王觊子亨法也。

> 关前为阳名^①寸口，
>
> 关后为阴直下取。
>
> 阳弦头痛定无疑，
>
> 阴弦腹痛何方走。
>
> 阳数即吐_{为热}兼头痛_{吐血}，

《难经》曰：数则为热。《脉经》曰：阳数则吐血。

> 阴微即泻脐中吼^②。
>
> 阳实应知面热风，
>
> 阴微盗汗劳兼有。
>
> 阳实大滑应舌强，
>
> 阴数脾热并口臭_{脐下热痛久}。

《脉经》云：尺脉数，恶寒，脐下热痛。尺主下部，今云"脾热口臭"，脾在中州，非尺所系。

> 阳微浮弱定心寒，
>
> 阴滑食注脾家咎_{经脉不调候}。

《脉经》曰：尺脉滑，血气实，妇人经脉不利，及尿血。食注脾咎，当诊于关上。

> 关前关后辨阴阳，
>
> 察病根源应不朽。

此总结关前为阳名寸口以下之文也。《脉经·辨阴阳大法》

---

① 名：原本作"明"，据周本及文义改。

② 脐中吼：腹泻肠鸣。

云：关前为阳，关后为阴；阳数吐血，阴微下利；阳弦头痛，阴弦腹痛；阳微自汗，阴微自下。阳热口生疮，阴数加微必恶寒而烦躁不得眠。阳微不能呼，阴微不能吸。今《脉诀》所述，或遵或违何也？

洁古曰：阳弦为脉浮而弦，阴弦为脉沉而弦。但言阴阳者，乃脉之浮沉也。经曰：浮为表，沉为里。非止寸口独浮，尺独沉，尺寸俱有浮沉。

今按：洁古论浮沉表里则是，而以论此段阴阳则非。盖《脉经》《脉诀》，皆以关前阳、关后阴启之，中论脉证，后又以关前关后辨阴阳结之，安可以浮沉论？

一息四至号平和，

更加一至大无疴。

《素问》曰：人一呼脉再动①，一吸脉再动，呼吸定息，脉五动，闰以太息，命曰平人。《难经》曰：脉来一呼再至，不大不小，曰平。二经之言不同，何也？盖《难经》因论损至之脉而概举也，故于至脉，则云一呼再至曰平，不言一吸者，举一使反三隅也。及后再举，则兼呼吸。总论不大不小者，息数调匀也。然不若《内经》理备言详。其曰闰以太息者，闰在气盈朔虚之间，太息在呼吸之间，犹岁之闰，非一呼一吸之外再有呼吸也。太息者，呼吸定息在呼吸之间，脉因而又一动，以成五动之数。亦如呼出心与肺，吸入肾与肝，而脾受谷气于中，在呼出吸入之间也。

---

① 再动：两动。

三迟二败冷危困，

六数七极热生多。

八脱九死十归墓，

十一十二绝魂瘥。

三至为迟一二败一息一至着床害，

两息一至死非怪。

迟败，前已言矣，今重出，况下文两息一至正论损，损有四等，故改之以举其凡例。

"十四难"曰：何谓损？一呼一至曰离经[①]，二呼一至曰夺精[②]，三呼一至曰死，四呼一至曰命绝。损脉从下上，自一呼一至，而至四呼一至也。然离经夺精则必死矣，何待三呼四呼一至？故《脉诀》两息一至即言死。

仲景曰：脉有四损，三日死，平人四息，病人脉一至也；五损，一日死，平人五息，病人脉一至也；六损，一时死，平人六息，病人脉一至也。此仲景于四损之上，又增五损、六损，为一日一时死期。

迟冷数热古今同，

《难经》越度分明载。

《难经》曰：数则为热，迟则为寒。越度者，秦越人之法度也。

热即积生风冷生动气，

用心指下丁宁记。

热岂能生风？热积之多则风生。冷不能生气，冷积之多则动气。然冷热亦能动血而为病，不可专泥也。

---

① 离经：指不同于正常，过快或过慢之脉率。

② 夺精：指脉象异常，气血紊乱，失于常规，犹如精气已被夺去。《难经集注》虞庶注："精无所归，犹如夺去。"

春弦夏洪钩秋似毛，
冬石依经分节气。

《素问》曰：春脉如弦，其气来软弱轻虚以滑，端直以长，故曰弦；夏脉如钩，其气来盛去衰，故曰钩；秋脉如浮，其气来轻虚以浮，来急去散；冬脉如营，其气来沉以搏，故曰营。《难经》曰：春弦，脉来厌厌聂聂，如循榆叶①当依《素问》作"脉来软弱招招②，如揭长竿末梢③"，曰平；益实而滑，如循④长竿，曰病；急而劲益，强如新弓弦，曰死。夏钩，脉来累累⑤如环，如循琅玕⑥，曰平；来益数，如鸡举足⑦，曰病；前曲后倨，如操带钩，曰死。秋毛，脉来蔼蔼，如车盖，按之益大当依《素问》作"厌厌聂聂，如落榆叶"，曰平；不上不下如循鸡羽⑧，曰病；按之消索，如风吹毛，曰死。冬石，脉上大下锐，如雀之啄，曰平；啄啄连属，其中微曲，曰病；来如解索，去如弹石，曰死。

今按：四时之脉，皆取法象，本乎《难经》。夏脉不当改作洪。

---

① 厌厌聂聂，如循榆叶：比喻脉象轻虚浮缓，如榆叶（荚）飘落时翩翩飞。扬，亦即微毛之意。叶，《素问·平人气象论》作"荚"。厌厌，安静貌；聂聂，轻小貌。榆荚，榆树之荚果，俗称"榆钱"，体小，轻而薄。

② 招招：比喻脉象平缓而宽柔。

③ 如揭长竿末梢：比喻脉象悠长而软，柔韧微弦，犹如高举长竿末梢的感觉。揭，高举。

④ 循：抚摩。

⑤ 累累：连续不断的样子。形容脉象短而坚实。

⑥ 琅玕（láng gān）：像玉珠的美石，比喻柔滑的脉象。

⑦ 如鸡举足：《读素问钞》汪机注"如鸡举足，被惊时疾行也。"比喻脉来疾而不缓，且有生硬之象。王冰注："胃少故脉实急矣。"

⑧ 如循鸡羽：如循鸡羽。《类经》："如循鸡羽，轻浮而虚也。亦毛多胃少之意。"

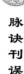

阿阿①缓若春杨柳，

此是脾家居四季。

四时之末，土旺十八日，此脾土之本位。然而四时之候，四脏之脉，皆以脾土胃气为本。《难经》曰：脾者，中州，其平和不可得见，衰乃见尔。来如雀之啄，如水之漏下，是脾家之衰见也。《脉经》曰：六月，季夏，建未②，坤未之间土之位，脾旺之时。其脉大③，阿阿而缓，名曰平脉。今《脉诀》增春杨柳以为法象。蔡氏曰：凡脉不大不细，不长不短，不浮不沉，不滑不涩，应手中和，意思欣欣，难以名状者，为胃气。亦可谓善于形容者矣。

今按：《难经》所言四时之平脉者，有胃气之脉也。病脉者，四时脉多而胃气少者也。死脉者，但有四时脉而无胃气者也。如此，则胃气之脉，随四时而寓于当时之脉之中，为平脉也，不可得而见，亦不可得而形容。其曰阿阿而缓者，专以四季十八日中所诊而见者言之耳。

在意专心察细微，

《灵枢》晓解通玄记。

浮芤滑实弦紧洪，

七表阳脉还应是本宗。

微沉缓涩迟并伏，

濡弱相兼八里阴脉同。

脉不可以表里定名也。惟浮沉二脉，可以表里论，黄、岐、越人、仲景、叔和皆不言表里。《脉经》王氏所作，无七表八里

---

① 阿阿（yā yā）：比喻脉象长而缓和之态。

② 建未：月建为未。月建，农历每月所置之辰为月建，如正月建寅、二月建卯等。

③ 大：原作"火"，形近致误。根据周本、日刻本改。

第
三
辑

中医脉学经典医籍集成

九道之名。今《脉诀》窃托叔和之名，其论脉却悖于《脉经》。自六朝以来，以七表八里九道为世大惑，未有言其非者。王裳著《阐微论》，谓《脉诀》论表不及里，于脉之形状大有发明，至于表里则不言其非，尚拘拘增数、长二脉为九表，加短细二脉为十里，以九与十为阴阳数之极。呜呼，脉之变化，固从阴阳生，然安可以名数拘之哉？从来之论脉，有以浮沉长短滑涩为三阴三阳者，有以大小滑涩浮沉可以指别者，有以大浮数动滑为阳，沉涩弱弦微为阴者，有以按尺寸、观浮沉滑涩而知病所生以治者。是皆以阴阳对举而互见也，未尝云七表八里九道也。但七表八里九道，果可以尽脉之数乎？《内经》曰鼓、曰搏、曰喘、曰横、曰急、曰躁，仲景曰偞卑①荣章纲损，曰纵横逆顺，岂七表八里九道之能尽也？然其名虽异，实不出乎阴阳。故脉当以阴阳察形，不当以表里定名。《内经》曰脉合阴阳；又曰善诊者，察色按脉，先别阴阳。诸脉因浮而见者，皆云表，不拘于七表；诸脉因沉而见者，皆曰里，不拘于八里。沉而滑亦曰里，浮而涩亦曰表，详辨在众脉条下。

血荣气卫定息数，

一万三千五百通。

《素问》曰：荣者，水谷之精气也，和调于五脏，洒陈于六腑，乃能入于脉也，故循脉上下，贯五脏，络六腑也。卫者，水谷之悍气，其气慓②疾滑利，不能入于脉也，故循皮肤之中，分肉之间谓脉外，熏于肓膜，散于胸腹。《灵枢》曰：人受气于谷，谷入于胃，以传与肺，五脏六腑皆以受气。其清者为荣，浊者为卫。荣行脉中，卫行脉外，营周不休，五十而大会。又曰谷气津液已行，荣卫大通，乃化糟粕，以次传下。又曰：谷

---

① 偞卑（yè bēi）：谓身份低下卑微。

② 慓：原作"漂"，据《素问·痹论》改。

始入于胃，其精微者，先出于胃之两焦，以溉五脏，别出两行，荣卫之道。其大气之搏而不行者，积于胸中，命曰气海，出于肺，循喉咽，故呼则出，吸则入。又曰：其浮气之循于经者为卫气，其精气之行于经者为荣气。又曰：五谷入于胃也，其糟粕、津液、宗气分为三队，故宗气积于胸中，出于喉咙，以贯心肺，而行呼吸焉；营气者，泌其津液，注之于脉，化以为血，以荣四末，内注五脏六腑，以应刻数焉；卫气者，出其悍气之慓疾，而先行于四末分肉皮肤之间，而不休者也。荣气卫气，皆津液之所行。又曰：荣卫者，精气也；血者，神气也。故血之与气，异名而同类焉。又曰：荣出中焦，卫出下焦。又曰：上焦开发，宣五谷味，熏肤充身泽毛，若雾露之溉，是谓气。中焦受气取汁，变化而赤是谓血。又曰：经脉者，所以行血气而营阴阳，濡筋骨，利关节者也。卫气者，所以温分肉，充皮肤，肥腠理，司开阖者也。

《灵枢》曰：人经脉周身十六丈二尺，漏水下百刻①分昼夜。人一呼，脉再动，气行三寸；一吸，脉亦再动，气行三寸；呼吸定息，气行六寸；十息，气行六尺；二百七十息，气行十六丈二尺，一周于身，下水二刻；二千七百息，气行十周于身，下水二十刻；一万三千五百息则气五十周，水下百刻。故五十营者，备得天地之寿矣，凡行八百一十丈也。

又曰：卫气之行，一日一夜，五十周于身。昼行于阳二十五周，夜行于阴二十五周，周于五脏。是故平旦阴尽，阳气出于目。目张则气上行于头，循项，下足太阳，循背，下至小指之端。其散者，别于目锐眦，下手太阳，下至手小指之间外侧。其散者，别于目锐眦，下足少阳，注小指次指之间，以上循手

---

① 漏水下百刻：古代以铜壶盛水滴漏，壶中有铜人抱漏箭，箭上刻度，以作计时之用。漏水下百刻为一昼夜。

少阳之分侧，下至手小指之间。别者，以上至耳前，合于颔脉，注足阳明，以下行至足跗上，入五指之间。其散者，从耳下下手阳明，入大指之间，入掌中。其至于足也，入足心，出内踝，下行阴分，复合于目，故为一周。是故日行一舍，人气行身一周，与十分身之八。其始入于阴，常从足少阴注于肾，肾注于心，心注于肺，肺注于肝，肝注于脾，脾复注于肾，为周。是故夜行一舍，人气行于阴脏一周，与十分藏之八，亦如阳行之二十五周，而复会于目详见《灵枢·卫气行七十六》。此五十周卫气之行也，昼行阳二十五度，夜行阴二十五度。五十周而后大会于平旦者，荣卫息数同也。其始从中焦注手太阴、阳明，阳明注足阳明、太阴，太阴注手少阴、太阳①，太阳注足太阳、少阴，少阴注手心主、少阳，少阳注足少阳、厥阴，厥阴复还注手太阴。此经脉行度终始也，与卫气之行则各异。

《三因方》云：血为脉，气为息。一呼一吸一定息，脉行六寸；二百七十息，行尽十六丈二尺者，血之脉也。气之息，迟于脉。八息三分三厘三毫，方行一寸；一万三千五百息，方行尽十六丈二②尺。

今按：经云气积于胃，以通荣卫，各行其道，宗气流于海，下者注气街，上者走息道。如此，则荣卫各道。如上文《灵枢》所言，荣者，水谷之精气，出于中焦，变化为赤，入于脉，与息数呼吸应；卫者，水谷之悍气，出于上焦，行于脉外，温分肉，充皮肤，司开阖，不与脉同行，不与荣同道，不与息数同应。荣卫也，其异如此。然而行于身也，昼夜五十周，则荣与卫一也。《三因》以血为脉，指荣言；以气为息，指卫言。而谓荣血之脉，昼夜五十周，卫气之息，昼夜一周，不知何据，而

---

① 太阳：原作"少阳"，据周本及十二经脉循行改。
② 二：原作"一"，据《三因极一病证方论·卷一·五脏本脉体》改。

与古经如此其异也。

又按：《难经》曰荣气之行，常与卫气相随上下，卫由息而动。巢元方谓气行则血行，气住则血住，皆疑其传误。王冰谓刺络通营卫，不当兼言卫在络之间也。《灵枢·卫气行》篇云：卫气之行，昼行阳，则目张而寤；夜行阴，则目瞑而寐。谨按：此节言平旦阳气之出目，而下行于手足三阳也，皆一时分道并注，非有先后次第也。此经篇末言水下一刻，人气在太阳；水下二刻，人气在少阳；水下三刻，人气在阳明；水下四刻，人气在阴分者，则是先下太阳究竟，然后下少阳，俟少阳究竟，然后下阳明，俟阳明究竟，方上行阴分，大与此节矛盾，并衍文也。又按此节言阳气流行之周数，及下文言漏水所下之刻数，合而推之，其为衍文明矣。何以言之？夫昼日漏水之下，凡五十刻；昼日阳气之行，凡二十五周。以昼日漏水之刻数，配于昼日阳气之周数，则阳气一周配漏水二刻也。又以漏水之二刻，配于阳气之一周，则阳气之从平旦出目，而分道并注，下于手足三阳也，盖配水下一刻焉。其从足心之出内踝，上行阴分，而复合于目，亦配水下一刻，是为一周也。如此，则水下一刻，人气当在三阳，水下二刻，人气当在阴分，而行一周于身也，水下三刻，人气又当在三阳；水下四刻，人气又当在阴分，而行一周于身也。如此，周流三阳与阴分，至水下五十刻，则得二十五周于身，而与篇首昼日行阳之数相合。今此篇末，水下一刻，人气在太阳，二刻在少阳，三刻在阳明，四刻在阴分之说，则是水下四刻，配人气行一周于身；水下八刻，配人气行二周于身；水下五十刻，配人气行一十二周半于身。与篇首昼日行于阳二十五周之说不合，岂经之本旨耶？

荣气之行，自手太阴始，从足厥阴终，为一周于身也。详其一周于身，外至身体四肢，内至五脏六腑，无不周遍，故其五十周，无阴阳昼夜之殊。卫气之行则不然，昼但周阳于身体四肢之外，不入五脏六腑之内，夜但周阴于五脏六腑之内，不出身体四肢之外。故必五十周，至平旦，方与荣大会于肺手太阴也。

五脏歌

心脏歌一

心脏身之精君，

小肠为弟兄受盛。

心者，君主之官，一身之主宰也。经曰：主明则下安。曰：身之精不见心为尊矣。精有两义：有生之来谓之精，经曰：两神相搏，合而成形，常先身生，是谓精。非心之专主也。有五脏六腑之精，经曰：肾受而藏①之，肾为精之处，非心之所主也。

心脏，小肠腑，大言阴与阳，小言夫与妇，不可以兄弟言。

小肠为受盛之官盛，平声读。

象离②**随夏王**去声，

属火向南生明。

任物无纤巨，

多谋最有灵。

内行子血海，

冲脉为十二经之海。《灵枢》曰：血海者，冲脉也。又，手太阳、少阴二经为表里。心主血，上为乳汁，下为月水。经曰：二阳之病发心脾，女子不月。心歌云内行血海，以此，李晞范以肝为血海而牵合之，非也。

外应舌将荣。

---

① 藏：底本版蚀缺字，据周本、日刻本补。

② 象离：卦象，离为《周易》的一卦，以"离女"借指铅，内丹家为人体内部的阳气。

> 七孔多聪慧，
>
> 三毛上智英。
>
> 反时忧不解，
>
> 顺候脉洪惊平。

洪脉见于夏，为顺候，平脉，何惊之有？

> 液汗通皮润，
>
> 声言爽气清。
>
> 伏梁①秋得积，
>
> 如臂在脐萦。

心之积，名伏梁，出《难经》。若《内经·腹中论》所载，伏梁乃风根也，非心积也。

> 顺视鸡冠色，
>
> 凶看瘀血凝。
>
> 诊时须审委，
>
> 细察要丁宁。
>
> 实梦忧惊怖，
>
> 虚翻烟火明。

《灵枢》曰：正邪从外袭内，而未有定舍。与营卫俱行，而与魂魄飞扬，使人卧不得安而喜梦云云。

> 秤之十二两，
>
> 小大与常平。

心脏歌二

> 三部俱数心家热，

---

① 伏梁：心之积证。以心下悸动，腹痛，从心下至脐有包块突起为常见症的积证。

舌上生疮唇破裂。

狂言满目见鬼神，

饮水百杯终不歇。

心脏歌三

心脉尢阳气作声_{时失血荣}，

或时血痢_{尿血}吐交横。

溢关①骨痛心烦躁，

更兼头面赤骍骍②。

池氏曰：溢关者，阴气上至于关，而未溢于关前阳部。肾之阴水，欲胜心火，火不受邪，水火交争而两伤。肾伤则骨痛，心伤则烦躁，以致气上攻而头面赤。

大实由来面赤风，

燥痛面色与心同。

微寒虚惕心寒③热，

急则肠中痛不通。

实大相兼并有滑，

舌强心惊语④话难。

单滑心热别无病，

涩无心力不多言。

沉紧心中⑤逆冷痛，

---

① 溢关：阴气上至于关，而未溢于前阳部。

② 骍骍（xīng xīng）：骍，赤色的马和牛。"骍骍"连用，泛指赤色。

③ 寒：底本脱，据周本及日刻本补。

④ 语：底本脱，据周本及日刻本补。

⑤ 心中：底本脱，据周本及日刻本补。

弦时心急又心悬①。

肝脏歌一

肝脏应春阳，
连枝胆共房。
色青形象木，
位列在东方。
含血荣于目，
牵筋运爪将。
逆时生恚②怒
顺候脉弦长。
泣下为之液，
声呼是本乡。
味酸宜所纳，
麻谷应随粮。
实梦山林树，
虚看细草芒。
积因肥气③得，
杯覆胁隅旁。
翠羽身将吉，
颜同枯草殃。

---

　　① 心悬：证名，心痛而有悬荡感的证候。《金匮要略·心痛短气病脉并治》："心中痛，诸逆，心悬痛，桂枝生姜枳实汤主之"。

　　② 恚（huì）：即愤怒，生气。语出《墨子·非儒下》。

　　③ 肥气：病名，即肝积。以其似覆杯突出，如肉肥盛之状，故名肥气。《灵枢·邪气脏腑病形》："肝脉……微急为肥气，在胁下，若复杯。"《难经·五十六难》："肝之积，名曰肥。在左胁下，如覆杯，有头足。久不愈，令人发咳逆，疟，连岁不已。"

四斤余四两，
七叶两分行。

肝脏歌二

三部俱弦肝有余，
目中疼痛苦眩虚。
怒气满胸常欲叫，
翳朦瞳子泪如珠。

肝脏歌三

肝软并弦本没邪，
紧因筋急有些些。
细看浮大更兼实，
赤痛昏昏似物遮。
溢关过寸口相应，
目眩头重与筋疼。
芤时眼暗或吐血，
四肢瘫痪不能行。
涩则缘虚血散之，
肋胀胁满自应知。
滑因肝热连头目，
紧实弦沉疝癖①基。
微弱浮散气作难，
目暗生花不耐看。

---

① 疝癖（xuán pǐ）：病名。脐腹偏侧或胁肋部时有筋脉攻撑急痛的病证。见
《外台秘要》卷十二，因气血不和，经络阻滞，食积寒凝所致。

甚浮筋弱身无力，

遇此还须四体摊①。

脾脏歌一

脾脏象中坤，

安和对胃门。

王时随四季，

自与土为根。

磨谷能消食，

荣身性本温。

应唇通口气，

连肉润肌敦②。

形扁_{广才}长三五寸五，

《难经》曰：脾广三寸长五寸。《脉诀》止言扁三寸，失长五寸之文。今合广长，著三五之数。

膏凝散半斤。

顺时脉缓慢，

失则气连吞。

《素问》曰：五气所病，脾为吞。又曰：刺中脾，十日死，其动如吞。李晞范曰：连吞者，所以形容紧数之脉状。乖于《内经》，失《脉诀》意。

实梦歌欢乐，

虚争饮食分。

湿多成五泄，

---

① 摊：义同"瘫"。

② 敦：周本作"臀"。敦，厚实。"土为敦阜"，有肌肉壮实之意。

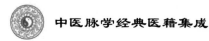

肠走响若雷奔。
痞气①冬为积，
皮黄四体昏。
二斤十四两，
三斗五升存。

脾脏歌二

三②部俱缓脾家热，
口臭胃翻长呕逆。
齿肿龈宣注气缠③，
寒热时时少心力。

脾脏歌三

脾脉④实并浮，
消中⑤脾胃亏。
口干饶饮水，
多食亦肌虚。
单滑脾家热，
口臭气多粗⑥。
涩则非多食，

---

① 痞气：病名，为五积之一。出自《难经·五十大难》。

② 三：底本无，据周本及日刻本补。

③ 缠：底本无，据周本及日刻本补。

④ 脾脉：底本脱，据周本及日刻本补。

⑤ 消中：病名，即中消，是消温饱病根据病位，病机及症状不同之称谓，消中属胃热而名中消。

⑥ 单滑脾家热……多粗：底本脱，据周本及日刻本改。

食不作肌肤①。
微浮伤客热②,
来往作③微疏。
有紧脾家痛,
仍兼筋急拘④。
欲吐不得吐⑤,
冲冲未⑥得苏。
若弦肝气盛,
妨食被机谋。
大实心中痛,
如邪勿带符。
溢关涩出口,
风中见羁孤。

肺脏歌一

肺脏最居先,
大肠通道宣。
兑为八卦地说,
金属次五行牵传。
皮与毛通应,
魂将魄共连。

---

① 肌肤:底本脱,据周本及日刻本补。
② 微浮伤客热:底本脱,据周本及日刻本补。
③ 来往作:底本脱,据周本及日刻本补。
④ 兼筋急拘:底本脱,据周本及日刻本补。
⑤ 欲吐不得吐:底本脱,据周本及日刻本补。
⑥ 冲冲未:底本脱,据周本及日刻本补。

鼻闻香臭辨，

壅塞气相煎。

语过多成嗽，

疮浮酒灌穿。

猪膏凝者吉，

枯骨命难存。

本积息贲①患，

乘春右胁边。

顺时浮涩短，

反即大洪弦。

实梦兵戈竞，

虚行涉梦水野田。

《灵枢》曰：厥气客于大肠，则梦田野。今按《脉诀》以水田为肺虚之梦，非也。大肠虚，为厥气所客，则梦田野。腑虚致脏虚，或可连称，若曰水田，则肾梦也。

三斤三两重，

六叶散分悬。

肺脏歌二

三部俱浮肺脏风，

鼻中多水唾稠浓。

壮热恶寒皮肤痛②，

颡干双目泪酸疼。

---

① 息贲：指肺积。《灵枢·邪气脏腑病形》："肺脉……滑甚为息贲，上气。"《难经·五十四难》："肺之积，名曰息贲。在右胁下，覆大如杯，久不已，令人洒淅寒热，喘咳，发肺壅。"

② 寒皮肤痛：底本脱，据周本及日刻本补。

肺脏歌三

肺脉浮兼实，

咽门燥又伤。

大便难且涩，

鼻内乏馨香①。

实大相兼滑，

毛焦涕唾黏。

更知咽有燥，

火盛夏宜砭②。

沉紧相兼滑，

仍闻咳嗽声。

微浮兼有散，

肺脉本家形。

溢出胸中满，

气泄大肠鸣。

弦冷肠中结，

尤暴痛无成_{为失血荣}。

暴痛无成，是不痛也。洁古解得之，解作痛者又非，改为失血为当。

沉细仍兼滑，

应知是骨蒸，

皮毛皆总涩，

寒热两相承。

---

① 鼻内乏馨香：底本脱，据周本及日刻本补。

② 黏更知咽有燥……宜砭：底本脱，据周本及日刻本补。

肾脏歌一

肾脏对分之，

膀胱共合宜。

王冬①身_行属水，

位北定无欺。

两耳通为窍，

三焦附在斯_{二阴窍附斯}。

三焦非肾所附，说见前篇。肾开窍于二阴与两耳，皆为肾窍。

味咸归藿豆②，

精志自相随。

沉滑当时本_脉，

浮摊_缓厄在脾。

色同乌羽吉，

形似炭煤危。

冷积多成唾，

焦烦水易亏。

奔豚③脐下积，

究竟骨将痿。

实梦腰难_脊解，

---

① 王冬：王，即"旺"。即正值冬令，肾所主。

② 藿豆：藿菜与黑豆。

③ 奔豚：见《灵枢》《难经》《金匮要略》等，为五积之一，属肾之积。《金匮要略》称之为"奔豚气"。豚，即小猪。奔豚一由于肾脏寒气上冲，一由于肝脏气火上逆，临床特点为发作性下腹气上冲胸，直达咽喉，腹部绞痛，胸闷气急，头昏目眩，心悸易凉，烦躁不安，发作过后如常，有的夹杂寒热往来或吐脓症状。因其发作时胸腹如有小豚奔闯，故名。

曰难解，是不解也。

虚行溺水湄。

一斤余一两，

胁下^{腰脊}对相垂^依。

《难经》曰：肾形如江豆①，相并而曲，附于脊膂，外与脐相对。胁下，肝之部位，非肾位，亦不垂。

肾脏歌二

三部俱迟肾脏寒，
皮肤燥涩发毛干。
忽梦鬼神时入水，
觉来情思归无欢。

肾脏歌三

肾散腰间气，
尿多更滑精^{别本作"涩滑并"者，非。}
软为膝胫痛，
阴汗岂无凭^{别本作"其中有聚散，聚散且无凭"者，非。}
实滑小便涩，
淋痛涩骍骍。
脉涩精频漏，
恍惚梦魂多。
小肠疝气逐，
梦里涉江河。

---

① 江豆：即豇豆。

实大膀胱热，

小便难不通。

滑弦腰脚痛，

沉紧病还同。

单平匀无病瘥，

浮紧耳应聋。

左右手分诊五脏五时脉歌

左右须候四时脉，

四十五动为一息日三气毕。

《难经》曰：脉不满五十动一止，一脏无气。《脉诀生死歌》云：五十不止身无病，数内有止皆知病，正本《难经》。今此乃曰四十五动为一息，及六部脉歌皆以四十五动为准，乖于《内经》，谬于名数。今于后六歌，皆当改作五十动为是。且一息者，一呼一吸也。四十五动，非止一息也。若以息为止息，则《脉经》所谓五十动不止者，五脏六腑皆受气，即无病。五十动一止，五岁死；五动一止，五日死。四十五动，除去五动，而不及五十，不知何意。今详此句，想因四时脉而言，或本于《内经》。冬至夏至各四十五日，为阴阳上下之期，一时六气九十日，三气得四十五日，今改为四十五日，以合《内经》。李晞范《脉髓》，作四十五动图说，亦巧而未敢信。通真子、洁古诸解穿凿，皆非。盖脉之流行，如环无端，无一息之停，未尝以五十动一止为限。但止即为病，依数而止，期以岁死，不依数而止，则为结、促、代三病脉矣。

指下弦浮急洪紧数时，

便是有风兼热极。

忽然匿匿慢沉细，

冷疾缠身无他事_{兼患气}。

贼脉频来问五行，

屋漏雀啄①终不治。

左手寸口心脉歌

左手头指火_木之子，

四十五动_{五十动脉}无他事。

左手者，病人之手。头指者，医者按脉初下第一部之指，下准此。心火为木之子。

三十一动忽然沉，

顿饭忽来还复此。

春中候得夏须忧，

夏若得之秋绝体。

秋脉如斯又准前，

冬若候之春必死。

脉沉，顿饭之久然后来，乃绝止之脉，见于三十一动之间。三十动一止，应在三年死。今云在三月一时之后，是以月为年也。此下六歌之非皆然，当以在后生死候歌为正。

---

① 屋漏雀啄：屋漏，比喻脉象如屋檐漏水，滴沥而无伦次。为怪脉之一。王冰注："屋漏，谓时动复住。"雀啄，怪脉之一。脉来急促，节律不齐，忽然停止，止而复来，如鸟啄食之状。又作"鸡啄"。

左手关部肝脉歌

左手中指木相连，

脉候还须来一息_{足五十}。

二十六动沉却来，

肝脏有风兼热极_{克在二年为死日}。

曰沉却来，即是止脉，不可为风热之诊，此歌盖传误。大抵止脉，皆不吉之兆，诸家穿凿以求符合，皆非。今直据诊生死候歌断之，二十动一止，二岁死。下仿此，不再论。

三十九动涩匿匿，

本脏及筋终绝塞。

一十九动便沉沉，

肝绝未曾人救得。

左手尺部肾脉歌

左手肾脉指第三，

四十五动_{五十动足}无疾咎。

指下急急动弦_数时，

便是热风之脉候。

忽然来往慢慢极，

肾脏败时须且救。

此病多从冷变来，

疗之开破千金口。

二十五动沉却来，

肾绝医人无好手。

努力黄泉在眼前，
纵在也应终不久。

右手寸口肺脉歌

右手头指肺相连，
四十五动五十动足无忧虑。
极急明知是中风，
更看二十余七度。
忽然指下来往慢，
肺冷莫言无大故。
一朝肺绝脉沉沉，
染病卧床思此语。
十二动而又不来，
咳嗽唾脓①兼难补。
发直如麻只片时毛折皮枯喘不休，
扁鹊也应难救护。

发直如麻，小肠绝也，改作毛折皮枯，以合《难经》手太阴脉绝之证。仲景云：若汗发润，喘不休者，肺先绝。

右手关上脾脉歌

右手第二指连脾，
四十五动五十动足无诸疑。
急动名为脾热极，

---

① 脓：原作"浓"，疑误，据周本、日刻本、《洁古老人注王叔和脉诀》卷四改。

食不能消定若斯。

欲知病患多为冷，

指下寻之慢极迟。

吐逆不定经旬日，

胃气冲心得几时。

右手尺部命门_肾脉歌

右手命_肾脉三指下，

五十动足不须怕。

一十九动默然沉，

有死无生命绝也。

指下急急动如弦，

肾脏有风犹且治。

七动沉沉更不来，

努力今朝应是死。

七表

一、浮者，阳也。指下寻按之不足，举之有余，再再寻之，如太过_{脉在肉上行}曰浮。主咳嗽气促，冷汗自出，背膊劳倦，夜卧不安。

《脉诀》曰：如太过曰浮。既曰举之有余矣，如何而太过？曰太过，则浮洪、浮紧、浮弦之脉如何诊之？《脉经》并无如太过之文。又，寻与按不同，按者重手于肌肉筋骨部也，寻则或上或下，或左或右，随脉部以寻之。浮脉按之不足，非寻之不足也。

按之不足举之余，

再再寻之指下浮。

脏中积冷荣中热，

欲得生精用补虚。

寸浮中风头热痛，

关浮腹胀胃虚空。

尺部见之风入肺，

大肠干涩故难通。

二、芤者，阳也。指下寻之，两头即有，中间全无_{举指浮大}_{而软}；按之，两边实，中间虚，曰芤。主淋沥，气入小肠，主失血。

芤，草名，其叶类葱，中心虚空。故以指按芤草叶，喻失血之脉。芤之名不见于《内经》。又曰安卧脉盛，谓之脱血。至仲景《伤寒论》曰：脉弦而大，弦则为减，大则为芤，减则为寒，芤则为虚，虚寒相搏，此名为革。亦未尝以芤为定名，但附见于革。至王叔和始立芤脉，《脉经》曰：芤脉，其象两边似有，中间全无。今《脉诀》乃曰两头则有，中间全无，则误矣。夫尺脉上不至关为阴绝[①]，寸口下不至关为阳绝[②]。若两头似有，中间全无，则是阴阳绝脉也，安得为芤脉乎？经曰：荣行脉中，是血在脉中行。脉以血为形，血盛则脉盛，血虚则脉虚[③]。故芤脉中空者，血之脱也。

芤脉，先举指时浮大而软，因按而中空。今《脉诀》首言指下寻之，非也。仲景曰：脉浮而紧，按之反芤，其人本虚；

---

① 阴绝：尺脉居下，以候肝肾之阴，主降，降极而升，升不至关，是为独阴，故曰："尺脉上不至关为阴绝"。

② 阳绝：寸脉居上，以候心肺之阳，主升，升极而降，降不至关，是为孤阳，故曰："寸口下不至关为阳绝"。

③ 虚：原作"血"，疑误，据周本、日刻本改。

若浮而数，按之不芤，此人本不虚。是皆于按上以见芤脉，寻者在浮举沉按之间耳。下仿此。

> 指下寻之中且虚，
>
> 邪风透入小肠居。
>
> 患时淋沥尿血兼疼痛，
>
> 大作汤丸必自除。

诸家论芤皆为失血之诊。今日邪风入小肠而淋沥，非其证也，盖是尿血之证矣。

> 寸芤积血在胸中，
>
> 关内逢芤肠里痛。
>
> 尺部见之虚在肾，
>
> 小便遗沥血凝脓。

三、滑者，阳也。指下寻之，三关如珠动，按之即伏，不进不退往来前却，流利展转，替替然①与数珠相似，应指圆滑，又曰漉漉②如欲脱，曰滑。主肢体困弊，脚手酸痛，小便赤涩。

《脉经》曰：轻手得之为浮滑，重手得之为沉滑。其象往来流利，应指圆滑，若珠之隐指。今《脉诀》曰按之即伏，不进不退，则是有浮滑而无沉滑也。经曰：一阴一阳者，谓脉来沉而滑也，是沉中亦有滑也，故王裳言《脉诀》论表不及里也。且脉有独见于一部者，有通三部见者，今日三关如珠动，非也。按之即伏，不进不退，则是脉不往来而定，岂所谓滑乎？今取《脉经》所载，而去其浮中而有力之语，盖此语只言浮滑，亦一偏之言。夫血多则脉滑，滑之本体也。若气血和顺，其动不涩、不急、不缓，和滑之脉，为不病；妇人为妊子。今若曰滑为阳、为病热、为实，则此滑字，当带数及小实言之。大抵此《脉诀》

---

① 替替然：交替往来。比喻滑脉应指如珠往来流利。

② 漉漉：莹润滑溜貌。形容脉象流利的样子。

言脉之形状，往往未当，今据经改正之。而脉下所主之证，多与本脉不类，改之则不胜改，姑置之可也。

> **滑脉如珠动曰阳，**
>
> **腰中生气透前肠。**
>
> **胫酸只为生寒热，**
>
> **大泻三焦必得康。**
>
> **滑脉寸居多呕逆，**
>
> **关滑胃寒_热不下食。**
>
> **尺部见之脐似冰_{热下焦}，**
>
> **饮水下焦声沥沥_{月信①不通尿血涩}。**

前脾脏歌云单滑脾家热，今云胃寒不下食，何也？《脉经》曰：关滑，胃中有热。又云，中实逆滑为热实，故不欲食，食即吐逆，可明为热。池氏谬言肝木克脾土，致寒弦为肝脉，滑岂肝脉乎？

《脉经》曰：尺滑，下②利，少气。《脉赋解义》云：男子尺滑，主膀胱冷气，小腹急胀，便旋利数。又云：尺滑，主胞络极冷，月经不调。直以滑脉为阴，主冷，不当。不若《脉经》所谓尺滑，血气实，妇人经脉不利，男子尿血为得。今《脉诀》云脐似冰，则滑为阴证；又曰：饮水则滑为阳热；又曰：沥沥作声，则滑为停水之证。既言冷又言热，不知何谓，今正之。

四、实者，阳也。指下寻之不绝，举之有余_{浮中沉三候皆有}力，曰实。主伏阳在内，脾虚不食，肢体劳倦。

柳氏曰：实者，气结不通，欠疏快义。上部实，则气壅；下部实，则气胀；中部实，中脘③不快。

---

① 月信：月经。

② 下：原作"不"，据周本改。

③ 脘：原作"腕"，据周本、日刻本改。

《素问》曰：气来实强，是谓太过，病在外；气来虚微，是谓不及，病在内。此表里虚实之诊也。今脉实而曰脾虚，未敢信。

实脉寻之举_{浮沉皆}有余，

伏阳蒸内致脾虚。

食少只缘生胃壅，

温和汤药乃痊除①。

举有余，止言浮实，故改之。

实脉关前胸热甚，

当关切痛中焦凭，

尺部如绳应指来_{当为下痢疼}，

腹胀小便都_淋不禁_忍。

如绳，非实脉之比，乃紧脉也，故改之。

《脉经》曰：尺实，小腹痛，小便不禁。又云：小便难，少腹牢痛。盖气来实强者，太过之脉，与淋沥相应，若云小便不禁，则膀胱不固，水泉不止，为下焦剧寒之证矣。《脉经》用当归汤加大黄，盖因热而用也。小便不禁，必传写之误，后云小便难者是也。洁古于此，一用姜附，一用承气，为两可之辞，将此为寒乎，以为热乎？

愚按：洁古《药注》《脉诀》及《难经》，皆他人托之洁古，必非此翁之书。

五、弦者，阳也。指下寻之不足，举之有余，状若筝弦，时时带数_{端直以长，如弦隐指}**，曰弦。主劳风**②**乏力，盗汗多出，手足酸疼，皮毛枯槁。**

指下左右皆无，从前中后直过，挺然于指下，曰弦。此血

---

① 痊除：病愈邪除。

② 劳风：虚劳感受风邪。

气收敛不舒之候。《脉诀》以弦为阳，《伤寒论》以弦为阴，《脉赋解义》亦云弦滑虽属七表，皆主于阴。《活人书》云：若弦而洪数者为阳，弦疾而沉且微细者为阴，主拘急。以愚观之，经曰阴中之阳肝也，当为半阴半阳之脉。《脉诀》曰：指下寻之不足，举之有余，则是有浮弦而无沉弦也。经曰：脉沉而弦者，主悬饮内痛，是沉中亦有弦。又曰：时时带数，则是弦数二脉相兼，非单弦脉也。《素问》曰：气来耎弱，轻虚以滑，端直以长曰弦。今不取轻虚以滑，恐有弦数弦迟兼他脉之诊，故止以弦本状，端直以长为弦。然有弦而细，有弦而粗，看在何部，弦而耎，其病轻；弦而硬，其病重。大率弦脉急强，血气不和之所生也。又有偏弦双弦之诊。

弦脉为阳_{端直以长}状若弦，
四肢更被气相煎。
三度解温①劳风始退，
常须固济下丹田②。

弦、浮、数、大，四者皆劳也。大者易治，脉气未衰，可敛而正也。弦者难治，血气已耗而难补。双弦则贼邪侵③脾，尤为难治，加数则殆矣。《内经》曰劳者温之，不可用解。

寸部脉紧一条弦_{寸弦头痛胸中痛}，
胸中急痛状绳牵_{左关痃癖痛挛拘}。
关中有弦寒在胃_{右关有饮寒留胃}，
下焦停水满丹田_{尺弦腹痛腰脚拘}。

既歌弦脉，又言脉紧，非也。此歌脉证未是未尽，今改作。

---

① 温：原本作"治"，据周本及日刻本改。
② 下丹田：脐中。
③ 侵：原作"亲"，据周本及日刻本改。

《脉经》曰：寸弦，心下愊愊①，微头痛，心下有水气，一云胸中拘急。关弦，胃寒，心下厥逆，一云心下拘急，此胃气虚故尔。尺弦，小便痛，小腹及脚中拘急，一云脐下拘急。

六、紧者，阳也。指下寻之，三关通度，按之有余，举指甚数，状如洪弦来往有力，左右弹人手，既如转索，又如切绳②，曰紧。主风气，伏阳上冲，化为狂病。

《内经》《难经》未言紧也。《内经》曰急不曰紧，曰来而左右弹人手，有紧脉之状，未有紧脉之名。至仲景，曰紧者如转索无常；又曰紧脉从何而来，假令亡汗若吐，以肺里寒；假令咳者，坐③饮冷水；假令下利，以胃中虚冷，皆因寒而脉紧。故脉急为寒，诸紧为寒。至王叔和《脉经④》，则又增如切绳状。故愚合三书所论以形容之。左右弹人手者，紧脉来之状，左右弹人手也。转索无常者，索之转动，不常在一处，或紧转在左，或紧转在右，此举指而得紧脉之状也。切绳状者，绳以两股三股纠合为微⑤缠，又以物切之，其展转之紧，得之于按指而见，以指按脉，犹如切绳。合此三者论之方备。

《脉经》曰：重手得之为沉紧，轻手得之为浮紧。故咳嗽之脉沉紧则死，中恶之脉浮紧则死。今《脉诀》曰：状若洪弦，此误也。紧为寒为痛，弦为寒为饮，洪为气为热，主疾既殊，治之亦异，一概言之，为害甚矣。且弦小于紧，数大于弦，洪则不然，举按盛大，非与二脉同也。又紧而迟为寒，紧而数为热，若曰按有余，举甚数，则又类实脉。若紧迟紧细，又何以

---

① 愊愊（bī bī）：原作"幅幅"，据周本及《脉经》卷二第三改。愊愊，饱满的样子。

② 切绳：按在绳索上。切，按。

③ 坐：因为，由于。

④ 经：原脱，据周本、日刻本补。

⑤ 微：原作"徽"，据周本、日刻本改。

诊？又总曰三关，不曰三部，又昧于尺寸之名。今悉改之。

论此紧脉者，或曰在筋肉之间通度，或曰按之实数，是有三部之通紧而无各部之独紧，有按之紧，而无浮之紧，皆一偏之辞。

仲景曰：脉至如转索者，其曰死。为其紧急不软，无胃气也。转索一也，有死生之分，宜详辨之。

> 紧脉三关数又弦，
>
> 上来风是正根元。
>
> 忽然强语人惊怕，
>
> 不遇良医不得痊。

前言状若洪弦，今曰数又弦，是见之不明，而频移其说以迁就也。前云主风气伏阳化为狂，今去伏阳独言风。仲景及《脉经》，皆曰诸紧为寒，非可以为风狂伏阳之诊。《难经》曰重阳者狂，岂紧脉为重阳乎？重阳者，谓阳部更有洪大滑长数等脉见耳。《内经》曰：阴不胜其阳，则脉流薄疾，并乃狂。薄疾者，极虚而急数，并谓盛实，亦非紧脉也。

> 紧脉关前头里痛，
>
> 到关切痛无能动。
>
> 隐指寥寥_{转索无常}入尺来，
>
> 缴结_{疼痛}绕脐长手捧。

脉紧如转索，非隐指寥寥之状；缴结非痛之状，今改之。李氏曰阳脉至阴部，自然隐伏指下，寥寥人来，若在寸部，则不寂寥。以愚观之，脉随病而见，不随部而改。小腹痛，必寒气固结，攻击于下焦，所以脉紧，安有因在尺部，而脉变形乎？

七、洪者，阳也。指下寻之极大，举之有余_{极大在指下，来大去长而满指}，曰洪。主头痛，四肢洪热，大肠不通，燥热，粪结，口干，遍身疼痛。

指下寻之极大，举之有余，是浮沉皆大之象，有类实脉矣。《脉经》曰：极大在指下，不言举按，可以见洪之本状。诊者自当随其见于浮沉以参求尔。

极大在指下者，指下前后左右四旁，脉来皆盛大满指，是言本体之形大也。来大去长，言其来去之形大也。

> 洪脉根元本是阳，
>
> 遇其季夏_{夏月}自然昌。
>
> 若逢秋季_月及冬季_月，
>
> 发汗通肠始得凉。

仲景曰：立夏得洪大脉，是其本位，为应时之脉。今曰季夏，池氏迁就以为季夏心火渐退，得脾土偃之，其热病自退。若然，则秋冬只在九月十二月得洪脉方可发汗通肠乎？今季字皆改为月字。

> 洪脉关前热在胸，
>
> 当关翻胃几千重_{热来冲}，
>
> 更向尺中还若是，
>
> 小便赤涩脚酸疼。

八里

一、微者，阴也。指下寻之极微①，再再②寻之，若有若无_{欲绝非绝}，又曰按之如欲尽，曰微。主败血不止，面色无光。

若有若无，欲绝非绝，所以形容微之不可见，按之如欲尽，谓必轻手诊则可见，重手按则欲尽而无也。微与濡弱相类，极

---

① 极微：《洁古老人注王叔和脉诀》卷六前面有"往来"二字。
② 再再：原本作"冉冉"，据周本、日刻本、《洁古老人注王叔和脉诀》卷六改。

软而浮细曰濡，极软而沉细曰弱，极细而软，无浮沉之别者，微脉也。微与涩细何以分？细而又短于微，来往塞滞曰涩，细而稍大常有曰细，细而稍长似有似无曰微，合五脉相类者详分之，则微脉可知矣。

阳微恶寒，阴弱发热。微浮虽甚不成病，不可劳。

《脉经》曰：脉者，气血之候。气血既微，则脉亦微矣。沉微则补阴，浮微则补阳，调补之道，以此为准。凡得是脉，必羸弱气虚为宜，故风劳气虚之病，多得是脉。

柳氏曰：脉分四时，春夏发生长旺，畏见此脉，秋冬见尚庶几。又曰人禀气以生。若微脉太过，阳亏气乏，何足以生。

> 指下寻之有若无，
> 漩之败血小肠虚。
> 崩中日久为白带，
> 漏下多时骨木枯。
> 微脉关前气上侵，
> 当关郁结气排心。
> 尺下见之脐下积，
> 身寒饮水即呻吟。

微在尺，为阴盛阳虚，故为身寒，不可饮水。若饮水，则两寒相搏，痛而呻吟也。通真子曰多声，池氏曰身寒饮水，李氏曰好饮冷水，皆非也。

二、沉者，阴也。指下寻之似有，举之全无，缓度三关，状如烂绵①举之不足，按之有余，重按乃得，在肌肉之下，**曰沉。主气胀两胁，手足时冷。**

轻指于皮肤间不可得，徐按至肌肉中部间应指，又按至筋

---

① 绵：原作"锦"，据周本、日刻本改。

骨下部乃有力，此沉脉也。沉与浮相反，与伏相近。沉脉，重
按乃得于筋骨下部，若伏脉，则虽重按至筋骨下部亦不见，必
用指推开筋方可见脉。《难经》曰：伏者脉行筋下也。《内经》
曰：推而内之，推而外之。皆是用指推筋脉以求之，非一定其
指于病人臂上，俟其脉之自见也。此持脉口诀也。

《脉经》曰：沉者，阴脉之始也。其象，按之至筋骨得之者
是也。其体沉潜，深居诸脉之下，有地之气焉。凡诸脉即沉而
见，则知其在阴而里受之。今《脉诀》曰按之似有，状如烂绵
曰沉。如此，则沉弱、沉微、沉细之脉，又当何如而诊之？甚
失《脉经》之意矣。经曰关以后者，阴之动也，脉当见一寸而
沉。过者，法曰太过。减者，法曰不及。岂有按之似有，状若
烂绵之不及也。

> 按之似^即有举还无，
> 气满三焦脏腑虚。
> 冷气不调三部壅，
> 通肠健胃始能除。

按之似有，是沉微脉，非独沉也，今改云按之即有。
沉为阴，通肠宜温药利之。

> 寸脉沉兮胸有痰，
> 当关气短^癌痛难堪。

气短者，气不能相续，似喘而实非，气上冲，似呻吟而无
痛，乃气急而短促也。今曰痛难堪，则非气短。《脉经》曰：关
沉，心下有冷气，苦满吞酸，则痛者气癌不通而痛也。

> 若在尺中腰脚重，
> 小便稠数色如泔①。

---

① 泔：米泔水之浑浊。

三、缓者，阴也。指下寻之，往来迟缓，小于迟脉去来亦迟，小快①于迟。又曰阳脉浮大而濡，阴脉浮大而濡，阴脉与阳脉同等，曰缓。主四肢烦闷，气促不安。

缓者二义：去来亦迟，小快于迟，每居中部或下部间，柔软而慢，但小于沉脉，兼之缓软，此有邪之诊，为不及之缓。阴阳气和，阳寸阴尺，上下同等，同浮大而软，无有偏胜，此无邪之诊，为阴阳和缓之缓。缓与迟二脉相类，缓脉大而慢，迟脉小而衰，缓者卫有余而荣不足，迟者阴气盛而阳气衰。二诊不同，迟脉一息三至，缓脉一息四至。

《脉经》曰：缓脉小快于迟。今《脉诀》反云小于迟脉，误矣。四肢烦闷，气促不安，皆非缓脉之证。

> 来往寻之状若迟，
> 肾间生气耳鸣时。
> 邪风积气来冲背，
> 脑后三针痛则移。
> 缓脉关前撺项筋，
> 当关气结腹难伸。
> 尺上若逢瘫冷结，
> 夜间常梦鬼随人。

四、涩者，阴也。指下寻之似有，举之全无，前虚后实，无复次序细而迟往来难，且散，或一止复来，又曰短而止，曰涩。主腹痛，女子有孕，胎痛，无孕，败血为痛。

脉来蹇涩，细而迟，不能流利圆滑。涩者涩也，与滑相反。如刀刮竹，竹皮涩，又有节，刀刮而行涩，遇节则倒退，有涩脉往来难之意。如雨沾沙，沙者不聚之物，雨虽沾之，其体亦

---

① 快：原作"駃"，为"快"之俗字，下同。

细而散，有涩脉往来散之意。或一止复来，是因涩不流利之止，与结促代之止不同。《玉函经》曰：切脉定知生死路，但向止代涩中取。看取涩脉与止代，此是死期之大概。涩脉与外有形证，未可断他殂大命。若是形证与代同，尺部见之皆死定。黎氏曰：代者止也。一脏绝，他脏代至，为真死脉，不分三部，随应皆是。涩者，三五不调，如雨沾沙，为精血不足之候，与代相似，然三秋诊得涩而有胃气为平脉，右手寸口，浮短而涩，为肺正脉，二者皆非死脉。若尺寸俱浮紧而涩，外证必发热恶寒，项强腰痛，牵连百节俱痛，乃太阳经伤寒，汗之愈。举此数端，以见涩脉与代脉不可例观。尺脉者，人之根本，涩为精血不足之候，若独于尺中见涩，则死候也。

《脉经》曰：涩脉之象，往来蹇滞，行而多碍。夫脉者，资血气而行，血气损伤，荣卫行涩，故脉亦涩。《脉诀》曰：按之似有，举之全无，是有沉涩无浮涩。经曰：一阴一阳，谓脉来浮而涩也。则是浮中亦有涩，岂独沉有涩乎？盖浮而涩者荣卫伤，沉而涩者精血损，表里之证不同，故脉亦异，岂独有里而无表乎？《难经》曰：前小后大，前大后小，其前后以尺寸论也。今云前虚后实，涩为少血，其形蹇滞，细短且散，安能后实？若后实则非涩矣。其曰无复次序，即《内经》所谓参伍不调，上下如参舂①之脉，是脉之乱，脉乱则死矣。今以《脉经》改之。

涩脉如刀刮②竹行，

丈夫有此号伤精。

---

① 参舂（chōng）：舂，原作"舂"，据《素问·三部九候论》改。参舂，指脉来如舂杵，此上彼下，彼上此下，轻重不一。《读素·问钞》："谓大数而鼓，如参舂杵之上下也。"

② 刮：原作"割"，据周本、日刻本、《洁古老人注王叔和脉诀》卷六改。

妇人有孕胎中痛，

无孕还须败血成。

涩脉关前胃气并，

当关血散不能停。

尺部如斯逢逆冷，

体寒脐下作雷鸣。

五、迟者，阴也。指下寻之，重手乃得隐隐_{一息三至，去来}_{极迟}**，曰迟。主肾虚不安。**

中风口喝，脉浮而迟则生。今《脉诀》于迟脉曰重手乃得，是无浮迟之脉乎？立脉之名曰迟，以其比平人一息四至，减去一至故也。今曰隐隐，果何所似？且如蛛①丝，曰阴衰；如风吹毛，曰肺死。微甚欲绝，伏甚不出，则庶可隐隐形容之。三至为迟，何隐隐乎？

迟脉人逢状且难_{三至为迟一息间，}

迟脉一息三至，以至数之，至为易见。

遇其季夏不能痊。

神工诊着知时候，

道是脾来水必干_{或是脾虚或肾寒。}

通真子曰：迟脉属肾，肾水忧在土，土季夏王。洁古云：迟本土也，当仿此一脉为时胜，故长夏胜冬，土克水。池氏曰：季夏现迟，季夏土正旺，胜其肾水，水必枯，病不痊。抑脾土，滋肾水，方为良工。以愚考之，《内经》曰：脉迟者为脏病。《难经》曰：迟者阴也。迟为在脏，非脾旺脉，亦非属肾之脉。假使季夏土旺，脾能克肾，不缘脉迟，阿阿和大而缓，是脾之正脉。是因季夏时而旺，不病之脉。若素有肾虚之病，则忧之。

---

① 蛛：原作"珠"，据周本、日刻本改。

第
三
辑

若曰因时王脉，能克所胜，则是春肝脉旺，必克脾土，四时旺脉，因序而见，人人四时皆病矣。今此《脉诀》之意，盖以夏月万物盛大，阳现之时，而得迟脉，为失时，反证阴气大盛。脾者，阴中之至阴也，迟在脾则脾冷。肾者亦阴也，迟在肾则肾冷。《内经》曰：未有脏形，于春夏而脉沉涩，秋冬而脉浮大，命曰逆四时。今迟脉在夏，亦逆四时也。

> 寸口迟脉心上寒，
>
> 当关腹痛饮浆难。
>
> 流入尺中腰脚重，
>
> 厚衣重覆也嫌单。

六、伏者，阴也。指下寻之似有，呼吸定息全无，再再寻之，不离三关_{极重按之，着骨乃得}。又曰关上沉不出，又曰脉行筋下，曰伏。主毒气闭藏三关，四肢沉重，手足时冷。

伏脉者，初下指轻按，不见；次寻之中部，又不见；次重手极按，又无其象；直待以手推其筋于外而诊，乃见。盖脉行筋下也。若如常诊，不推筋以求，则无所见。昧者以为脉绝矣。芤脉因按而知，伏脉因推而得。伏与沉相似，沉者重按乃得，伏者重按亦不得，必推筋乃见也。若重按不得，推筋着骨全无，则脉绝无而死矣。《脉诀》曰：指下寻之似有，则非伏也；呼吸定息全无，则脉绝也。再再寻之，不离三关。三关，三部一寸九分之位也，岂他脉之诊乃离舍三关乎？此《脉诀》言伏脉之状最谬。

> 阴毒伏气切三焦，
>
> 不动荣家气不调。
>
> 不问春秋与冬夏，
>
> 徐徐发汗_{调理}始能消。

伏为积聚。有物为积，有荣积，有卫积，有脏积，随所积而施治可也。今日不动荣家气不调，是先治荣血而气自调也。必也治荣积而见伏脉者方可，若夫气积及食物积、脏积，又当各治其本。且气为是动，血为所生者，《难经》曰：气留而不行者，为气先病；血滞而不濡者，为血后病。故先为是动，后为所生病。以此论之，当先调气而血启顺。亦有血先病而气后病者，随病施治可也，难乎执一。其因物聚者，又必以所恶者攻之，以所喜者诱之，亦不专于先动荣也。

通真子曰：伏脉不可发汗，更宜消息。诚哉是言。《内经》曰：其有邪者，渍形以为汗；其在皮者，汗而发之。仲景曰：脉浮者，病在表，可发汗。又曰：表有病，脉当浮。今伏脉乃在里之病，岂宜发汗？虽曰徐徐，其动表一也，非其治也。洁古又引阳盛阴虚，汗之则愈，以升麻汤、麻黄汤、附子细辛麻黄汤为治，亦非也。《难经》所云，仲景所述，曰阳盛阴虚者，谓伤寒之邪，在表为阳，在里为阴。邪入皮肤，恶寒发热，是表虚而受邪，曰阳虚；未传入里，里未受邪，曰阴盛。故云汗之则愈，非论伏脉为阴盛也。假使阴毒为病，正当随浅深，用温药祛逐，其可发汗邪？

积气胸中寸脉伏，

当关肠癖常冥目。

尺部见之食不消，

坐卧非安癥瘕攻痛还破腹。

七、濡者，阴也。指下寻之似有，按①之依前却去 极软而浮细，轻手乃得，不任寻按，曰濡。主少气，五心烦热，脑痛耳鸣，下元冷极。

有余于上曰浮，既浮而细曰软，浮而软细曰濡。按之无有，

---

① 按：(洁古老人注王叔和脉诀)卷六前面有"再再还来"四字。

举之则浮细而极软，必轻手乃可得。《脉经》曰：如帛衣在水中。帛漫在水，虚浮见于水面，若用指按之，则随手而软散，不与手应，此濡脉之状也。濡与迟弱相近，一息三至，随浮沉而见，曰迟；极软而浮细，轻手乃得，不能沉，曰濡。轻软而沉细，按之乃得，重按欲绝，指下不能起伏，不能浮，曰弱。濡弱迟微之脉，皆气血之不足者也。大病后或产妇喜见此等脉，平人强人忌见之，更随时随病消息之。

《脉诀》曰指下寻之似有，与言伏脉同，何是何非耶？且诸脉之应，皆一来一去，如曰来疾去迟，曰来盛去不盛，以别钩脉，外实内虚之诊。今曰按之依前却去，其状果何如耶？

《内经》曰软，《脉经》曰濡，同一脉也。《难经》曰：春脉弦，濡弱而长，按之濡，举之来实者，肾也。沉濡而滑曰石，是皆兼他脉。以濡在中和之，为胃气之本，为平脉，旺脉。若濡脉独见，则病脉也。《内经》曰：心脉软散，当消环自己。肝软散，病溢饮；胃软散，病食痹；脾软散，色①不泽，足胻肿；肾软散，病少血。其言软散脉，与搏坚而长对言，病也。故《难经》亦以②气来虚微、来实强对言之，非所谓濡与虚弱之诊也。

　　　　　按之似有举之无举全无力按如无，

《脉诀》此句全非濡诊。《活人书》曰：按之似无，举之全无力，曰濡。今从之。

　　　　　　　　髓海丹田定已枯。
　　　　　　　　四体骨蒸劳热甚，
　　　　　　　　脏腑终传命必殂。
　　　　　　　　濡脉关前人足汗虚自汗，

---

① 色：原作"食"，据周本改。
② 故难经亦以：原作"独言（当作故以）"，据周本改。

《脉诀》足字，本为充足之足，昧者误以手足之足训之。今改为自汗，庶无误也。

> 当关少气精神散。
> 尺部绵绵却恶寒，
> 骨与肉疏都不管。

八、弱者，阴也。指下寻之，如烂绵①相似，轻手乃得，重手乃无，怏怏②不能前极软而沉细，按之如绝指下，曰弱。主气居于表，生产后客风面肿。

弱者，扶持不起之状，不能起伏，不任寻按，大体与濡相类。濡脉细软而浮，弱脉则细软而沉，以此别之。病后见此脉为顺，强人平人见之，为损为危。独见一部或二部，犹庶几，三部六部见之，甚矣。

《脉经》论弱，云按之乃得，举之无有。今《脉诀》云轻手乃得，重手乃无，与经相反。今改之。又弱为虚候，气血损减。今云气居于表，果何证乎？表病，脉必因浮而见。今弱脉沉细在下，何以诊表？《素问》曰：面肿曰风。不拘于产后也。弱脉亦难以验风。

> 三关脉行怏怏不能前，
> 只为风邪与气连软细而沉似烂绵。
> 少年得此须忧重，
> 老弱逢之病却痊。
> 关前弱脉阳道虚，
> 关中有此气多疏虚热胃虚疏一作"气多粗"，尤非。

《脉经》曰：关弱，胃气虚，胃中有客热。脉弱为虚热作病。有热，不可大攻之，热去则寒起矣。

---

① 绵：原作"锦"，据周本、日刻本改。
② 怏怏：不通畅之意。

池氏曰：关乃阴阳分处，脉弱则阴阳隔绝，主气喘。李晞范因之。今按：气喘者，脉必实；脉弱，则气乏，不足以息。今依《脉经》改之。

柳氏曰：气虚羸弱，弱脉乃见。寸弱为阳气虚，尺弱为阴气虚，关弱为胃虚。仲景曰：诸弱发热，乃弱为阳虚，虚而发热，非实热也。大抵阳少阴多，皆为不足之候。《脉经》曰：弱为虚为悸。

《内经》曰：脉弱以滑，是有胃气，命曰易治。脉小弱以涩，谓之久病。同一弱也，以滑涩相兼而易诊。

若在尺中阴气绝阳气少，

酸疼引变上皮肤骨烦发热痛难居。

《脉经》曰：尺弱阳气少，发热骨烦，又云少血。《脉经》曰：骨烦者，肾主骨髓也。《脉诀》作皮肤，乃肺之合，非肾所主，今改之。

九道

通真子曰：七表八里为阴阳正脉，外有九种脉相通而见者，经所谓脉来浮滑而长，沉涩而短，浮大而牢之类是也。以愚观之，脉无正不正之定名也。为邪为病而见，则二十四字皆不正之脉。因时而旺，随脏而应，则皆正脉也。脉合阴阳，难以七表八里为阴阳正脉。《难经》曰：浮、滑、长，皆阳脉；沉、涩、短，皆阴脉。非别以长短为阴阳正脉之外也，是长短与浮沉滑①涩，同为阴阳也。又曰外有九种脉相通而见，故曰九道。且脉之相通，乃众脉参互为一，以示证也。二十四字，除浮沉

---

① 滑：原作"活"，据周本改。

结促代伏，居于上下，止于缓急，不能相通，其他皆相通。《难经》曰：一阳一阴，谓浮而涩，是八里通乎七表也。一阴一阳，谓沉而滑，是七表通乎八里也。《内经》所载，仲景所论，多通众脉而言病。

《脉经》二十四字，有散、数，无短、长。《脉诀》去散、数，增长、短，亦以足二十四字。《脉经》论二十四字通为一处，亦无次序之定，盖脉随变而见。但宜以阳脉从阳类，阴脉从阴类，不可以一浮二芤为定序。且三至为迟，六至为数，迟阴在脏，数阳在腑，经文皆对言也。今取迟去数，其可乎？是知脉不可以二十四字为定数也，亦不可立表里道之异名也。陈氏、沈氏并用散数为九道，用《脉诀》九道之名数，而不取长短，亦非也。今增散数二脉于后，以足《脉经》之所论。而不去长短者，脉之所当述者也。既不拘于表里道二十四字之数，则脉之以一字立。名，皆详论可也。或曰：子既辨表里道之非，不删而述其旧文，何也？曰：此朱文公作《孝经刊误》、程子述《大学亲民》之例也。不删者，存其旧也。用墨圈者，当删者也。辨其下者，使人皆知其非，不复为旧文所惑，不删之删也。

一、长者，阳也。指下寻之，三关^部如持竿之状。举之有余曰长，过于本位亦曰长。主浑身壮热，坐卧不安。

从尺至关，连寸口，直过如横竿之状，此三部之长脉。过于本位，谓或尺或关或寸，过于一指之外。此各部之长脉，欲知其病，则必于浮沉迟数大小之间求之。若不大不小，不浮不沉，不迟不数，则气自治而无病，经曰长则气治是也。

大概平人病人，脉长为吉，深且长，寿脉也。尺脉长，根深蒂固；心脉长，神气有余。《内经》：心脉搏坚而长，病舌卷不能言；至肾脉搏坚而长，病折腰。此六脉者非以长为病，以搏坚相合为病也。春肝脉，软弱轻虚而滑，端直以长。肝脉，如循长竿末梢曰平，如循长竿曰病，有余而过故也。

长脉迢迢度三关，

指下来时又却还。

通真子曰：此云来时又却还者，似一阴三阳之脉。愚曰：非也。来而还，只可谓脉之来去。然诸脉皆如是，若不能自还，则代而死矣。一阴三阳者，谓脉来浮滑而长，时一沉也，是四脉共见也。

阳毒在脏三焦热，

徐徐发汗始能安。

洁古曰：此阳明脉，尺寸俱长，当汗，阳化气也。今按：假使是阳明证，亦难专于发汗，正阳阳明当下，太阳阳明当汗，少阳阳明随证解利。当依表里分汗下。

二、短者，阴也。指下寻之，不及本位曰短。主体虚恶寒，腹中冷气作生气，非，宿食不消。

寸口尺中皆退促，附近关中见一半，如龟缩头曳尾之状，以其阴阳不及本位，故曰短。若关中短，上为寸脉，下不至关；下为尺脉，上不至关，是阴阳绝脉，此皆不治决死，故关中不以短脉为诊。

《脉经》曰：短脉之象，应指而回，不能满部。浮而短者，荣卫不行；沉而短者，脏腑痞塞。短与长对，知长则知短矣。

短脉阴中有伏阳，

气壅三焦不得昌。

脏中宿食生寒气，

大泻通肠必得康。

通真子曰：《脉诀》以一阳三阴，脉来沉涩而短，时一浮，乃云有伏阳耳。今按：《脉诀》单论短为阴中伏阳，盖以短为阴，脉短为气病，气不得舒畅，则阳气郁伏于内，非论沉涩短浮四脉共见也。《内经》曰：疏其血气，令其条达，而致和平。今日大泻通肠，亦当随病浅深用药可也。

三、**虚者，阴也。指下寻之不足，举之亦然**迟大而软，按之无力，隐指豁豁然①空，**曰虚。主少力多惊。**

虚脉，因按而知其虚，其诊法与芤同，皆以按而见浮大而软，按之中无旁有，为芤；迟大而软，按之隐指，豁豁然空，为虚。《内经》曰：脉虚血虚二脉，皆因血而见，失血则中无，血虚则中空。《脉诀》言寻之不足，举指亦然，乃微濡之脉，非所以形容虚也。虚与实对，实于中为实，故浮中沉皆有力，内不足为虚，故按之豁豁然空。

　　　　恍惚心中多愕惊，
　　　　三关定息脉难成按之无力脉虚轻。
　　　　血生虚脏腑生寒热烦热，
　　　　补益三焦便得宁。

四、**促者，阳也。指下寻之，极数，并居寸口**又曰来去数，时一止，复来，**曰促。渐加则死，渐退则生。**

促脉，尺微关细，寸口独实而滑数，并居于上，或来去数，时一止，复来。黎氏曰：促脉虽盛疾，必时一止，复来者，如趣之蹶②也，故徐疾不常。

　　　　促脉前来已出关，
　　　　并居寸口血成斑证危难。

血成斑，非促脉证。

　　　　忽然渐退人生也，
　　　　若或加时命在天。

五、**结者，阴也。指下寻之，或来或去，聚而却还**脉来缓，

---

①　豁豁然：空虚的样子。
②　如趣之蹶：好像疾走，被绊，又接着走。黎氏云：如蹶之趣，徐疾不常。

时一止，复来，无常数。又曰：脉来动而中止，更来小数，中有还者反动，**曰结。主四肢气闷，连痛时来。**

迟而小快为缓，应指暂歇为止，缓而止为结。通真子曰：据经谓往来缓，时一止，复来，为结，其言是也。此云或来或往，聚而却还，与之稍异。来去者，脉之常也。聚而还，何以见脉之结？今根据仲景所论改之。《脉经》只云来缓，时一止。《难经》又云无常数。今依《难经》增之。盖止而复来，数至，间或三两至，或又一止，无常数。若有常数，如五动一止，又五动一止，依数而止，则为死脉，可依止数，克死期矣。详见下代脉辨。

仲景曰：蔼蔼如车盖，曰阳结，乃阳气郁结于外，不与阴气和杂也；累累如循长竿，曰阴结，乃阴气郁结于内，不与阳气和杂也。又曰脉浮数，能食，不大便，此为实，曰阳结；脉沉迟，不能食，身体重，大便反硬，曰阴结，亦以阴阳气偏结，因兼证而分之，不似脉止为结也。《内经》曰：结阳者，肿四肢；四肢者，诸阳之本也。结阴者，便血，阴主血也；二阳结，谓之消，谓大肠胃热；三阳结，谓之膈，谓小肠、膀胱热；三阴结，谓之冰，谓脾、肺寒；一阴一阳结，谓之喉痹，谓心主、三焦热，是亦分阴阳之结也。王氏《脉经》盖因仲景之文，于脉缓止却为结阳，数止却为结阴，误甚，详述在代脉下。其实《脉诀》之结脉为阴，与促脉为阳相对，非若《内经》与仲景所言有阴阳之分也。若必论阴阳，结则缓而止为结阴，数而止为结阳方允当。

> 积气生于脾脏旁，
> 大肠疼痛卒难当。
> 渐宜稍泻三焦火，
> 莫谩多方立纪纲。

六、代者，阴也。指下寻之，动而复起，再再不能自还 动而中止，不能自还，因而复动，**曰代，主形容羸瘦，口不能言。**

代者，此脉已绝，他脉代其至之义。一脏气绝，而他脏之气代而至也。代与止异者：止者，按之觉于指下而中止；代者，忽还尺中，停久方来，则是歇至，数动，止而复来，因其呼吸阴阳相引，乃复动也。今《脉诀》曰动而复起，则不代矣，是不明动而中止为代也。再再不能自还之下，却不言因而复动，是不能自还之后，脉绝不来矣。今以仲景原文改之。

《内经》曰：代则气衰。脾脉代，注云耎弱也。仲景曰：伤寒，脉结代，心动悸，炙甘草汤主之。皆不以代为死脉也。王氏《脉经》始曰脉结者生，代者死。仲景言结代脉曰：脉按之来缓，时一止，复来，名曰结。又脉来，动而中止，更来小数，中有还者反动，名曰结，阴也；脉来，动而中止，不能自还，因而复动，名曰代，阴也，得此脉者必难治。王氏《脉经》述之，而与仲景本文有差。仲景两明结脉，总曰阴也。《脉经》分前一论来缓，时一止，名曰结阳，多添一阳字；于后一论中有还者反动，改作不能自还，举之则动，却依本文曰结阴也。以前为结阳，则脉缓非阳也 此盖《脉诀》所谓结脉；以后为结阴，则脉数乃阳也 此盖《脉诀》所谓促脉，且不能自还，与代脉同。何以为结脉？且结代同，而中止皆同，自还为结，不能自还为代，正以分二脉之异，今混而同之，不可也。代则血气衰虚，不能相续，因其呼吸相引复动，此所以代为难治。《活人书》云阴盛则结，主胸满烦躁，阳盛则促，主积聚气痞，忧思所成。大抵结促二脉，虽时一止，为病脉，非死脉也，代则真死矣。或曰：死脉必代，而代脉未必皆死者何[1]也？人见其脉动摇来往，略有

———————

[1] 何：原著作"止"，据周本改。

一止，便以为代，便以为死，鲜有不失者。盖代脉固以其有止，而有止者未可便以为代，何也？诸脉有止者四：涩、促、结、代也。脉细而迟，往来难，时一止者，为涩；脉来数，时一止者，为促；脉来缓，时一止者，为结。凡此三者均谓之止。而其所以止者迥然不同，为病亦异，而皆非死脉也，必别于此，毫发不爽。见其所谓止者，不过于涩、促、结中之止，则随脉主病，真见其止如代中之止，然后断之为死，则不失矣。代脉之止，其止有常数而不忒，如十动一止，则数十止皆见于十动之后，如二十动一止，则数十止皆见于二十动之后，及加进亦如是，方为代脉。

王氏《脉经》于代脉依仲景，却改脉来作来数，则又混促脉之止，必全依仲景本文方是。

代脉时时动若来动而中止不能还，

再而复动似还无复动因为代脉看。

三元正气随风去，

魂魄冥冥何所拘升沉旦夕间。

曰动若来，则不止也。一作动若浮，尤悖理。洁古亦随缪解之何也？曰似还无，于脉状何似①，故改之。

七、牢者，阴也。指下寻之则无，按之则有似沉似伏，实大而长，微弦，**曰牢。主骨间疼痛，气居于表。**

寻之则无，按之则有，则沉脉也，可以言牢脉所见之位，而失言牢脉之本状。似沉似伏者，牢脉所居之位也；实大而长微弦者，牢脉之形也。《脉经》曰有似沉伏，沈氏分言似沉似伏，尤为明著。又曰：低而不浮曰沉，按之极下曰伏，应指幅幅曰实，满指洪盛曰大，过于本位曰长，紧而直曰弦，兼是数

---

① 似：原作"以"，据周本改。

者为牢脉。黎氏曰：牢者，坚也，固围之象，气之郁结故如此。柳氏曰：牢实不转移，主有积聚，主疼痛不移其处，得此一脉，病邪牢坚，其病难愈。

　　沈氏曰：阴阳革否，其气沉伏在下，固结不移，其气欲上出而不得，故曰革也。今按：古今多以革与牢混论。《素问》云：浑浑革至如涌泉[1]，绵绵其去如弦绝，死。曰革至如涌泉，流出之甚也；绵绵其去，流而不返义；如绝弦者，若弓弦琴瑟弦，断绝不可再续义，故云死。王[2]贶曰：革脉浑浑如涌泉，谓出而不返也，为阴气隔阳；又为溢脉，溢脉盖自尺而出，上于鱼际，离经无根本；又有覆脉，自寸口下退，过而入尺，皆必死。此等脉见于两手或一手，难以逐部求。或曰牢脉即黄帝之所谓革脉，《千金翼》亦以革为牢，是以革牢同一义。然《内经》浑浑革至如涌泉，则此革不与《脉经》沉伏之革同矣，然则牢革两义也。《难经》曰：牢而长者，肝也。牢阴长阳，因沉而得，为肝之平脉。又曰：脉之虚实，濡者为虚，紧牢者为实。以邪气盛为实也，此牢也。仲景曰：脉弦而大，弦则为减，大则为芤，减则为寒，芤则为虚，寒虚相搏，此名为革。妇人则半产漏下，男子则亡血失精，此革也。

　　机按：牢主邪气实，革主精血虚。

　　或又曰如按鼓皮。鼓皮可以言革，而于实大弦长，难以取象。《脉经》曰：三部脉革，长病得之死，卒病得之生。兼病以断也。《难经》曰：病若吐血，复衄衄血者，脉当沉细，反得浮大而牢者死。脉病相违也。仲景曰：寒则牢坚。脉书往往以革牢为一，有牢则无革，有革则无牢。究而言之，诸书所谓牢者

---

　　[1]　浑浑革（jí）至如涌泉：形容脉象洪大而急。浑浑，水流奔涌貌。革，通"亟"，意为"急"。
　　[2]　王：原作"生"，据王贶姓名改。

坚也，紧牢为实。仲景所谓革者，虚寒相搏也。脉形脉理，二者不同，不可混也。因牢论革及此。若《内经》浑浑革至云者，又别作一样看可也。

脉入皮肤辨息难<small>实大弦长沉伏间，</small>

牢脉居沉伏之位，非入皮肤之浮部也。牢以脉形固结，郁而在下，不与迟数辨息多少以立名。故改之。

时时气促在胸前。

只缘水火相刑克，

若待痊除更问天。

牢脉亦难以为水火相刑之象。五行各有相刑，皆有死症。

八、动者，阴也。指下寻之似有，举之还无，再再寻之，不离其处，不往不来<small>若数脉见于关上，上下无头尾，如豆大，厥厥①动</small>**摇，曰动②。主体弱虚劳，崩中血痢。**

仲景云：动脉若数脉，见于关上上下，无头尾，如豆大，厥厥动摇。王氏《脉经》依仲景文，而去若数脉及上下五字，止云见于关上，无头尾，如豆大，厥厥动摇。夫动必因数而后见，此五字不可除也。《脉诀》并不遵依，却自云寻之似有，举之还无，乃微、弱、沉之状。动脉厥厥动摇，出于众脉，岂举之还无乎？不离其处，果何处也？动见于关，不能如众脉通三部而见。《内经》曰：脉不往来者死。若不往不来，则脉定而死矣。

众书以动为阳，《脉诀》以动为阴。此脉居关上，阴阳相搏为动，当以阳动为阳，阴动为阴方当。《内经》曰：手少阴脉动甚者，妊子也。谓手少阴俞神门穴中脉动甚，为有妊之兆，非言动脉之状。言动脉始于仲景，曰阴阳相搏名曰动。阳动则汗出，阴动则发热，形寒恶冷，此三焦伤也。成无己曰：方其阴

---

① 厥厥：形容脉来生硬。

② 动：原作"土"，据周本改。

阳相搏，而虚者则动。阳虚则阳动，故汗出；阴虚则阴动，故发热。如不发热汗出，而反形冷恶寒，为三焦伤，阳气不通。庞安常曰：关位占六分，前三分为阳，后三分为阴。若当阳，连寸口动而阴静，法当有汗而解。《素问》曰：阳加于阴谓之汗。若当阴，连尺动而阳静，则发热。《素问》曰：尺粗为热中。若大汗后，形冷恶寒者，三焦伤，此是死证。动脉只在关上见，惟庞说分明。成氏又曰：阳出阴入，以关为界。关为阴阳之中也。若数脉见关上，无头尾，如豆大，动摇者，是阴阳之气相搏也；厥厥动摇者，自为动摇，不与三部混也。如人在众中，不与众合，名之厥厥。沈氏曰：阳动者，阳不能卫于肤腠，故汗出也；阴动者，阴不能荣于肌肉，故发热。又，仲景云：阳微则恶寒，阴弱则发热，是也。

　　　　动脉根源气主阴阴阳相搏形，

　　　　三关指下碍沉沉关中如豆动摇频。

　　动脉见关上，不见于三关，厥厥动摇，不沉沉碍指下也。池氏承讹谬解，故改之。

　　　　血山一倒经年月，

　　　　智士名医只①可寻为痛②为惊载《脉经》。

　　《内经》曰：阴虚阳搏谓之崩。阴脉不足，阳脉盛搏，则内崩，血流下，此动脉为血崩者，即仲景所谓阴动也。阴虚内损，动数见焉，岂非阳搏乎？

　　九、细者，阴也。指下寻之，细细如线，来往极微小大于微，常有且细，**曰细。主足胫髓冷，乏力少气。**

　　《脉经》曰：细者，阴也。直细而软，若丝线之应指，主血少气衰。有此症则顺，非此而得之为逆。故吐衄血，得沉细则

---

① 只：周本作"不"。
② 痛：原作"病"，据周本改。

生。盖血行脉中，血既减少，脉所以细也。然虽血少，未至于失血，故脉出①于细，未至于无。血失脉亦失，故芤主失血。是知芤为失血，细为血少。今《脉诀》言细脉，乃云来往极微，则微之又微，非细矣，今改之。

> **乏力无精胫里酸，**
>
> **形容憔悴发毛干。**
>
> **如逢冬季经霜月，**
>
> **不疗其疾必自痊。**

冬季后阳气生，或可复其生理耳，亦不可言不疗自痊。

今增散、数二脉，以足《脉经》之本旨。

数者，阳也，一患六至。又曰去来促急为数。

经曰：数则为热。必审其浮沉，知其热在表里；察其大小，知其热之盛衰。亦有如数之脉，经曰脉至如数，令人暴惊，宜②细详之。沈氏曰：以阴阳言，数为阳脉；以脏腑言，数为腑病。论邪则为热，论病则为虚。若夫微数之脉，伤寒则谨不可汗，无病则谨不可劳，此前贤之格言。《内经》曰：数为烦心。惟小儿之脉，一呼吸间八至而细数者，为平耳。

散者，大而散者是也。气失血虚，有表无里，故脉散也。

沈氏曰：散者，不聚之名。仲景曰：伤寒，咳逆上气，其脉散者死也。若脉有邪气，风也。《难经》曰：浮而大散者，心也。最畏散脉独见，独见则危矣。柳氏曰：是散漫无统纪无拘束之义。指下见得来动，一二至中又至一至，更不曾来往整齐，或动来即动去，或来至多去至少，或去至多来至少，是解散不收聚，精血走，作根本脱离，不佳之兆。若产妇得之则生子，孕妇得之为堕伤。寻常心脉及夏月，最不宜独见此脉。

---

① 出：周本作"止"。
② 宜：原作"且"，据周本改。

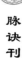

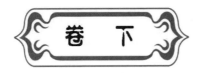

分合偶比类说①

经曰：知者一言而终，不知者流散无穷。脉之为说，前已论辨于各脉之下。今又以分、合、偶、比、类五字，以经纶错综之，庶无惑矣。

分

有脉之形分，谓脉各有形状，当先明辨，便了然不疑。大、小、浮、沉、滑、涩，可以指别，迥然各异，辨之于毫厘之间，使其形不相混，如举有按无为浮，按有举无为沉之类。

有脉之证分，谓脉之一字独见为证，如寸浮，中风头痛之类，不杂他脉，独为证。今《脉诀》歌在各脉之后者是也。或独见一部，或通见三部，或两手俱现。

合

有合众脉之形为一脉者，谓如似沉似伏，实大长弦之合为牢，极软浮细之合为濡之类。

有合众脉之形为一证者，谓浮缓为不仁，浮滑为饮，浮洪

---

① 分合偶比类说：原著无，据本书目录补。

大而长为风眩癫疾。有二脉合者，有三四脉合者。大抵脉独见为证者鲜，参合众脉为证者多。今《脉诀》独取平三关一脉论证，而遗其合众脉以论证者，今各补注于后，以全其脉证此条补注节抄不及备录。且一脉虽独见，而为证亦不一，如浮，为风，又为虚，又为气，各不同，此又一脉之证合也。必备论之，以证相参而考脉，则思过半矣。

洁古张元素《医学启源》云：右寸大肠，肺脉之所出也。先以轻手得之，是大肠属表；后以重手得之，是肺属里。肺合皮毛，肺脉循①皮毛而行。持脉，指法如三菽②之重，按至皮毛而得，为浮；稍稍加力，脉道不利，为涩；又稍加力，脉道缩入关中，上半指不动，下半指微动，为短。此乃浮涩而短，肺不病三脉也。肺脉本部，在于皮毛之上，见于肤表，是其浮也；入于皮毛之下，见于血脉肌肉之分，是其沉也。六部仿此。此诊之定法，可以合众脉之形矣。

偶

脉合阴阳，必有偶对。经曰：善为脉者，必以比类奇恒，从容知之。

浮沉者，脉之升降也。浮升在上，沉降在下，为诸脉之根本，为阴阳之定位，为表里之定诊。浮法天，有轻清在上之象；沉法地，有重浊在下之象。浮为风为虚，体高而气浮也；沉为中坚，为内蕴，体聚而不散也。论诸脉者，必先此二脉。

迟数者，脉之紧慢也。脉以四五至为平，减一至为三至曰迟，增一至为六至曰数。《难经》曰：迟阴为在脏，数阳为在

---

① 循：原作"寻"，据《医学启源》改。
② 三菽：三粒小豆的重量。"菽"，豆类总称，又专指大豆。

腑；迟则为寒，数则为热，亦偶言之也。《中藏经》曰：数在上，阳中之阳；在下，阴中之阳。迟在上，阳中之阴；在下，阴中之阴。数在中则中热，迟在中则中寒。寒用热助，热用寒助，本乎阴阳也。

虚实者，脉之刚柔也。按之浮中沉皆有力，为实；迟大而软，按之豁豁然空，为虚。虚实之由，皆以有余不足占之，故以按而知。经曰：其气来实强，为太过，病在外；气来虚微，为不及，病在内。血实脉实，血虚脉虚，亦皆偶而言之。论表里虚实，必以此二脉。

《中藏经》曰：脉举之滑，按之微，看在何部，以断其脏。又按之沉小弱微，短涩软濡，俱为脏虚。其脉举按皆盛者，实也。又，长浮数疾，洪紧弦大，俱曰脏实。其脉浮而实大者，腑实也；轻手按之滑，重手按之平者，腑虚也。左右寸口沉结实大者，上实也；左右寸弱而微者，上虚也。左右尺脉伏而涩者，下实也；尺中脉滑而濡者，下虚也。尺中微涩短小者，俱属下虚也。许叔微曰：浮缓，为表虚，伤风解肌；浮紧涩有力，为表实，伤寒发汗。脉沉无力，为里虚，可温；沉而有力紧实，为里实，可下。此论伤寒表里虚实。凡此皆非单论脉虚实之理。

长短者，脉之盈缩也。脉盈过于本位，曰长；脉缩不及本位，曰短。长有见于尺寸，有通见于三部，短只见于尺寸。盖必质于中，而后知过于中为长，不及于中为短。经曰：长则气治，短则气病。脉有三阴三阳，而长短在其中，是亦偶而言之。又曰：人长脉长，人短脉短，又因人形体而别。

滑涩者，脉之通滞也。脉通则流利无碍，曰滑；脉滞则蹇涩不流，曰涩。《内经》曰：滑者阴气有余，涩者阳气有余。《难经》三阴三阳，滑涩对举。《千金》曰：滑者多血少气，涩者多气少血。皆偶言也。以二义考之，阴气有余者，血多也，血多则气少；脉者血之府也，荣行脉中，今血多，故流利圆滑。阳气有余者，气多也，气多则血少，故艰涩而散。一止复来，先明气血之多少，斯知滑涩之理。

洪微者，脉之盛衰也。血热而盛，气随以溢，满指洪大，冲涌有余，洪为脉之盛也；气虚而寒，血随而涩，应指微细，欲绝非绝，微为脉之衰也。

紧缓者，脉之急慢也。紧为伤寒，寒则伤荣，荣受寒邪，脉络激搏，若风起水涌，既如切绳，又如转索；缓为风结，皮肤不仁，荣血不流，卫气独行，不能疾速，血虚顽痹，脉为缓慢。荣受寒邪则脉紧，荣血塞涩则脉缓，二脉由荣而见。沈氏曰：紧为阴，阴主寒，寒则物敛，而有拘挛之象。又主痛，诸痛皆原于寒。又主宿食，由胃虚挟寒，不能腐化故也。缓为阳热，主血虚，血虚则脉体弱。又主气虚，气虚则脉体无力。又主风，风者阳邪，主舒启纵弛故也。

动伏者，脉之出处也。出见于外，故数见关上，如豆大，出类而异于三部者，动也。处藏于内，不见其形，脉行筋下者，伏也。二者犹人物之出处也。

结促者，因止以别阴阳之盛也。阳盛则促，脉疾而时止；阴盛则结，脉徐而时止。虽有止，非死脉也。代则死脉也。促结为偶，而代无对。

脉不可以偶对言者，不敢凿也。《三因方》尽为偶名，而以弦弱、芤微、濡革、散代亦为偶，非一阴一阳也。因知其不可尽以偶言也，必一阴一阳而后可偶。然又有脉偶而同见者，如大小、缓急、疾徐、疏数之类。经曰：前大后小，前小后大，来疾去徐，来徐去疾，去不盛来反盛，去盛来不盛，乍大乍小，乍短乍长，乍疏乍数，是二脉偶见也。亦有两手偶见者，如左大右小，左小右大之类。

比

比者所以明相类之脉，比其类而合之，因其疑也；辨其异而分之，决其疑也。《内经》曰：脾虚浮似肺，肾小浮似脾，肝急沉似肾，此皆三者之所乱也。然从容得之，以知其比类也。注云：以三脏相近，故脉象参差而相类，是以三惑乱为治之过失矣。必从容比类而得三脏之形状，故浮缓曰脾，浮短曰肺，浮而滑曰心，急紧而散曰肝，搏沉而滑曰肾。不能比类，则疑惑弥甚，是以《脉经》立相类之脉。今立比字为纲，使从容比类，先明于未诊之先，免交疑于持脉之际。《脉经》曰：浮与芤相类。一曰与洪相类，弦与紧相类，滑与数，沉与伏，微与涩，软与弱，缓与迟，革与实，《千金》云牢与实。今细详之，有弦细，有芤虚，有濡芤，有洪散，有牢伏。有数脉同类者：洪散俱大也，而散无力；濡弱同极软而细也，有浮沉之异；微细俱小也，而微无力；芤类浮也，按之边有中无；濡类芤也，按之如无；沉伏牢同居下也，按有余曰沉，按实大长弦曰牢，按不见脉行筋下曰伏；弦细同直长之形，同收敛之义也，亦有大小之分，弦如弦之直，细如线之细；迟缓同慢也，有三至四至之异。大慢小衰之别，涩微易识也，何疑乎相类？牢与实，革与实，非相类也。《脉赋》云：洪与实，形同仿佛，是相类也。洪实同有力而大也，洪分沉浮之异，实合浮沉而皆有力。弦与紧之异，弦左右无，而中直如弦，紧左右弹，而有如转索，虽相类而甚相远也。又有数脉之相类，如涩促结代，同一止也，而全不同。他如濡弱迟，如芤虚，如微细濡弱涩，已辨于各脉条下。

类

《易》曰：方以类聚。又曰：本乎天者亲上，本乎地者亲下，则各从其类也。《内经》曰：脉合阴阳。又曰：察之有纪，从阴阳始。众脉阴阳，各以类从。知乎此，则七表八里九道之非，不胶固于先人之言矣。旨哉，蔡西山①之论也，曰：凡平②脉，不大不细，不长不短，不浮不沉，不滑不涩，应手中和，意思欣欣，难以名状者，为胃气。其太过，为大，为长，为实，为坚，为强，为浮，为芤，为滑，为洪，为急，为促者，皆阳也；其不及，为细，为短，为虚，为软，为沉，为结，为伏，为涩，为微者，皆阴也。阳搏阴为弦，阴搏阳为紧，阴阳相搏为动，寒虚相搏为革，阴阳分离为散，阴阳不续为代。

《难经》曰：诸阳为热，诸阴为寒。数则为热，迟则为寒。浮为表，沉为里。《三因方》云博则二十四字，不滥丝毫；约则浮、沉、迟、数，总括纲纪。故知浮为风为虚，沉为湿为实，迟为寒为冷，数为热为燥。风湿寒热属外，虚实冷燥属内。内外既分，三因顿别。三点刘立之亦以浮、沉、迟、数四字为纲，以教学者：浮风沉气，迟冷数热，分别三部为证。此诚初学入门，然必博学反约，然后能知脉之妙，若遽以此自足，则今汝画③矣。故述此于分合比偶类五字之后。

诊杂病生死候歌

五十不止身无病，

---

① 蔡西山：名蔡元定，为南宋巨儒。其《脉经》在国内已亡佚。
② 平：原著"中"，据周本改。
③ 今汝画：形容不求进取，画地为牢的行为。语出《论语》。

数内有止皆知定。

四十一止一脏绝，

却后四年多没命。

三十一止即三年，

二十一止二年应。

十五一止一年殂，

以下有止看暴病。

柳氏曰：以动数候脉，是吃紧语。候脉须候五十动，知五脏之气有无缺失。今人手指到病人腕臂，便以为见了，殊不知五十动见岂弹指间事？相习成风，以疾速为神奇。庐山刘立之号曰三点，以手中指点人三部脉，生死吉凶多验。学徒相传亦用之。刘果三点之神耶？抑亦声色得之耶？色可传，脉不可传。古人以切脉为上工，如扁鹊，饮上池水，能洞见人脏腑间病，如华佗，刳骨剔胃，是岂切脉而得之欤？后世圣神之术不常，有所当学者，诊脉以知内，参以问证察言观色以知外则可耳。

《脉经》曰：脉来五十投而不止者，五脏皆受气，即无病。四十投而一止者，一脏无气，却后四岁死。以至十投一止者，四脏无气，岁中死。其言几脏无气，以分别几岁之死期。予窃疑之：《内经》曰：肾绝六日死，肝绝八日死，心绝一日死。果此脏气绝，又安能待四岁三岁乎？大抵五十动者，脉之大数，要必候五十动，不可不及五十动而遽不候也。或问：候止脉何处数起？曰：得止脉后，再从始至脉数起，看得几至而止为数。

诊暴病歌

两动一止或三四，

三动一至六七死。

四动一止即八朝，

以此推排但依次。

此是十动内有止脉者。然《难》必谓暴病有此，久病亦有见此者。但当以至数定死期，不必专于诊暴病也。

形脉相反歌

健人脉病号行尸，

病患脉健亦如之审言之。

短长肥瘦并如此，

细心诊候有依稀脉病相违亦若斯。

《内经》曰：形气有余，脉气不足，死；脉气有余，形气不足，生。仲景曰：脉病人不病，名曰行尸，以无王气，卒眩仆不识人，则死；人病脉不病，名曰内虚，以无谷，神虽困无苦。今《脉诀》曰亦如之，是与行尸同也。故改之。

仲景曰：肥人责浮，瘦人责沉。肥人当沉，今反浮，故责之；瘦人当浮，今反沉，故责之。《脉经》曰：当视其人大小长短，皆如其人之形性则吉，反之则为逆。肥人脉细小如丝，身涩而脉来往滑，身滑而脉来往涩，皆死。

前言形脉相反，又有脉病相反，不可不备举。《难经》所谓脉不应病，病不应脉者是也。《素问》曰：形盛脉细，少气不足以息者，死。形瘦脉大，胸中多气者，死。形气相得者生，三五不调者病。形肉已脱，九候虽调，犹死。病热脉静，泄而脉大，脱血而脉实，病在中。脉实坚，病在外。脉不实坚者，皆难治。《难经》曰：病若闭目不欲见人，脉当得肝脉弦急而长，而反得肺脉浮涩而短者，死。病若闭目而渴，心下牢者，脉当得紧实而数，反得沉濡而微者，死。此类皆脉病相反。《脉诀》

所缺，今改此歌末句以著之。

诊四时病五行相克歌

春得秋脉定知死，

死在庚辛申酉里。

夏得冬脉亦如然，

还于壬癸为期尔。

严冬诊得四季脉，

戊己辰戌还是厄。

秋得夏脉亦同前，

为缘丙丁相刑克。

季月季夏得春脉，

克在甲寅应病极。

直逢乙卯亦非良，

此是五行相鬼贼。

《内经》《难经》并以天干五行论克贼，《脉诀》又以地支并论。若用支干上下纯为鬼邪之日为死，必六十日方遇，若死期之近，何以克之？不若以天干一旬为期，依《内经》为断，不失之拘也。

《内经》又曰：夫邪气之客于身也，以胜相加，至其所生而愈谓我所生者，至其所不胜而甚，至其所生而持谓生我者。自得其位而起，必定五脏之脉，乃可言间甚之期。

决四时虚实五邪歌

一脏有五邪，今只取虚、实、微三邪作歌及立名，又只取

第
三
辑

二邪而遗其一，今改作诊五邪歌。

> 春得冬脉只是虚，
> 兼令补肾病自除。
> 若是夏脉缘心实，
> 还应泻子自无虞。
> 夏秋冬月皆如是^{所胜为微不胜贼，}
> 在前为实后为虚。
> 春中若得四季脉，
> 不治多应病自除^{今添两句云：正邪自病通成五，四时五脏仿斯图。}

《难经》曰：虚则补其母，实则泻其子。虚当补母，人所共知。《千金》曰：心劳甚者，补脾气以益之，脾旺则感于心矣。若乃劳则补其子，人所未闻。盖母生我者也，子继我而助我者也。方治其虚，则补其生我者，与郭氏《葬书》本骸得气，遗体受荫①同义。方治其劳，则补其助我者，与荀子所谓未有子富而父贫同义。此补虚与治劳之异也。

伤寒歌

> 伤寒热病同看脉，
> 满手透关洪拍拍。
> 出至风门遇太阳，
> 一日之中见脱厄。
> 过关微有慢腾腾，
> 直至伏时重候觅。

---

① 荫：不见阳光的地方。有时意为：古指因父祖有功，子孙得到官爵或特权。亦有庇护之意。

掌内迢迢散漫行，

瘥轧疼疗①多不的。

大凡当日问途程，

迟数洪微更消息。

热病须得脉浮洪，

细小徒费用神功。

汗后脉静当便差，

喘热脉乱命应终。

　　此歌未足以括伤寒之纲要也。三百九十七法，一百一十三方，学者以仲景《伤寒论》为祖。成无己注②及《明理论》，许叔微《百证百问》③，薛宋二氏铃④，则又发明仲景之旨奥。外此，则《兰台宝鉴》⑤《金匮要略》《无求子百问》⑥《南阳百问》⑦，庞安常、王仲弓、卢昶、韩祗和、孙用和及诸家之书，遍览参考，守之以正条，用之以活法，方为尽善。此歌其能尽乎？予又病世之医者，往往以《活人》言自足，不复祖之仲景之论。况南阳失仲景之旨者有之，不特宋氏所讥，况伤寒为大病，生死在五六日间，可不尽心乎？

---

　　① 瘥轧疼疗：指因病而消瘦憔悴。疼疗，同"伶仃"，消瘦的样子。

　　② 成无己注：指《注解伤寒论》。

　　③ 百证百问：指宋代名医许叔微所著《伤寒百证歌》《伤寒发微论》《伤寒九十论》，合称《许氏伤寒论著三种》。

　　④ 薛宋二氏铃：疑为《伤寒铃法》。

　　⑤ 兰台宝鉴：所指未详。

　　⑥ 无求子百问：即宋代名医朱肱所著《无求子伤寒百问》。

　　⑦ 南阳百问：即《伤寒百问》，为宋代名医朱肱所著《南阳活人书》的最初版本。

阳毒阴毒歌

阳毒健乱四肢烦，
面赤生花作点斑。
狂言妄语如神鬼，
下利频多候不安。
汗出遍身应大差，
鱼口①开张命欲翻。
有药不辜但与服，
能过七日渐须安。

阴毒伤寒身体重，
背强眼痛不堪任。
小腹痛急口青黑，
毒气冲心转不禁。
四肢厥冷惟思吐，
咽喉不利脉细沉。
若能速灸脐轮下，
六日看过见喜深。

　　阴阳二毒，病有轻重，治有浅深。仲景略言于《金匮要略》，后世传述，备载诸书，亦难以二歌尽。

---

　　① 鱼口：形容呼吸困难，如离水之鱼，张口呼吸。

诊诸杂病生死脉候歌

病源各不一，今歌本诊生死之脉，故不论病原，只论脉之生死。

腹胀浮大是出厄，

虚小命殂①须努力。

此篇大抵以脉病相应、不应言生死，然亦不可专执，临病参考可也，如中恶腹胀脉紧细者生，浮大者死之类。

下痢微小却为生，

脉大浮洪无差日。

下痢脉代绝者不死。杂色恶痢脉微弱，暴冷伤阳，脉细欲绝，冷热不调者，洪大易治，微迟小细难治。

恍惚之病定颠发为**狂，**

其脉实牢保安吉。

寸关尺部沉细时，

如此未闻人救得。

恍惚、颠、狂，三病也。恍惚心不宁，阴颠而阳狂也。《脉经》曰：颠病，脉虚可治，实则死。盖重阴为颠，谓阴部内见沉涩微短脉，是阳脉不见而阴独盛，故为颠疾。经曰：阴气从下，下虚上实，故作颠疾。则沉细脉，是脉病相应而不逆矣。

消渴脉数大者活，

虚小病深厄难脱。

三消之证内，消渴一证，沉小者生，实坚大者死。此外，如少阴自利而渴，脉必沉；中暑渴，脉虚；产后渴，脉多弱，

---

① 殂（cú）：死亡的意思。

难专以虚小为渴之凶。

> 水气浮大得延生，
>
> 沉细应当是死别。

水病之证不一，脉亦不一。《三因方》曰：沉伏相搏名曰水。盖沉者乃水之病脉，但风水、皮水脉浮，石水脉沉，黄汗沉迟，当参病原、病证为断。况水病，肌肉为水所胀，脉元多沉，若脉出必死，脉病相反也。今曰浮大延生，更宜参审。

> 霍乱之候脉微迟，
>
> 气少不语大难医。
>
> 三部浮疾必救得，
>
> 古今课定更无疑。

《病原》曰：脉伏及代而乱者，霍乱也。不乱犹不治，微细不可治。霍乱吐下，脉微迟，气息劣，口不欲言者，不可治，《脉经》所无，《脉诀》自创之例也。通真子曰：清浊相干霍乱时，脉如微细是相宜，不言气劣微迟小，此候神工亦莫医。通真子注《脉诀》，不遵之而自作歌。一曰浮洪可救，一曰微细相宜，何哉？盖病原不同，脉随而见，以病原参之，勿一例但曰霍乱而已也。

> 鼻衄吐血沉细宜，
>
> 忽然浮大即倾危。

吐衄证中，有卒中恶吐血，脉沉数细者死，浮大疾快者生。又，杂病衄，责里热；伤寒衄，贵表热，表热者脉必浮。

> 咳而尿血羸瘦形，
>
> 其脉疾大命难任。
>
> 唾血之脉沉弱吉，
>
> 忽若实大死来侵。
>
> 金疮血盛出虚细活，
>
> 急疾大数必危身。

此六句参错在后，今移于此，从失血类。

《脉诀》所论金疮，本于《脉经》《中藏经》，皆论已出血之脉。若金疮未出血则又别，坠压内伤，坚强安，小弱凶，顿仆内伤同。笞榜①内有结血，实大生，虚小死。跌扑伤损，浮大易安，谓血散外；沉细紧实多死，谓恶血攻脏。

> **病人脉健不用治，**
>
> **健人脉病号行尸。**

病人脉健，此云不用治者，是前形脉相反歌，何其谬也。

> **心腹病脉沉细差，**
>
> **浮大弦长命必殂。**

仲景曰：假令病人云腹内卒痛，浮而大，知其差也。何以知之？若里有病者，脉当浮细，今浮大，故知愈也。《病原》曰：若其人不即愈者，必当死，以脉病相反也。然心痛与腹痛各异，凡痛，五脏相干，而心痛脉各异见。惟真心痛不问脉，旦占夕死，夕占旦死。腹痛病原亦不一，虚寒，紧弦；积寒，沉紧而实。肝肾弦大，为寒痛，故知弦长亦难以死断。

> **头痛短涩应须死，**
>
> **浮滑风痰必易除。**

《脉诀》此言，只可断风痰头痛一证而已，头痛具八经，又有伏暑、积聚、痰厥、伏痰、肾痰、产后失血、风寒在脑、邪热上攻、气虚气攻，诸证不同，随证诊脉断生死可也。

> **中风口噤迟浮吉，**
>
> **急实大数三魂孤。**
>
> **鱼口气粗难得差。**
>
> **面赤如妆不久居。**

---

① 笞（chī）榜：同"笞搒"，拷打。

> 中风发直口吐沫，
>
> 喷药闷乱起复苏。
>
> 咽喉曳锯水鸡音，
>
> 摇头上窜气长嘘。
>
> 病人头面青黑暗，
>
> 汗透毛端恰似珠。
>
> 眼小目瞪不须治，
>
> 喘汗如油不可苏。

中风口噤至此，皆言中风之死候。《简易方》云：风邪中人，其状奄忽。故六脉多沉伏。亦有脉随气奔，指下洪盛者，当此之际，脉亦难辨，但以证参为是。中风，目闭口开，手撒遗尿，声如鼾睡者，必难疗。

> 内实腹胀痛满盈，
>
> 心下牢①强干呕频。
>
> 手足烦热脉沉细，
>
> 大小便涩死多真。

《素问》曰：五实死。脉盛、皮热、腹胀、前后不通、闷瞀，此谓五实。自汗得后利，则实者活。今《脉诀》增干呕，去闷瞀，又以脉沉细与病反，决以为死。此条宜参之《内经》。

> 外实内热吐相连，
>
> 下清注谷转难安。
>
> 忽然诊得脉洪大，
>
> 莫费神功定不痊。

协热②下利，胃热呕吐，脉亦洪大，不可遽以死断。

---

① 牢：原作"劳"，据《洁古老人朱王叔和脉诀》卷八、《图注脉诀辨真》卷四改。

② 热：原作"脉"，据周本改。

内外俱虚身冷寒，

汗出如珠微呕烦。

忽然手足脉厥逆，

体不安宁必死搦。

《素问》曰：五虚死。脉细、皮寒、气少①、泄利前后、饮食不入。若浆粥入胃泄注止，则虚者活。今《脉诀》内外俱虚，与《内经》多异，全本《脉经》。

上气浮肿肩息频，

浮滑之脉即相成。

忽然微细应难救，

神功用尽也无生。

《脉经》曰：上气，面浮肿，肩息，其脉大，不可治；加利甚者，必死。今《脉诀》以微细为难救，似与《脉经》相悖。

上气喘急候何宁，

手足温暖净滑生。

反得寒涩脉厥逆，

必知归死命须倾。

通真子改差无因作命须倾，贵协韵也。

中恶腹胀紧细生，

若得浮大命逡巡②。

《脉经》曰：卒中恶，吐血数升，脉沉数者死，浮大疾快者生。卒中恶，腹大，四肢满，脉大而缓者生，紧大而浮者死，

---

① 气少：此二字原脱，据《素问·玉机真脏论》补。

② 逡（qūn）巡：有所顾虑而徘徊或不敢前进。这里应为顷刻、极短时间的意思。

第
三
辑

紧细而微亦生。然中恶之候，脉亦不等：鬼疰①，脉滑或紧，长过寸；或尺寸有脉，关中绝不至；或乍大乍小，乍长乍短。遁尸②，三部紧急；或沉重不至寸。客忤③，三部皆滑洪大。

> **凡脉尺寸紧数形，**
>
> **又似钗直吐转增。**
>
> **此患蛊毒急须救，**
>
> **速求神药命难停**脉逢数软命延生。

依《脉经》换末句。

> **中毒洪大脉应生，**
>
> **细微之脉必危倾。**
>
> **吐血但出不能止，**
>
> **命应难返没痊平。**

他证吐血，皆以沉细为生，惟中毒吐血，以洪大为生。

> **大凡要看生死门，**
>
> **太冲脉在即为凭。**
>
> **若动应神魂魄在，**
>
> **止便干休命不停。**

《铜人经》太冲二穴，土也，在足大趾本节后二寸或云一寸半动脉陷中。凡诊太冲脉，可决男子病死生。足厥阴脉之所注

---

① 鬼疰（zhù）：迷信者称流注。即流窜不定随处要唾的多发深部脓病。《诸病源候论》作"鬼注"。古病名。《诸病源候论》卷二鬼注候："人有先无他病，忽被鬼排击，当时或心腹刺痛，或闷绝倒地，如中恶之类，其得差之后，余气不歇，停住积久，有时发动，连滞停住，乃至于死。"

② 遁尸：古病名。《巢源》卷二十三遁尸候："停遁在人肌肉血脉之间，若卒有犯触，即发动。亦令人心腹胀满刺痛，气息喘急，旁攻两胁，上冲心胸，瘥后复发，停遁不消，故谓之遁尸也。"

③ 客忤（wǔ）：病证名。又称客忤气、中客、中客忤。指孩童因骤见生人，突闻异声，突见异物等惊吓引起的啼哭、面色变异，甚则因风痰相搏而影响脾胃，致吐泻、腹痛、瘈疭等。

也，为俞。《灵枢》曰：胃之清气上注于肺，故气之过手寸口也，动而不止。其悍气上冲头者，合阳明，并下人迎。故阴阳俱动俱静，若引绳相倾者病。冲脉者，十二经之海也，与少阴之大络起于肾下，出于气冲，循阴股内廉。斜入骨中，循胫骨内廉，并少阴之经，下入内踝之后，入足下。其别者，斜入踝，出属跗上，入大指间。此脉之常动者也。经脉十二，而寸口、人迎、太冲独动不休，故以此三处诊百病，决生死。《灵枢》作并足少阴之动脉，《铜人》作足厥阴之俞穴，皆冲脉之所合并而经过者，其实以候冲脉也。仲景谓当时之人，握手不及足，故立趺阳、太溪以候胃、肾之病。李晞范引《活人书》所列冲阳穴，以解太冲，失其穴矣。仲景以趺阳专诊足阳明，太溪专诊足少阴。

察色观病人生死候歌

欲愈之病目眦黄，

仲景曰：若脉和，其人大烦，目重睑，内眦黄者，此为欲解。必当依仲景以脉参之。

眼胞忽陷定知亡。

耳目口鼻黑色起，

入口十死七_实难当。

赤白黑黄色起入目，

更兼_穿口鼻有灾殃。

耳目口鼻有黑色起，入于口者必死。病人及健人，黑色若白色起，入目及鼻口，死在二日中。《脉经》同。扁鹊曰：按《明堂》察色入门户为凶，不得为吉。所谓门户者，阙庭，肺门户；目，肝门户；耳，肾门户；口，心脾门户。若有色气入者

第
三
辑

皆死：白色见冲眉上，肺有病，入阙庭，夏死；黄色见鼻上者，脾有病，入口者，春夏死；青色见人中者，肝有病，入目者，秋死；黑色见颧上者，肾有病，入耳者，六月死；赤色见颐者，心有病，入口者，冬死。盖以①五脏五色，各入本脏门户，至被克之时为死期。《脉诀》四句分作二处，本论一理，今移相附。添"赤"去"起"，以备五色脉。改"兼"为"穿"，以明色入门户为殃。李晞范及洁古不知扁鹊所论，随各脏色入门户定死期，为《脉诀》所述之源，故以意误解。

> **面色忽然望之青，**
>
> **近之如黑卒难当。**

此二句移在此，从气色类。

> **面赤目白忧息气，**
>
> **待过十日定存亡。**
>
> **面青目黄中时死，**
>
> **余候须看两日强。**
>
> **面黄目青众恶扬，**
>
> **荣卫不通立须亡**面青目白亦须亡。

据《脉经》改添此句。《内经》曰：凡面色见黄，为有胃气，皆不死。

> **面黄目青酒乱频，**
>
> **邪气②在胃衮③其身。**
>
> **面黑目白命门败，**
>
> **困极八日死来侵。**

---

① 以：原作"备"，据周本改。

② 邪气：《图注脉诀辨真》卷四、《脉诀乳海》卷六作"邪风"。

③ 衮：周本作"丧"。衮，意同"滚"，状大水奔流不绝的样子，喻青黄之色蔓延全身。

此四句并上"面赤目白定存亡"二句，刊误本无，据刊本添之在此。

> **面无精光如土色，**
>
> **不能食时四日亡。**
>
> **目无精光齿牙黑，**
>
> **面白目黑亦灾殃。**
>
> **口如鱼口不能闭，**
>
> **气出不返命飞扬。**
>
> **肩息直视及唇焦，**
>
> **面肿苍黑也难逃。**
>
> **妄语错乱及不语，**

《脉经》曰：病人不能语者，不治；热病者可治。又有风喑不语，而卒不死者。有妊娠胞脉绝，不语，俟产后自能言。

> **尸臭元知寿不高。**
>
> **人中尽满兼唇青**俗本作背青，非，
>
> **三日须知命必倾。**
>
> **两颊**庭黑**颧赤人病久**必死，

《灵枢》曰：赤色出两颧，大如拇指者，病虽小愈，必卒死。黑色出于庭，大如拇指，必不病而卒死。庭者，首面也。颧者，眼直下高骨处也。《灵枢》《千金翼》皆以庭黑颧赤对言。今《脉诀》取颧赤而舍庭黑，又两颊为赘词，今改为庭黑，以备经旨。此必死之兆，难以病久为文。

> **口张气直命难停。**
>
> **足趺趾肿膝如斗，**
>
> **十日须知难保守。**
>
> **项筋舒展定知殂，**
>
> **掌内无文也不久。**

> 唇青体冷又遗尿，
>
> 背面饮食四日期。
>
> 手足爪甲皆_白青黑，
>
> 许过八日定难医。

《脉经》有爪甲白者不治之文，《脉诀》遗之，今改添。

> 脊疼腰重反覆难，
>
> 此是骨绝五日看。
>
> 体重尿赤时不止，
>
> 肉绝六日总高掰。

体重溺赤，未可便以为肉绝。《内经》曰：大肉陷下，大骨枯槁，脱肉破䐃①。《难经》曰：唇反方可为肉绝。更宜参审。

> 手足爪青呼骂多，
>
> 筋绝九日定难过。
>
> 发直如麻半日_{应是}死，

《中藏经》曰：肠绝发直，汗出不止，不得屈伸者，六日死。发眉俱冲起者死；发如麻，喜怒不调者死；发直者，十五日死。今《脉诀》作半日死，与本文不协。盖有六日、十五日之异，今改曰应是死。

《脉诀》只歌骨、肉、筋、肠四绝，除心肝绝在前，又有肾绝，小便赤涩，下血不止，耳干，脚浮，舌肿，六日死；足肿，九日死。脾绝，载脾脏歌中。肝绝，汗出如水，恐惧不安，伏卧，目直面青，八日死。胃绝，齿落面黄，七日或十日死。今附注于此，庶具载不遗。肉绝，《中藏经》原无，而《脉诀》自增，故碍理。

> 寻衣语死_{谵妄}十知麽_寿无多。

---

① 破䐃（jùn）：原作"破胭"，据《素问·玉机真脏论》改。䐃，肌肉的突起部分。王冰注："䐃，谓肘膝后肉如块者。"

《脉经》曰：寻衣缝，谵语者，不可治；阴阳俱绝，寻衣撮空，妄言者，死。

论五脏察色候歌

面肿苍黑舌卷青，
四肢乏力眼如盲；
泣出不止是肝绝，
八日应当日遇庚辛命必倾。

此云八日，从甲数至庚为八日。此言则胶柱矣，从直改为庚辛。

面黧肩息直视看，
又兼掌肿没纹斑。
狂言乱语心闷热，
一日之内到冥间。
脐跌肿满面浮黄，
泄利不觉污衣裳；
肌肉粗涩兼唇反，
一十二日内灾殃。
口鼻气出不复回，
唇反无纹黑鼻似煤。
皮毛焦干爪枯折，
途程二日定知灾。
面黑齿痛目如盲，
自汗如水腰折频。
皮肉濡结却发无泽，
四日应当命不存。

改"结"为"却",本《难经》。

诊妇人有妊歌

旧文不伦,今移从各类

肝为血兮肺为气,

血为营兮气为卫。

阴阳配偶不参差,

两脏通和皆类例。

血衰气旺定无妊,

血旺气衰应有体。

以上论成妊之原。

尺寸微关滑尺带数,

流利往来并雀啄。

小儿之脉已形见,

数月怀胎犹未觉。

上云尺微,下云尺数,可见上尺为误。女脉在关下,尺脉常盛,若尺微则无阴,为病矣。《脉经》云:妊娠初时,寸微小,呼吸五至,三月而尺数也。《内经》曰:手少阴脉动甚者,妊子也。又云:阴搏阳别,谓之有子。阴谓尺中,搏谓搏击于手。尺脉搏击,与寸口殊别,则阴气挺然,为妊之兆。此即所谓寸微尺数也。《脉指南》云:脉动入产门者,有胎也。谓出尺脉外,名曰产门。又云:尺中脉数而旺者,胎脉也。为血盛也。关滑、雀啄,《脉经》并不载。《素问》曰:滑为多血少气,故有子。此《脉诀》所自增也。流利往来,滑脉之形。雀啄者,《脉指南》云:关上一动一止者,一月;二动一止者,二月。余仿此,推之万不失一。此所谓雀啄,雀啄在他病为死形。

三部沉正等无疑_{浮沉按无绝}，

尺内不止真胎妇。

《脉经》曰：三部浮沉正等，按之无绝者，有妊也。今《脉诀》去"浮"，以"疑"易"绝"，云"沉正等无疑"，误甚，今改之。夫正等者，即仲景所谓寸、关、尺三处，大、小、浮、沉、迟、数同等也。仲景以同等为阴、阳平和之脉，虽剧当愈。叔和以正等又按无绝，为有妊之兆，真吉征也。《内经·腹中论》曰：何以知怀子之且生也？岐伯曰：身有病，而无邪脉也。所谓身有病，谓经闭也。尺脉来而断绝者，经闭，月水不利。今病经闭，而脉反如常不断绝者，妊娠也。

滑疾不散_{按微}胎三月，

但疾不散五月母。

《脉经》曰：脉滑疾，重手按之微者，胎已三月也；重手按之不散，但疾不滑者，五月也。今改上句，从《脉经》。

以上论三月内有胎之兆，然未知男女之兆也，四月方可以别，故此以下乃分男女之诊，分作两类乃明。

左疾为男右为女，

流利相通速来去。

两手关脉大相应，

已形亦在前通语。

《脉经》曰：妊娠四月欲知男女法，左尺偏大为男，右尺偏大为女，左右尺俱大，生二子。大者，如实状。左疾为男，右疾为女，俱疾生二子。既分左右脉疾，又云流利相通，又云两手关脉大相应，乃是左右尺脉疾大。上与关大相应，又流利相应，与寸通应，但分左右尺以别男女，左阳右阴以位定也。池氏以左疾为左寸心部属太阳经，以右疾为右寸肺部属太阴经，盖惑于《脉赋》"太阴洪而女孕，太阳大而男孕"，不知《脉赋》惑于《脉诀》之差。盖《脉赋》《脉诀》，皆窃叔和之名以行世，所述之脉，醇疵相半；声律之赋，晋代未有，而世鲜知其非。明于医者，间亦改之一二，而未能尽正云。

左手太阳浮大<small>沉实诊为**男**，</small>

右手太阴沉细<small>浮大诊为**女**。</small>

《脉经》曰：得太阴脉为男，得太阳脉为女。太阴脉沉，太阳脉浮。又云左手沉实为男，右手浮大为女，左右手俱沉实，猥生①二男；左右手俱浮大，猥生二女。李氏虽改《脉诀》沉细为沉大，犹未知太阳脉浮非男，《脉经》作女诊也；太阴脉沉非女，《脉经》作男诊也。又以太阳为左手心部，太阴为右手肺部，是又惑于《脉诀》《脉赋》之差，徇池氏以舛注舛之非也。《脉经》虽曰太阳脉沉为男，太阴脉浮为女，亦不明言以何经为太阳太阴，当于何部诊之，不若《脉经》后条浮大为女，沉实为男为明白，故依后条改之。

诸阳为男诸阴女，

指下分明长记取。

《脉经》曰：左右尺俱浮，为产二男；不尔，则男作女生。左右尺俱沉，为产二女；不尔，则女作男生。前云右浮大为女，左沉实为男，是独以左右脉各异立言。今左右俱浮为二男，俱沉为二女，是并左右两尺脉一同以立言，其于诸阳男，诸阴女，未尝差也。左沉实左疾，左偏大，与俱浮，或以脉，或以位，皆阳也。右浮大，右疾，右偏大，与俱沉，或以脉，或以位，皆阴也。此二句总结男女分诊定法也。

以上辨四月之后，妊娠男女之诊。

母乘子<small>夫乘妻</small>**兮纵气雾，**

---

① 猥（wěi）生：多胎。犬生三子称为"猥"。

妻乘夫兮横气助。

子乘母兮逆气参，

夫乘妻_{母乘子}兮顺气护。

仲景谓脉有相乘。水行乘火，金行乘木，曰纵，谓其气直恣，乘其所胜也。火行乘水，木行乘金，曰横，谓其气横逆，反乘所不胜也。水行乘金，火行乘木，曰逆，谓子加于母，其气逆也。金行乘水，木行乘火，为顺，谓由母至子，其气顺也。李晞范不知此论相乘，脉中夫妻母子，却作人身形之夫妻母子解之，理不能通，然《脉诀》引此以诊别男女妊形。据《脉经》别载于前，不载在诊妊娠之条，本只是取仲景所论相乘之脉，《脉诀》不能甄别，混引以歌妊娠，今姑依仲景解之。此四句原在后，今移在此，与纵横逆顺从类。其纵顺二脉，改作仲景原文。

左手带纵两个儿，

右手带横一双女。

左手脉逆生三男，

右手脉顺生三女。

寸关尺部皆相应，

一男一女分形证。

以上十句，皆《脉诀》自撰之辞，恐难以诊妊娠男女之别也。且相乘之脉，乃五脏之邪发为病证，见之于脉。妊娠乃阴阳和平，阳施阴化以成形。岂有逆于理，乘于脏，现于脉，用为男女之诊？又寸关尺皆应，即是左右手前后如一也。即《脉经》所谓三部浮沉正等之脉，何以应一男一女乎？

以上系《脉诀》差取仲景所论相乘之脉，以论妊娠，今条其非如前。

往来三部通流利，

滑数相参皆替替。

阳盛阴虚脉得明，

遍满胸膛皆逆气。

此言恶阻之证之脉。

小儿足日胎成聚，

身热脉乱无所苦。

汗出不食吐逆时，

精神结备其中住。

此亦谓恶阻证也。脉乱，盖谓滑数而躁疾也，非谓恶乱无次序者。

此八句，皆谓妊娠疾脉。

有时子死母身存，

或即母亡存子命。

牢紧强弦滑者安，

沉细而微归泉路瞑。改以协韵。

沉细而微，谓三部俱如此，凶兆也。

此四句论妊妇生死脉证之别。

妊妇杂病生死歌

血下如同月水来，

漏极胞干生杀胎。

亦损妊母须忧虑，

争遣神丹救得回。

通真子曰：此只论漏胎候也。夫胎之漏，或食动胎之物，或因热毒之气侵损，或因入房劳损。损轻则漏轻，损重则漏重，但漏血尽则死。然安胎有二法，因母病而动胎，但治母疾其胎自安。若胎有不坚致动，母因以病，但治胎则母自安。

妊娠心腹急痛歌

心腹急痛面目青，
冷汗气绝命必倾。
血下不止胎冲上，
四肢冷闷定伤身。

妊娠倒仆损伤歌

堕胎倒仆或举重，
致胎死在腹中居。
已损未出血不止，
冲心闷痛母魂孤。

妊妇伤寒歌

伤寒头痛连百节，
气急冲心溺如血。
上生点斑赤黑时，
壮热不止致胎灭。
呕吐不止心烦热，
腰背俱强脑痛裂。
六七日来热腹中，
小便不通大便结。

见此证不损胎，而妊母亦或致死。治法详见《活人书》。

产后伤寒歌

产后因得热病临，

脉细四肢暖者生。

脉大忽然肢逆冷，

须知其死莫留停。

脉盛身热，得之伤寒。产后热病，脉必洪大，难便，以脉大为死证，必遵《内经》、仲景诸书，依法汗下。若脉不为汗衰而仍大，是为阴阳交，乃可断死，汗后脉静乃可断生。岂可以病在表里，未行治去，遽以脉细为生？四肢冷暖，当参以病证，或阳厥阴厥，或作汗而厥。今《脉诀》所歌，胶柱刻舟之论。

产难生死歌

欲产之妇脉离经①，

沉细而滑也同名。

夜半觉病应分诞，

来日日午定知生。

《脉经》曰：离经，其脉浮，设腹痛引腰脊，为欲生也。但离经者，不产也。又云：其脉离经，夜半觉，日中则生也。

经者，常也，谓离其常处为离经。假如妊妇昨日见左沉实为男之脉，今日或脉浮，是离其寻常之脉，而异于平日，又且腹痛，是知将诞也。通真子引《难经》"一呼三至曰离经"为解，李晞范又引《难经》"一呼一至曰离经"以解沉细而滑，

---

① 离经：孕妇临产时脉象突然出现反常，也称为"离经脉"。

皆非也。《难经》言损至二脉，虽同名离经，其脉与理则不同。且《脉经》明言"离经，其脉浮也"，不曾引援《难经》之文。今《脉诀》因其言脉浮，又添沉细而滑，同名离经。盖以前所诊男女脉，或云浮大为女，若只脉浮为离经，若平常见浮大为女之脉，何以辨离经？故又增沉细而滑，以见离浮大之常经为沉滑也。《圣惠方》云：夜半子时觉腹痛，来日午时必定生产。谓子午相冲，正半日时数也。通真子曰：夜半痛，日午生。此言恐未为的。又曰：腹痛而腰不痛者，未产也；若腹痛连腰痛甚者，即产。所以然者，肾候于腰，胞系于肾故也。诊其尺脉，转急如切绳转珠者，即产也。生产有难易，痛来有紧慢，安可定半日，当断以活法。

> 身重体热寒又频，
> 舌下之脉黑复青。
> 及舌上冷子当死，
> 腹中须遣母归冥。
> 面赤舌青细寻看，
> 母活子死定应难。
> 唇口俱青沫又出，
> 母子俱死总高拼。
> 面青舌青赤沫出频，
> 母死子活定知真，
> 不信若能看应验，
> 寻之贤哲不虚陈。

《脉指南》作面青舌赤。盖面以候母，舌以候子，今云子活，合以舌赤为是，若云舌青，则与前面赤舌青，母活子死之候相反。若胎先下，其子得活，如未下，子母俱亡。

自"身重体热寒又频"至此，并不用脉，只以外候参决子

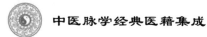

母生死，盖以临产脉不可考，但当以察色而知之。

新产生死歌

新产之脉缓滑吉，

实大弦急死来侵。

若得沉重小者吉，

忽若坚牢命不停。

寸口涩焱疾不调死，

沉细附骨不绝生。

审看此候分明记，

长须念取向心经。

《脉经》曰：产后寸口脉焱疾不调者死，沉微附骨不绝者生。今《脉诀》述《脉经》作歌，既用其文，不明其理，擅改焱为涩，其意以为涩滞疾快并行，方可言不调，反以焱疾为非，是不知脉涩则不疾，脉疾则不涩。其不调者，以焱疾也。产后失血多，五脏虚，故以缓滑沉微不绝为脉应病，涩为少血亦应病之脉，惟焱疾不调匀，则脉形之速，焱浮于上，故云死。一字之差，生死顿异。

小儿生死候歌

通真子曰：经云六岁以下为小儿，十八以下为少年，二十以上为壮年，五十以上为老年。其六岁以下，经所不载。是以乳下婴儿病难治者，皆无脉可以考也。中古有巫方，立《小儿颅囟经》，以占夭寿疾病生死相传习，有少小方焉。迄乎晋宋，推诸苏家，又有巢氏作《小儿病源候论》，今《脉诀》此歌，乃万分之一尔。愚谓自宋以来，专小方脉者稍多，如钱氏、朱氏、张氏、《幼幼新书》《全婴书》《婴孩宝鉴》《活幼口议》《冯氏妙选宝秘方》及诸家名方，必博览方可。况小儿之脉，当以大指展转①分按三部，且其脉未定，当以察形色为上工。诸胎中、诸变蒸②、五疳、急慢惊风、疮疹，与大人殊，其他杂病，与大人治疗则同，但药剂有大小轻重。

小儿乳后辄呕逆，

更兼脉乱无忧虑。

《脉经》曰：是其日数应变蒸之时，身热脉乱，汗不出，不欲食，食辄吐呗③者，脉乱无苦也。

弦急之时被气缠，

脉缓沉只是不消乳。

《脉经》曰：小儿脉沉者，食不消。《脉诀》云缓，非也。

紧数细快亦少苦，

虚濡邪气惊风助 脉紧乃是风痫痫。

《脉经》曰：紧为风痫。《本事方》同。今《脉诀》作"虚濡"，非。

利下宣肠急痛时，

浮大之脉归泉路。

此非《脉经》小儿脉内所述，已详解在下利微小却为生下。

《脉经》略举数脉立证，以备其书，是一脉自为一证。李晞范乃总为吐后脉证，何见之不明！且小儿吐有数等，今脉乱之吐，乃歌变蒸之候。

---

① 展转：同"辗转"，反复。

② 变蒸：是小儿生长过程中特殊的生理变异现象。婴儿每生长三十二天为一变，六十四天为一蒸。变蒸之时，会出现身热、脉乱、汗出等症状。

③ 吐呗（xiàn）：指婴儿吐奶。呗，不呕而吐。

小儿外证十五候歌

眼上赤脉，

下贯瞳仁。

囟门肿起，

兼及作坑。

鼻干黑燥，

肚大筋青。

目多直视，

睅不转睛。

指甲黑色，

忽作鸦声。

虚舌出口，

啮齿咬人。

鱼口气急，

啼不作声。

蛔虫既出，

必是死形。

用药速急，

十无一生。

附录：辨奇经脉

两手脉浮之俱有阳，沉之俱有阴，阳阴皆实盛者，此为冲、督之脉也。冲、督之脉者，十二经之道路也。冲、督用事，则十二经不复朝于寸口，其人皆苦恍惚狂痴。否者，必当犹豫有两心。

两手阳脉浮而细微，绵绵不可知，俱有阴脉，亦复细绵绵。此为阴跷、阳跷之脉。此家曾有病鬼魁厥死，苦恍惚，亡人为祸。

诊得阳跷，病拘急；阴跷，病缓。

尺寸俱浮，直上直下，此为督脉。腰脊强痛，不得俯仰；大人癫疾，小儿风痫。

脉来中央浮，直上下，痛者，督脉也。动苦①腰背膝寒，大人颠，小儿痫。

尺寸脉俱牢一作芤，直上直下，此为冲脉，胸中有寒疝也。

以上原俱浮脉条下。

脉来中央坚实，径至关者，冲脉也，动苦小腹痛，上抢心，有瘕疝，绝孕，遗失溺，胁支满，烦。

横寸口边丸丸者，任脉也，若腹中有气如指，上抢心，不得俯仰，拘急。

脉来紧细实长，至关者，任脉也，动苦少腹绕脐下，引横骨，阴中切痛。

以上原俱实脉条下。

吴先生云：五脏六腑之经，分布手足，凡十二脉，鱼际下寸内九分，尺内十分者，手太阴肺经之一脉也。医者于寸关尺，辄名之曰此心脉、此肺脉、此肝脉、此肾脉，非也。两手三部皆肺脏脉，而分其部位，以候他脏之气焉耳。其说见于《素问·脉要精微论》，而其所以之故，则秦越人《八十一难》之首章发明至矣。是何也？脉者血之流派，气使然也。肺居五脏之上，气所出入门户也。脉行始肺终肝，而后复会于肺。故其经穴名曰气口，而为脉之大会，一身之害，必于是占焉。

———————————

① 动苦：常患的意思。

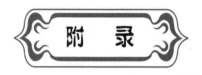

诊脉早晏①法

岐伯曰：诊法常以平旦，阴气未动，阳气未散，饮食未进，经脉未盛，络脉调匀，气血未乱，故乃可诊有过之脉。切脉动静，而视精明②，察五色，观五脏有余不足，六腑强弱，形之盛衰，以此参伍，决死生之分。

机按：诊法以平旦，主无病者言，若遇有病，则随时皆可以诊，不必以平旦为拘也。于此又知前圣决死生之分，不专于脉，必须察色观形，以此相参伍也。今世专尚诊脉，而不复问其余，是不知前圣垂训之意也。故表而出之，以示警。

十二经皆有动脉，独取寸口以决五脏六腑死生吉凶之候者，然。寸口，脉之大会，手太阴之动脉也。脉行五十度，周于身，而复会于手太阴。太阴者，寸口也，即五脏六腑之终始，故取法于寸口。

机按：此以气口决死生者，谓气口为五脏主也。《难经·四难》言：五脏皆以胃气为主，其脉在关上，是人之生死亦系于关上。"八难""十四难"又言：人之有尺，譬如树之有根。脉有根本，人有元气，故知不死，是生死又系于尺脉也。可见寸

---

① 早晏：指六气交司时间有早有晚。
② 精明：此处指眼睛。

关尺各有所归重，故越人所以错综其义也。

寸关尺

《脉经》曰：从鱼际至高骨，却行一寸，其中名曰寸口；从寸至尺，名曰尺泽，故曰尺寸。寸后尺前，名曰关。阳出阴入，以关为界。阳出三分，阴入三分，故曰三阴三阳。阳生于尺，动于寸；阴生于寸，动于尺。

机按：《难经》曰：尺寸，脉之大要会也。从关至尺，是尺内，阴之所治也。从关至鱼际，是寸内，阳之所治也。阴得尺内一寸，阳得寸内九分，故尺寸始终一寸九分，故曰尺寸也。于一寸九分之中，曰尺曰寸，而关在其中矣。"一难"言"寸口，脉之大会"，以肺朝百脉而言也。此言尺寸为脉之大要会，以阴阳对待而言也。大抵尺阴寸阳，人之一身，经络荣卫，五脏六腑，莫不由于阴阳，而或过与不及，于尺寸见焉，故为脉之大要会也。

一说古法寸部占九分，关尺部各占一寸，三部共二寸九分。若臂短者亦根据此法，则头指诊在关部，次指诊在尺部，第三指诊在间处，如何知病之所在？今但以高骨为准，揣得高骨，压中指于高骨，以定关位，然后下前后两指以取尺寸，不必拘九分一寸之说也。

五脏六腑脉所出 以轻重分脏腑

左寸，心、小肠脉所出。

重按至血脉，浮大而散者，心脉也，属脏。或谓浮涩而短，轻按至皮毛，浮滑而长者，小肠脉也，属腑。

左关，肝、胆脉所出。

重按至筋骨，沉短而弦急者，肝脉也，属脏。轻按至皮毛，弦紧而浮长者，胆脉也，属腑。

左尺，肾、膀胱脉所出。

重按至筋骨，沉而迟者，肾脉也，属脏。轻按至皮毛，沉实而稍疾者，膀胱脉也，属腑。

右寸，肺、大肠脉所出。

重按于皮肉，浮短而涩者，肺脉也，属脏。轻按至皮毛，浮短而疾者，大肠脉也，属腑。

右关，脾、胃脉所出。

重按至肌肉，缓而迟者，脾脉也，属脏。轻按至皮毛，微缓而稍疾者，胃脉也，属腑。

右尺，命门、三焦脉所出。

重按至筋骨，沉实而疾者，命门脉也，属脏。轻按至皮毛，沉实而稍疾者，三焦也，属腑。

机按：命门、三焦，配合右尺，《刊误》辩之详矣，兹不复赘，但此与《刊误》并以轻重而分诊脏腑之脉，不知何所据也。意者脏属阴，主沉；腑属阳，主浮。故以义取轻重为诊式耶？他本又谓内以候脏，外以候腑，其义亦犹此也。然考之《脉经》及《素》《难》诸书，只论五脏之脉，于六腑之脉，虽言之而不详，六腑病脉，虽间或言之，诊法轻重亦未之及，盖谓脏脉可以兼腑欤？抑谓能知脏脉，而腑脉无劳诊欤？或病在六腑为轻，而脉无要紧耶？愚皆莫解其意也。且所论五脏脉状及六腑脉状，与下篇大不相侔，亦不知其何所本也，故著之以俟明者。

五脏平脉

心脉，浮大而散。

心合血脉，故心脉循血脉而行。持脉指法，如六菽之重。

按至血脉而得者为浮，稍稍加力，脉道粗者为大；又稍加力，脉道阔软者为散。余仿此。

机按：菽，豆也。指按如六豆之重也。

肺脉，浮涩而短。

肺合皮毛，故肺脉循皮毛而行。持脉指法，如三菽之重。

按至皮毛而得者为浮，稍稍加力，脉道不利为涩；又稍加力，不及本位曰短。

肝脉，弦而长。

肝合筋，故肝脉循觔①而行。持脉指法，如十二菽之重。

按至筋，脉道与筝弦相似为弦；次稍加力，脉道迢迢者为长。

脾脉，缓而大。

脾合肌肉，故脾脉循肌肉而行。持脉指法，如九菽之重。

按至肌肉，如微风轻飐柳梢之状，为缓；次稍加力，脉道敦实者为大。

肾脉，沉而软滑。

肾合骨，故肾脉循骨而行。持脉指法②，按至骨上而得者为沉，次重按之，脉道无力为软；举指来疾，脉道流利者为滑。

凡此五脏平脉，须要察之，久久成熟，一遇病脉，自然可晓。经曰：先识经脉，而后识病脉。此之谓也。

六腑平脉_{出诊脉须知}

左寸，手太阳小肠脉，洪大而紧一云洪大而长，为受盛之官，

---

① 觔（jīn）：同"筋"。

② 持脉指法：原作"指脉持"，据周本改。

名受盛之府。

左关，足少阳胆脉，弦大而浮一云大而浮；一云乍数乍疏，乍短乍长；一云乍大乍小，乍短乍长，与祟脉无异。何以区别？然两手三部皆然，方为祟脉。今独左手关部如此，则谓之胆脉可也。胆为中正之官，名清净之府。相火胆与风肝合，脉急则为惊。

左尺，足太阳膀胱脉，洪滑而长膀胱为州都之官，名津液之府。寒水膀胱，与君火肾合。脉急则为瘕。

或曰：心脉居午，谓之君火，宜也。今肾脉居子，亦谓之君火，何义？又，命门脉为心主，居亥，谓之相火，宜也。今胆脉居寅，亦谓之相火，又何耶？《内经·天元纪论》鬼臾区曰：子午之岁，上见少阴；巳亥之岁，上见厥阴。少阴，所谓标也；厥阴，所谓终也。厥阴之上，风气主之；少阴之上，热气主之；少阳之上，相火主之。而释者谓午亥之岁为正化，子巳之岁为对化。由此言之，则心、肾皆可言君火，以其热气主之也。厥阴既主风气，而手厥阴命门不当以相火言。少阳既主其相火，则胆与三焦为相火明矣。

右寸，手阳明大肠脉，浮短而滑一云短而涩，为传道之官，名传道之府。

右关，足阳明胃脉，浮长而滑一云浮大而短，为仓廪之官，名水谷之府。燥金胃与湿土脾合。

右尺，手少阳三焦脉，洪散而急为决渎之官，名外府。

机按：以上但言六腑脉状，而诊法轻重内外俱未及论，学者宜更考之。

四时平脉

凡诊脉，须先要识时脉、胃脉与脏腑平脉，然后及于病脉时脉，谓春三月，六部中俱带弦；夏三月，俱带洪；秋三月，俱带浮；冬三月，俱带沉。

胃脉，谓中按得之，脉和缓。

脏腑平脉已见前章。凡人脏腑脉既平，胃脉和，又应时脉，乃无病者也，反此为病。

又曰：三部之内，大小浮沉迟数同等，尺寸阴阳高下相符，男女左右强弱相应，四时之脉不相戾，命曰子人。其或一部之内，独大独小，偏迟偏疾，左右强弱之相反，四时男女之相背，皆病脉也。凡脉．见在上曰上病，在下曰下病，左曰左病，右曰右病。左脉不和，为病在表，为阳，主四肢；右脉不和，为病在里，为阴，主腹脏。以次推之。

三部所主<small>附九候</small>

诊脉之时，人臂长则疏下指，臂短则密下指。**寸为阳，为上部**<small>主头项以下，至心胸之分。</small>**关为阴阳之中，为中部**<small>主脐腹肤胁之分。</small>**尺为阴，为下部**<small>主腰足胫股之分。</small>**凡此三部之中，每部各有浮、中、沉三候，三而三之，为九候也。**

持脉之要有三：曰举，曰按，曰寻<small>轻手取之曰举，重手取之曰按，不轻不重、委曲求之曰寻。</small>初持脉，轻手候之，脉见皮肤之间者，阳也，腑也，亦心肺之应也，所谓浮按消息是也。重手取之，脉附于肉下者，阴也，脏也，亦肾肝之应也，所谓沉按消息是也。不轻不重，中而取之，脉应于血肉之间者，阴阳相适，中和之应，脾胃之候也，所谓中按消息是也。若浮中沉之不见，则委曲求之，若隐若见，则阴阳伏匿之脉也，所谓推而内之是也。三部皆然。一说左寸，浮，候左头角；中，候左胁；沉，候少阴心。

左关，浮，候小肠、胆；中，候左胁；沉，候厥阴肝。

左尺，浮，候膀胱；中，候左腰；沉，候肾。

右寸，浮，候右头角；中，候两耳目；沉，候肺。

右关，浮，候胃；中，候胸中；沉①，候脾。

右尺，浮，候三焦；中，候右腰；沉，候命门。

诊候推移指法推而外之，消息之，内而不外，有心腹积也。推而内之，消息之，外而不内，身有热也。推而上之，消息之，上而不下，腰足清也。推而下之，消息之，下而不上，头项痛也。

左寸，外以候心，内以候膻中。左关，外以候肝，内以候膈。右寸，外以候肺，内以候胸中。右关，外以候胃，内以候脾。两尺，外以候肾，里以候腹中。是以有推而内、推而外，消息之法也。

一说左寸，推而上之，上而不下，头项痛也。推而下之，下而不上，胸胁痛也。推而内之，内而不外，心腹积也。推而外之，外而不内，眼目昏也。

左关，推而上之，上而不下，腰足清也。推而下之，下而不上，肠胃痛也。推而内之，内而不外，筋骨痛也。推而外之，外而不内，身有热也。

左尺，推而上之，上而不下，小肠痛也。推而下之，下而不上，足胫痛也，推而内之，内而不外，小便浊也。推而外之，外而不内，腰足痛也。

右寸，推而上之，上而不下，气喘急也。推而下之，下而不上，胸中痛也。推而内之，内而不外，咽喉痛也。推而外之，外而不内，背脊痛也。

右关，推而上之，上而不下，吐逆也。推而下之，下而不上，主下血也。推而内之，内而不外，腹有蛊也。推而外之，外而不内，肌肉痛也。

---

① 沉：原脱，据周本补。

右尺，推而上之，上而不下，小腹胀也。推而下之，下而不上，足胫痛也，推而内之，内而不外，疝瘕也。推而外之，外而不内，小便秘也。

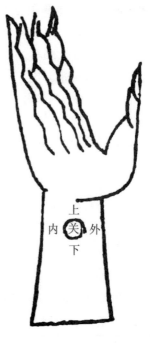

机按：消息，谓详细审察也。推，谓以指挪移于部之上下而诊之，以脉有长短之类也。又以指挪移于部之内外而诊之，以脉有双弦单弦之类也。又以指推开其筋而诊之，以脉有沉伏止绝之类也。《刊误》谓内外以指按轻重言。推有数义，故特著之，非但外以候心，内以候膻中之类也。自一说以下，所论亦无所据，姑录之，以备参考。

察脉，须识上、下、来、去、至、止六字。不明此六字，则阴阳虚实不别也上者为阳，来者为阳，至者为阳；下者为阴，去者为阴，止者为阴也。上者，自尺部上于寸口，阳生于阴也。下者，自寸口下于尺部，阴生于阳也。来者，自骨肉之分，而出于皮肤之际，气之升也。去者，自皮肤之际，而还于骨肉之分，气之降也。应曰至，息曰止也。若短小而见于肌肉之间，阴乘阳也。洪大而见于肌肉之下，阳乘阴也。寸尺皆然。

诊脉，须辨表里虚实四字表，阳也，腑也。凡六淫之邪，袭于经络，而未入胃腑及脏者，皆属于表也。里，阴也，脏也。凡七情之气，郁于心腹之内，不能散越，饮食之伤，留于脏腑之间，不能流通，皆属于里也。虚者，元气之自虚，精神耗散，气力衰弱也；实者，邪气之实，由正气之本虚，邪得乘之，非元气之自实也。故虚者补其正气，实者泻其邪气。经曰所谓邪气盛则实，精气夺则虚。此大法也。

脉者，血气之先也。气血胜则脉胜，气血衰则脉衰，气血

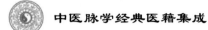

第
三
辑

热则脉数，气血寒则脉迟，气血微则脉弱，气血平则脉治。又长人脉长，短人脉短，肥人脉沉，瘦人脉浮。性急人脉急，性缓人脉缓。左大顺男，右大顺女。男子尺①脉常弱，女子尺脉常盛。此皆其常也，反之者逆《千金翼》云：人大而脉细，人细而脉大；人乐而脉实，人苦而脉虚；性急而脉缓，性缓而脉躁；人壮而脉细，人羸而脉大。此皆为逆，逆则难治。反此为顺，顺则易治。凡妇人脉，常欲濡弱于丈夫。小儿四五岁脉，呼吸八至，细数者吉。男左大为顺，女右大为顺。

脉贵有神东垣云：不病之脉，不求其神，而神无不在也。有病之脉，则当求其神之有无，如六数七极，热也；脉中有力，则有神矣，为泻其热。三迟二败，寒也；脉中有力，则有神矣，为去其寒。若数极、迟败中不复有力，为无神也，将何所恃邪？苟不知此，而遽泻去之，神将何所依而主邪？经曰：脉者，气血之先；气血者，人之神。善夫。

凡取脉之道，理各不同。脉之形状，又各非一。凡脉之来，不必单至，必曰浮而弦，浮而数，沉而紧，沉而细之类，将何以别之？大抵提纲之要，不出浮、沉、迟、数、滑、涩之六脉也浮为阳，轻手得之，而芤、洪、散、大、长、濡、弦，皆轻手而得之之类也。沉为阴，重手得之。而伏、石、短、细、牢、实，皆重手而得之之类也。迟者，一息脉二至，而缓、结、微、弱者，皆迟之类也。数者，一息脉六至，而疾、促，皆数之类也。或曰滑类乎数，涩类乎迟。然脉虽似而理则殊。彼迟数之脉，以呼吸察其至数之疏数②。此滑涩之脉，则其往来察其形状也。

机按：脉虽种种不同，而浮、沉、迟、数四脉可以统之，但识四脉，则诸脉之象可以类推。《难经》于《六难》专言浮沉，《九难》专言迟数，既以四脉为重。近世陈无择诸人亦皆言

---

① 尺：原作"赤"，据周本、《诊家枢要》改。后一"尺"字同。
② 数：周本作"密"。

浮、沉、迟、数可统诸脉，良有旨哉。浮之有力，为洪，为长，为革；浮之无力，为芤，为虚，为微，为濡，为散，皆浮脉所统也。沉之有力，为弦，为牢，为实；沉之无力，为短，为细，为弱；沉极为伏，皆沉之所统也。迟之有力，为缓，为结；迟之无力，为涩，为代，皆迟①之所统也。数之有力，为滑，为动，为紧；数之无力，为促，皆数之所统也。

脉之提纲，不出六字者，盖以其足以统夫表里阴阳，冷热虚实，风寒燥湿，脏腑血气也浮为阳，为表，诊为风，为虚；沉为阴，为里，诊为湿，为寒；实、迟为在脏，为寒，为冷；数为在腑，为热，为燥；滑为血有余，涩为气独滞也。人一身之变，不越乎此。能于是六脉之中以求之，则灾疾之在人者，莫能逃焉。一说浮有力主风，无力主虚；沉有力主积，无力主气；《三因方》为湿为实；沉有力主痛，无力主冷；数有力主热，无力主疮，为燥。

八段锦

第一，平铺三指阔初持脉时，不必便寻三部，且阔铺三指，从尺外臂内稍稍挪上探摸，要知皮肤端的，方可诊候三部。"十三难"曰脉数而尺之皮肤亦数等语。古人先诊视三部，然后参以尺之皮肤。尺之皮肤者，第三部尺中之外，臂肉内皮上也。此处不诊动脉，但探试皮肤，或数，或急，或缓，或涩，或滑，故以尺中皮肤言之。所以欲知尺之皮肤者，欲以此法先得其身之冷热，形之腴瘠，肤之疏密，则浅深内外久近之疾，可得而识也。丁氏曰：臂内数者，皮肤热；臂内急者，经络满实；缓者，肌肉消。愚故云：数，言臂肉皮肤热，便知病亦是热，皮肤不热者，病亦是不热。其他极冷与非冷非热，可以类推矣。急，言其肉实而皮急，是近病，营卫未消耗也。缓，言其肉皮宽，是久病，营卫已消耗也。涩，

---

① 迟：原作"沉"，据周本改。

言皮肤不滑泽，腠理闭，无汗然也。滑，言其润滑，腠理疏，汗多然也。古人言不尽意，举此五者言之，大意可见。或者不用三指，只以一指自上至下，逐部按之，未尝不可。然不可以得尺之皮肤，不足法也。尺之皮肤，或男或女，只看一手便见。

第二，三部准高骨 人两手掌后各有高骨。欲诊三部，先以中指揣得高骨，名为关上。既得高骨，微微抬起中指，以食指于高骨之前，取寸口脉。诊寸口毕，则微微抬起食指，再下中指，取关上脉。诊关上毕，复微微抬起中指，又下无名指于高骨之后，取尺中脉。诊候之时，不可正对患人，要随左右偏立两傍，慎容止，调鼻息，专念虑，然后徐徐诊候。若乖张失次，非法矣。一说，凡诊脉，以气息平定，方可下指。病者禁声勿言，医者闭息莫语，寂然敬静，绝无外听。初则浮按消息之，次中按消息之，次重按消息之，次上①竟消息之，次下竟消息之，次推指外消息之，次②推指内消息之。其详见前推移用指法。

第三，指法定宗源 崔、刘二师止以浮、沉、迟、数四脉，定风、气、冷、热四病，以概百病。原此四者止是杂症，若卒诊伤寒外感之疾，则有不可通者。今取仲景平脉法，参以崔、刘所传，庶几并用而无遗恨。其曰浮风，沉气，迟冷，数热，此祖《诀》论杂病者也。其曰浮在表，沉在里，迟在脏，数在腑，今所定伤寒诊法也。须要知得伤寒与杂症诊法，皆须以浮、沉、迟、数四脉为宗，而又各有其类，不可混淆。必得此诀，然后可读脉书，不然，则泛无统会也。

第四，通融叶③于一 以前法定得病症，又以病症参验前法，既因脉以知病，后随病以考脉，融会贯通，反复探讨，实得病名归一而后止。凡诊脉最难，有脉病相应者，有不相应者，有病病易愈之脉者，有治之而即瘥者，有治之而增剧者。大要以我简易，驭彼繁难；以我之一心，制彼之万变，此所谓通一举万之道也。

---

① 上：原作"重"，据周本改。
② 次：原脱，据文义及周本补。
③ 叶（xié）：合洽，同"协"。

第五，观形勿泥形《脉经》曰：五脏各有声色臭味，当与寸口尺内相应，其不相应者病也。是知观形察色，与寸口尺内相应，此古法也。谓如色青是肝病，当得弦而急肝脉之类。然仲景法又不止察五脏色脉而已，必观其起居动静及诸外症，可以望而知之者，要当目睹心推，洞见端的，方断吉凶，岂但察五脏、别五色而已哉。

第六，闻声不在声经云：闻而知之谓之圣。亦如察色，以五脏所主相参，故曰闻其五音以别其病，此亦几于拘泥。如中风不语为入脏，然有无故而喑，脉不至，不治自愈，为气暴逆者，虽与中风不语相似，而实不同。又如伤寒谵语，为阳明病，胃中有燥屎，当下则愈，与虚病谵语，正气脱绝，精神散乱，若下之，则为重虚。此处一差，祸如反掌。又曰声重咳嗽，固为寒邪，亦有风热上壅，及劳嗽失声而为肺痿难愈之症，症①同实异。然则听声之法，岂可以宫、商、角、徵、羽之五音，而定五脏之病哉？须将患人之言语声音，与病家来请语言，及他一切旁观物议，皆当审听，入耳注心，斯乃闻声之道，非古法所能尽也。

第七，发言须当理望闻问切，谓之神圣工巧。问症本第三法，切脉本第四法②，今世道不古，以切脉反居第一，以问视为最末。抱病不惟不言，虽再三询叩，终亦不告，反谓医拙。甚至有隐疾而困医者。医固为尔所困，不思身亦为医所困矣，果何所益哉？虽然，为医者亦须贵乎有学，大率诊视已毕。不可便指病名发言猝易，须从所得脉象说起，广引经书以为证据，然后由浅而深，说归病症，务要精当确实，不可支离狂妄。说证已毕，然后徐徐问其所苦，或论说未尽，使患者一一详告，却以彼说较吾所诊，或同或异而折衷之。如此则望闻问切四法兼全，彼我之间交相孚契，既无所惑，必收全功。

第八，慈悯济苍生孙思邈云：凡医治病，必须安神定志，无欲无求，不问贵贱贫富，视为一等，皆如至亲。亦不得瞻前顾后，自虑吉凶，护惜身命。见彼苦恼，若己有之，深加恻怆，勿避崄巇，一心救难，无存

---

① 症：原作"并"，据周本改。

② 法：原作"去"，据文义改。

形迹。如此，可谓慈悯济苍生太医。反此，则含灵巨贼。今考斯言，切中世医之病。衡阳罗氏云：今之医者，每每毁訾前医，惊恐病家，意图厚赂，尤为不仁之甚。昔皇子病瘈疭，国医莫能治，长公主因言钱乙起草野，有异能，立召入，进黄土汤而愈。神宗问此何以能愈斯疾，对曰：以土胜水，木得其平，则风自止，且诸医治亦将愈，小臣适逢其愈。上悦其对，擢太医丞。学人能以仲阳之心为心，则善矣。愚谓医本末技，若不谋利，不计功，则为仁人。苟患得患失，则无所不至矣，况用心不仁之人，自有果报。故于诊视之中，备述孙真人、钱医丞嘉言善行，以为吾徒勉。

怪脉

雀啄连来三五啄，

《脉经》曰：雀啄者，脉来数而疾绝，止复顿①来也。

《诊脉要诀》云：主脾元谷气已绝，胃气无所荣养。其脉来，指下连连凑指，数急殊无息数，但有进而无退，顿绝自去，良久准前又来，宛如鸡践食之貌，但数日之寿也。王叔和云：雀啄顿来而又住。

据此，云脾绝之脉。萧处厚谓之心绝，吴仲广谓之木脉，盖因顿木之说也。其说尤远，当以脾绝为是。

屋漏半日一点落，

《脉经》曰：屋漏者，其来既绝而止，时时复起，而不相连属也。王叔和云：屋漏将绝而复起。吴仲广云：脉来指下，按之极慢，一息之间，或来一至，若屋漏之水，滴于地上，而四畔②溅起之貌，主胃经已绝，谷气空虚，立死之候。据此，云胃绝。而萧处厚又谓心肺绝，何耶？

---

① 顿：原作"须"，据周本改。
② 畔：田地的界限。

弹石硬来寻即散，

《脉经》曰：脉来如弹石，去如解索者死。弹①石者，辟辟②急也。解索者，动数而随散乱，无复次序也。萧处厚谓肺绝之脉，吴仲广谓肝绝，当以谓肾绝为正③。盖石乃肾之本脉，合沉濡而滑，今真脉见，如弹石，劈劈然凑指，殊无息数，死无疑矣。一说，脉来指下如坚硬之物击于石，貌劈劈然无息数。

搭指散乱真解索，

解索见前弹石下。吴仲广云：解索脉者，其形见于两尺，脉来指下散而不聚，若分于两畔，更无息数，是精髓已耗，将死之候。

机按：《脉经》云来如弹石，去如解索，似通指一脉来去而言也。今此分为二脉，则与《脉经》相反矣，宜考之。

鱼翔似有一似无，

《脉经》云：鱼翔者，似鱼不行而但掉尾动头，身摇而久住者是也。王叔和云：鱼跃澄澄而迟疑掉尾。吴仲广云：脉来指下，寻之即有，泛泛高虚，前定而后动，殊无息数，宛如鱼游于水面，头不动而尾缓摇之貌，主肾与命门俱绝，卫气与荣气两亡，且占夕死。

虾游静中跳一跃。

《脉经》曰：虾游者，冉冉而起，寻复退没，不知所在，久乃复起，起辄迟而没去速者是也。王叔和云：虾游冉冉，而进退难寻。吴仲广云：脉来指下，若虾游于水面，沉沉不动，瞥然惊掉而去。将手欲趁，杳然不见，须臾于指下又来，良久准

---

① 弹：原脱，据文意补。
② 辟辟：形容脉象沉而坚，如以指弹石之感。
③ 谓肾绝为正：原作"谓肾绝"，据周本改。

前复去，如①虾游入水之形，瞥然而上，倏然而去，此是神魂已去之候。一说，是脾胃绝也。

　　　　　寄语医家仔细看，

　　　　　此脉一见休饵药。

矫世惑脉论 汪机撰

　　夫脉者，本乎营与卫也，而营行于脉之中，卫行于脉之外。苟脏腑和平，营卫调畅，则脉无形状之可议矣。或者六淫外袭，七情内伤，则脏腑不和，营卫乖谬，而二十四脉之名状，层出而叠见矣。是故风寒暑湿燥火，此六淫也。外伤六淫之脉，则浮为风，紧为寒，虚为暑，细为湿，数为燥，洪为火，此皆可以脉而别其外感之邪也。喜怒忧思悲恐惊者，此七情也。内伤七情之脉，喜则伤心而脉缓，怒则伤肝而脉急，忧则伤肺而脉涩，思则伤脾而脉结，恐则伤肾而脉沉，以至悲则气消而脉短，惊则气乱而脉动，此皆可以脉而辨其内伤之病也。然此特举其常，而以脉病相应者为言也。若论其变，则有脉不应病，病不应脉，变出百端，而难一一尽凭于脉矣。试举一二言之：张仲景云：脉浮大，邪在表，为可汗。若脉浮大，心下硬，有热，属脏者，攻之，不令发汗。此又非浮为表邪，可汗之脉也。又云：促脉为阳盛，宜用葛根黄芩黄连汤。若脉促厥冷为虚脱，非灸非温不可。此又非促为阳盛之脉也。又云：迟脉为寒，沉脉为里。若阳明脉迟，不恶寒，身体濈濈汗出，则用大承气，此又非诸迟为寒之脉矣。少阴病始得之，反发热而脉沉，宜麻黄细辛汤微汗之，此又非沉为在里之脉矣。凡此皆脉难尽凭之

----

　　① 如：原作"又"，据周本改。

明验也。若只凭脉而不问症，未免以寒为热，以表为里，以阴为阳，颠倒错乱，而夭人长寿者有矣。是以古人治病，不专于脉，而必兼于审症，良有以也。奈何世人不明乎此，往往有病讳而不言，惟以诊脉而试医之能否。诊之而所言偶中，便视为良医，倾心付托，笃意委任，而于病之根源，一无所告，药之宜否，亦无所审，惟束手听命于医，因循遂至于死，尚亦不悟，深可悲夫！彼庸俗之人，素不嗜学，不识义理，固无足怪，近世士大夫家，亦未免狃①于此习，是又大可笑也。夫定静安虑格物致知，乃《大学》首章第一义。而虑者，谓处事精详；格物者，谓穷致事物之理；致知者，谓推极吾之所知。凡此数事，学者必尝究心于此矣。先正②又曰：为人子者，不可以不知医，病卧于床，委之庸医，比之不慈不孝。夫望闻问切，医家大节目也。苟于临病之际，惟以切而知之为能，其余三事一切置而不讲，岂得为知医乎？岂得为处事精详乎？岂得为穷致事物之理，而推极吾之所知乎？又岂得为父而慈，为子而孝乎？且医之良，亦不专于善诊一节。苟或动静有常，举止不妄，存心而忠厚，发言而纯笃，察病详审，处方精专，兼此数者，亦可谓之良矣。虽据脉言症，或有少差，然一脉所主非一病，故所言未必尽中也。若以此而遂弃之，所谓以二鸡子而弃干城之将，乌可与智者道哉？姑以浮脉言之：《脉经》云：浮为风，为虚，为气，为呕，为厥，为痞，为胀，为满不食，为热，为内结等类，所主不下十数余病，假使诊得浮脉，彼将断其为何病耶？苟不兼之以望闻问，而欲的知其为何病，吾谓戛戛乎其难矣。古人以切居望闻问之后，则是望闻问之间，已得其病情矣，不过再诊其病，看病应与不应也。若病与脉应，则吉而易医；脉

---

① 狃（niǔ）：因袭，拘泥。
② 先正：泛指前代的贤人。

与病反，则凶而难治。以脉参病，意盖如此，曷尝以诊脉知病为贵哉！夫《脉经》一书，拳拳示人以诊法，而开卷入首便言观形察色，彼此参伍，以决死生，可见望闻问切，医之不可缺一也，岂得而偏废乎？噫！世称善脉莫过叔和，尚有待于彼此参伍，况下于叔和万万者耶！故专以切脉言病，必不能不至于无误也，安得为医之良？抑不特此，世人又有以《太素》脉而言人贵贱穷通者，此又妄之甚也。予尝考其义矣：夫太者，始也，初也，如太极、太乙之太；素者，质也，本也，如绘事后素之素。此盖言始初本质之脉也。始初本质之脉，果何脉耶？则必指元气而言也。东垣云：元气者，胃气之别名。胃气之脉，蔡西山所谓不长不短，不疏不数，不大不小，应手中和，意思欣欣，难以名状者是也。无病之人皆得此脉，以此脉而察人之有病无病则可，以此脉而察人之富贵贫贱则不可，何也？胃气之脉，难以形容，莫能名状，将何以为贵贱穷通之诊乎？窃视其书，名虽《太素》，而其中论述，略无一言及于"太素"之义，所作歌括，率多俚语，全无理趣。原其初志，不过托此以为徼利之媒。后世不察，遂相传习，莫有能辨其非者。或又为之语曰："太素"云者，指贵贱穷通禀于有生之初而言也。然脉可以察而知之，非谓脉名"太素"，予曰固也。然则"太素"之所诊者，必不出于二十四脉之外矣。夫二十四脉皆主病言，一脉见则主一病，贫富贵贱何从而察知哉？假如浮脉，其诊为风，使"太素"家诊之，将言其为风耶，抑言其为贵贱穷通耶？二者不可得兼。若言其为风，则其所知亦不过病也。若遗其病而言其为贵贱穷通，则是近而病诸身者尚不能知，安得谓之"太素"？则远而违诸身者，必不能知之也。盖贵贱穷通，身外之事，与身之血气了不相干，安得以脉而知之乎？况脉之变见无常，而天之寒暑不一，故四时各异其脉，不能必其久而不变。

是以今日诊得是脉，明日诊之而或非，春间诊得此脉，至夏按之而或否。彼"太素"者，以片时之寻按，而断人一生之休咎，殆必无是理。然纵使億则①屡中，亦是捕影捉蛇，仿佛形象，安有一定之见哉！噫，以脉察病，尚不知病之的，而犹待于望闻问切，况能知人之贵贱穷通乎！使脉而能知贵贱穷通，则周公之《易》、邵子之《数》、希夷之《相》、子平之《命》，皆不必作矣，何圣人之不惮烦也，何后世不从其脉之简便，而犹以卜占风鉴星命，而谈不绝口哉？且脉肇于岐黄，演于秦越，而详于叔和。遍考《素》《难》《脉》经，并无一字语及此者，非隐之也，殆必有不可诬者矣。若果如"太素"所言，古人当先为之矣，又何待后人之驰骋耶？巢氏曰：《太素脉》者善于相法，特假《太素》以神其术耳。诚哉言也，足以破天下后世之惑矣。又有善伺察者，以言话人，阴得其实，故于诊按之际，肆言而为欺罔。此又下此一等，无足论也。虽然，人禀天地之气以生，不能无清浊纯驳之殊。禀气之清者，则必形质清，血气清，而脉来亦清。清则脉形圆净，至数分明。吾诊乎此，但知其主贵与富而已。若曰何年登科，何年升授，何年招财，何年得子，吾皆不得而知矣。禀气之浊者，则必形质浊，气血浊，而脉来亦浊。浊则脉形重浊，至数混乱。吾诊乎此，但知其主贫与贱而已。若曰某时招晦，某时失财，某时损妻，某时克子，吾亦莫得而知矣。又有形浊而脉清者，此谓浊中之清，所主得意处多，而失意处少也。质清而脉浊者，此谓清中之浊，所主失志处多，而得志处少也。又有形不甚清，脉不甚浊，但浮沉各得其位，大小不失其等，亦主平稳而无大得丧也。富贵而寿，脉清而长；贫贱而夭，脉浊而促。其或清而促者，富贵而夭也；

---

① 億则：底本、周本均作"億则"，意为"臆测"。

浊而长者，贫贱而寿也。其他言有所未尽，义有所未备，学者可以准此而类推。是则吾之所谓以脉而知人富贵穷通者，一本于理而论也，岂敢妄为之说以欺人哉！噫，予所以著为是论者，盖以世之有言《太素脉》者，靡不翕然①称美，不惟不能以理折，又从而延誉之于人，纵使其言有谬，阴又与之委曲而影射，此所谓误己而误人者也，果何益之有哉？又有迎医服药者，不惟不先言其所苦，甚至再三询叩，终于默默。至有隐疾而困医者，医固为尔所困，不思身亦为医所困矣。吁，可慨也夫！此皆世之通患，人所共有，故予不得不详论之，以致夫叮咛之意，俾聋瞽者或有所开发焉。孟子曰：予岂好辩哉，予不得已也。

经曰：春伤于风，夏生飧泄；夏伤于暑，秋必痎疟；秋伤于湿，冬生咳嗽；冬伤于寒，春必病温。王安道注曰：四气之伤人，人岂能于未发病之前，预知其客于何经络、何脏腑，而成何病乎？及其既发病，然后可以诊候，始知其客于某经络、某脏腑，成某病耳。飧泄也，痎疟也，咳嗽也，温病也，皆是因其发动之时，形诊昭著，乃逆推之，而知其昔日致病之原，为伤风，伤暑，伤湿，伤寒耳，非是初受伤之时，能预定其必为此病也。

机按：四气所伤，入于皮肤之内，藏于经脉之中，宜其见于动脉，可以诊候而知也。而王氏所论，尚谓病若未发，难以诊候而知，彼富贵贫贱，天之命也，身外事也，非若邪气入于皮肤，藏于血脉也，乌可以脉而知之乎？王氏此论，足以破《太素》之谬矣，故并附之，以示来者。

论涩脉弦脉 出丹溪

脉之状不一，大率多兼见。人之病有四：曰寒，曰热，曰

---

① 翕然：一致。

虚，曰实。故学诊者亦必以浮、沉、迟、数为之纲，以察病情。初学者又以浮数为热，为有余；沉迟为寒，为不足。其间最难体认者，涩脉也；最费调治者，弦脉也。涩脉细而迟，往来难，且散，又曰短而止，皆是不足之象。得此脉者，固为寒，为湿，为血少，为气多，为污血，然亦有病热与实者，不可不知。或因多怒，或因忧郁，或因厚味，或因补剂，或因无汗，气腾血沸，清化为浊，老痰宿饮，胶固杂揉，脉道阻涩，亦见涩状。若重取至骨，来似有力且带数，以意参之于证，验之形气，但有热证，当作实热可也。医于指下见有不足之象，便以为虚为寒，用药热补，误人多矣。弦为春令之脉，非春时而见木为病也。五脏更相制伏，以防其太过。木为病，则肝邪盛矣。肝之盛，金之衰也；金之衰，火之炎也；火之炎，水之弱也。金不足以制木，则土病矣。考之诸家，皆曰弦者虚也，为反胃，为痛。沉弦为悬饮，弦长为积病。弦紧而细主癥，弦而伏主癥不治，弦急为腹痛，弦而钩主蜚尸①，弦小主寒痹，弦而大主半产漏下，亡血失精。双弦为寒，双弦而迟为心下坚。偏弦为饮。左寸弦，头痛；右寸弦，水走肠胃；左关弦，怒而血聚；右关弦，寒痛，四肢拘急。趺阳弦，肠痔下血；尺中弦，小腹痛，白肠挺核②。率是木邪风气，土极土败为病，先哲常言之矣。惟金因火伏，木寡于畏之论，尚未发明。倘非滋水以降火，厚土以养金，加以行湿散风导郁，为之辅佐，邪何由去，病何由安？况弦脉为病甚多，而治法又有隔二隔三之远，故不容不辨。若

---

① 蜚（fēi）尸：“蜚”通“飞”。
② 白肠挺核：原作"日肠捷核"，据《脉经》卷九第七改。白肠挺核，指子宫脱垂。"白肠"即子宫。

曰不然，夫弦属阳，而仲景列于五阴之数。至于叙六残贼①之脉，又以弦为之首，涩为之终，其意可见。又云痛疽而得浮洪弦数，气病脉也，岂可据此作热论？沉细弱涩，血病脉也，岂可据此作寒论？此万病之根本，非特痛疽而已。

机按：丹溪论涩弦二脉，及痛疽之脉主病，与诸家所主大不相侔。夫脉藏于血脉之中，形之于脉，宜其同也。何脉同而病异耶？此脉所以难凭，务须观形而审证也。噫，脉本以察病，而病尚难以脉决，彼富贵贫贱，乃外来假设之事，非藏于血脉中也，所谓赵孟所贵，赵孟能贱，岂得形之于脉而可以诊之乎？

脉大必病进论_{出丹溪}

脉，血之所为，属阴。大，洪之别名，火之象，属阳。其病得之于内伤者，阴虚为阳所乘，故脉大，当作虚多治之。其病得之于外伤者，邪客于经，脉亦大，当作邪胜治之。合二者而观之，皆病症方长之势也，谓之病进，不亦宜乎？

机按：脉之大一也，内伤得之，为虚多；外伤得之，为邪胜，便要审证。如此分别，不知太素家诊得此脉，亦将审其贵贱，而如此分别否乎？

脉说_{出东坡}

脉之难也，尚矣。至虚有实候，大实有羸状，差之毫厘，疑似之间，便有死生祸福之异，可不慎欤！病不可不谒医，医之明脉者，天下盖一二数，亦因其长而护其短耳。士大夫多秘所患，求诊以验医之能否，使索病于冥漠之中，辨虚实冷热于

---

① 残贼："残""贼"为同义复词，义均为伤害，败坏，如《孟子·梁惠王下》："贼仁者谓之贼，贼义者谓之残。"此处指脉象反映的病势。

疑似之间。医不幸而失，终不肯自谓失也。则巧饰遂非，以全其名。至于不救，则曰是固难治也。间有谨愿者，虽或因主人之言，复参以己之所见，两存而杂治，以故药之不效，此世之通患，而莫之悟也。吾平生求医，盖于平时默验其工拙，至于有疾而求疗，必先尽告以所患，使医了然知患之所在，虚实冷热，已定于中矣。然后求诊，则脉之疑似不能惑也。故虽中医①，治吾病常愈。吾求疾愈而已，岂以困医为事哉？

机按：东坡，有宋名人，尚不使医索病于脉者，盖以脉虚而病实者，脉实而病虚者，脉有不相应故也。吁，病且难凭于脉，而欲凭脉知富贵贫贱，宁不为东坡笑耶？

---

① 中医：医术中等的医生。

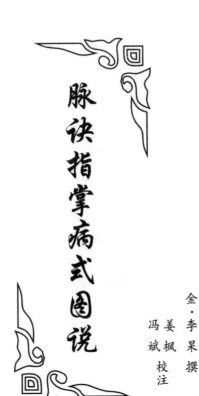

脉诀指掌病式图说

金·李杲 撰

姜枫 校注

冯斌 校注

内容提要

金·李杲撰。又名《脉诀指掌图》。一卷。全书以三部九候、五运六气、十二经脉等为理论依据，分三十余论阐述脉证诊法，辨析男女各种病脉之异同等，并附以大量图表说明。其中前部分用大篇幅着重论述了较多运气学说的内容，强调"脉虽识体状，又须推寻六气交变、南政北政、司天在泉"。后部分内容，则大量引用陈无择《三因极一病证方论》中的脉论，主张左为人迎，右为气口，以其应与不应来判断内外因；并论脉26种，依次以浮、沉、迟、数、虚、实、缓、紧、洪、细、滑、涩、弦、弱、结、促、芤、微、动、伏、长、短、濡、革、散、代为序。最后附有一些诊脉的歌诀等，如"分关前关后阴阳诗""诊脉截法断病歌""诊暴病歌"等。此外，书中批判了高阳生的《脉诀》，但仍袭取了《脉诀》的七表八里九道类脉法，并分三论进行了阐述。本书内容虽然有些零乱，但保存了部分宋元已佚脉书的内容，因此仍有一定的文献学价值。

本次整理，以明万历二十九年（1601年）新安吴勉学《古今医统正脉全书》本为底本。

目 录

脉诀指学病式图说

题丹溪重修脉诀

　　庄子曰：生非吾有也，乃天地之委和；性非吾有也，乃天地之委顺①。黄帝曰：人之生也，悬命于天，受气于地，气以成形，理亦赋焉②刘子曰民受天地之中以生③，故肖天地之形。天之阳在南而阴在北，故清阳之七窍皆见于面，浊阴之二窍皆出于下；地之阳在北而阴在南，故三阳之脉皆聚于背，三阴之脉聚于胸腹。况乎脉者，天地之元性。男子之寸脉盛而尺脉弱者，肖乎天也；女子之尺脉盛而寸脉弱者，肖乎地也。秦越人乃以男子生于寅，女子生于申，三阳从天生，三阴从地长，谬之甚矣④，遂令百犬吠声⑤，流至于今，千有余年，莫有能正⑥其谬者。独先生以神明之资，洞烛物理，乃推本律法，混合天人，而著论辟⑦之，使千载之误，一旦昭明，岂不韪⑧哉？

岁在戊申⑨门生龙丘叶英题

---

　　① 生非……委顺：语本《庄子·知北游》。委和，自然所赋予的和顺之气；委顺，义与"委和"同。

　　② 人之……赋焉：此引文所出不详。《素问·宝命全形论》有类似经文："人生于地，悬命于天，天地合气，命之曰人。"

　　③ 刘子曰民受天地之中以生："刘子"即刘康公，名季子，东周诸侯国刘国开国君主。"民受天地之中以生"语出《左传·成公十三年》。

　　④ 秦越人……甚矣：秦越人即战国时期著名医家扁鹊。序言中秦越人之论，与文献记载有异，如《难经·十九难》"男子生于寅，寅为木，阳也；女子生于申，申为金，阴也"语，未见"三阳从天生，三阴从地长"之语；《类证活人书》卷二有"三阳从地长，故男子尺脉常沉；三阴从天生，故女子尺脉常浮"语，但却阴阳相反。

　　⑤ 百犬吠声：典出汉代王符《潜夫论·贤难》，比喻不辨事情真相，随声附和。

　　⑥ 正：原作"王"，据万历本、尚德堂本及千顷堂本改。

　　⑦ 辟：驳斥。

　　⑧ 韪（wěi）：正确。

　　⑨ 戊申：明宪宗成化八年，即1472年。

论脉法配天地

　　昔轩辕黄帝之体天治民也，使伶伦截嶰谷①之竹，作黄钟律管，以候天之节气，以观其太过不及，修德以禳②之命。岐伯取气口作脉法，以候人之动气，以察其太过不及，设九针药石以调之，故黄钟之数九分，气口之数亦九分。律法曰：天地之数，始于一，终于十，其一三五七九为阳，九者阳之成数也，其二四六八十为阴，十者阴之成数也。黄钟者，阳声之始也，阳气之动也，故其数皆九。分寸之数具于声气之元，不可得而见，及断竹为管，吹之而声和，候之而气应，然后寸之数始形焉。此阳唱而阴和，男行而女随。邵子曰阴者阳之影，故脉之动也，阳得九分而盛，阴得一寸而弱，其吻合于黄钟者，以民受天地之中以生，故肖天地之形，且天地之道，阳健而阴顺，阳强而阴弱，阳明而阴晦。天不足西北，故西北倾而东南昂③，人肖之，左耳目明于右耳目，在上者法乎天；地不满东南，故东南陷下而西北垅起，人肖之，右手足强于左手足，在下者法乎地。天之阳在南而阴在北，故男子寸脉盛而尺脉弱；地之阳在北而阴在南，故女子尺脉盛而寸脉弱，肖天地之阴阳也。声音律吕，无不然者。黄钟者，气之先兆，故能测天地之节候。气口者，脉之要会，故能知人命之死生，实为医学之先。维④流注一身而变化万端，皆欲取之三部九候之中，其难也可知矣。世之俗医，

----

① 嶰（xiè）谷：嶰溪（地名）之山谷。
② 禳（ráng）：祈祷消除灾殃。
③ 昂：古同"仰"，气势盛之意。
④ 维：语气词，用于句首。

诵高阳生之妄作①，欲以治病求十全之效，其不杀人几希矣。凡我同志宜精宜明。然以习俗既久，姑从旧，以寸、关、尺分三部，详列手图于后。

男女手脉之图

男子寸脉恒盛，尺脉恒弱，阳在寸，阴在尺也；女子尺脉恒盛，寸脉恒弱，阳在尺，阴在寸也。

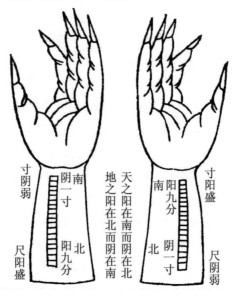

三部九候图说

三部者，从鱼际至高骨一寸，名曰寸口，自寸至尺名尺泽，故曰尺中，寸后尺前名曰关。阳出阴入，以关为界。又云：阴

---

① 妄作：无知而任意胡为。

得尺内一寸，阳得寸内九分①。从寸口入六分为关分，从关分又入六分为尺分，故三部共得一寸九分。

九候浮中沉

一部分三候，三三为九候。

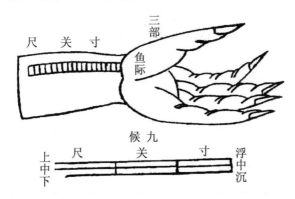

上候浮：初下指与皮毛相得者，为肺之部。

中候中：轻按之与血脉相得者，为胃之部。

下候沉：重按之与筋骨相得者，为肾之部。

学诊例

凡欲诊脉，先调自气，压取病人息，以候其迟数、过与不及，所谓以我医彼，智与神会，则莫之敢违。

凡诊脉，须先识脉、息两字。脉者神也，息者气也，脉不自动，为气使然，所谓长则气治，短则气病也。

---

① 阴得……九分：语出《难经·二难》。

凡诊脉，须识人迎、气口，以辨内外因。其不与人迎、气口相应，为不内外因，所谓关前一分，人命之主。

凡诊脉，须先识五脏、六经本脉，然后方识病脉。岁主脏害①，气候逆传，阴阳有时，与脉为期，此之谓也。

凡诊脉，须认取二十四字名状②，与关前一分相符；推说证状，与病者相应，使无差忒③，庶可依原治疗。

手式寸尺内外图说

左心小肠肝胆肾，右肺大肠脾胃命。
心与小肠居左寸，肝胆同归左关定。
肾脉元在左尺中，却与膀胱腑相应。
肺与大肠居右寸，脾胃脉从右关认。
心包右尺配三焦，此是医家真要领。

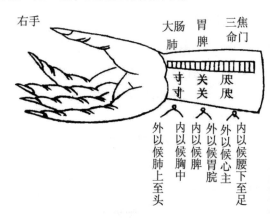

————————

① 脏害：伤害五脏。

② 二十四字名状：即"七表八里九道"。七表，河芤滑实弦紧洪；八里，微沉缓涩迟伏濡弱；九道，细数动虚促结代革散。

③ 差忒（tè）：差错，误差。

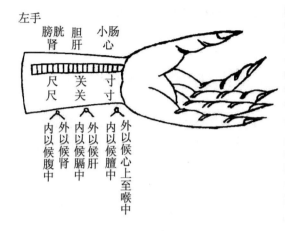

左手

膀胱　胆　小肠
肾　　肝　心

尺　关　寸
尺　关　寸

内以候腹中
外以候肾
内以候肝
外以候膈中
内以候膻中
外以候心上至喉中

右五脏所属寸尺部位

左寸，外以候心，内以候膻中；右寸，外以候肺，内以候胸中。

左关，外以候肝，内以候膈中；右关，内以候脾，外以候胃脘①。

左尺，外以候肾，内以候腹中；右尺，外以候心主，内以候腰。

释曰：五脏六腑，十二经络，候之无逾三部。要之前布六经，乃候淫邪入自经络而及于脏腑，后说五脏，乃候七情内郁，自脏腑出而应于经，内外之辨，颖然②明白，学诊之士，当自此始。外因虽自经络而入，必及于脏腑，须识五脏六腑所在。内因郁满于中，亦必外应于经，亦须循经说证，不可偏局执见。

---

① 内以……胃脘：原作"外以候脾，内以候胃脘"，据万历本、尚德堂本、千顷堂本及《素问·脉要精微论》改。

② 颖然：卓越的样子，此处有极其清楚之义。

第
三
辑

故经云：上竟上，胸喉中事也，下竟下，腰足中事也①。不可不通。

阴阳相乘覆溢关格图说

《难经》曰：脉有太过，有不及，有阴阳相乘，有覆有溢，有关有格，何谓也？丹溪先生曰：阴乘阳则恶寒，阳乘阴则发热②。

关之前者，阳之动③也，脉当见九分而浮，过者法曰太过，减者法曰不及，太过、不及者病。遂上逆寸为溢，为外关内格，此阴乘阳之脉也。经曰：阴气太盛，则阳气不得相营也。以阳气不得营于阴，阴遂上出而溢于阳之分，为外关内格也。外关内格，谓外闭而不下，阴从内出而格拒其阳，此阴乘阳位之脉也。

关以后者，阴之动也，脉当见一寸而沉，过者法曰太过，减者法曰不及，太过、不及者病。遂下入尺为覆，为内关外格，此阳乘阴之脉也。经曰：阳气太盛，则阴气不得相营也。以阴气不得营于阳，阳遂下陷而覆于尺之分，为内关外格。内关外格，谓阴内闭而不上，阳从外入以格拒其阴，此阳乘阴位之脉也，故曰覆溢。而覆者如物之覆，由上而倾于下也，溢者如水之溢，由下而逆于上也，是其真脏之脉，人不病而死也。

---

① 上竟上……事也：语出《素问·脉要精微论》。上竟上：指尺肤上部尽处之上（的脉搏），在肘弯处。下竟下：指尺肤下部尽处之下（的脉搏），在寸部之前近手鱼际处。

② 丹溪……发热：此引文所出不详。

③ 动：波动（的部位）。

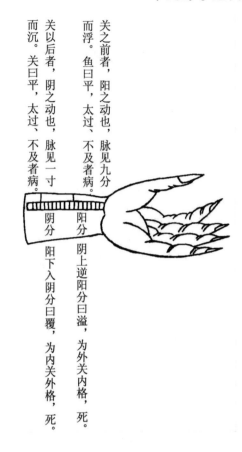

关之前者，阳之动也，脉见九分而浮。鱼曰平，太过、不及者病。

阳分

阴上逆阳分曰溢，为外关内格，死。

关之后者，阴之动也，脉见一寸而沉。关曰平，太过、不及者病。

阴分

阳下入阴分曰覆，为内关外格，死。

论分按人迎、气口左右图说

《脉赞》① 曰：关前一分，人命之主，左为人迎，右为气口，神门决断，两在关后。故曰人迎紧盛则伤于寒，气口紧盛则伤于食。此人迎、气口所以为内伤外感之辨，学医之士岂可

---

① 《脉赞》：当为《脉法赞》。早期脉学著作，原书已佚，其佚文见《脉经》卷一。

不深察而究明之也？

左手人迎图

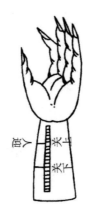

左为人迎，以候天之六气风寒暑湿燥热之外感者也。人迎浮盛则伤风，紧盛则伤寒，虚弱则伤暑，沉细则伤湿，虚数则伤热，皆外所因，法当表散渗泄则愈。

右手气口图

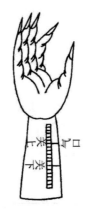

右为气口，以候人之七情喜怒忧思悲恐惊内伤之邪。其喜则脉散，怒则脉激①，忧则脉涩，思则脉结，悲则脉紧，恐则脉沉，惊则脉动，皆内所因，看与何部相应，即知何脏何经受病，方乃不失病机，法当温顺以消平之。

　　其余②诊按表里、名义、情状，姑如后说。但经所述，谓神者脉之主，脉者血之府，气者神之御，脉者气之使，长则气治，短则气病，数则烦心，大则病进，文藻虽雅，义理难明，动静之辞，有博有约。博则二十四字不滥丝毫，约则浮沉迟数总括纲纪，辞理粲然③。浮为风为虚，沉为湿为实，迟为寒为冷，数为热为燥。风湿寒热属于外，虚实冷燥属于内，内外既分，三因须别，学者宜详览，不可惮④烦也。

总论脉式

　　经云：常以平旦，阴气未动，阳气未散，饮食未进，经脉未盛，络脉调匀，乃可诊有过⑤之脉。或有作为⑥，为停食顷，俟定乃诊。师亦如之。

　　释曰：停宁俟之，即不拘于平旦，况仓卒病生，岂特平旦？学者知之。

　　经云：切脉动静而视精明，察五色，观五脏有余不足，六腑强弱，形之盛衰，可以参决死生之分。

　　释曰：切脉动静者，以脉之潮会，必归于寸口，三部诊之。

---

　　① 激：急剧的，强烈的。
　　② 余：原作"如"，据万历本、尚德堂本及千顷堂本改。
　　③ 粲（càn）然：明白的样子。
　　④ 惮（dàn）：怕。
　　⑤ 有过：有病。
　　⑥ 作为：活动。

左关前一分为人迎，以候六淫外伤，为外所因。右关前一分为气口，以候七情内郁，为内所因。推其所自，用背经常①为不内外因。三因虽分，犹乃未备。是以前哲类分二十四字，所谓七表、八里、九道，虽名状不同，证候差别，皆以人迎一分而推之，与三部相应而说证，则万无一失也。

陈氏②辨三脏本脉息数尺度

人之脉者，乃血之隧道也，非气使则不能行，故血为脉，气为息，脉息之名，自是而分。呼吸者，气之橐籥③；动应者，血之波澜。其经以身寸度之，计十六丈二尺。一呼脉再动④。呼吸定息脉五动，闰以太息则六动。一动一寸，故一息脉行六寸，十息六尺，百息六丈，二百息十二丈，七十息四丈二尺。计二百七十息，漏水下二刻，尽十六丈二尺，营周一身。百刻之中得五十营，故曰脉行阳二十五度，行阴亦二十五度也。息者以呼吸定之，一日计一万三千五百息。呼吸进退，既迟于脉，故八息三分三毫三厘，方行一寸，八十三息三分三毫，行一尺，八百三十三息三分，行一丈，八千三百三十三息，行十丈，余六丈二尺，计五千一百六十七息，通计一万三千五百息，方行尽一十六丈二尺。经络气周于一身，一日一夜，大会于风府者是也。脉，神也，阳也，阳行速，犹太阳之一日一周天；息，气也，阴也，阴行迟，犹太阴之一月一周天。如是则应周天之

---

① 推其所自，用背经常：根据推断，有悖于常理的。

② 陈氏：即陈言，南宋医学家，撰《三因极一病证方论》。

③ 橐籥（tuó yuè）：指的是古代冶炼时用以鼓风吹火的装置，比喻肺主气，司呼吸，调节气机的功能。《道德经·第五章》："天地之间，其犹橐籥乎？虚而不屈，动而愈出。"

④ 动：万历本、尚德堂本及千顷堂本于此后有"一吸脉亦再动"。

常度，配四时之定序。

春肝脉弦细而长，夏心脉浮大而洪，长夏脾脉软大而缓，秋肺脉浮涩而短，冬肾脉沉濡而滑，各以其时而候旺相①休囚②，脉息无不及太过之患。故曰平人以五脏六腑皆禀气于胃③，故脉以胃气为本，气以黄色为生，取其资成也。合本脏气三分，参以弦洪缓涩沉，则为平脉。若真脏脉见，则不从矣，参以形色，广加后说。

右手足六经之图

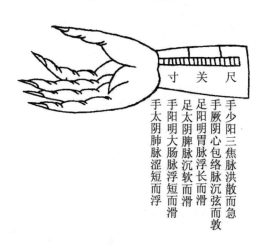

寸　关　尺

手少阳三焦脉洪散而急
手厥阴心包络脉沉弦而敦
足阳明胃脉浮长而滑
足太阴脾脉沉软而滑
手阳明大肠脉浮短而滑
手太阴肺脉涩短而浮

心合小肠肝合胆，脾连于胃肾膀胱。

心包元向三焦配，肺脏还归对大肠。

---

① 旺相：命理术语。

② 休囚：命理术语。失时，失运。

③ 平人……于胃：语本《灵枢·五味论》。

左手足六经之图

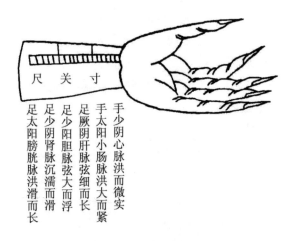

尺　关　寸

足太阳膀胱脉洪滑而长
足少阴肾脉沉濡而滑
足少阳胆脉弦大而浮
足厥阴肝脉弦细而长
手太阳小肠脉洪大而紧
手少阴心脉洪而微实

　　足厥阴肝脉在左关上，弦细而长；足少阴肾脉在左尺中，沉濡而滑；足太阴脾脉在右关上，沉软而缓；足少阳胆脉在左关上，弦大而浮；足阳明胃脉在右关中，浮长而滑；足太阳膀胱脉在左尺中，洪滑而长；手厥阴心主包络在右尺[1]中，沉弦而敦[2]；手少阴心脉在左寸口，洪而微实；手太阴肺脉在右寸口，涩短而浮；手少阳三焦脉在右尺中，洪散而急；手阳明大肠脉在右寸口，浮短而滑；手太阳小肠脉在左寸口，洪大而紧。此手足阴阳六经脉之常体，及其消息盈虚，则变[3]化不测，运动密移，与天地参同，彼春之暖为夏之暑，彼秋之忿为冬之怒，四变之动，脉与之应者，乃气候之至脉也。

---

① 右尺：原作"尺右"，据万历本、尚德堂本及千顷堂本改。

② 敦：厚道骂厚，此指脉象厚实有力。

③ 变：原作"理"，据万历本、尚德堂本及千顷堂本改。

《素问》六气主合至脉

十二月大寒至二月春分，为初之气，厥阴风木主令。

经云：厥阴之至其脉弦。一云沉短而散。

春分至四月小满，为二之气，少阴君火主令。

经云：少阴之至其脉钩。一云紧细而微。

小满至六月大暑，为三之气，少阳相火主令。

经云：少阳之至大而浮。一云乍疏①乍数，乍短乍长。

大暑至八月秋分，为四之气，太阴湿土主令。

经云：太阴之至其脉沉。一云紧大而长。

秋分至十月小雪为五之气，阳明燥金主令。

经云：阳明之至短而涩。一云浮大而短。

小雪至十二月大寒，为六之气，太阳寒水主令。

经云：太阳之至大而长。

本脉至脉，虽识体状，又须推寻六气交变、南政北政②、司天在泉③。

少阴之脉，应与不应，详细而推知，万无一失矣。

己丑、己未二岁，太阴司天，少阴在左，少阳在右，故左寸脉不应。

---

① 乍疏：原本无，据万历本、尚德堂本及千顷堂本补。

② 南政北政：运气说术语。旧注谓五运之中，以上为君，故甲、己之岁，土运为君，君居南面而施政，谓之南政；其他乙、丙、丁、戊、庚、辛、壬、癸八干之年，君居臣位，北面而朝，谓之北政。惟清代陆儋辰《运气辨》认为亥、子、丑、寅、卯、辰年为南政，巳、午、未、申、酉、戌年为北政。

③ 司天在泉："泉"字原脱，据尚德堂本、千顷堂本补。运气说术语，意为掌握天上的气候变化。

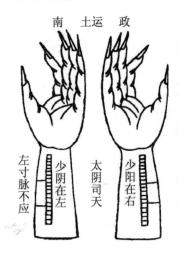

上己丑己未南政太阴司天脉图。

辰、戌二岁，太阴在泉，少阴在右，少阳在左，故右尺脉沉细不应。

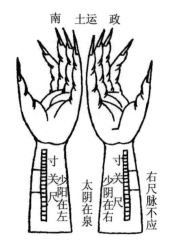

上甲辰甲戌南政太阴在泉脉图。

巳、亥二岁，厥阴司天，太阳在左，少阴在右，右手寸口脉沉细不应。

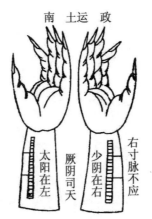

上己巳己亥南政厥阴司天脉图。

寅、申二岁，厥阴在泉，太阳在右，少阴在左，左手尺脉沉细不应。

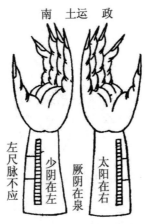

上甲寅甲申南政厥阴在泉脉图。

子、午二岁，少阴司天，厥阴在左，太阴在右，两手寸脉俱沉细不应。

南　土运　政

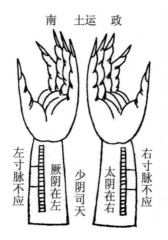

左寸脉不应　厥阴在左　少阴司天　太阴在右　右寸脉不应

上甲子甲午南政少阴司天脉图。

卯、酉二岁，少阴在泉，太阴在左，厥阴在右，故两手尺脉俱沉细不应。

南　土运　政

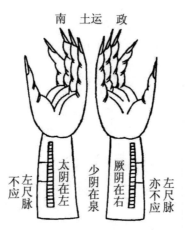

左尺脉不应　太阴在左　少阴在泉　厥阴在右　左尺脉亦不应

上己卯己酉南政少阴在泉脉图。

丑、未二岁，太阴司天，少阴在左，少阳在右，两手尺脉俱不应。

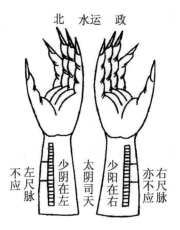

上乙丑辛丑丁未癸未岁北政太阴司天脉图。

辰戌二岁，太阴在泉，少阳在左，少阴在右，左手寸口脉不应。

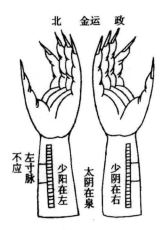

上丙辰庚辰戊戌壬戌岁北政太阴在泉脉图。

巳、亥二岁，厥阴司天，太阳在左，少阴在右，左手尺脉不应。

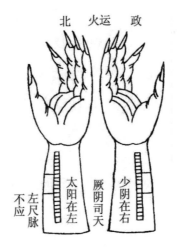

北　火运　政

太阳在左

厥阴司天

少阴在右

左尺脉

不应

上乙巳辛巳丁亥癸亥北政厥阴司天脉图。

寅、申二岁，厥阴在泉，少阴在左，太阳在右，左寸脉不应。

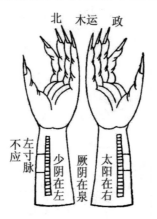

北　木运　政

少阴在左

厥阴在泉

太阳在右

左寸脉

不应

上丙寅庚寅戊申壬申岁北政厥阴在泉脉图。

岁当阳明司天，少阴在泉①，法当两尺脉沉细不应而反浮大，

① 阳明司天，少阴在泉：司天，在泉，乃运气术语。司天象征在上，主上半年的气运情况；在泉象征在下，主下半年的气运情况。

两寸脉当浮大而反沉细，是太阳与少阴相反。经云：尺寸反者死。

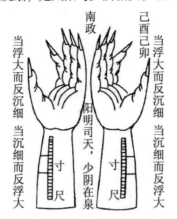

上己酉己卯南政尺寸脉反之图。

岁当阳明在泉，少阴司天，法当两寸沉细不应而反浮大，两尺脉当浮大而反沉细，是阳明与少阴尺寸相反。经云：尺寸反者死。

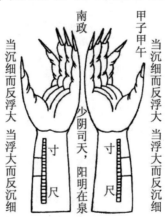

上甲子甲午二岁尺寸相反脉图。

北政阳明司天，少阴在泉，法当两寸沉细不应而反浮大，两尺脉当浮大而反沉细，是阳明与少阴尺寸相反。经云：尺寸反者死。

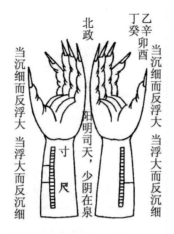

上乙卯丁卯癸酉辛酉尺寸相反厥图。

北政少阴司天，阳明在泉，法当两尺沉细不应而反浮大，两寸脉当浮大而反沉细，是阳明与少阴尺寸相反。经云：尺寸反者死。

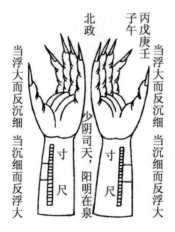

上丙子庚午戊子壬午尺寸相反脉图。

南政少阳在右，少阴在左，左寸脉当沉细不应而反浮大，右寸脉当浮大而反沉细不应，是谓左右交。经云：左右交者死。

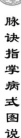

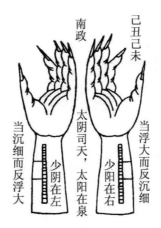

上己丑己未左右脉交之图。

　　南政少阳在左，少阴在右，右尺脉当沉细不应而反浮大，左尺脉当浮大而反沉细，是谓左右交，少阴在右而交于左。

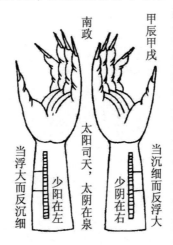

上甲辰甲戌左右脉交之图。

　　南政太阳在左，少阴在右，右寸脉当沉细不应而反浮大，左寸脉当浮大而反沉细不应，是谓左右交，少阴在右而交于左。

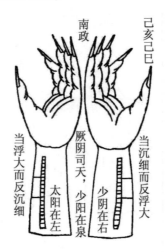

上己亥己巳左右脉交之图。

南政太阳在右，少阴在左，左尺脉当沉细不应而反浮大，右尺脉当浮大而反沉细不应，是谓左右交，少阴在左而交于右。

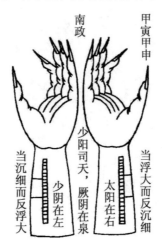

上甲寅甲申左右脉交之图。

北政太阳在左，少阴在右，右寸脉当沉细不应而反浮大，左寸脉当浮大而反沉细，是谓左右交，少阴在右而交于左。

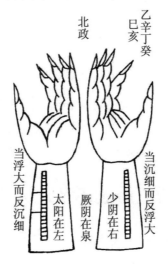

上乙巳丁巳辛亥癸亥左右脉交之图。

辨七情郁发五脏变病脉法

右手关前一分为气口者，以候人之脏气郁发与胃①气兼并，过与不及，乘克传变，必见于脉者，以食气入胃，淫精于脉，脉皆自胃气出，故候于气口。经曰：五脏皆禀于胃。胃者五脏之本，脏气不能自致于手太阴，必因胃气而至。邪气胜，胃气衰，则病甚；胃气绝，真脏独见，则死。假如：

春，肝脉弦多胃少曰肝病，但弦无胃气曰死。

夏，心脉洪多胃少曰心病，但洪无胃气曰死。

长夏，脾脉濡多胃少曰脾病，但濡无胃气曰死。

---

① 胃：原脱，据下文及《三因极一病证方论》卷一补。

秋，肺脉涩多胃少曰肺病，但涩无胃气曰死。

冬，肾脉沉多胃少曰肾病，但沉无胃气曰死。

天地草木无土气不生，人无胃气则死。夫胃气者，和缓不迫之状。

若其乘克相胜，虽有胃气，而春有涩脉微见者秋必病，涩甚者为今病；夏有沉脉微见者冬必病，沉甚者为今病；长夏有弦脉微见者春必病，弦甚者为今病；秋有洪脉微见者长夏必病，洪甚者为今病；冬有濡脉微见者夏必病，濡甚者为今病。

辨五脏过不及之为病

观夫太过不及，脉之大要①，迫近而散，不可失机，审而调之，为上工矣，学者不可不审察也。

春，肝脉合②弦细而长，太过则实强，令善怒，忽忽③眩冒④巅疾，不及则微虚，令人胸痛引背，两胁胠⑤满。

夏，心脉合洪而微实，太过则来去皆盛，令身热肤痛，为浸淫，不及则来不盛去反盛，令人心烦，上咳唾，下泄气。

长夏，脾脉合沉而濡长，太过则如水之流，令四肢不举，不及则如鸟之喙⑥，令人九窍不通，名曰重强⑦。

---

① 大要：此有根本，重点之意。

② 合：应该。

③ 忽忽：恍惚，迷糊。

④ 眩冒：证名。又称冒眩、眩晕，指头昏重而眼前发黑欲倒的感觉。

⑤ 胠（qū）：腋下。

⑥ 喙（huì）：原作"啄"，据《素问·玉机真脏论》改。

⑦ 重强（zhòng qiáng）：强上加强之意。此有五脏脏气重叠，气机不和顺，则导致机体九窍不通。

秋，肺脉合浮而短涩，太过则中坚傍①虚，令逆气背痛，愠愠②然，不及则毛而微，令人呼吸少气，下喘声。

冬，肾脉合沉而紧实，太过则有如弹石，令解㑊③脊痛，少气不能言，不及则来去如数，令人心悬如饥，䏚④中清，脊中痛，少腹满，小便变。

人之五脏，配木火土金水，以养魂、神、意⑤、魄、志，而生怒、喜、思、忧、恐。故因怒则魂门弛张，木气奋激，肺金乘之，脉弦涩；因喜则神延融溢⑥，火气赫羲⑦，肾水乘之，脉沉散；因思则意舍不宁，土气凝结，肝木乘之，脉弦弱；因忧则魄户不闭，金气涩聚，心火乘之，脉洪短；因恐则志室不遂，水气旋却⑧，脾土乘之，脉沉缓。

此盖五情动以不正，侮所不胜。经所谓不恒其德⑨，恃其能乘而侮之，甚则所胜来复，侮反受邪，此之谓也。

凡怒则魂门弛张，木气奋激，侮其脾土，甚则子金乘其肝虚，来复母仇，克其肝木，是谓侮反受邪，肝脉反涩。涩者，肺金也。是犹吴王夫差之争盟侮楚，精锐悉行，国内无备，越王勾践乘其虚而伐之，遂以破吴。吴本侮楚，而越竟破之，侮反受邪，即此义也。

---

① 傍：通"旁"。

② 愠愠（yùn yùn）：忧郁不舒貌。

③ 解㑊（yì）：古病名，为血虚有热，寒热不时之证。

④ 䏚（miǎo）：季胁之下，夹脊两旁空软处。

⑤ 意：原作"气"，据万历本、尚德堂本、千顷堂本及《三因极一病证方论》卷一改。

⑥ 融溢：融合充满。

⑦ 赫羲：炎暑炽盛的样子。

⑧ 却：回转。

⑨ 不恒其德：语出《易经·恒卦》。意为不能恒久保持自己的德行。

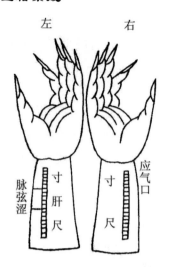

凡喜则神延融溢，火气赫羲，侮其肺金，甚则子水乘其心虚，来复母仇，克其心火，是谓侮反受邪，心脉反沉。沉者，肾水脉也。故喜甚有暴中之患，而暴怒亦有暴中之患，皆此意也。

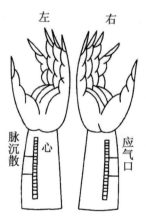

凡久思则意舍不宁，土气凝结，侮其肾水，甚则子木乘其

脾土虚，来复母仇，克其脾土，是谓侮反受邪，脾脉反弦。弦者，肝脉也。

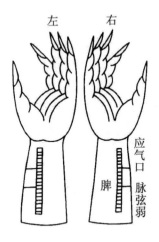

凡久忧则魂户不闭，金气涩聚，侮其肝木，甚则子火乘其肺虚，来复母仇，克其肺金，是谓侮反受邪，肺脉反洪。洪者，心火脉也。

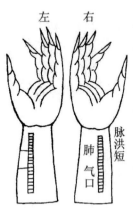

凡多恐则志室不遂，水气旋却，侮其胞络之火，甚则子土

第
三
辑

乘其肾虚，来复母仇，克其肾水，是谓侮反受邪，肾脉反濡。濡者，脾土脉也。

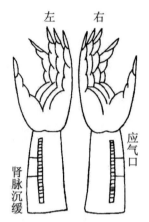

凡悲则伤肺，故肺脉自虚。经曰悲则气消，脉虚。心火来乘，金气日销①，故悲则泪下。或因寒，饮食之气上逆，留于胸中，留而不去，久为寒中。或曰肺金乘肝木而为泪。

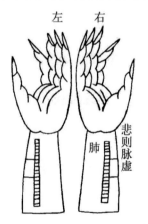

① 日销：万历本、尚德堂本及千顷堂本作"自虚"。销，通"消"。

凡惊则气乱。惊则肝气散乱，乘其脾土，故小儿惊则泻青。大人惊则面青者，肝血乱而下降，故青，其肝脉亦乱。一曰惊则肝气乘心，大惊者心脉易位①向里，惊气入心者多尿血也。

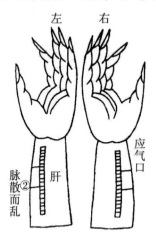

　　传授胜克流变，又当详而论之。故经云：五脏受气于其所生，传之于其所胜，气舍③于其所生，死其所不胜。如：

　　肝受气于心，传之于脾，气舍于肾，至肺而死。

　　心受气于脾，传之于肺，气舍于肝，至肾而死。

　　脾受气于肺，传之于肾，气舍于心，至肝而死。

　　肺受气于肾，传之于肝，气舍于脾，至心而死。

　　肾受气于肝，传之于心，气舍于肺，至脾而死。

　　则知肝死于肺，候之于秋，庚日笃④，辛日死。余图⑤于后。

---

　　① 易位：改变位置，此指受惊后脉象向里改变位置。

　　② 散：原作"乱"，据万历本、尚德堂本及千顷堂本改。

　　③ 舍：留。

　　④ 笃（dǔ）：病重。

　　⑤ 图：原文为图示，故曰。

肝候于秋，庚日笃，辛日死，舌卷卵缩①。

心候于冬，壬日笃，癸日死，面黑如黧。

脾候于春，甲日笃，乙日死，肉满唇反②。

肺候于夏，丙日笃，丁日死，皮枯毛折。

肾候于长夏，戊日笃，己日死，齿长而枯，发无润泽。

又如：

甲乙日则寅卯时死。

丙丁日则巳午时死。

戊己日则辰戌丑未时死。

庚辛日则申酉时死。

壬癸日则子亥时死。

凡一日之中，又分五时，以别死时之早晏③。且脾病甲日病笃，乙日死，则死于寅卯时，以脾属土，日时俱属木，重木克土，故死于此时，此内伤脏病之传次也。然暴病卒发者，不必泥于传次也。或传化不以次入者，乃忧恐悲怒喜思惊七情并伤于令，不得以其次传，所以令人大病。此五脏传变之指要，学者不可不知也。

辨六淫外伤六经受病脉图说

左手关前一分为人迎者，以候天之寒暑燥湿风热中伤于人，其邪自经络而入，以迎纳之，故曰人迎。前哲方论谓太阳为诸阳主，凡感邪例自太阳始，以此考寻经意，似若不然。风喜伤

---

① 舌卷卵缩："卵"原作"卯"，据千顷堂本改。病名，指在上部舌卷曲不伸，在下部则阴囊收缩不的病证。

② 唇反：病状名，指口唇外翻的症状，为脾气将绝的重病败象。

③ 晏（yàn）：迟。

肝，寒喜伤肾，暑喜伤心包，湿喜伤脾，热伤心，燥伤肺，以暑热一气，燥湿同源，故不别论，以类推之，风当自少阳入，湿当自阳明入，暑当自三焦入，寒却自太阳入。故经云阴为之主，阳与正①，别②于阳者，知病从来，此之谓也。经云：修以俟天，所以立命也。由是古人调其脏气而淫邪不入，故先七情而后六淫。经云：学诊之士，必先岁气③。故运气又先之，以其次第也。

足太阳伤寒，左手尺中与人迎皆浮紧而盛。浮者足太阳脉也，紧者伤寒脉也，盛者病进也。其证头项腰脊痛，无汗恶寒，不恶风。

足太阳膀胱经脉之图

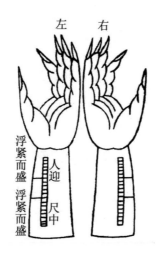

足阳明伤湿，右手关上与人迎皆涩细而长。涩者足阳明脉

---

① 阳与正：《素问·阴阳离合论》作"阳予之正"四字。

② 别：辨别。

③ 岁气：一年的气候。

也，细者伤湿脉也，长者病袭也。其证关节疼痛，重痹而弱，小便涩秘，大便飧泄。

阳明胃经之图

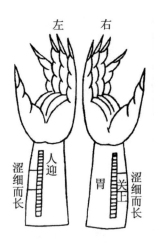

足少阳伤风，左手关上与人迎皆弦浮而散。弦者足少阳脉也，浮者伤风脉也，散者病至也。其证身热，恶风自汗，项强胁满①。

少阳胆脉之图

手少阳伤暑，右手尺中与人迎皆洪虚而数。洪者手少阳脉也，虚者伤暑脉也，数者病增也。其证身热恶寒，头痛，状如伤寒，烦渴。

————

① 项强胁满：原作"身重胃满"，据万历本、尚德堂本、千顷堂本及《三因极一病证方论》卷一改。

左　右

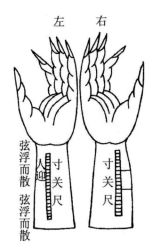

弦浮而散

弦浮而散

人迎　寸关尺

寸关尺

少阳三焦经脉之图

左　右

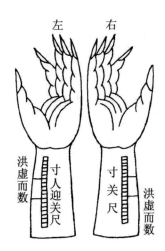

洪虚而数

寸人迎关尺

寸关尺

洪虚而数

足太阴伤湿，右手关上与人迎皆濡细而沉。濡者太阴脉也，细者湿脉也，沉者病著也。其证身热①脚弱，关节头痛，冷痹胀满。

太阴脾经之图

足少阴伤寒，左尺中与人迎皆沉紧而数。沉者足少阴脉也，紧者伤寒脉也，数者病传也。其证口燥舌干而渴，背恶寒，反发热倦怠。

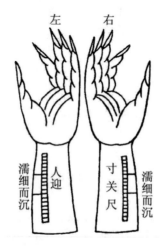

少阴肾经之图

足厥阴伤风，左关上与人迎皆弦弱而急。弦者厥阴脉也，弱者风脉也，急者病变也。其证自汗恶风而倦，小腹急痛②。

---

① 热：《三因极一病证方论》卷一作"重"，义胜。
② 痛：千顷堂本作"满"。

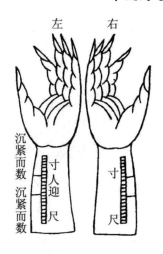

左　　右

沉紧而数　沉紧而数

寸人迎尺

寸尺

厥阴肝经之图

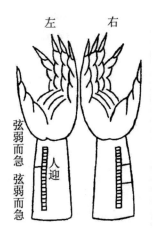

左　　右

弦弱而急　弦弱而急

人迎

　　手厥阴心包伤暑，右尺中与人迎皆沉弱而缓。沉者心包脉也，弱者伤暑也，缓者病倦也。其证往来寒热，状如疟，烦渴眩晕，背寒面垢。

厥阴心包络之图

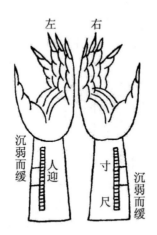

　　此以上分布六经，感伤外邪之脉也。除燥热外叙此四气，揭图于下，以为宗兆，使学者易见，不必再三伸问。若其传变，自当依六经别论，详究所伤，随经说证，对证施治，以平为期。或热燥伤心肺，亦当依经推明理例调治。如四气兼并，六经交错，亦当随其脉证，审处别白，或先或后，或合或并，在络在经，入表入里，四时之动，脉与之应，气候以时，自与脉期。微妙在脉，不可不察，察之有纪，从阴阳始，始之有经，从阴阳生，此之谓也。

　　吾尝观洛书图，火七在西方，金九居南位者，则西南二方为燥热之气明矣，况乎离为兵戈，兑主杀伐？平治之世，生气流行，雨旸①以时，兆民乂安②，恶有斯气？唯淆乱之世，生气

---

① 旸（yì）：当作"旸（yáng）"。旸，晴天。
② 乂（yì）安：太平无事。乂，安定。

消息①，燥热逆行，五谷不登，山川焦枯，鬼神罔妥，灾疢②繁兴。予目击壬辰首乱③已来，民中燥热者，多发热痰结咳嗽，重以医者不识时变，复投半夏、南星，以益其燥热，遂至嗽血，骨④涩逆涌，咯吐不已，肌肉干枯而死者多矣。平人则两寸脉不见，两尺脉长至半臂。予于《内外伤辨》言之备矣，今略具数语，以足成书，为六气全图。

少阴太阴心肺二经伤燥热脉图

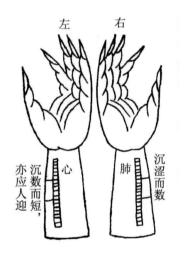

---

① 消息：停止，平息。

② 灾疢（chèn）：犹灾恙。疢，热病，亦泛指病。

③ 壬辰首乱：指金哀宗天兴元年（1232），蒙古军进围金都汴京（今开封），哀宗出逃。

④ 骨：千顷堂本作"滑"，丹波元胤《中国医籍考》作"痰"。

辨不内外因五用乖违①病证

察脉必以人迎、气口分内外所因者，乃学诊之要道也。所以《脉赞》云：关前一分，人迎主之。然既有三因，固不可尽，详而考之，于理自备。且如疲极筋力，尽神度量，饮食饥饱，叫呼走气，房室劳逸，及金疮踒折②，虎狼毒虫，鬼疰③客忤④，鬼压⑤溺水等，外非六淫，内非七情，内外不收，必属不内外。虽汉论⑥曰：人迎紧盛伤于寒，气口紧盛伤于食。殊不知饮食入胃，能助发宿蕴。其所以应于气口者，正由七情郁发，因食助见，本非宿食能应气口。且如：

宿食$\left\{\begin{array}{c}阳\\阴\end{array}\right\}$则脉$\left\{\begin{array}{c}浮大而微涩\\数而滑实⑦\end{array}\right\}$宿食$\left\{\begin{array}{c}不化\\成瘕\end{array}\right\}$脉则$\left\{\begin{array}{c}沉紧\\沉重\end{array}\right\}$皆伤胃也

宿食窒塞，则上部有脉，下部无脉，其人当吐，不吐者死。此等名证，何曾应于气口？又如疲极筋力，其脉弦数而实，筋痛则动，皆伤肝也；凝思则滑，神耗则散，皆伤心也；弦诵⑧耗气，气⑨濡而弱，叫呼走气，脉散而急，皆伤肺也；房劳失精，

---

① 乖违：背离，违背，反常，颠倒。

② 踒（wō）折：犹骨折。踒，扭伤。

③ 鬼疰（zhù）：病名。指身体虚弱之人，忽被病邪所击引起的心腹刺痛，或闷绝倒地如中恶状，其患瘥后余气不歇，时有发动，乃至于死。疰，有灌注和久住之意，多指具有传染性和病程长的慢性病。

④ 客忤（wǔ）：证名。此证多于小儿，多因小儿神气未定，卒见生人或突闻异声，见异物，引起惊吓甚或面色变易。

⑤ 鬼压：病名。又称鬼魇、梦魇。

⑥ 汉论：未查见该书名。其后引文语本《灵枢·五色》。

⑦ 宿食……滑实：《三因极一病证方论》卷一作"宿食脉，有浮大而微涩者，有数而滑实者，在阴则涩，在阳则滑"。

⑧ 弦诵：指弦歌和诵读，泛指授业、诵读之事。

⑨ 气：《三因极一病证方论》卷一作"脉"，义胜。

两尺脉浮散，男子遗精，女子半产，弦大而革，皆伤肾也。上件明文，气口何与？况脏寒蛔厥，脉自微浮，及为肾①滑；胃虚不食，其脉必缓，亦有微濡；五饮停伏，浮细而滑；久蓄沉积，沉细而软；形虚自汗，脉皆微濡；挥霍变乱，脉自沉伏；僵仆坠下，脉则细滑；蹉折伤损，瘀血在内，痈瘕癥癖，并五内作痛，脉皆弦紧；中寒痼结，脉则迟涩；五积六聚，食饮痰气，伏留不散，隧道节滞，脉皆促结；三消热中，尺中洪大；癫狂神乱，关上洪疾；气实脉浮，血实脉滑，气血相搏，脉亦沉实；妇人妊娠，脉则和滑。

辨祟脉

凡鬼祟②附着之脉，两手乍大乍小，乍长乍短，乍密乍疏，乍沉乍浮。阳邪来见，一脉则浮洪；阴邪来见，脉则沉紧。鬼疰客忤，三部皆滑，洪大袅袅，沉沉泽泽③，但与病证不相应者，皆五尸④鬼邪遁疰⑤之所为也。又如遁尸⑥、尸疰⑦，脉沉而不至寸，或三部皆紧急，如诊得此等脉证，虽与人迎气口相应，亦当分数推寻，三因交结，四季⑧料简⑨，所谓箄⑩内箄外，

---

① 肾：《三因极一病证方论》卷一作"紧"，义胜。

② 鬼祟：脉证名。

③ 泽泽：分解离散貌。

④ 五尸：道教谓藏于五脏中的五种邪魅。

⑤ 遁（dùn）疰：病名。指体虚之人感受邪毒之气，毒停经络脏腑间而致四肢沉重，腹内刺痛，发作无时，病也无定，停遁不瘥的病证。

⑥ 遁尸：病名。指一种突然发作，以心腹胀满刺痛、喘急为主症的危重病证。

⑦ 尸疰：亦作"尸注"。病名。指痨瘵病，即肺结核。

⑧ 季：原作"句"，据万历本、尚德堂本及千顷堂本改。

⑨ 料简：亦作"料拣""料柬"。选择；拣择。

⑩ 箄（pái）：万历本、尚德堂本、千顷堂本作"俾"。《三因极一病证方论》卷一作"单"，义胜。

第
三
辑

不内不外，亦内亦外，亦不内外。脉理微妙，艺能难精，学然后知所因，此之谓也。然形于朕兆①，堕于数义，未有不学而能者，未有学而不成者，宜留心焉。人如忽见异像，惊惑眩乱，脉多失次；急虚卒中，五脏闭绝，脉不往来；譬如堕溺，脉不可察，与夫金疮跌折、顿走血气，脉亦无准。学者当看外证，不必拘脉。

辨脉体名状

浮者，按之不足，举之有余，与人迎相应则风寒在经，与气口相应则营血虚损。

沉者，举之不足，按之有余，与人迎相应则寒伏阴经，与气口相应则血凝腹脏。

迟者，应动极缓，按之尽牢，与人迎相应则湿②寒凝滞，与气口相应则虚冷沉积。

数者，去来促急，一息数至，与人迎相应则风燥热烦，与气口相应则阴虚阳盛。

虚者，迟大而软，按之豁然③，与人迎相应则经络伤暑，与气口相应则荣卫失④本。

实者，按举有力，不疾不迟，与人迎相应则风寒贯经，与气口相应则气血壅脉。

缓者，浮大而软，去来微迟，与人迎相应则风热人脏，与气口相应则怒极伤筋。

---

① 朕兆：征兆。
② 湿：原作"温"，据千顷堂本及《三因极一病证方论》卷一改。
③ 豁（huò）然：开阔的样子。此处指手按上去有空虚乃至陷下的感觉。
④ 失：原作"走"，据万历本、尚德堂本及千顷堂本改。

紧者，动转无常，如纫箪线①，与人迎相应则经络伤寒，与气口相应则脏腑作痛。

洪者，来之至大，去之且长，与人迎相应则寒壅诸阳，与气口相应则气攻百脉。

细者，指下寻之，来往如线，与人迎相应则诸经中湿，与气口相应则五脏凝涩。

滑者，往来流利，有如贯珠，与人迎相应则风痰潮溢，与气口相应则涩饮凝滞。

涩者，参五不调②，如雨沾沙，与人迎相应则风湿寒痹，与气口相应则津汗血枯。

弦者，端紧径急③，如张弓弦，与人迎相应则风走疰痛，与气口相应则饮积溢疼。

弱者，按之欲绝，轻软无力，与人迎相应则风湿缓纵，与气口相应则筋绝痿弛。

结者，往来迟缓，时止更来，与人迎相应则阴散阳生，与气口相应则积阻气节。

促者，往来急数，时止复来，与人迎相应则痰壅阳经，与气口相应则积留胃腑。

芤者，中空傍实，如按慈葱④，与人迎相应则邪壅吐衄，与气口相应则荣虚妄行。

微者，极细而软，似有若无，与人迎相应则风暑自汗，与气口相应则微阳脱泄。

---

① 纫箪线：连接竹筏的绳索。纫，连接。箪，竹筏。形容脉象紧张大有力。

② 参（sān）五不调：诊脉术语。即参伍不调、三五不调。表示脉象或三而止，或五而停，艰涩不畅，如轻刀刮竹。

③ 径急：捷速。

④ 慈葱：葱之一种。《本草纲目》第二十六卷："冬葱即慈葱……其茎柔细而香，可以经冬。"

动者，在关如豆，厥厥不行①，与人迎相应则寒疼冷痛，与气口相应则心惊胆寒。

伏者，沉伏不出，着骨乃得，与人迎相应则寒湿痼闭，与气口相应则凝思凝神。

长者，往来流利，出于三关，与人迎相应则微邪自愈，与气口相应则脏气平治②。

短者，按举似数，不及本部，与人迎相应则邪闭经脉，与气口相应则积遏脏气。

濡者，按之不见，轻手乃得，与人迎相应则寒湿散漫，与气口相应则殒泄缓弱。

革者，沉伏实大，如按鼓皮，与人迎相应则中风暑湿，与气口相应则半产脱精。

散者，有阳无阴，按之满指，与人迎相应则淫邪脱泄，与气口相应则精血败耗。

代者，脏绝中止，余脏代动。无问内外所因，得此必死。

辨七表脉病证浮芤滑实弦紧洪

浮为在表，为风应人迎，为气应气口，为热，为痛，为呕，为胀，为痞，为喘，为厥，为内结，为满不食。浮大为鼻塞，浮缓为不仁，浮大长为风眩癫疾，浮滑疾为宿食，浮大而涩为宿食滞气，浮短为肺伤诸气，浮滑为走刺、为饮，浮细而滑为伤饮，浮滑疾紧为百合病，浮数为大便坚、小便数，浮紧为淋、为癃闭。

芤主血，寸芤为吐血，微芤为衄血，关芤为大便出血、为

---

① 厥厥不行：厥，即顿、短之意。
② 平治：太平安定。

肠痛，尺尢为下焦虚、小便出血。

滑为吐，为满，为咳，为热，为伏痰，为宿食，为蓄血，为经闭，为鬼疰，为血气俱实。滑散为瘫缓，滑数为结热，滑实为胃热，和滑为妊娠，滑而大小不匀必吐，为病进，为泄痢①，滑而浮大，小腹痛，尿②则阴中痛，小便亦然。

实为热，为呕，为痛，为气塞，为喘咳，为大便不禁。实紧为阴不胜阳，为胃寒，为腰痛。

弦为寒，为痛，为饮，为疟，为水气，为中虚，为厥逆，为拘急③，为寒癖。弦紧为恶寒，为疝瘕，为癖，为瘀血；双弦胁急痛；弦而钩为胁下刺痛；弦长为积，随左右上下。

紧为寒，为痛头、骨、肉等，为咳，为喘，为满。浮紧为肺有水；紧滑为蛔动，为宿食，为逆吐；紧急为遁尸④；紧数为寒热。

洪为胀，为满，为痛，为热，为烦。洪实为癫；洪紧为痈疽，为喘急，亦为胀；洪大为祟；洪浮为阳邪来见。

辨八里脉病证

微为虚，为弱，为衄，为呕，为泄，为亡汗，为拘急。微弱为少气，为中寒。

沉为在里，为实，为水，为寒，为喘，为癥，为瘕。沉弱为寒热；沉细为少气，臂不能举；沉滑为风水，为下重；沉紧

---

① 为泄痢：原脱，据万历本、尚德堂本、千顷堂本及《三因极一病证方论》卷一补。痢，古通利。即泄泻。

② 尿：原作"弱"，据《三因极一病证方论》卷一改。

③ 拘急：证名，肢体牵引不适有紧缩感，屈伸不利之证。

④ 遁尸：病名。指一种突然发作，以心腹胀满刺痛、喘急为主症的危重病证。

为上热下冷；沉重而直前绝者，为瘀血；沉重而中散，为寒食成瘕；沉重不至寸，徘徊绝者为遁尸；沉紧为悬饮；沉迟为痼冷；沉重为伤暑发热。

缓为在下，为风，为寒，为弱，为痹，为疼，为不仁，为气不足，为眩晕。缓而滑为热中；缓而迟为虚寒相搏，食冷则咽痛。

涩为少血，为亡汗，热气不足，为逆冷，为下痢，为心痛。涩而紧为痹，为寒湿①。

迟为寒，为痛。迟而涩为癥瘕咽酸②。

伏为霍乱，为疝瘕，为水气，为溏泄，为停痰③，为宿食，为诸气上冲，为恶脓贯肌。

濡为虚，为痹，为自汗，为气弱，为下重。濡而弱为内热外冷自汗，为小便难。

弱为虚，为风热，为自汗。

辨九道脉病证

细为气血俱虚，为病在内，为积，为伤湿，为后泄，为寒，为神劳，为忧伤过度，为腹满。细而紧为癥瘕积聚，为刺痛；细而滑为僵仆，为发热，为呕吐。

数为热，为虚，为吐，为痛，为烦渴，为烦满。

动为痛，为惊，为痹④，为泄，为恐。

---

① 湿：万历本、尚德堂本及千顷堂本于其后有"涩细为大寒"五字。

② 咽酸：证名。又称吞酸、酸咽。酸：万历本、尚德堂本及千顷堂本于其后有"迟滑为胀，迟缓为寒"八字。

③ 痰：原作"食"，据万历本、尚德堂本、千顷堂本及《三因极一病证方论》卷一改。

④ 痹：《三因极一病证方论》卷一作"挛"。

虚为寒，为虚，为脚弱①，为食不消化，为伤暑。

促，《脉经》并无文。

释曰：其促有五：一曰气，二曰血，三曰饮，四曰食，五曰痰。但脏热则脉数，以气血痰饮留滞不行则止促，止促非恶脉也。

结为痰，为饮，为血，为积，为气。

释曰：气寒脉缓则为结，数则为促。虽缓数不同，结亦当如促脉，分则可也。

散，《脉经》无文。

释曰：六腑气绝于内，则手足寒，上气；五脏气绝于内，则下利不禁，甚者不仁，其脉皆散②，散③则不聚，病亦危矣。

革为满，为急，为虚寒相搏，妇人半产漏下。

释曰：革者革也，固结不移之状。三部应之，皆危脉也。

代者，一脏绝，他脏代至。

释曰：代，真④死脉，不分三部，随应皆是。

如前所说，凡例皆本圣经，学者当熟读，令心开眼明，识取体状，然后交结互究，与夫六经外感，五脏内伤，参以四时旺相，依各部位，推寻所因，必使了然不疑，方为尽善。其如随病分门，诸脉诸证，尤当参对详审。如是精研，方可为医门万分之一，否则倚傍圣教，欺妄取财，为含灵之臣贼，幸祈勉旃⑤。

---

① 脚弱：证名。指脚膝软弱之证，包括脚气和气脚。

② 散：原作"数"，据万历本、尚德堂本、千顷堂本及《三因板一病证方论》卷一改。

③ 散：原作"数"，据万历本、尚德堂本、千顷堂本及《三国极一病证方论》卷一改。

④ 真：原作"其"，据《三因极一病证方论》卷一改。

⑤ 勉旃（zhān）：努力。

诗曰：

浮芤滑实弦紧洪，名为七表属阳宫。

微沉缓涩迟并伏，濡弱为阴八里同。

细数动虚促结散，代革同归九道中。

在经在腑并在脏，识得根源为上工。

分关前关后阴阳诗

掌后高骨号为关，傍骨关脉形宛然①。

次第推排寸关尺，配合天地人三元。

关前为阳名寸口，尺脉为阴在关后。

阳弦头痛定无疑，阴弦腹痛何方走。

阳数即吐兼头痛，关微即泻肠中吼。

阳实应知面赤风，阴微盗汗劳兼有。

阳实大滑应舌强，关数脾热并口臭。

阳微浮弱定心寒，关滑食注脾家咎。

关前关后别阴阳，察得病源为国手。

定息数诗

先贤切脉论太素，周行一身五十度。

昼则行阳自阴出，夜则行阴自阳入。

昼夜各行二十五，上合天度为常则。

血荣气卫定息数，一万三千五百息。

此是平人脉行度，太过不及皆非吉。

---

① 宛然：委曲顺从的样子。

一息四至平无他，更加一至身安和。
三迟二败冷为甚，七数六极热生多。
八脱九死十归墓，十一十二魂已去。
一息一至元气败，两息一至死非怪。
我今括取作长歌，嘱汝心通并意解。

六极脉 又名六绝脉，皆死脉

雀啄连来四五啄，屋漏半日一点落。
弹石来硬寻即散，搭指散满如解索。
鱼翔似有一似无，虾游静中忽一跃。
寄语医家仔细看，六脉见一休下药。

辨男女左右手脉法图序

　　昔炎帝之拯民疾也，参天地，究人事，以立脉法。嗟乎！脉者先天之神也，故其昼夜出入，莫不与天地等。夫神，寤①则出于心而见于眼，故脉昼行阳二十五度，寐则栖于肾而息于精，而②脉夜行阴亦二十五度。其动静栖息，皆与天地、昼夜、四时相合。且以天道右旋而主乎生化，则男子先生右肾，右属阳，为三魂降，精气赤以镇丹田，故男子命脉在右手尺部；地道左旋主乎成物，则女子先生左肾，左属阴，为七魄降，真气黑以镇子宫，故女子命脉在左手尺部。

　　若男子病，右尺部命脉好，病虽危不死；若女子病，左尺部命脉好，病虽危亦不死。天之阳在南而阴在北，故男子寸脉

---

① 寤（wù）：睡醒。
② 而：万历本、尚德堂本、千顷堂本作"故"。

盛而尺脉弱，阳在寸阴在尺也；地之阳在北而阴在南，故女子尺脉盛而寸脉弱，阳在尺阴在寸也。阳强阴弱，天之道也，非反也，反之者病，故男得女脉为不足，女得男脉为太过。左得之病在左，右得之病在右。

男左女右者，地之定位也，非天也。盖人立形于地，故从地化。楚人尚左者，夷道①也，他②道也。故男子左脉强而右脉弱，女子则右脉强而左脉弱。天以阴为用，故人之左耳目明于右耳目，地以阳为使，故人之右手足强于左手足，阴阳互用也，非反也。

凡男子诊脉必先伸左手，女子诊脉必先伸右手。男子得阳气多，故左脉盛，女子得阴气多，故右脉盛，若反者，病脉也。男子以左尺为精腑，女子以右尺为血海，此天地之神化也，所以别男女、决死生者也。苟不知此，则男女莫辨，而生死瞢然③矣。于是列图于下，以诏④来者。李希范⑤曰：近年以来，人心巇险⑥，习俗刁薄，有玉手莹净男子，往往居帏帐之中，面目蒙蔽，伸手求诊，粗工受欺，遂致嗤笑。噫！昔诸葛公尝以巾帼妇人之服遗司马将军，天下耻之，况乎甘心卧帏帐作妇人以自欺耶？斯亦不足称也矣。

---

① 夷道：语出《老子·四十一章》。夷道，平坦的大道，引申为按客观规律办事。夷，平坦。

② 他：万历本、尚德堂本及千顷堂本作"地"。

③ 瞢（méng）然：糊里糊涂的样子。瞢，目不明。

④ 诏（zhào）：告诉，告诫。

⑤ 李希范：名駉，字子野，号晞范子，南宋医家，临川（今江西抚州）人，撰有《难经句解》《脉诀集解》《脉髓》等，今存《难经句解》。

⑥ 巇（xī）险：形容艰险、险恶。巇，险恶，险峻。

傍通五脏法

	肝胆	心小肠	脾胃	肺大肠	肾膀胱
脏	肝	心	脾	肺	肾
腑	胆	小肠	胃	大肠	膀胱
象	木	火	土	金	水
王	春	夏	长夏、四季	秋	冬
绝	秋	冬	春	夏	长夏、四季
色	青	赤	黄	白	黑
性	暄①/仁	暑/礼	兼静②/信③	凉/义	凛④/智
音	角	徵	宫	商	羽
味	酸	苦	甘	辛	咸
臭	膻	焦	香	腥	腐
候	眼	舌	唇	鼻	耳
养	筋	血	肉	皮毛	骨
液	泣	汗	涎	涕	唾
声	呼	笑	歌	哭	呻
气	嘘	呼	呵	咽	吹欠

---

① 暄（xuān）：温暖。

② 兼静：体静而兼寒热温凉之气，统生长收藏之化。又《素问·五运行大论》作"静兼"。

③ 信：原作"言"，据千顷堂本改。

④ 凛：原作"禀"，据万历本、尚德堂本及千顷堂本改。

(续表)

不足	悲	忧	利，少气	息	厥
有余	怒	笑不止	胀溢	喘嗽	肠泄
平脉	弦	洪	缓	浮短	沉
贼脉	涩	沉	弦	洪	缓
死	庚辛日	壬癸日	甲乙日	丙丁日	戊己日

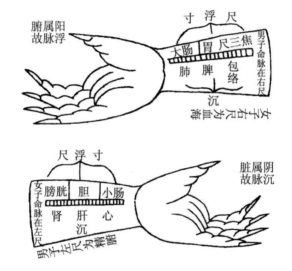

心经脉图①

心属火，故脉洪。

本宫脉洪。

---

① 图：原文采用图表方式排版以图片形式，所以为"图"，下同。

脉微：主心嘈①，料生风，用泻心补胃②；与肝同微，左手不举。

脉弦：数主心经热，头痛，夜狂言，舌强；与肾同弦，小肠气痛；紧数主中风之证。

脉实：主烦闷，气急；有止代，壬癸日死矣。

脉滑：主呕吐；沉缓主胸膈，怒气，痛，可利大便。

肝经脉图

肝属木，故脉弦。

本宫脉弦。

主血气败，眼下泪，内障，刺酸；微甚弦，风心同故；加脉沉洪，主痢；与肾同微③，手足厥冷。

脉洪：浮数，眼上生翳；沉数，眼赤痛，亦主瘫疬风病。

脉缓：饮食拒，刺酸，腹痛④。

脉实：主刺酸；数主翻胃，潮热，眼赤，盗汗；止代，庚申辛酉日时死。

脾经过宫脉图

脾属土，故脉缓，一作濡。

本宫脉缓。

---

① 嘈：杂乱。

② 胃：万历本、尚德堂本及千顷堂本作"肾"。

③ 败……与肾同微：原脱，据万历本、尚德堂本及千顷堂本补。加，千顷堂本作"如"。

④ 拒刺酸腹痛：原脱，据万历本、尚德堂本及千顷堂本补。

脉洪：女人得，平和，主有孕；又主倦怠，潮热，脾困①。

脉实：实数主胃热，口臭，脾困拒心，刺酸翻胃，潮寒及潮热。

脉弦：主脾寒，好睡②；浮，腹胀；沉，有积，腹痛；止代死，在甲寅乙卯日时死。

脉微：胃气不生，饮食不思，气胀不消。

肺经过宫脉图

肺属金，故脉涩。

本宫脉涩。

脉弦③：浮数主头痛，气喘急。

脉缓：主虚邪，鼻塞；浮迟，吐；沉迟，主怒气，痛。

脉洪：主劳倦，潮热；大数④，中风，鼻燥⑤；浮洪沉滑，主吐泻⑥；止代，丙丁日时死。

脉实：主潮热潮寒，冷嗽痰涎，劳倦，胸膈痛；浮数，秘结；浮迟，泻实下痢；与肝同肾数，或有肠痈。

肾经过宫脉图

肾属水，故脉实。

本宫脉实。

---

① 女人得……脾困：原脱，据万历本、尚德堂本及千顷堂本补。
② 睡：原脱，据万历本、尚德堂本及千顷堂本补。
③ 弦：原脱，据万历本、尚德堂本及千顷堂本补。
④ 大数：原脱，据万历本、尚德堂本及千顷堂本补。
⑤ 燥：万历本、尚德堂本及千顷堂本作"塞"。
⑥ 浮洪沉滑主吐泻：原脱，据万历本、尚德堂本及千顷堂本补。

脉缓：主腹痛，血浊；沉缓，吐，头痛①；止代，戊巳日时死。

脉洪：洪主和，男孕；数而洪，赤白浊，耳鸣，血脉不调；沉洪，腰痛；浮洪，吐血，虚。

脉微：主血脉不调，血带，阴汗、湿，遗精不②禁，气不升降，脚冷痛，小便多；与脾同微，败血不止③。

脉弦：主小便赤，小腹痛，头疼；浮数，腹胀；数，患热淋；与肝同弦，劳浊带下；弦长，为梦泄。

包络过宫脉图

包络属相火，故脉实。

本宫脉实。

脉弦：赤浊带下；弦且数，赤淋，小便不通。

脉缓：浮缓，小便多，数主渴；沉缓，腰痛，带下，数主渴。

脉洪：数主渴，虚汗。

脉微：小便多，冷气，生④痛。

脉虚：转筋⑤，白浊下。

---

① 沉缓吐头痛：原脱，据万历本、尚德堂本及千顷堂本补。

② 血带……不：原脱，据万历本、尚德堂本及千顷堂本补。

③ 微……止：原脱，据万历本、尚德堂本及千顷堂本补。

④ 生：千顷堂本作"主"。

⑤ 转筋：多指腓肠肌挛急，是津液脱失的一种症状。证名，肢体筋脉牵制掣拘挛，痛如扭转。

论五脏沉迟数应病诗

左手心部

浮数沉迟热瞀腾①，浮迟腹冷胃虚真。
沉数狂言并舌强，沉迟气短力难成。主气不相接续。

肝部

浮数患风筋即抽，浮迟冷眼泪难收。
沉数疾生常怒气，沉迟不睡损双眸。

肾部

浮数劳热小便赤，浮迟听重浊来侵。
沉数腰疼生赤浊，沉迟白浊耳虚鸣。

右手肺部

浮数中风兼热秘，浮迟冷气泻难禁。
沉数风痰并气喘，沉迟气弱冷涎停。

脾部

浮数龈宣并盗汗，浮迟胃冷气虚膨。
沉数热多并口臭，沉迟腹满胀坚生。

---

① 瞀腾：形容模模糊糊，神志不清。

包络部

浮数精泄三焦热，浮迟冷气浊难任。
沉数渴来小便数，沉迟虚冷小便频。

诊脉截法断病歌

左右手脉诗十二首

心脉迢迢恰似弦，头痛心热数狂癫。
男子腾空女惊跌，肾弦气痛小肠连。
心脉频频未①得实，其人烦闷气喘疾。
若还止绝更加临，壬癸②死之是端的。
心脉微微嘈似饥，泻心补肾却相宜。
若共肝微能左瘫，医人调理不须疑。
心脉迟迟主呕吐，沉加怒气痛牵连。
斯人偃息③虽无事，医者能调便与宣。
肝实眼翳能生疔，腹痛尤加脚手酸。
更被醯④酸来刺也，调和补药便能安。
肝微内障甚筋挛，失血吞酸头更旋。
洪在大肠能酒利⑤，肾微脚冷定相连。

---

① 未：万历本、尚德堂本及千顷堂本作"来"。
② 壬癸：即壬日与癸日，壬癸属水，水分阴阳。壬为阳水，内应足太阳膀胱经，故膀胱为壬日；癸为阴水，内属足少阴肾经，故肾旺于癸日。
③ 偃（yǎn）息：休养，歇患。偃，停止。
④ 醯（xī）：醋。
⑤ 酒利：病名。亦作"酒痢"，即酒毒蓄积肠胃所致的痢疾。

肝经带缓气须疼，食拒心头主刺酸。

止代庚申辛酉死，医人调理定难安。

肝脉浮洪偏眼赤，刺酸盗汗定相随。

数脉忽然潮热至，断然翻胃更无疑。

肾微经脉不调匀，脚疼卫气不能升。

带下肝阴精不禁，肝微血败小便频。

肾缓腰疼尤腹痛，小便白浊色如霜。

止代若迟时戊己，其人必定命倾亡。

肾洪白浊耳蝉鸣，脚热尤加血不匀。

虚热瘄①生虚又尰②，沉腰浮主血虚人。

肾脉琴弦赤小便，头旋腹痛数兼淋。

血气又来浮腹胀，肝微白浊带相并。

右手

肺缓虚邪鼻塞时，失声飒飒③好猜疑。

缓脉浮迟能吐泻，沉迟怒气痛难支。

肺洪劳倦兼痰热，潮热尤兼吐泻来。

大数中风兼鼻塞，丙丁止代已焉哉。

肺脉弦来元主嗽，平时气急喘呼呼。

头痛更加身发热，十分重病也能苏。

肺实冷嗽胸中痛，倦劳寒热不曾停。

浮数大肠能秘结，浮迟冷痢更来侵。

脾脉浮洪水积储，睡魔甜鬼每相如。

倦怠更加潮热至，其人脾困药能除。

---

① 瘄（cù）：疹子。

② 尰（zhǒng）：足肿病。

③ 飒飒：疾速貌。

脾脉迟弦主发寒，朝朝贪睡不曾停。

浮在脉中应腹胀，沉弦有积腹中疼。

脾实口臭胃经热，脾困寒热又相侵。

胃翻酸水频频吐，才吃些儿便逼心。

脾脉微微胃不生，终朝饮食拒人心。

微涩脉来因腹胀，甲寅止代定归真。

命门弦主渴来侵，浊带加之更患淋。

实脉转筋兼带浊，脉洪虚汗渴将临。

命门微细小便频，缓脉膀胱冷气侵。

沉缓腰疼浮缓渴，更兼迟缓小便生。

诊暴病歌

两动一止或三四，三动一止六七死。

四动一止即八朝，以此推排但依次。

池氏曰：暴病者，喜怒惊恐，其气暴逆，致风寒暑湿所侵，病生卒暴，损动胃气而绝，即死不过日也。脉两动而一止，乃胃气相绝，犹三四日方死。三动一止，而胃气将尽，犹将六七日谷气绝尽方死。后仿此，至若十五动而一止，乃死期在于一年也。

跋①

　　初予患四方俗医专信《脉诀》，而不考《素》《难》《脉经》。石峋山人②惠以戴氏③《刊误集解》④，井庵老叔⑤亦出示《丹溪指掌病式图说》，曰是足以厘正矣，马参戎⑥因请刻之郧阳以传。迨予奉命督工再至安陆，则闻郧板已不存，而原刻序置字画尚多舛讹，问语都阃⑦袁君继勋，慨然请重梓之。近与彭泽陶野论脉及此，野谓宜与崔公《脉诀》、滑氏《诊家枢要》并行，而《素问抄》《十四经发挥》精于脉者，亦不可以不考也。或谓求脉之明，为脉之晦岂足与论脉哉！

嘉靖己丑正月谷日⑧元朴章拯跋

---

① 跋：原本无"跋"字，此次整理补。
② 石峋山人：其人不详。
③ 戴氏：即戴启宗，元代医家。
④ 《刊误集解》：即《脉诀刊误》，又名《脉诀刊误集解》。
⑤ 井庵老叔：即林诚，字贵实，号井庵，明代监察御史。
⑥ 参戎：明代武官参将。
⑦ 都阃：指统兵在外的将帅。
⑧ 谷日：即正月初八。